本教材第3版曾获首届全国教材建设奖

全国优秀教材二等奖

"十四五"职业教育国家规划教材

国家卫生健康委员会"十四五"规划教材

全国中等卫生职业教育教材

供护理专业用

外科护理

第4版

主 编　李　勇　俞宝明

副主编　杨　环　王起越　董全斌　余　峰

编　者（以姓氏笔画为序）

王起越（太原市卫生学校）　　　　　　周兰兰（浙江省海宁卫生学校）

付　杰（太原市卫生学校）　　　　　　侯碧凤（广东省河源市卫生学校）

付立娟（黑龙江省鹤岗卫生学校）　　　俞宝明（赣南卫生健康职业学院）

李　杰（重庆市医药卫生学校）　　　　凌志杰（赣南卫生健康职业学院）

李　勇（四川卫生康复职业学院）　　　高　茹（成都市温江区人民医院）

杨　环（新疆昌吉职业技术学院医学分院）高　辉（山东省烟台护士学校）

杨春晖（梧州市卫生学校）　　　　　　曹洪容（四川省医学科学院·四川省人民医院）

肖　凯（成都铁路卫生学校附属医院）　梁丽芹（四川省医学科学院·四川省人民医院）

余　峰（江西省鄱阳卫生学校）　　　　董全斌（东莞职业技术学院）

邹　亮（成都铁路卫生学校）（兼秘书）

人民卫生出版社

·北　京·

图书在版编目（CIP）数据

外科护理/李勇,俞宝明主编. —4版. —北京：
人民卫生出版社,2022.11（2025.4 重印）
 ISBN 978-7-117-33718-2

Ⅰ. ①外… Ⅱ. ①李…②俞… Ⅲ. ①外科学－护理
学－医学院校－教材 Ⅳ. ①R473.6

中国版本图书馆 CIP 数据核字（2022）第 183552 号

人卫智网	www.ipmph.com	医学教育、学术、考试、健康， 购书智慧智能综合服务平台
人卫官网	www.pmph.com	人卫官方资讯发布平台

外 科 护 理
Waike Huli
第 4 版

主　　编：李　勇　俞宝明
出版发行：人民卫生出版社（中继线 010-59780011）
地　　址：北京市朝阳区潘家园南里 19 号
邮　　编：100021
E - mail：pmph @ pmph.com
购书热线：010-59787592　010-59787584　010-65264830
印　　刷：北京盛通印刷股份有限公司
经　　销：新华书店
开　　本：850×1168　1/16　　印张：27
字　　数：575 千字
版　　次：1999 年 9 月第 1 版　　2022 年 11 月第 4 版
印　　次：2025 年 4 月第 7 次印刷
标准书号：ISBN 978-7-117-33718-2
定　　价：69.00 元

打击盗版举报电话：010-59787491　E-mail：WQ @ pmph.com
质量问题联系电话：010-59787234　E-mail：zhiliang @ pmph.com
数字融合服务电话：4001118166　E-mail：zengzhi @ pmph.com

修订说明

为服务卫生健康事业高质量发展，满足高素质技术技能人才的培养需求，人民卫生出版社在教育部、国家卫生健康委员会的领导和支持下，按照新修订的《中华人民共和国职业教育法》实施要求，紧紧围绕落实立德树人根本任务，依据最新版《职业教育专业目录》和《中等职业学校专业教学标准》，由全国卫生健康职业教育教学指导委员会指导，经过广泛的调研论证，启动了全国中等卫生职业教育护理、医学检验技术、医学影像技术、康复技术等专业第四轮规划教材修订工作。

第四轮修订坚持以习近平新时代中国特色社会主义思想为指导，全面落实党的二十大精神进教材和《习近平新时代中国特色社会主义思想进课程教材指南》《"党的领导"相关内容进大中小学课程教材指南》等要求，突出育人宗旨、就业导向，强调德技并修、知行合一，注重中高衔接、立体建设。坚持一体化设计，提升信息化水平，精选教材内容，反映课程思政实践成果，落实岗课赛证融通综合育人，体现新知识、新技术、新工艺和新方法。

第四轮教材按照《儿童青少年学习用品近视防控卫生要求》（GB 40070—2021）进行整体设计，纸张、印刷质量以及正文用字、行空等均达到要求，更有利于学生用眼卫生和健康学习。

前　言

全国中等卫生职业教育教材《外科护理》（第4版）全面落实党的二十大精神进教材要求，在继承前几版教材精华的基础上，根据中等卫生职业教育和临床护理发展，紧扣护士执业准入和外科护理岗位需求，落实《职业教育专业目录（2021年）》《中等职业学校护理专业教学标准》，以标准为引领，以服务对象为主线，以工作任务为导向，以学生为主体，在强调外科护理"三基（基本理论、基本知识、基本技能）"的基础上，注重人文素质和综合能力的培养。

本次编写继承了上版教材的体系和优点，同时注入了新理念、新知识、新技术和新要求，有如下特点：

1. 落实课程思政，立德树人。 从中国传统文化"格物、致知、诚意、正心、修身、齐家、治国、平天下"角度着眼，结合社会主义核心价值观，围绕"价值塑造、能力培养、知识传授"的课程目标，在"学习目标"、"工作情景与任务"、教学内容中融入思政育人元素，通过知识点、案例、视频、练习题等教学素材的设计、运用，以润物无声的方式传递正确的价值追求，提高缘事析理、明辨是非的能力，培养德才兼备、全面发展的人才。

2. 以标准为引领，明晰外科护理教学范畴。 以教育部《中等职业学校护理专业教学标准》为引领，将标准中培养目标、培养规格、课程设置及要求、教学实施和岗位准入、护士执业资格考试和职业技能等级证书等相关要求落实到相应任务模块（章节）中，明晰外科护理教学范畴。

3. 以服务对象为主线，彰显外科护理生命价值。 本教材内容包括外科护理基础、手术室护理、外科典型疾病护理三大模块，选择外科体液代谢失衡患者的护理、围手术期护理等21种外科常见和典型疾病的患者作为外科护理对象安排章节内容，以"从基础到专项"和"从上到下、从外到内"的人体结构为顺序。

4. 以岗位工作任务为导向，突出护理职业教育特点。 任务内容编排对接整体护理工作模式，以护理工作过程为导向，以护理评估、常见护理诊断/问题、护理目标、护理措施和护理评价5个程序为框架。在坚持"三基、五性（思想性、科学性、先进性、启发性、适用性）"原则的基础上，以"必需、够用"为度，优化教材结构，将职业教育的普遍性与护理教育的特殊性相结合，突出护理职业教育特点。

5. 以学生为主体，引导学生自主探究学习。 立足于学生学习角度，每个章节设置了贴近外科护理岗位的工作情景和典型工作任务，引导学生在"学中做、做中学"。设置操作视频、原理动画、彩图、自测题、微课等多媒体资源,丰富学习者的情感体验,激发学习兴趣,促使自主学习。随文插入"知识窗""临床应用",拓宽学生知识面;本章小结、思考与练习帮助课后总结和自我评价。

6. 立体化教材建设,满足多样化学习需求。为了帮助学习者掌握外科护理的知识和技能,围绕学习目标,遵循课程教学大纲和护考大纲的要求,依据本书的内容,编写了配套教材《外科护理学习指导》。

本书在编写过程中得到了编者所在院校、医院领导的支持,同时还得到了外科医护教师和专家的无私帮助,谨在此表示诚挚的谢意!由于时间和水平所限,教材中难免存在不足之处,在此恳请广大师生、读者予以批评和指正。

李 勇　俞宝明

2023 年 9 月

目 录

第一章 绪论 1

第一节 外科护理的内容与外科护理课程的性质 1
一、外科护理的内容 1
二、外科护理课程的性质 2
第二节 外科护理的发展 2
第三节 外科护士应具备的素质 3
第四节 外科护理的学习目标和方法 4
一、明确学习目标 4
二、理解外科护理课程的理念 4
三、注重理论联系实际 5
四、重视综合职业能力的培养 5

第二章 外科体液代谢失衡患者的护理 7

第一节 体液的正常代谢 8
一、体液的组成及分布 8
二、体液平衡及调节 8
第二节 水、电解质代谢失衡患者的护理 10
一、水、钠代谢失衡患者的护理 10
二、钾代谢失衡患者的护理 16
*三、其他电解质代谢失衡 20
第三节 酸碱代谢失衡患者的护理 21
一、代谢性酸中毒患者的护理 22
二、代谢性碱中毒患者的护理 23
三、呼吸性酸中毒患者的护理 25
四、呼吸性碱中毒患者的护理 25

第三章 外科患者营养代谢支持的护理 27

第一节 概述 28
一、外科患者的代谢特点 28
二、外科患者的营养需求 29
三、营养支持途径 29
第二节 营养代谢支持患者的护理 30

第四章 外科休克患者的护理 36

第一节 概述 36
第二节 失血性休克患者的护理 43
*第三节 感染性休克患者的护理 45

第五章 麻醉患者的护理 47

第一节 概述 47
第二节 麻醉前患者的护理 49
第三节 麻醉后患者的监测与护理 52

第六章 围手术期患者的护理 56

第一节 手术前患者的护理 57
第二节 手术室护理工作 63

一、手术室设施与设备　63
二、手术室管理　64
三、手术室常用手术器械与物品　65
四、患者及手术人员的准备　69
五、手术室护士主要岗位与配合　74
第三节　手术后患者的护理　75

第七章　外科感染患者的护理　84

第一节　概述　84
第二节　浅部组织细菌性感染患者的
　　　　护理　86
第三节　手部急性化脓性感染患者的
　　　　护理　89
一、甲沟炎和脓性指头炎患者的护理　89
二、急性化脓性腱鞘炎、滑囊炎和手掌
　　深部间隙感染患者的护理　91
第四节　全身性外科感染患者的护理　92
第五节　特异性感染患者的护理　94
一、破伤风患者的护理　95
*二、新生儿破伤风患者的护理　97
*三、气性坏疽患者的护理　98

第八章　损伤患者的护理　102

第一节　概述　102
第二节　创伤患者的护理　103
第三节　烧伤患者的护理　108
*第四节　冻伤患者的护理　117
*第五节　咬伤患者的护理　119
一、犬咬伤患者的护理　119
二、毒蛇咬伤患者的护理　121

第九章　肿瘤患者的护理　124

第十章　颅脑疾病患者的护理　133

第一节　颅内压增高患者的护理　133
第二节　颅脑损伤患者的护理　139
一、头皮损伤患者的护理　139
二、颅骨骨折患者的护理　141
三、脑损伤患者的护理　142
第三节　颅内肿瘤患者的护理　146

第十一章　颈部疾病患者的护理　149

第一节　甲状腺功能亢进外科治疗患者
　　　　的护理　149
第二节　单纯性甲状腺肿患者的
　　　　护理　155
*第三节　甲状腺肿瘤患者的护理　156
*第四节　常见颈部肿块患者的护理　158

第十二章　乳房疾病患者的护理　162

第一节　急性化脓性乳腺炎患者的
　　　　护理　162
第二节　乳腺增生症患者的护理　166
第三节　乳腺癌患者的护理　167
第四节　乳房良性肿瘤患者的护理　173
一、乳腺纤维腺瘤患者的护理　173
二、乳腺导管内乳头状瘤患者的
　　护理　173

第十三章　胸部疾病患者的护理　175

第一节　胸部损伤患者的护理　175
一、肋骨骨折患者的护理　176
二、气胸患者的护理　178
三、血胸患者的护理　181

第二节　脓胸患者的护理　184

第三节　肺癌患者的护理　186

第四节　食管癌患者的护理　190

第十四章　急性腹膜炎与腹部损伤患者的护理　195

第一节　急性腹膜炎患者的护理　195

第二节　腹部损伤患者的护理　201

第十五章　胃肠疾病患者的护理　206

第一节　腹外疝患者的护理　206

第二节　胃十二指肠溃疡外科治疗患者的护理　213

第三节　胃癌患者的护理　218

第四节　急性阑尾炎患者的护理　221

第五节　肠梗阻患者的护理　226

第六节　直肠肛管良性疾病患者的护理　232

第七节　结直肠癌患者的护理　238

第十六章　肝胆胰疾病患者的护理　247

第一节　门静脉高压症患者的护理　247

第二节　原发性肝癌患者的护理　253

第三节　胆道疾病患者的护理　256

一、胆石症患者的护理　257

二、胆道感染患者的护理　261

第四节　胰腺疾病患者的护理　263

一、急性胰腺炎外科治疗患者的护理　263

二、胰腺癌患者的护理　266

*第五节　肝脓肿患者的护理　269

一、细菌性肝脓肿　269

二、阿米巴性肝脓肿　271

第十七章　外科急腹症患者的护理　273

第十八章　周围血管疾病患者的护理　280

第一节　原发性下肢静脉曲张患者的护理　280

第二节　血栓闭塞性脉管炎患者的护理　284

第十九章　泌尿及男性生殖系统疾病患者的护理　289

第一节　泌尿系统损伤患者的护理　289

第二节　泌尿系统结石患者的护理　296

第三节　良性前列腺增生患者的护理　301

第四节　泌尿系统肿瘤患者的护理　306

第二十章　运动系统疾病患者的护理　311

第一节　骨折患者的护理　312

一、概述　312

二、常见四肢骨折患者的护理　317

三、脊柱骨折及脊髓损伤患者的护理　322

四、骨盆骨折患者的护理　328

第二节　关节脱位患者的护理　330

第三节　化脓性骨髓炎患者的护理　333

第四节 颈肩痛与腰腿痛患者的护理 336

一、颈椎病患者的护理 336

二、腰椎间盘突出症患者的护理 339

*第五节 骨肿瘤患者的护理 342

*第六节 产伤骨折与产瘫患儿的护理 344

第二十一章 皮肤病与性传播疾病患者的护理 348

第一节 概述 348

第二节 变态反应性皮肤病患者的护理 353

第三节 感染性皮肤病患者的护理 358

第四节 其他皮肤病患者的护理 362

第五节 常见性传播疾病患者的护理 364

附录 369

实训指导 369

实训一 外科体液代谢失衡患者的护理 369

实训二 外科休克患者的护理 370

实训三 麻醉患者的护理 371

实训四 常用手术器械、物品的识别和应用 371

实训五 手术人员的无菌准备 376

实训六 常用手术体位的安置、手术区皮肤消毒及铺巾、器械台管理和手术配合 378

*实训七 手术区皮肤准备 381

实训八 急性破伤风患者的护理 382

实训九 清创与换药技术 383

实训十 绷带包扎技术 385

实训十一 颅脑损伤患者的护理 387

实训十二 甲状腺功能亢进外科治疗患者的护理 389

实训十三 乳房自我检查 390

实训十四 乳腺癌患者术后功能锻炼 391

实训十五 胸膜腔闭式引流患者的护理 392

实训十六 胃肠减压患者的护理 394

实训十七 结肠造口患者的护理 396

实训十八 T管引流患者的护理 397

实训十九 腹腔穿刺患者的护理 399

实训二十 下肢静脉曲张患者的护理 400

实训二十一 膀胱冲洗患者的护理 401

实训二十二 骨折患者的固定与搬运 403

实训二十三 关节损伤患者的护理 405

实训二十四 皮肤病外用药的使用方法及护理 406

教学大纲（参考） 409

参考文献 419

注：凡标"*"章节为选学内容。

第一章 | 绪 论

01章 数字资源

1. 具有良好的职业道德、法律意识和医疗安全意识；养成良好的人文素养，珍视生命，尊重、关爱患者；培养护患交流和医护团队合作能力。
2. 熟悉外科护士应具备的基本素质。
3. 了解外科护理的内容和发展史。

工作情景与任务

导入情景：

护士小玉第一天到外科病区实习，护士长带她巡查病房。小玉发现，这里的患者有从脚手架上跌落摔断了双腿的建筑工人，有患急性阑尾炎的小姑娘，有身患肺部肿瘤的煤矿退休大爷……对准备接受手术治疗的患者，护士正在有条不紊地做着术前准备；对已经做了手术的患者，护士们进行着精心的术后护理；病愈准备出院的患者，护士在为他们提供健康指导，介绍家庭护理知识。

工作任务：

1. 知道外科护理的服务对象和主要任务。
2. 领会外科护士应具备的基本素质。

第一节 外科护理的内容与外科护理课程的性质

一、外科护理的内容

外科护理是以外科疾病患者和有潜在外科疾病的人为主要服务对象，学习诊断和处理其对现存的和潜在的健康问题的反映的一门专业技能课程。对于尚未生病和健康状况良好的人，护理的任务是促进其更加健康或保持健康；对处在危险因素中但尚未患病或尚未有健康问题的人，护理的任务是预防疾病发生；对已经患病或出现健康问题的人，护理的任务是协助其康复；而对于病情危重或生命垂危的人，护理的任务是尽量减轻痛苦或使之平静、安宁和有尊严地离去。

外科护理学是护理学的一大分支，外科护理与外科学的发展是紧密联系、相辅相成的。《黄帝内经》提倡"三分治，七分养"，疾病的康复，除了治疗所起的作用，更多地需要专业的护理和促进患者自我调养。外科学的持续发展对外科护理工作不断提出新的要求，从而引领外科护理的发展；而外科护理理论与专科技术的发展，又有助于外科学临床实践的进展，为外科学开辟新领域提供必要的支持与配合。外科疾病的范畴是随着外科学发展而改变的，我国古代外科疾病主要指一些体表性的损伤或感染，现代外科疾病泛指以手术或手法治疗为主要手段的疾病。现代外科疾病一般分为创伤、感染、肿瘤、畸形和功能障碍五大类，这五大类疾病护理知识和技术问题成了外科护理的内容，其核心内容是手术前后的护理。

二、外科护理课程的性质

外科护理作为中等职业教育护理专业核心（技能）课程，除了有严谨的系统性、科学性外，还有职业性和社会性。外科护理课程，定位于一般护理岗位的基本需求，遵循护理岗位系统化工作过程，针对外科常见疾病患者的护理问题，对护理对象实施整体护理，以减轻病痛、促进康复、保持身心健康。

外科护理是基于医学基础课程、护理学基础与健康评估等课程之上的专业技能课程，是护理课程体系中一门重要的专业核心课程。学生通过必要的学习与实践过程，掌握外科护理工作必需的专业知识与技能，为职业生涯的发展奠定基础，为服务于人类健康事业打好专业根底。

第二节　外科护理的发展

自有人类以来就有护理，护理是人们谋求生存的本能和需要。远古人在与自然的搏斗中，遭到了猛兽的伤害和恶劣自然环境的摧残，自我护理成为第一需要，如损伤后局部止血、肢体休息、使用热沙子外敷疮面消除疼痛等。母系氏族时代，由于内部分工不同，妇女负责管理氏族内部事务，照顾老、幼、病、残者，家庭的雏形由此产生。初始的家庭护理意识成为抚育生命成长的摇篮，它伴随着人类的存在和人类对自然的认识而发展。

克里米亚战争期间（1854—1856），弗洛伦斯·南丁格尔（Florence Nightingale，1820—1910）在前线医院看护伤病员的过程中成功应用清洁、消毒、换药、包扎伤口、改善营养膳食、安慰伤病员等护理手段,注重伤病员的心理调节、营养补充,使伤员的死亡率由原来的 42% 降至 2.2%,证实了护理工作在外科疾病患者治疗过程中的地位和意义,由此创建了护理学,并延伸出外科护理学。

尽管外科护理学作为一门学科在我国起步较晚,但是中华人民共和国成立后,外科护理随着外科学的巨大发展而获得了突飞猛进的发展,在显微外科、器官移植、微创外科、体外循环等取得突破性进展。如 1958 年大面积烧伤救治成功、1963 年成功实施世界首例断肢再植术等,大大地提高了外科疾病的临床诊治和康复质量,也促进了外科护理的发展。

知识窗

世界首例断肢再植

1963 年 1 月 2 日,上海第六人民医院陈中伟和他的同事们对青年工人王某被冲床离断的右手进行成功再植,这是世界首例成功的断肢再植手术。1973 年陈中伟又成功进行了世界上首例大块肌肉移植手术,在 1978 年国际手外科联合会上被称为"断肢再植之父"。1996 年他的"手臂残端再造指控制的电子假手"再次成为世界首创。陈中伟一生中,与同事共接活了数千只断指,主持发明了"断手再植和断指再植"等六项新技术,提出的"断肢再植功能恢复标准"被国际显微重建外科学术界公认为"陈氏标准",为断肢再植技术发展做出了卓越贡献,成为了中国医学界的骄傲。

外科护理的发展与外科学的发展密不可分、相辅相成。现代外科学在原有基础上不断拓展新领域,外科护理也紧跟外科学的发展步伐,"以人的健康为中心"的护理理念为指导,以整体护理程序为方法,在深度和广度上不断扩展。如伤口造口、疼痛管理等专科护理的产生,不仅能促进外科手术患者康复,减少术后并发症的发生,提高医疗护理质量,还能降低医疗费用。

第三节　外科护士应具备的素质

随着医学的发展,科学技术的进步,护理理念与模式的更新,各学科间的相互渗透和交叉,使外科护理学的内涵得到更广阔的延伸和发展。外科疾病复杂多变、突发性强、急诊和抢救较多。外科护理工作的特点对外科护士的综合素质提出了更高的要求,每个外科护士必须明确自身必备素质的内容,并在实践中不断提高、完善,努力使自己成为一名素质优良的外科专业护士,更好地为人类健康服务。

具备高尚的道德素质。生命是宝贵的,作为外科护士应该充分认识到护理的重要性,树立爱岗敬业的精神,尊重生命、尊重护理对象,用崇高的职业道德和高度的责任心完成护士的神圣职责。

具备良好的身心素质。外科疾病病情急、危、重，突发性强。外科护理工作急诊和抢救较多，工作节奏快、任务重。要保证能及时、有效地参与抢救和开展护理工作，满足护理对象的心理需求，外科护士必须具有健康的体质、开朗的性格、饱满的精神、良好的心理素质和社会适应能力。外科护士可通过自我锻炼、情景模拟训练，培养良好的身心素质，以适应外科护理工作的需要。

具备扎实的业务素质。外科护士必须具备护理工作所必需的基本知识、基本理论和基本技能。同时须掌握外科护理专业知识，如外科常见疾病的病因、临床表现、治疗要点和护理常规，并能熟练地运用护理程序对护理对象进行整体护理。护士的科研能力也是业务素质的重要内容，外科护理学的发展依赖于外科护理工作者不断总结经验、开拓创新，这就要求外科护士认真钻研业务，积极投身于外科护理学的科研活动。

具备良好的人文素质。现代护理的主题是"以人为本、人文关怀"。要全面提高护理质量，就要求护士具有良好的人文精神，尊重、关爱、理解护理对象，让他们感受到人文关怀。因此，要求外科护士在护理工作中仪表文雅大方，举止端庄稳重，关注护理对象生理、心理及社会等各方面对健康问题的反应和对护理的需求。

第四节　外科护理的学习目标和方法

一、明确学习目标

学习外科护理的基本目标是为了掌握外科基本知识与护理技术，并将其用于实践，努力提高自身为人民服务的本领，更好地为人类健康做出贡献。当一个人学习目的明确同时知道所学的知识为人所需、为人所用时，才会心甘情愿地付出精力学好外科护理。

二、理解外科护理课程的理念

（一）遵循整体护理的理论

整体护理可以概括为"以人的健康为中心的全面护理"。其内涵包括对人的生理、心理和社会方面的需求进行全面的照顾；兼顾服务对象健康及疾病不同状态时的护理，不仅帮助患者减轻痛苦、恢复健康，而且指导健康人保持健康和促进健康；兼顾医院患者护理、家庭护理和社区护理，不只是做好个体服务对象的护理，还有群体的护理服务；对人生命过程中不同阶段的健康问题给予关怀和照顾，即对胎儿、新生儿、儿童、青少年、中年、老年及临终关怀的不同阶段的护理。

（二）运用科学的护理程序

护理程序是有计划地、系统地开展整体护理的工作程序。其实质是临床护理的一种先进的、科学的思维方法和工作方法,其反映了完整的、科学的临床护理工作过程。具体包括5步骤:评估患者的健康状况、提出现存或潜在的护理诊断或问题、制订护理计划、实施护理计划、评价预期结果是否达成。外科护理是一门综合性、应用性、实践性课程,学习者要学会运用护理程序,对外科患者实施整体护理。运用护理程序实施整体护理的能力是学生应该具备的核心能力。

（三）重视人群的健康维护

外科范畴的许多疾病是可以有效预防的。为了体现社区护理日益发展的需求,促使护理理念的更新,外科护理的学习和工作中应始终贯彻预防原则。外科护理课程内容以医院工作场景为主体,同时必须重视对健康和亚健康人群的护理,实现对服务对象的整体护理,体现护理工作的连续性、整体性、延伸性与主动性。

（四）重视学习者人文意识培养

外科护理课程中强调以护理对象的健康为中心的整体护理观,从护理评估到护理措施、护理评价都渗透了人文关怀与照护,体现了身心合一的整体服务理念。因此,外科护理学习与实践的过程是强化整体护理理念的过程,也是学习者自身职业理想与情感培养、巩固的过程。课程实施的评价中,不仅要重视知识与技能的理解和掌握,还应关注学习者个人的职业情感、态度与价值观的形成与发展。不断强化护理关怀中以人为本的服务理念,自觉地将人文意识的培养和职业情感素质的养成教育渗透于外科护理的专业学习之中。

三、注重理论联系实际

外科护理课程是一门实践性很强的综合性课程,强调能力本位,学习过程要避免脱离护理实际,死记硬背。应该体现现代职业教育的要求,更多地立足于护理岗位场景、学校实训场景,充分利用各种教学资源,多实践、勤思考。要重视外科护理工作的过程知识,知道"做什么""怎么做",自觉接受与综合职业能力有关的显性与隐性教育。积极配合教师进行自我学习评价和学习小组成员间评价,重视学习过程中"形成性评价",不断反思、总结,保持学习的能动性、有效性,促进自身综合实践能力的提高。

四、重视综合职业能力的培养

护理职业活动仅具备一般意义的专业能力是不够的,还应该掌握一定的关键能力。关键能力与单纯的专业技术和知识没有直接的联系,但与完成职业任务密切相关。关键能力包括方法能力和社会能力,这两种能力对职业活动的顺利进行发挥着至关重要的作用。其中,方法能力又包含了独立思考能力、分析判断与决策能力、获取与利用信息的能力、学习掌握新技术的能力、革新创造能力和独立制订计划的能力等。社会能力则包含了组织协调能力、交往合作能力、适应转换能力、批评与自我批评能力、口头与书面表达能力、心理承受能力和社会责任感等。这些对未来护理工作的开展具有特别重要的意义。

（李　勇）

本章小结　　本章重点介绍外科护理的内容与外科护理课程的性质、外科护士应具备的素质及外科护理的学习目标和方法；学习难点在于及时了解外科护理的发展和区别现代外科疾病的种类；学习过程中应注意归纳、区分外科疾病种类，加强理论联系实际，深刻理解外科护理是以外科疾病患者和有潜在外科疾病的人为主要服务对象，学习诊断和处理其对现存的和潜在的健康问题的反映的一门专业技能课程。

？ 思考与练习

1. 外科护理的主要服务对象是谁？主要任务什么？
2. 优秀的外科专业护理应具备哪些基本素质？
3. 现代护理发展经历了哪几个阶段？

第二章 | 外科体液代谢失衡患者的护理

02章

02章 数字资源

1. 具有良好的职业道德和法律意识、较好的团队协作能力；具有健康的体质、健全的人格和良好的心理素质，珍视生命，关爱患者。
2. 掌握缺水、钾代谢失衡、代谢性酸中毒患者的护理评估和护理措施。
3. 熟悉体液的正常代谢、缺水、钾代谢失衡患者常见护理诊断/问题以及代谢性碱中毒患者的护理。
4. 了解呼吸性酸中毒、呼吸性碱中毒患者的护理。
5. 学会对外科体液代谢失衡患者进行护理评估，熟练掌握补液疗法。

工作情景与任务

导入情景：

患者，男，20岁，体重60kg，因急性肠梗阻收入院。体检：T 37.5℃，P 100次/min，BP 110/70mmHg，R 20次/min。患者神志清楚，唇舌干燥，面色潮红，眼窝凹陷，皮肤弹性减低。实验室检查：血钠136mmol/L，血钾3.0mmol/L，血氯93mmol/L，HCO_3^- 13mmol/L。尿比重1.032。红细胞$6.0×10^{12}$/L，血红蛋白160g/L，血细胞比容58%。X线检查提示肠梗阻。医生予以补液治疗。

工作任务：

1. 正确对患者进行护理评估。
2. 正确对患者进行液体疗法。

实训一　外科体液代谢失衡患者的护理

第一节　体液的正常代谢

一、体液的组成及分布

　　机体内的水和电解质称之为体液,体液总量因性别、年龄和胖瘦而异,肌肉组织含水量较多,脂肪组织含水量较少,成年男性体液总量约占体重的60%,成年女性体液总量约占体重的55%,婴幼儿占70%~80%。

　　体液可分为细胞内液和细胞外液,细胞内液大部分位于骨骼肌内,约占男性体重的40%(女性35%);而男、女性细胞外液均为体重的20%。细胞外液又可分为组织间液和血浆,前者约占体重的15%,后者占体重的5%(图2-1)。

图2-1　体液的组成和分布

二、体液平衡及调节

(一)水的平衡

　　人体每日水的出入量保持动态平衡(表2-1),成年人每天水的出入量约为各2 000~2 500ml,可因生活习惯、季节因素、活动情况及体形特点而有所不同。肾脏是调节人体水分最主要的器官,每天至少排尿500ml才能排出全部代谢废物。另外,呼吸和皮肤蒸发为不显性失水,成年人约为850ml。即使在机体不进水、不活动的情况下也会发生失水。

表2-1　正常成人24小时水的出入量　　　　单位:ml

项目	摄入量		排出量
食物含水	700	呼吸道蒸发	350
饮水	1 000~1 500	皮肤蒸发	500
内生水	300	粪便	150
		尿	1 000~1 500
总量	2 000~2 500	总量	2 000~2 500

（二）电解质的平衡

体液的成分主要是各种电解质，分布在细胞内外。细胞内液和细胞外液中所含的电解质的成分有很大不同，而血浆和组织间液仅在蛋白质含量上有比较大的差异，细胞外液中最主要的阳离子是 Na^+，主要阴离子是 Cl^-、HCO_3^-；细胞内液中主要阳离子是 K^+，其次是 Mg^{2+}，主要阴离子是 HPO_4^{2-} 和蛋白质（表 2-2）。细胞外液中的阴离子和阳离子的数目是相等的，呈电中性。

表 2-2　血清离子正常值　　　　　　　　　　　　单位：mmol/L

离子	正常值	离子	正常值
Na^+	142（135～145）	Cl^-	103（98～106）
K^+	5（3.5～5.5）	HCO_3^-	24（23～31）
Ca^{2+}	2.5（2.25～2.75）		

1. 钠的平衡　钠主要来自食盐，主要经尿液排出，少部分由汗液丢失。体内钠总量的 9% 存在于细胞内液、44% 存在于细胞外液、47% 存在于骨骼中。成人每日需氯化钠 4～5g。正常血清钠浓度为 135～145mmol/L。钠的主要生理功能是维持细胞外液的渗透压及神经、肌肉兴奋性。钠的代谢规律是多进多排、少进少排、不进几乎不排。

2. 钾的平衡　钾主要由饮食中摄取，主要经尿液排出。体内钾总量的 98% 存在于细胞内，细胞外液中钾含量仅是总量的 2%。成人每日氯化钾需要量为 3～4g。正常血清钾浓度为 3.5～5.5mmol/L。钾的主要生理功能是维持细胞的正常代谢，维持细胞内液的渗透压和酸碱平衡，维持神经、肌肉应激性及心肌收缩功能。钾的代谢规律是多进多排、少进少排、不进也排。

（三）酸碱平衡

人体在代谢过程中，不断产生酸性物质和碱性物质，但机体能通过血液的缓冲系统、肺的呼吸、肾的调节和细胞缓冲等使动脉血清的 pH 值保持在 7.35～7.45 正常范围内。

1. 血液的缓冲系统　血液中最重要的缓冲对是 HCO_3^-/H_2CO_3，HCO_3^- 的正常值平均为 24mmol/L，H_2CO_3 的正常值平均为 1.2mmol/L，当二者比值为 24/1.2 时，血清 pH 值为 7.4。体内酸增多时，HCO_3^- 与 H^+ 结合生成 CO_2 排出体外，使酸得到中和（强酸变弱酸）；碱增多时，H_2CO_3 和 CO_3^{2-} 结合生成 HCO_3^-，使碱得到中和（强碱变弱碱）。缓冲系统的调节作用迅速但短暂，能应付急需，但最终还须肺和肾将酸性物质排出体外。

2. 肺的调节　肺通过改变肺泡通气量来控制二氧化碳的排出量，从而调节血液中的 H_2CO_3。酸中毒时，通过呼吸加深加快，排出更多的二氧化碳来降低 H_2CO_3；碱中毒时，通过呼吸变浅变慢，减少二氧化碳排出，尽量少排出 H_2CO_3。肺的调节量虽大，但仅能影响挥发性酸的排出量。

3. 肾的调节　肾是调节酸碱平衡最重要的器官，具有排酸保碱的功能，主要通过

HCO_3^- 的重吸收和 H^+-Na^+ 交换来完成,对酸碱失衡起着根本性的调节作用,但调节速度比较缓慢。

4. 细胞缓冲　酸中毒时,H^+ 向细胞内移动;碱中毒时,H^+ 向细胞外移动,也有一定的酸碱调节作用(图2-2)。由于细胞膜 Na^+-K^+ 交换时是用3个 K^+ 出胞换2个 Na^+ 和1个 H^+ 入胞,所以酸中毒时伴有高钾血症,碱中毒时伴有低钾血症。

图 2-2　酸碱中毒时 H^+ 的转移

知识窗

水、电解质及酸碱平衡在外科的重要性

许多外科急、危、重病,例如大面积烧伤、消化道瘘、肠梗阻和严重腹膜炎,都可直接导致脱水、血容量减少、低钾血症及酸中毒等严重内环境紊乱现象。从外科手术角度,患者的内环境相对稳定是手术成功的基本保障。术后,如果忽视对机体内环境的维持,最终会导致治疗的失败。因此,及时识别、积极纠正并维持水、电解质及酸碱平衡在外科临床是非常重要的。

第二节　水、电解质代谢失衡患者的护理

一、水、钠代谢失衡患者的护理

水、钠代谢失衡可表现为容量失调——缺水或水过多;也可表现为浓度失调——高钠血症或低钠血症。由于水、钠关系非常密切,失水与失钠往往同时发生,不同原因的缺水在失水和失钠的程度上会有不同,可分为三种类型。

【水、钠代谢失衡分类】

（一）高渗性缺水

失水多于失钠,细胞外液渗透压增高,血清钠＞150mmol/L,即为高渗性缺水。绝大多数是因为原发病直接引起,故又称原发性缺水。

1. 病因　①摄入水量不足:如食管癌晚期患者进水受限、禁食、危重患者给水不足

等；②水分丧失过多：如大量出汗、大面积烧伤后暴露疗法等。

2. 病理生理　由于细胞外液的渗透压高于细胞内液，水分由细胞内向细胞外转移，导致细胞内、外液量都有减少，以细胞内液减少更明显。患者出现口渴，因抗利尿激素分泌增加，尿量减少。

（二）低渗性缺水

失钠多于失水，细胞外液渗透压降低，血清钠＜135mmol/L，即为低渗性缺水。绝大多数患者是因失水后补液不当间接引起，故又称继发性缺水或慢性缺水。

1. 病因　①胃肠道消化液持续丢失：如反复呕吐、长期胃肠减压等；②大创面的慢性渗液；③应用排钠利尿剂，未补充适当的钠盐；④等渗性缺水治疗时只注意补充水分，未及时补充钠。

2. 病理生理　细胞外液低渗致细胞外液水分进入细胞内，细胞外液减少，机体抗利尿激素分泌减少，肾小管重吸收水分减少，故早期尿量正常或增多，后期抗利尿激素分泌增多，水重吸收增加，尿量减少。

（三）等渗性缺水

水和钠成比例地丧失，细胞外液渗透压保持正常，血清钠135～145mmol/L，即为等渗性缺水。等渗性缺水是患者短时间内大量失水所致，故又称急性缺水，是外科临床中最常见的缺水类型。

1. 病因　①消化液的急性丧失：如大量呕吐、急性肠梗阻、剧烈腹泻等。②体液的急性丧失：如严重腹腔感染、大面积烧伤早期等。

2. 病理生理　由于细胞外液容量迅速减少致血容量不足，远曲小管对钠和水的重吸收增加，以纠正血容量不足。由于丧失的是等渗液体，细胞外液渗透压基本保持正常。但若体液丧失时间较久，细胞内液可外移，随同细胞外液一起丧失。

【护理评估】

（一）健康史

评估水、钠缺失的原因，了解患者是否存在水、钠摄入不足或排出过多的病史，以及失水失钠后处理是否合理。了解患者目前的胃肠功能，能否正常摄水、摄钠；评估患者心、肺等重要器官有无功能障碍，能否承受常规的补液治疗。

（二）身体状况

1. 高渗性缺水　随着缺水程度的不同，患者临床表现各异（表2-3）。

2. 低渗性缺水　患者一般无口渴。根据缺钠程度，症状分为轻、中、重度（表2-4）。

3. 等渗性缺水　患者有恶心、厌食、乏力、少尿等，但不口渴，可出现口唇干燥、皮肤弹性差、眼窝凹陷等体征，若在短期内体液丧失达到体重的5%（细胞外液的25%），患者会出现脉搏细速、肢端湿冷、血压不稳或下降等血容量不足的症状。当体液继续丧失达到或超过体重的6%～7%（细胞外液的30%～35%）时，则可出现严重的休克。

表 2-3　高渗性缺水的评估

程度	表现	失水量（占体重 %）
轻度	症状：口渴（最早出现）	2～4
中度	症状：极度口渴；尿少	4～6
	脱水体征：口唇干燥，皮肤弹性差，眼窝凹陷，舌纵沟增多等	
重度	除上述表现外，出现脑功能障碍的表现，如躁狂、幻觉、谵妄，甚至昏迷和休克等	≥6

表 2-4　低渗性缺水的评估

程度	临床表现	血清 Na^+/（mmol·L^{-1}）	缺 NaCl/（g·kg^{-1}）
轻度	食欲缺乏、头晕、疲乏、尿量正常或增多等	130～135	0.5
中度	恶心、呕吐、视物模糊、起立时晕倒、血压不稳或下降、尿量减少等	120～130	0.5～0.75
重度	以上症状加重并出现休克、抽搐、昏迷、腱反射减弱等	<120	0.75～1.25

知识窗

水中毒

水中毒是机体摄水量超过排水量，水分潴留体内致血浆渗透压下降和循环血量增多，又称稀释性低钠血症，较少见。

常见病因：①肾功能不全，排尿能力下降；②各种原因引起抗利尿激素（ADH）分泌过多；③机体摄水过多或静脉补液过多。

临床上按起病的急、缓分为两类：①急性水中毒，因脑水肿引起头痛、呕吐、视物模糊、谵妄、惊厥甚至昏迷，严重者发生脑疝；②慢性水中毒，可出现软弱无力、恶心、呕吐、嗜睡、无凹陷性水肿等症状。

处理应立即停止水分摄入。轻者不需特殊处理。严重者可静脉输注高渗盐水缓解细胞肿胀和低渗状态；使用利尿剂以促进水排出，常用 20% 甘露醇 250ml 快速（20 分钟内）静脉滴注；也可静脉注射呋塞米（速尿）。

（三）心理-社会状况

体液失衡大多起病急骤，容易引起患者及其家属的焦虑、恐惧。体液失衡常以疾病的并发症出现，有对原发疾病及其伴随症状的认知、家庭经济状况等所致的心理与社会反应。

（四）辅助检查

不同缺水类型血、尿液检查结果各有特点（表2-5）。

表2-5　三种类型缺水血、尿检查情况

检查项目	高渗性脱水	低渗性脱水	等渗性脱水	临床意义
红细胞计数、血红蛋白量、血细胞比容	增高	增高	增高	提示血液浓缩
血清钠	>150mmol/L	<135mmol/L	135～145mmol/L	判断缺水性质
尿钠量	增高	明显减少	正常或稍高	反映肾有效调节
尿比重	增高	下降	增高	反映尿液浓缩和尿钠、氯排出状况

（五）处理原则

任何类型缺水应积极治疗原发病，并合理补液。

1. 高渗性缺水　轻度缺水患者饮水即可，不能饮水或中度以上患者应首先静脉输注5%葡萄糖溶液。为防止继发低渗性缺水，高渗状态缓解后应及时适量补给生理盐水。一般葡萄糖溶液与生理盐水用量比例约为2:1。

2. 低渗性缺水　轻中度缺钠者，一般补充5%葡萄糖盐溶液。重度缺钠者，先输晶体溶液，如等渗盐水；后输胶体溶液，如羟乙基淀粉、右旋糖酐溶液和血浆等，以补充血容量。然后再滴注高渗盐水，如3%～5%氯化钠溶液，以进一步恢复细胞外液渗透压。

3. 等渗性缺水　轻度缺水患者饮含盐饮料，不能饮水或中度患者首先静脉补给等渗盐水或平衡盐溶液。机体有调节能力，并不要求输入全量等渗液，可先盐后糖，两者交替，一般生理盐水与葡萄糖溶液各半量（1:1）即可。

🧠 临床应用

补钠为什么不能大量输入0.9%的氯化钠溶液

0.9%的氯化钠溶液中的 Cl^- 含量为154mmol/L，比正常血清 Cl^- 含量（103mmol/L）高51mmol/L，大量输入会导致 Cl^- 过高，引起高氯性酸中毒。所以在临床上大量补钠时一般选择平衡盐溶液，不可大量输入0.9%的氯化钠溶液。

【常见护理诊断/问题】

1. 体液不足　与水分摄入不足或丢失过多有关。
2. 焦虑　与担心体液失衡的预后有关。

3. 潜在并发症：低血容量性休克、脑水肿、肺水肿等。

【护理目标】

1. 患者能够恢复正常体液容量，尿量恢复正常。

2. 患者能说出产生焦虑的原因，焦虑减轻，对预后有信心。

3. 患者不发生并发症或并发症能够及时被发现和处理。

【护理措施】

（一）一般护理

做好生活护理，对于可以饮水的患者可鼓励患者多饮水，对于不能饮水的患者应做好口腔护理，指导患者建立安全的活动模式。做好安全防护，移去环境中的危险物品、加床栏保护、适当约束、加强监护等，减少意外受伤的危险。

（二）液体疗法护理

液体疗法是通过补液来防治体液失衡的方法。一般应注意补多少（补液总量）、补什么（液体种类）、怎么补（输液方法）、补得如何（疗效观察）4个方面的问题。

1. 补液总量　原则上按"缺多少、补多少"补给。

（1）补液总量的组成：包括三个部分，即生理需要量、已经损失量和继续损失量。

1）生理需要量：指每日需要量，简称日需量。成人每日可补水分约 2 000～2 500ml，氯化钠 4～5g，氯化钾 3～4g。

2）已经损失量：又称已失量或累积失衡量，是指患者从发病到就诊时已经累计丧失的体液量。可根据缺水和缺钠的程度估算，例如成年患者体重 60kg，中度高渗性脱水，失水量按体重的 4%～6% 计算，为 2 400～3 600ml。又如成年患者体重 60kg，中度低渗性脱水，依据每公斤体重丢失钠 0.5～0.75g，该患者缺钠大约为 30～45g，换算成生理盐水为 3 333～5 000ml，换算成 3% 氯化钠溶液为 1 000～1 500ml。

3）继续损失量：指治疗过程中非生理性的体液丢失量，即额外损失量。如发热患者，体温每升高 1℃，每日每千克体重皮肤蒸发水分增加 3～5ml；如果出汗，则失水更多，大汗湿透一身内衣裤，约丢失低渗液体 1 000ml。成人气管切开患者每日从呼吸道蒸发的水分约为 800～1 200ml。腹泻、渗液和各种管道引流液补充时应量出为入。

（2）补液总量的计算：①第 1 日补液总量 = 生理需要量 + 1/2 已经损失量。②第 2 日补液总量 = 生理需要量 + 1/2 已经损失量（酌情减免）+ 前 1 日继续损失量。③第 3 日补液总量 = 生理需要量 + 前 1 日继续损失量。

首日补液是治疗的关键，通常可纠正体液失衡或使病情好转。机体有一定的代偿调节能力和个体差异，因此在补液过程中避免机械地执行计算值，应边观察边调整。

2. 液体种类　原则是"缺什么、补什么"。

（1）生理需要量：按机体每日对盐、糖的基础需要量配制。一般成人可给予生理盐水或 5% 葡萄糖盐水 500～1 000ml，5%～10% 葡萄糖溶液 1 500ml，酌情补给 10% 氯化钾溶液 20～30ml。

（2）已经损失量：按缺水性质配制，见"处理原则"，选用合适的溶液（表2-6）。

表2-6　外科补液常用液体

名称	作用
葡萄糖溶液	主要供给水分和供应部分热量。5%葡萄糖溶液为等渗液，10%葡萄糖溶液为高渗液，但输入体内后被氧化分解，供给能量，或转化成糖原储存于肝内，对维持血浆渗透压不起作用
0.9%氯化钠溶液	为等渗液。用于补充体内钠、氯离子。不可大量输入，以免引起高氯性酸中毒
高渗氯化钠溶液	常用3%氯化钠溶液，为高浓度电解质溶液，用于纠正低钠血症
葡萄糖氯化钠注射液	复方制剂，内含葡萄糖与氯化钠。主要供给水分、补充部分热量和补充体内钠、氯离子
平衡盐液	内含1.25%碳酸氢钠溶液和等渗盐水之比为1:2，当临床需大量电解质液扩容时常使用
复方氯化钠（林格氏溶液）	主要用于补充电解质，每1 000ml中内含氯化钠8.6g、氯化钾0.3g、氯化钙0.33g
碳酸氢钠溶液	可直接增加缓冲碱，纠正酸中毒作用迅速，是治疗代谢性酸中毒的首选药物。5%为高渗液，1.25%为等渗液
乳酸钠溶液	为弱碱性溶液，需在有氧条件下经肝脏代谢产生 HCO_3^-，主要用于治疗代谢性酸中毒。在缺氧、休克、肝功能不全时不宜使用，以免乳酸在积内蓄积。11.2%溶液为高渗液，1.87%溶液为等渗液

（3）继续损失量：遵循"同质原则"，按实际丢失液体的成分配制。①呕吐、腹泻、胃肠减压、肠瘘等所致的胃肠液体丢失，用生理盐水或平衡盐液补给；②发热者，或高温作业者，应补葡萄糖液；③气管切开患者，每日呼吸失水用葡萄糖液补给；④出汗湿透全身衣裤，失液量用等渗糖、盐水各半来补充。

3. 补液原则及方法

（1）口服最安全，病情允许应尽量口服补液。脱水合并休克者，应首先扩充血容量，补充晶体液（复方乳酸氯化钠溶液、等渗盐水等）和胶体溶液（羟乙基淀粉、右旋糖酐或血浆等）。

（2）静脉补液原则：①先盐后糖，高渗性脱水例外；②先晶后胶，晶体溶液能稀释血液和扩充血量，改善微循环，首选平衡盐液；③先快后慢，一般前8小时补充总量的1/2，后16小时均匀补充余下的1/2。但对于心肺肾功能不全者、儿童、老人、使用血管活性药物以及输入高渗液体时，要严格控制滴速，不宜过快；④见尿补钾，尿量达到每小时40ml才可补钾；⑤液体交替，避免长时间输入同一种液体引起新的体液失衡。

（三）病情观察

1. 记录液体出入量　准确记录24小时出入量，供调整输液方案时参考。

2. 观察输液情况　保持输液通畅，按要求控制滴注速度，输入高渗液时减慢输液速度，注意观察有无输液反应。

3. 监测心、肺功能　快速或大量输液时，要加强心、肺监测。年老体弱、心功能不良的患者往往需要中心静脉置管，在中心静脉压监测的指导下输液。

4. 疗效的观察　①尿量：为主要观察指标，尿量在30ml/h以上，说明血容量基本得到补充；②生命体征是否平稳；③精神状态有无好转，如烦躁者是否趋向安静，精神是否好转；④缺水征象是否改善；⑤中心静脉压（CVP）是否正常；⑥血、尿液等有关检查结果是否恢复正常。

（四）心理护理

护士应对患者出现的焦虑、恐惧等各种情绪表示理解，帮助患者缓解压力，减轻其恐惧、焦虑心理，增强患者战胜疾病的信心。

（五）健康指导

1. 急性胃肠炎频繁呕吐与腹泻者应尽早诊治，防止体液失衡。

2. 高温环境中劳动者或进行高强度体育活动者，出汗较多，要及时补充水分，以含盐饮料为好。

3. 提倡平衡膳食，防止电解质缺乏。

【护理评价】

1. 患者是否恢复正常体液容量，尿量是否恢复正常。

2. 患者是否减轻焦虑，是否对预后有信心。

3. 患者是否出现并发症，若出现是否被及时发现和处理。

二、钾代谢失衡患者的护理

钾的代谢失衡包括低钾血症和高钾血症，外科以前者多见。

低钾血症

低钾血症血清钾浓度低于3.5mmol/L，即为低钾血症。

【护理评估】

1. 健康史　了解患者有无引起低钾血症的病因。低钾血症的常见病因有以下三种：

（1）钾摄入不足：长期禁食而未补钾或补钾不足。

（2）钾排出过多。

1）肾外途径丢失：严重呕吐、腹泻、胃肠减压、肠瘘等可导致消化液中钾离子的大量损失。

2）肾性排钾增多：长期使用排钾利尿剂（如呋塞米）利尿、糖皮质激素等药物可加快钾的排出。

（3）体内转移：①大量输注葡萄糖溶液，尤其与胰岛素合用时，可促使钾向细胞内转移；②碱中毒时可促使钾向细胞内转移。

2. 身体状况

（1）肌无力：是最早出现的症状，一般先是四肢软弱无力，继而延及躯干及呼吸肌。严重者可致弛缓性瘫痪、腱反射减弱或消失。

（2）胃肠道平滑肌抑制：胃肠蠕动减慢、有恶心、呕吐、腹胀、肠鸣音减弱，严重时可出现麻痹性肠梗阻。

（3）中枢神经系统功能抑制：患者淡漠、倦怠、嗜睡，严重者神志不清。

（4）心功能异常：主要为传导阻滞和节律异常。主要表现为第一心音低钝、心动过速、心律不齐、血压下降，严重时发生室颤而心搏骤停。

（5）继发碱中毒：血清钾过低时，细胞内 K^+ 外移，与细胞外液 Na^+、H^+ 交换增加，细胞外液 H^+ 浓度降低，而发生碱中毒。但因远曲小管 Na^+、K^+ 交换减少，Na^+、H^+ 交换增多，故患者尿液反而呈现酸性，称为反常性酸性尿。

3. 心理 - 社会状况　低钾血症者乏力、翻身困难，甚至弛缓性瘫痪常引起患者及其家属的担忧、恐惧。静脉补钾每日总量和滴速的限制，需要患者及家属较长时间的配合。

4. 辅助检查

（1）实验室检查：血 K^+ 测定提示低于正常范围，伴随继发性碱中毒者血气分析可以异常。

（2）心电图检查：典型的心电图改变是早期出现 T 波降低、变宽、双相或倒置，随后出现 ST 段降低、QT 间期延长和 U 波（图 2-3），特别是 U 波出现对诊断最有价值。

正常　　　　　S-T段降低，　　　　U波出现
　　　　　　　Q-T间期延长

图 2-3　低钾血症心电图变化

5. 处理原则　积极治疗原发病；低钾患者能口服者尽量口服，不能口服者静脉补钾并加强监测。

【常见护理诊断/问题】

1. 活动无耐力　与低钾血症致肌无力有关。

2. 有便秘的危险　与平滑肌无力及肠蠕动变慢有关。

3. 潜在并发症：心律失常。

【护理措施】

1. 一般护理　病情允许鼓励患者多吃肉类、蛋、牛奶、香蕉、橘子等富含钾食物，如患者不能进食，应做好口腔护理，加强营养支持。患者出现肌无力时应卧床休息，加强陪护，防止因肌无力导致摔倒等意外伤害发生。

2. 病情观察　补钾过程中应密切观察静脉输液情况和患者有无不适，有条件应监测血清钾和心电图的变化，高度警惕高钾血症发生并及时处理。

3. 治疗配合

（1）去除病因：积极治疗原发疾病，如手术后及早恢复饮食、积极治疗引起呕吐和腹泻的原发疾病等。

（2）补钾：应遵循以下原则

1）口服最安全：常选用 10% 氯化钾溶液或枸橼酸钾溶液口服，凡能口服者应不用或少用静脉途径。

2）严禁将 10% 氯化钾溶液直接静脉推注，以免引起心搏骤停。

3）对于不能口服的患者进行静脉滴注补钾时，为避免引起高钾血症导致出现心搏骤停，10% 氯化钾溶液静脉滴注应遵循以下原则：①浓度不过高。补液中钾浓度不宜超过 40mmol/L，一般浓度 <0.3%，配制公式：$10\% \times 10\%$ KCl 量（ml）$= 0.3\% \times$ 静脉滴注溶液量（ml），例如 500ml 静脉滴注溶液中最多加入 10% 氯化钾溶液 15ml。②滴速不过快。速度不宜超过 20mmol/h，一般速度 <60 滴 /min。③补钾不宜过早。一般尿量超过 40ml/h 后才能静脉补钾。④总量不过多。每日补充氯化钾不宜超过 40 ~ 80mmol，以每克氯化钾等于 13.4mmol 钾计算，每日补充氯化钾不宜超过 3 ~ 6g 且宜分次输入。

4. 心理护理　加强护患沟通，鼓励患者说出内心感受，对焦虑或恐惧者积极疏导，增强患者的治疗信心。

5. 健康指导

（1）长期禁食者、长期控制饮食摄入者或近期有呕吐、腹泻、胃肠道引流者，应及时补钾，以防发生低钾血症。

（2）长期使用排钾利尿药者应监测血钾浓度。

（3）静脉补钾时告知患者及其家属不能自行调快滴速。

高钾血症

血清钾浓度高于 5.5mmol/L，即为高钾血症。

【护理评估】

1. 健康史　了解患者有无引起高钾血症的病因。高钾血症的常见病因有以下三种：

（1）钾摄入过多：常见于静脉补钾过量、过快或浓度过高，或大量输入库存较久的血液等情况。

（2）钾排出减少：常见于急、慢性肾衰竭的少尿或无尿期，或应用保钾利尿剂（如螺内酯、氨苯蝶啶等）、盐皮质激素分泌不足等情况。

（3）体内转移：重症溶血、大面积烧伤、严重挤压伤等原因导致大量红细胞、肌细胞等被破坏，钾自细胞内逸出；严重酸中毒时也可继发高钾血症。

2. 身体状况　轻度高钾血症早期无特异性表现，如进一步发展，则神经肌肉兴奋性降低，患者出现典型高钾血症的表现。

（1）神经、肌肉功能异常：患者可有感觉异常、肢体软弱无力，严重者出现弛缓性瘫痪、吞咽和呼吸困难、腱反射消失。中枢神经系统可表现为烦躁不安、神志淡漠、晕厥及昏迷。

（2）心功能异常：血钾对心肌有抑制作用，可出现心搏徐缓、心律不齐，甚至心搏骤停于舒张期。

（3）继发酸中毒：高钾血症患者细胞外钾内移，细胞内 H^+ 外移，导致酸中毒。

（4）其他：患者可有腹胀、腹泻；皮肤苍白、湿冷、血压下降等。

3. 心理－社会状况　高钾血症常起病快，威胁着患者的生命，容易引起患者及其家属的焦虑或恐惧等情绪反应。

4. 辅助检查

（1）实验室检查：测定血钾浓度超过 5.5mmol/L 可确诊。

（2）心电图检查：典型改变为早期 T 波高尖，QT 间期延长，随后出现 QRS 波群增宽，PR 间期延长。

5. 处理原则　除病因治疗外，高血钾患者应停止钾的摄入，并促进钾的排出或向细胞内转移，必要时使用钙剂拮抗高血钾对心肌的抑制作用。

【常见护理诊断/问题】

1. 活动无耐力　与高钾血症致神志淡漠、肌肉软弱无力有关。

2. 潜在并发症：心律失常、心搏骤停等。

【护理措施】

1. 一般护理　患者如不能进食，应做好口腔护理，加强营养支持。应注意多卧床休息，卧床期间协助患者多翻身。做好安全防护，加床栏保护、加强陪护、加强监护等，减少意外受伤的危险。

2. 病情观察　高钾血症易引起心搏骤停，应密切观察患者精神状态和生命体征，有条件应监测血清钾和心电图的变化。

3. 治疗配合

（1）积极治疗原发疾病：肾衰竭者应积极改善肾功能，溶血反应、代谢性酸中毒、严重挤压伤等原因引起的患者应积极治疗原发疾病。

（2）禁食含钾量高的食物，停用一切含钾的药物：林格溶液内含有一定量的钾离子，高钾血症患者应避免使用。禁止输入库存血。

（3）对抗心律失常：钙离子与钾离子有拮抗作用，能缓解 K^+ 对心肌的抑制作用，防治心律失常。一般可静脉注射 10% 葡萄糖酸钙 20ml 或 5% 氯化钙 5ml。并可重复使用,也可加入静脉输液内滴注。

（4）降低血清钾浓度

1）使 K⁺ 暂时转入细胞内:①静脉滴注 5% 碳酸氢钠溶液,使 K⁺ 移入细胞内或由尿排出;②用 25% 葡萄糖溶液 100～200ml,每 5g 葡萄糖加入 1U 胰岛素静脉滴注,可使 K⁺ 转入细胞内,暂时降低血清钾浓度。必要时每 3～4 小时重复给药。

2）促进 K⁺ 排泄:①阳离子交换树脂:可从消化道带走较多的钾离子,用法为每日口服 4 次,每次 15g。为防止发生粪石性肠梗阻,应同时口服山梨醇或甘露醇导泻。②呋塞米 40mg 静脉推注。③透析疗法:一般在上述疗法无效时使用,应在持续静脉滴注钙剂的保护下,及时采用腹膜透析或血液透析。

4. 心理护理　加强护患沟通,缓解患者心理压力,减轻其焦虑情绪,增强患者的治疗信心。

5. 健康指导　肾功能减退和长期使用保钾利尿药者,应限制含钾食物和药物的摄入,定期复诊、监测血钾浓度,防止高钾血症。

*三、其他电解质代谢失衡

（一）低钙血症

机体内的钙绝大部分(99%)储存在骨骼中,细胞外液中的钙含量很少。血清钙浓度为 2.25～2.75mmol/L。其中 50% 钙以离子形式存在。离子化和非离子化钙的比例受到 pH 值的影响。pH 值降低可使离子化钙增加,pH 值升高可使离子化钙减少。血清钙浓度低于 2.25mmol/L,称为低钙血症,临床多见。

常见于急性重症胰腺炎、坏死性筋膜炎、肾衰竭、消化道瘘、甲状旁腺功能受损、维生素 D 缺乏等患者。患者表现为易激动、口周和指(趾)尖麻木及针刺感、肌肉抽动、手足抽搐、腱反射亢进、低钙击面征(Chvostek sign)和低钙束臂征(Trousseau sign)阳性。

处理原发病,补充钙剂。可给予 10% 葡萄糖酸钙 10～20ml 或 5% 氯化钙 10ml 静脉注射。需要长期治疗者可口服钙剂和维生素 D,以逐步减少静脉补钙量。此外,纠正同时存在的碱中毒有利于提高血清离子钙浓度。

严重的低血钙会累及呼吸肌,应加强呼吸频率和节律的观察,做好气管切开的准备。静脉输注钙剂速度宜慢,以免引起血压过低或心律不齐;避免局部渗漏。口服补钙患者指导其正确补充钙剂和维生素 D。

（二）高钙血症

血清钙浓度高于 2.75mmol/L。常见于甲状旁腺功能亢进,其次是骨转移癌,此外还有服用维生素 D 过量等。主要表现为便秘和多尿。初期患者可出现疲乏、食欲减退、恶心、呕吐、体重下降等。血钙浓度进一步升高可出现头痛、背部和四肢疼痛、口渴、多尿等。

处理原发病，促进钙排泄。补液、应用乙二胺四乙酸（EDTA）、类固醇和硫酸钠等措施降低血清钙浓度。甲状旁腺功能亢进者须接受手术治疗，切除腺瘤或增生的腺组织即可治愈。

指导患者低钙饮食、多饮水以降低血清钙水平。鼓励患者多食粗纤维食物，以利排便。

（三）低镁血症

体内的镁一半以上存在于骨骼中，其余几乎都在细胞内，细胞外液中镁不超过总量的1%。正常血清镁浓度为0.7~1.1mmol/L。镁在控制神经活动、传递神经肌肉的兴奋性、维持肌肉收缩及心脏激动性等方面均有重要作用。血清镁浓度低于0.7mmol/L，称为低镁血症。

常见于长期禁食、摄入不足、吸收障碍、慢性腹泻、肠瘘等。镁缺乏常伴有钾和钙的缺乏。表现为神经系统及肌肉功能亢进，与低钙血症相似。患者精神紧张、易激动、烦躁不安、眼球震颤、手足抽搐及低钙击面征阳性，可伴高血压、心动过速、记忆力减退、精神错乱和定向障碍等。由于血清镁浓度与镁缺乏症状并非呈平行关系，故在排除或纠正钙缺乏后，对症状未改善者应注意是否存在镁缺乏。

症状轻者口服镁剂，严重者经静脉输注含硫酸镁的溶液，但避免过量和过速，以防急性镁中毒和心搏骤停。完全纠正镁缺乏需要较长时间，故症状消失后应继续补充镁剂1~3周。治疗低镁血症应兼顾补钾和补钙。

监测血清镁动态变化。遵医嘱补镁，肌内注射时应作深部注射，并经常更换注射部位，以防局部形成硬结而影响疗效。补镁过程中密切观察有无呼吸抑制、血压下降、腱反射减弱等镁中毒征象。

（四）高镁血症

血清镁浓度高于1.25mmol/L。常见于肾功能不全。此外，烧伤、广泛性外伤或外科应激反应、严重细胞外液量不足和严重酸中毒也可致血清镁增高。主要表现为中枢和周围神经传导障碍。患者感疲乏、肌软弱无力、腱反射消失、血压下降等。严重者可发生呼吸肌麻痹、昏迷，甚至心搏骤停。

应立即停用镁剂，静脉缓慢推注葡萄糖酸钙或氯化钙，同时纠正酸中毒、补充血容量。必要时行透析治疗。

监测血清镁动态变化。遵医嘱静脉缓慢推注钙剂，以对抗镁对心脏和心肌的抑制作用；必要时行透析治疗。

第三节　酸碱代谢失衡患者的护理

在某种疾病因素影响下，患者体内酸、碱物质超过负荷或机体调节功能发生障碍时，则可发生酸碱代谢失衡，分为代谢性酸中毒、代谢性碱中毒、呼吸性酸中毒和呼吸性碱中毒四种基本类型。pH 值 <7.35 称为酸中毒,pH 值 >7.45 称为碱中毒。凡是[HCO₃⁻]为原发性改变者则属于代谢性酸碱失衡;反之,如果[H₂CO₃]为原发性改变者则属于呼吸性酸碱失衡。但临床也可见两种或两种以上同时存在的失衡,称混合性酸碱失衡。

一、代谢性酸中毒患者的护理

代谢性酸中毒是外科临床最常见的酸碱平衡失调,指体内酸性物质积聚、产生过多或 HCO_3^- 丢失过多。

【护理评估】

(一)健康史

评估患者有无引起代谢性酸中毒的病因。常见致病因素如下:

1. 酸性物质产生过多　任何原因引起的缺氧或组织低灌注使细胞内无氧酵解增加而引起乳酸增加,可产生乳酸性酸中毒,如严重损伤、腹膜炎、休克、高热等。此外,也见于糖尿病或长期不能进食者,体内脂肪分解过多引起酮症酸中毒等。

2. H^+ 排出减少　肾功能不全致酸性物质排泄障碍。

3. 碱性物质丢失过多　如严重腹泻、肠瘘、胆瘘、胰瘘等引起消化液的丢失,造成 HCO_3^- 丢失过多。

4. 其他　高钾血症时,细胞内液中 H^+ 向细胞外转移,以致酸中毒。过多地输入酸性药物也可引起酸中毒。

(二)身体状况

轻者可无症状,重症患者可出现如下表现:

1. 呼吸代偿　呼吸加深、加快(如库斯莫尔呼吸)是最突出的表现,目的是加速排出 CO_2,从而引起 H_2CO_3 浓度继发性下降;有时呼出气体有酮味。

2. 心肌抑制、血管扩张　表现为心率快、心音弱、血压偏低、颜面潮红、口唇樱桃红色,但休克患者发生代谢性酸中毒者皮肤可因缺氧而发绀。

3. 中枢抑制　酸中毒抑制脑细胞代谢活动,患者可有头痛、头晕、嗜睡,甚至昏迷。

(三)心理－社会状况

代谢性酸中毒常随原发疾病产生,对呼吸、循环等产生明显影响,患者及其家属可倍感焦虑或恐惧。

(四)辅助检查

1. 血气分析　血 pH 值下降, HCO_3^- 明显下降, $PaCO_2$ 正常或下降,碱剩余(BE)< −3mmol/L。

2. 血清电解质　可伴血 K^+ 升高。

(五)处理原则

1. 控制原发病　积极治疗原发疾病。

2. 促进机体调节　轻度代谢性酸中毒(血浆[HCO_3^-]16~18mmol/L)可适当补液纠正缺水,酸中毒往往可随之纠正,不必补充碱性药。

3. 必要时补碱　重度代谢性酸中毒需补充碱性液,对于血浆[HCO_3^-]<15mmol/L的重症患者在补液的同时补给碱性液,首选5% $NaHCO_3$溶液100~250ml不等,以后再根据实验室检查结果,调节用量。

【常见护理诊断/问题】

1. 口腔黏膜受损　与代谢性酸中毒致呼吸深快有关。

2. 有受伤害的危险　与代谢性酸中毒所致意识障碍有关。

3. 潜在并发症:意识障碍、高钾血症。

【护理措施】

（一）一般护理

1. 休息与活动　患者卧床休息,做好皮肤护理,防止发生压疮;病情允许下床者,应有陪护,移去环境中的危险品,减少意外伤害的可能。

2. 饮食　应注意酸性食品与碱性食品相搭配,避免造成酸性物质的积累。

（二）病情观察

加强病情的动态观察,重视患者的主观感受,观察患者意识、生命体征及原发疾病体征的变化,了解血清电解质、血气分析等动态检测的结果。纠正酸中毒后,应关注血清K^+、Ca^{2+}浓度是否降低。

（三）治疗配合

1. 治疗原发病　积极配合治疗原发病。

2. 及时补液　代谢性酸中毒患者常有脱水表现,应及时补液。

3. 遵医嘱用药　重症患者遵医嘱静脉滴注5% $NaHCO_3$溶液。补液时应注意:① 5% $NaHCO_3$溶液宜单独缓慢滴入,首次用量宜在2~4小时滴完。②酸中毒时血清钾离子增多,血清中解离的钙离子也增多,故常掩盖低钾血症和低钙血症。因此,在补充碳酸氢钠后应注意观察有无缺钾、缺钙症状的发生,必要时遵医嘱及时实施补钾、补钙治疗。

（四）心理护理

加强与患者心理沟通,减轻其思想顾虑,增强患者对代谢性酸中毒及其原发病治疗的信心。

（五）健康指导

高热、腹膜炎、腹泻、肠梗阻、肠瘘等患者应尽早治疗,避免发生代谢性酸中毒等并发症。糖尿病者注意控制好血糖,均衡饮食,预防酮症酸中毒。

二、代谢性碱中毒患者的护理

体内H^+丢失或HCO_3^-增多,可引起代谢性碱中毒。

【护理评估】

（一）健康史

评估患者有无导致代谢性碱中毒的因素。常见致病因素如下：

1. 胃液丧失过多　如长期胃肠减压、瘢痕性幽门梗阻后严重呕吐、胃手术后等，使胃液大量丢失。丢失大量的 H^+、Cl^- 及 Na^+，形成低氯性碱中毒。

2. 碱性物质摄入过多　如长期服用碱性药物等。

3. 低钾血症　钾缺乏时，细胞内 K^+ 与细胞外液中 H^+ 的互换转移以及肾的 H^+-Na^+ 交换加强。

（二）身体状况

1. 呼吸浅慢　以减少 CO_2 的排出，从而引起 H_2CO_3 浓度继发性升高。

2. 组织缺氧　碱中毒时血红蛋白氧离曲线左移，氧与血红蛋白的结合不易分离可致组织缺氧，脑组织因供氧不足而头昏、嗜睡、精神错乱及昏迷。

3. 电解质紊乱　细胞内 H^+ 的外移可继发低钾血症；碱中毒时血清中游离 Ca^{2+} 减少，常致低钙血症，患者可出现手足麻木、抽搐等症状。

（三）心理-社会状况

疾病严重时，可影响患者的意识状态，常见焦虑、恐惧。

（四）辅助检查

1. 血气分析　血 pH 值和 HCO_3^- 升高，$PaCO_2$ 正常或升高。

2. 血清电解质　可伴血清钾、氯降低。

（五）处理原则

1. 治疗原发病。

2. 纠正碱中毒，病情轻者可输注等渗盐水和氯化钾溶液，不仅可以恢复细胞外液量，还可以补充 Na^+、Cl^- 以纠正低氯性碱中毒和预防低钾血症。严重代谢性碱中毒时（血清 HCO_3^- 45～50mmol/L，pH 值 >7.65），为迅速中和血清中过多的 HCO_3^- 需用稀盐酸溶液（0.1～0.2mol/L）或氯化铵溶液。

【常见护理诊断/问题】

1. 有受伤害的危险　与代谢性碱中毒意识障碍有关。

2. 潜在并发症：低钾血症。

【护理措施】

（一）一般护理

鼓励患者进食含钾和含钙丰富的食物，同时加强呼吸道的护理。

（二）病情观察

患者意识和抽搐情况。监测血气分析及血清电解质，尤其是血清钾和血清钙。

（三）治疗配合

1. 去除病因　积极配合医生处理原发病。

2. 遵医嘱应用纠正碱中毒的药物　盐酸溶液经中心静脉滴入，应注意滴数，以免造成溶血等不良反应。

3. 对症处理　有抽搐者可给10%葡萄糖酸钙溶液20ml，缓慢静脉推注。

三、呼吸性酸中毒患者的护理

呼吸性酸中毒是因肺部通气或换气功能减弱，致使体内产生的CO_2不能充分排出，以致$PaCO_2$增高而引起高碳酸血症。

（一）病因

凡可引起肺泡通气不足的疾病均可导致呼吸性酸中毒。常见于：①呼吸中枢抑制，如全身麻醉过深、镇静剂过量、颅脑外伤、高位脊髓损伤等；②胸部活动受限，如严重胸壁损伤、胸腔积液、严重气胸等；③呼吸道梗阻或肺部胸部疾患，如支气管异物、支气管或喉痉挛、慢性阻塞性肺部疾病、肺炎、肺水肿等；④呼吸机管理不当。

（二）身体状况

患者出现胸闷、气促、呼吸困难、发绀、头痛等。随着酸中毒加重，可出现血压下降、谵妄甚至昏迷等。

（三）辅助检查

血气分析显示血浆pH值降低，$PaCO_2$升高，血浆HCO_3^-可正常。

（四）护理要点

及时配合治疗消除病因，改善呼吸道通气并给氧，必要时进行气管插管或气管切开辅助呼吸。如因呼吸机使用不当致呼吸性酸中毒，应调整呼吸机参数。

四、呼吸性碱中毒患者的护理

呼吸性碱中毒指肺泡通气过度，体内生成的CO_2排出过多，以致$PaCO_2$减低而引起低碳酸血症。

（一）病因

凡引起过度通气的因素均可导致呼吸性碱中毒。常见原因有癔症、高热、中枢神经系统疾病、疼痛、严重创伤或感染、呼吸机辅助通气过度等。

（二）身体状况

呼吸由深而快转为快而浅或短促。患者可有眩晕、手足和口周麻木、肌震颤、抽搐等。

（三）辅助检查

血气分析显示血浆pH值升高，$PaCO_2$下降，血浆HCO_3^-下降或正常。

（四）护理要点

积极配合医生处理原发病。同时对症处理，如用长纸筒、纸袋罩住口鼻呼吸，增加呼吸道无效腔,减少 CO_2 直接呼出,或吸入含有 5% CO_2 的氧气,从而提高 $PaCO_2$。此外,呼吸机管理不当致过度通气者,应调整呼吸机参数。

(董全斌)

本章小结　本章重点内容是掌握缺水、钾代谢失衡、代谢性酸中毒患者的护理评估和护理措施;学习难点在于体液平衡及调节以及补液疗法;学习过程中应重视基础理论的理解,加强理论联系实际,能正确地对外科体液代谢失衡患者进行护理评估,熟练掌握补液疗法。

? 思考与练习

1. 酸碱平衡如何调节?
2. 静脉补液的原则有哪些?
3. 静脉补钾的原则有哪些?
4. 代谢性酸中毒的护理措施有哪些?

第三章 | 外科患者营养代谢支持的护理

学习目标

1. 具有较好的团队协作能力、尊重患者、认真负责的态度和严格的无菌观念。
2. 掌握营养代谢支持的概念、外科患者营养代谢支持的护理评估和护理措施。
3. 熟悉营养代谢支持的原则、给予途径及并发症。
4. 了解外科患者的代谢特点及营养需求。
5. 学会对肠内营养和／或肠外营养支持患者进行正确的护理评估，实施正确的护理措施。

工作情景与任务

导入情景：

患者，男性，74岁。近1个月来，因脑卒中导致吞咽功能障碍，严重影响进食，老人持续消瘦，卧床不起。入院后医嘱：鼻饲饮食。护士遵医嘱为患者留置鼻胃管，并将牛奶、果汁、米汤等流质饮食按时经胃管灌注胃内。患者精神状态较前有了明显改善，但主诉常感到腹部不适，并出现腹泻现象，考虑到患者有消化功能衰退现象，在调整鼻饲饮食结构的同时，经锁骨下静脉穿刺置管输入营养液。

工作任务：

1. 对患者进行护理评估，提出护理诊断。
2. 正确对患者实施肠内、肠外营养代谢支持的护理。
3. 对患者进行正确的营养健康教育。

第一节 概 述

营养支持(nutritional support，NS)是指在饮食摄入不足或不能进食时，通过肠内或肠外途径补充或提供人体所需营养的一种技术。外科患者常因疾病、创伤或大手术，机体代谢发生了明显变化，并使神经、内分泌系统功能紊乱，以致发生营养障碍，甚至导致器官功能衰竭。因此，应根据外科患者的病情及不同营养状况，给予恰当的肠内、外营养代谢支持，达到有效改善患者的营养代谢状况，提高手术耐受力，减少并发症，促进创伤愈合，使患者早日康复的目的。

🔧 知识窗

营养支持的进展

外科营养支持疗法诞生于 20 世纪 60 年代，是 20 世纪的重大医学进展之一。盛极一时的"静脉高营养"(intravenous hyperalimentation)疗法，实现了对肠道功能障碍患者有效的肠外营养支持。10 余年后，对各类患者代谢改变有了更深入的理解，认识到过高营养会加重器官负担而导致代谢紊乱引起严重后果。1987 年，Cerra 提出了代谢支持的概念。认为应激、创伤时体内代谢发生了明显变化，此时的营养支持则必须适应这种变化，才能既达到支持目的，又避免不良反应。随着营养支持基础理论研究的不断深入，人们进一步认识到肠内营养与肠外营养同样重要。如今，配方肠内营养制剂已广泛应用于临床。多数学者认为肠内营养是外科营养支持的首选途径，只要患者肠道还保留一定的功能，就应尽量应用肠内营养。展望未来，外科营养支持的临床应用必将越来越合理化、规范化，为人类健康做出更多贡献。

一、外科患者的代谢特点

1. 饥饿时机体代谢变化　饥饿早期，机体首先会把肝脏和肌肉中的糖原储备耗尽，然后再依靠糖异生作用。此时，机体依靠肝脏和肌肉蛋白分解以提供糖异生前体物质，蛋白质合成减少。最后，脂肪动员成为主要能源物质，体内酮体形成及糖异生作用增强。

2. 创伤应激下机体代谢变化　手术创伤、感染等应激状态下，会出现一系列代谢的改变。表现为能量消耗增高，胰岛素抵抗和糖异生增加出现高血糖，蛋白质分解增强、负氮平衡。脂肪是应激患者的重要能源，应激状态下，脂肪分解增强。

二、外科患者的营养需求

机体所必需的营养素有糖、蛋白质、脂肪、维生素、水和无机盐六大类,其中糖、蛋白质、脂肪是生命活动的重要能量物质。

1. 热量　热量摄入每日不宜低于 8 360kJ(2 000kcal)。在创伤、感染时,需要量明显增加,以成人 60kg 体重为例,应为 10 032～17 556kJ(2 400～4 200kcal),体重每增加 10%,热量摄入也需相应增加 10%。

2. 碳水化合物　是供应热量的主要来源,正常情况下,供给量 3～3.5g/(kg·d),可提供人体所需热量的 55%～65%,大脑神经细胞、肾上腺及血细胞完全依赖葡萄糖氧化供能,食物中的碳水化合物吸收后以葡萄糖、糖原和含糖复合物形式存在。

3. 蛋白质　应选用乳类、蛋类、肉类、豆类等含优质蛋白的食物。每日不宜低于 12g。蛋白质不仅构成机体组织、维持血浆胶体渗透压、维持血容量和组织液的平衡,还与抗体和血细胞的生成、激素及脂肪的运输、酶的合成等有密切的关系,所以蛋白质摄入不足将给患者带来不良后果,如伤口不愈合、低血容量性休克、水肿、肝功能障碍,以及患者对麻醉和手术耐受力减弱、抗感染力和免疫功能减退等。

4. 脂肪　用于提供能量,还可提供必需脂肪酸维持细胞膜结构,供给量为甘油三酯 0.7～1.3g/(kg·d),供给机体总热量 30%～40%。

5. 维生素　外科患者对维生素的需要量比正常要高。有轻度营养不良的患者,维生素的供应量为正常人的 1～2 倍,严重者可为正常人的 5～10 倍,甚至更高,如维生素 C,每日供应 1g,即 15～20 倍于正常需要量。维生素 C 参与胶原蛋白的合成,为伤口愈合所必需;B 族维生素与糖代谢密切相关;维生素 K 参与肝脏合成凝血酶原;维生素 A 维持上皮细胞的健康;维生素 D 促进钙、磷的吸收等。

6. 无机盐　由于体液和渗出物的丢失等原因,可引起水、电解质代谢紊乱。凡长期不能进食或进食甚少者,需补充微量元素,如钠、钾、氯、镁、锌等无机盐。

总之,外科患者的营养需要应是高热量、高蛋白质、高维生素,同时还要注意无机盐及微量元素的补充。具体的营养护理方案的实施,还要根据病情予以调整确定。

三、营养支持途径

营养支持的途径分为肠内营养与肠外营养两大类。肠内营养(enteral nutrition,EN)是用口服或经胃肠道途径管饲供给患者营养素的方法。其优点是有利于维护消化系统生理功能,预防黏膜萎缩,保护屏障功能,无严重代谢并发症,安全、经济。肠内营养支持也称要素饮食,是根据人体需要,用多种分子物质配成的预消化营养制剂,不需消化或稍经消化即可吸收利用,对胃肠刺激小,不引起消化道分泌增加,无渣,粪少,有利于肠道休息，最适合管饲。如果患者所需的各种营养素完全由胃肠道途径供给，就称为全肠内营养（TEN）。肠外营养（parenteral nutrition，PN）是指经静脉输入等胃肠外途径供给患者营养素的方法。如果患者所需的各种营养素完全由胃肠外途径供给，就称为全肠外营养（TPN）。营养支持的具体方法：

1. 经口　这是补充营养最重要的途径。凡患者具备摄食条件的，皆应采用经口饮食，因为其最符合生理要求。

2. 经管饲或造瘘　对昏迷、吞咽困难、食管闭锁，头、颈部肿瘤等不能经口摄食而消化功能良好的患者，可采用鼻饲、胃造瘘或空肠造瘘的方法。

3. 经静脉　外周静脉输液是临床常用的方法。如需长期肠外营养则采用静脉导管留置技术，如经锁骨下静脉或颈内静脉、外周中心静脉（PICC）营养管留置输注。

第二节　营养代谢支持患者的护理

【护理评估】
（一）健康史
询问患者近期饮食情况，如饮食习惯和食欲有无改变，饮食种类和进食量，是否因检查或治疗而需禁食，禁食天数。了解患者有无相关病史：①进食不足或不能经胃肠道摄食的病史，如幽门梗阻、肠梗阻、急性腹膜炎等；②高代谢性疾病的病史，如大面积烧伤、大手术后、多发性损伤、严重感染等；③慢性消耗性疾病的病史，如恶性肿瘤、肠瘘、结核等。

（二）身体状况
1. 体重　我国成年人的理想体重（kg）= 身高（cm）- 105，低于理想体重15%即提示有营养不良。体重变化可直接反映营养状态，但应排除缺水或水钠潴留引起的体液平衡失调等因素的影响。

2. 肱三头肌皮褶厚度　可间接反映机体脂肪储存情况。正常参考值：男性11.3～13.7mm，女性14.9～18.1mm。肱三头肌皮褶厚度小于参考值的10%以上为营养不良，大于参考值的10%为肥胖或营养过剩。

3. 上臂肌肉周径　可用于判断机体肌体积的变化。上臂肌肉周径（cm）= 上臂中点周径（cm）- 肱三头肌皮褶厚度（cm）× 3.14。正常参考值：男性为22.8～27.8cm，女性为20.9～25.5cm。轻度营养不良为参考值的90%，中度营养不良为参考值的60%～90%，严重营养不良小于参考值的60%。

4. 体重指数（BMI）　是反映营养不良和肥胖的可靠指标，计算公式 BMI = 体重（kg）/身高²（m²），正常值为18.5～24kg/m²，< 18.5kg/m² 为营养不良，25～30kg/m² 为超重，> 30g/m² 为肥胖。

5. 握力测定　反映肌肉功能的有效指标，正常男性握力≥35kg，正常女性握力≥23kg。

6. 其他　长期营养不良可导致贫血、脱水与水肿征象,其严重程度也反映了机体的营养状况。

（三）心理－社会状况

了解患者及家属对营养支持重要性和必要性的认知程度,对营养支持的接受程度和对营养支持费用的承受能力。

（四）辅助检查

1. 血浆蛋白质测定　血浆蛋白质是营养评价的重要指标,包括血浆白蛋白、血清转铁蛋白和血清前白蛋白。营养不良时,出现不同程度的下降(表3-1)。

表3-1　营养状况的综合判断

项目	正常值	营养不良程度		
		轻度	中度	重度
体重下降 /%	<10	10~20	20~40	>40
血浆白蛋白 /(g•L^{-1})	>35	30~35	21~30	<21
血清转铁蛋白 /(g•L^{-1})	2.0~2.5	1.8~2.0	1.6~1.8	<1.6
血清前白蛋白 /(g•L^{-1})	0.18~0.45	0.14~0.16	0.10~0.14	<0.10

2. 免疫功能测定　周围血液总淋巴细胞计数可反映机体免疫状态,计数 $<1.5\times10^9$/L 则提示营养不良;延迟型皮肤过敏试验基本能反映人体细胞免疫功能,营养不良时可见皮肤反应低下。

3. 氮平衡测定　氮平衡(g/d)=24h 摄入氮量(g/d)-24h 排出氮量(g/d)。营养不良时呈负氮平衡。

（五）处理原则

1. 肠内营养　是指经口或喂养管提供维持人体代谢所需营养素的一种方法。分部分(经口补充)和全肠内营养。肠内营养有利于维护消化系统生理功能,预防黏膜萎缩,保护屏障功能。凡具有肠道吸收功能都应首选肠内营养。

（1）适应证:①不能正常经口进食者,如吞咽和咀嚼困难,意识障碍或昏迷、无进食能力者;②消化道疾病稳定期,如消化道瘘、短肠综合征、炎性肠疾病和胰腺炎;③高分解代谢状态,如严重感染、手术、创伤及大面积烧伤病;④慢性消耗性疾病,如恶性肿瘤、结核等;⑤肝、肾、肺功能不全及糖不耐受者。

（2）输注途径:有口服和管饲两种,多数患者经口摄入受限或不足而采用管饲。①经鼻置管(鼻胃管、鼻肠管);②造瘘管(胃造瘘、空肠造瘘)。

（3）输注方式

1）按时分次给予:适用于喂养管端位于胃内和胃肠功能良好者。将配好的肠内营养液用注射器分次推注,每次量约 100~300ml,输注时间在 10~20 分钟完成。

2）连续输注：适用于病情危重、胃肠道功能和耐受性较差、经十二指肠或空肠造口管饲的患者。12～24小时持续输注，可用肠内营养泵恒定滴速。

3）间隙重力滴注：将营养液置于吊瓶内，经输注管与喂养管相连，借助重力缓慢滴注，每次250～500ml，2～3小时内完成。

2. 肠外营养　是指通过静脉途径提供人体代谢所需的营养素。当人体所需营养素完全经静脉途径获得的营养支持方式，称为全胃肠外营养（TPN）。常用的肠外制剂有葡萄糖、脂肪乳剂、复方氨基酸、维生素、电解质、复方微量元素静脉用制剂等。

（1）适应证：①高分解代谢状态，如大面积烧伤、严重感染、创伤或大手术；②胃肠道功能障碍，如严重慢性呕吐、腹泻，消化道梗阻、消化道瘘、短肠综合征、炎性肠疾病等；③营养不良；④因疾病或治疗限制，不能经胃肠道摄食或摄入不足，如急性胰腺炎，肿瘤治疗期间。

（2）输注途径

1）周围静脉：适用于营养需求量小，肠外营养时间不超过2周者。

2）中心静脉：适用于营养需求量大，肠外营养超过10天者，临床上常选择颈内静脉、锁骨下静脉。

（3）输注方法

1）全营养混合液法：在无菌条件下，将每天所需的营养素配制于3L袋后再输注，这种方法保证多种营养素同时进入体内，有利于合成代谢，简化输液过程，节省护理时间，降低代谢性并发症的发生率，减少污染的机会。

2）单瓶输注法：各营养素非同步输入，会造成某些营养素的浪费，增加代谢负荷甚至发生代谢并发症。

知识窗

《成人重症患者营养支持疗法提供与评定指南》

2016年1月15日，美国肠外肠内营养学会（ASPEN）和重症医学会（SCCM）联合发表了2016年版《成人重症患者营养支持疗法提供与评定指南》。

该指南面向医师、护士、营养师和药师，针对重症成人（18岁以上）患者，提供了最佳营养疗法的最新建议，协助医疗团队提供适当的营养疗法，可以减少并发症、缩短住院时间、降低疾病严重程度、改善患者结局。

根据专家共识，对于接受上消化道重大手术，肠内营养不可行的患者，应该启动肠外营养（只有估计治疗需要持续7天以上）。术后不能立即考虑启动肠外营养，而应该观察5～7天，除非患者为高营养风险患者。

此外，专家亦建议术后进食时，患者在可耐受的情况下可进食固体食物，同时第一次饮食不需要是清液。

【常见护理诊断/问题】

1. 营养失调：低于机体需要量　与营养物质摄入不足或过度消耗等因素有关。

2. 知识缺乏：缺乏外科营养代谢的相关知识。

3. 潜在并发症：误吸、感染、体液失衡、糖代谢紊乱等。

【护理目标】

1. 患者营养状况改善，机体抵抗力或手术耐受力增强。

2. 患者了解外科疾病营养代谢的有关知识并配合营养支持。

3. 患者治疗期间不发生并发症或发生后能得到及时处理。

【护理措施】

（一）肠内营养支持患者的护理

1. 营养液的配制和管理　选择合适的营养制剂，配制营养液时应严格无菌操作，现用现配，暂不用时置于4℃冰箱保存，24小时内用完，以防细菌繁殖，引起腹泻及肠道感染。

2. 预防误吸

（1）选择合适的体位：伴有意识障碍、胃排空延迟、经鼻胃管或胃造瘘管输注营养液的患者需安置于30°～45°的半卧位，维持30～60分钟，经鼻肠管或空肠造瘘管滴注者可随意卧位。

（2）估计胃内残留量：每间隔4小时抽吸并估计胃内残留量，若残留量超过100～150ml，应减慢或暂停输注，必要时遵医嘱用胃动力药物，以防胃潴留引起反流而致误吸。

（3）加强观察：若患者突然出现呛咳、呼吸急促或咳出类似营养液的痰液时，则有误吸的可能，鼓励和刺激患者咳嗽，排出吸入物和分泌物。

（4）管道护理：①选择管径适宜的喂养管，管径越粗发生胃内容物反流的机会越大。②妥善固定喂养管，患者翻身、床上活动时，避免管道扭曲、折叠、受压，拉脱。③输注前确定喂养管尖端位置是否恰当，在喂养管进入鼻腔或腹壁处应做好标记，每4小时检查一次。④给予营养液前、后，连续管饲过程中，每间隔4小时及特殊用药前后，都应用20～30ml温开水或生理盐水冲洗喂养管。药物需要研碎、溶解后注入营养管，不可与营养液混合注入。

3. 提高胃肠道耐受性

（1）控制营养液的浓度、速度和渗透压：应从低浓度开始，再根据胃肠道适应程度逐步递增。营养液的温度以38～40℃为宜，以防烫伤患者。

（2）控制输注量和速度：营养液宜从少量、低浓度开始，速度宜慢，经胃管给予，开始可用全浓度（20%～24%），滴速约25～50ml/h，从每天给予500～1 000ml开始，逐日增加滴速和浓度，5～7天达到患者能耐受的总需要量。

4. 保持管道清洁　每日更换输注管或泵管，管饲输注前后应冲洗管道，保持通畅。加强口腔、鼻腔或胃肠造口处的护理。

5. 避免黏膜、皮肤损伤　长期留置鼻胃（肠）管者，采用细软材质喂养管，每天用油膏涂拭润滑鼻腔黏膜。

（二）肠外营养支持患者的护理

1. 规范配制和使用全肠外营养混合液　配制由专人负责，遵守无菌操作原则；配制过程符合规定程序，按医嘱均匀混合各种营养素，添加电解质、微量元素等时注意配伍禁忌；营养液现配现用，不得加入激素、抗生素、升压药等；全肠外营养混合液在24小时内输完，暂时不用者保存在4℃冰箱内，输注前0.5～1小时取出置室温下复温后再输注。

2. 静脉导管的护理　TPN导管必须专用，不得用于其他用途；妥善固定静脉导管，防止导管扭曲、变形、移位、受压等，每班查看体外导管长度，确保输注装置、接头紧密连接；穿刺24小时后消毒置管口皮肤，更换透明敷贴并注明时间，以后每周至少更换1次，局部有异常及时消毒并更换透明敷贴，每日更换输液管道；停止输注时采用脉冲式正压封管技术，防止回血凝固堵塞导管。

3. 并发症的观察和处理　①患者出现寒战、穿刺部分有红肿、渗出，高度怀疑导管性脓毒症时，立即拔管，取导管尖端并同时取营养液、周围血，分别作细菌和真菌培养，更换输液装置和营养液；②患者出现高血糖和高渗性非酮性昏迷，应停止输入葡萄糖溶液或含有大量葡萄糖的营养液，输入低渗或等渗氯化钠溶液，加适量胰岛素，使血糖水平逐渐下降；③置管可引起气胸、血管损伤、胸导管损伤、导管移位、空气栓塞等并发症，静脉长时间置管可导致血栓性静脉炎等，护士应做好静脉导管护理，加强并发症的预防，一经发现应及时报告医生并配合治疗。

（三）健康指导

1. 相关知识　告知患者及家属营养支持的意义及配合要点。肠外营养时合理输注营养液及控制输注速度的重要性，不能自行调节速度，告知保护喂养管及静脉导管的方法，避免翻身、活动、更衣时导管移位或脱出。

2. 尽早经口进食或肠内营养　当患者胃肠道功能恢复或允许进食的情况下，鼓励患者经口进食或行肠内营养，以降低和预防肠外营养相关并发症的发生。

3. 出院指导　指导均衡营养饮食的摄入，定期到医院复查。

【护理评价】

1. 患者体重是否增加并保持在一定的水平，营养状况是否改善。

2. 患者是否了解营养支持的相关知识并给予配合。

3. 患者是否有与肠内、外营养相关的并发症发生，并是否得到有效防治。

（董全斌）

本章小结　本章重点内容是掌握营养代谢支持的概念、外科患者营养代谢支持的护理评估和护理措施；学习难点在于肠内营养和肠外营养的护理措施；学习过程中应重视基础理论的理解，加强理论联系实际，能正确地对肠内营养和/或肠外营养支持患者进行正确的护理评估，实施正确的护理措施。

? 思考与练习

1. 外科患者的代谢特点有哪些?
2. 体重指数的公式是什么,结果如何判读?
3. 肠内营养如何预防误吸?
4. 肠外营养的并发症如何处理?

第四章 | 外科休克患者的护理

学习目标

1. 具有良好的职业道德和法律意识、较好的团队协作能力；具有健康的体质、健全的人格和良好的心理素质，珍视生命，关爱患者；在抢救休克患者时，具有沉着冷静、井然有序的工作作风。
2. 掌握休克的概念、不同时期休克患者的身体状况和护理措施。
3. 熟悉休克的处理原则、常用的监测指标及意义
4. 了解休克的病因及病理生理。
5. 学会对休克患者进行护理评估，熟练实施扩容疗法护理措施。

第一节 概 述

休克（shock）是机体受到强烈的致病因素侵袭后，导致有效循环血量锐减，组织灌注不足，细胞代谢紊乱和功能受损、重要内脏器官继发性损害为特点的一种危急临床综合征。有效循环血量是指单位时间内通过心血管系统进行循环的血量，占全身血容量的80%~90%。维持有效循环血量依赖于充足的血容量、有效的心搏出量和适宜的周围血管张力三个因素。休克常按病因分为低血容量性休克、感染性休克、心源性休克、过敏性休克、神经源性休克五类。外科以低血容量性休克和感染性休克最为常见。

【病理生理】

有效循环血量锐减、组织灌注不足，以及产生炎症介质是各类休克共同的病理生理基础。其微循环的变化分为三个过程。

1. 微循环收缩期　又称为缺血缺氧期。因为有效循环血量锐减，动脉血压下降，机体通过一系列代偿机制调节和矫正所发生的病理变化。交感 - 肾上腺轴兴奋，引起心跳加快、心排血量增加以维持循环相对稳定。选择性外周（如骨骼肌、皮肤）和内脏（如肝、

脾、胃肠)等器官的毛细血管前括约肌收缩,后括约肌相对开放、动静脉间短路开放,微循环处于"只出不进"的低灌注状态,有助于组织液回吸收和血容量得到一定补偿,暂时保障心、脑等生命器官血液供应。故此期称为休克代偿期,若能在此时去除病因并采取积极措施,休克容易得到纠正。

2. 微循环扩张期　又称为淤血缺氧期。若休克继续发展,细胞因长时间缺血缺氧而无氧代谢,大量酸性产物蓄积,使毛细血管前括约肌松弛,而后括约肌对缺氧耐受力强,处于相对收缩状态。微循环处于"只进不出"的再灌注状态,血液滞留;毛细血管网内静脉压升高致血浆外渗,进一步降低了回心血量,心搏出量继续减少、血压下降,心、脑器官灌注不足,休克加重而进入抑制期。临床上患者表现为血压进行性下降、意识模糊、发绀和酸中毒。

3. 微循环衰竭期　又称为弥散性血管内凝血期。随着病情继续发展,滞留在毛细血管内的血液浓缩并且在酸性环境下处于高凝状态,以致容易形成微血栓,甚至引起弥散性血管内凝血(DIC)。微循环处于"不进不出"的停滞状态,组织器官缺氧更加严重。同时,凝血因子大量消耗和继发纤维蛋白溶解系统激活,容易导致内脏或全身广泛出血,细胞因严重缺氧和能量缺乏而坏死,最终导致大片组织坏死、器官功能受损,甚至多器官功能受损。若同时或短时间内相继出现 2 个或 2 个以上的器官系统功能障碍,称为多器官功能障碍综合征(MODS),是休克患者死亡的主要原因。

【护理评估】

(一)健康史

了解患者有无外伤大出血病史;有无肠梗阻、严重腹泻、大面积烧伤渗液等大量失液史;是否存在严重的局部感染或脓毒症。发病以来是否进行补液等治疗干预。

(二)身体状况

按照休克的发病过程,将休克分为休克代偿期和休克抑制期,又称休克早期和休克期(表4-1)。

(三)心理–社会状况

因病情危重、并发症多,患者及家属对治疗和预后的认知程度,可出现焦虑或恐惧等情绪反应,护士应了解引起不良情绪反应的原因。

(四)辅助检查

1. 三大常规　①血常规:红细胞计数、血红蛋白值降低提示失血;血细胞比容增高,反映血浆丢失;白细胞计数和中性粒细胞比值增高提示感染。②尿常规:尿比重增高常提示血液浓缩或血容量不足。③大便常规:黑便或粪便隐血试验阳性提示消化道有出血。

2. 动脉血气分析　动脉血氧分压(PaO_2)正常值为 80～100mmHg;动脉血二氧化碳分压($PaCO_2$)正常值为 36～40mmHg。若 PaO_2 低于 60mmHg,吸入纯氧后仍无改善多提示 ARDS。$PaCO_2$ 因肺换气不足而升高,也可因过度换气或代谢性酸中毒代偿而降低。

表4-1 休克的身体状况评估要点及程度

分期	程度	神志	皮肤黏膜（体表）			脉搏	血压	尿量	估计失血量
			色泽	温度	血管				
休克代偿期	轻度	清楚，精神紧张，躁动不安	开始苍白	正常或发冷	正常	100次/min以下，尚有力	收缩压正常或稍高，舒张压升高，脉压缩小，<30mmHg	正常或稍少	20%以下（800ml以下）
休克抑制期	中度	尚清楚，表情淡漠，反应迟钝	苍白	发冷	表浅静脉塌陷，毛细血管充盈迟缓	100~200次/min，较弱	收缩压下降为70~90mmHg，脉压更小，<20mmHg	减少	20%~40%（800~1 600ml）
	重度	意识模糊，甚至昏迷	显著苍白，肢端青紫	厥冷（肢端尤其明显）	毛细血管充盈非常迟缓，表浅静脉塌陷	速而细弱，或摸不清	收缩压在70mmHg以下或测不到	尿极少或无尿	40%以上（1 600ml以上）

3. 凝血功能　当血小板计数 $<80×10^9/L$、血浆纤维蛋白原 $<1.5g/L$ 或呈进行性下降、凝血酶原时间较正常延长3秒以上时，提示DIC。

4. 中心静脉压（CVP）　代表右心房或胸腔段腔静脉的压力的变化，可反映全身血容量与右心功能之间的关系。正常值为 $5~12cmH_2O$。CVP常和血压结合起来作为调整输液速度及补液量的指标（表4-2）。

5. 肺毛细血管楔压（PCWP）　可反映肺静脉、左心房和左心室的功能状态。PCWP正常值为6~15mmHg，降低反映血容量不足（较CVP敏感），增高则反映左心房压力增大。

6. 影像学检查　X线、超声、CT、MRI等检查有助于了解脏器损伤、感染等情况，及时发现原发病。

其他检查，如血电解质、肝肾功能等检查，可了解患者体液丢失的类型和肝、肾等器官功能情况。

（五）处理原则

尽早去除病因，迅速恢复有效循环血量，纠正微循环障碍，保护重要器官功能，预防MODS。

【常见护理诊断/问题】

1. 体液不足　与大量失血、失液有关。

2. 气体交换受损　与微循环障碍、缺氧和呼吸形态改变有关。

3. 有体温失调的危险　与感染或组织灌注不良有关。

4. 有感染的危险　与免疫力下降、接受侵入性治疗有关。

5. 有受伤的危险　与烦躁不安、意识模糊有关。

【护理目标】

1. 患者有效循环血量恢复，能维持体液平衡，生命体征平稳。

2. 患者呼吸道通畅，呼吸平稳。

3. 患者体温维持正常。

4. 患者未发生感染或感染发生后被及时发现并处理。

5. 患者未发生受伤。

【护理措施】

（一）急救护理

1. 保持呼吸道通畅　解开领扣，解除气道压迫；使头部仰伸，清除呼吸道分泌物或异物。通过鼻导管或面罩给氧，必要时行气管插管或气管切开，给予呼吸机辅助呼吸。

2. 补充血容量　是纠正组织低灌注和缺氧的关键。应迅速建立静脉通道，根据监测指标估算输液量及判断补液效果。

3. 处理原发伤　积极处理原发病灶是抗休克的根本措施。对创伤的患者，应做包扎、固定、制动、止血。常用的止血方法为局部压迫法和结扎带结扎止血法等，必要时可使用抗休克裤止血（图 4-1），在控制腹部和下肢出血的同时，可促使血液回流，改善重要脏器的血供。

图 4-1　抗休克裤示意图

4. 其他措施　如镇静止痛、保暖。

（二）一般护理

1. 体位　平卧位或抗休克体位。头和躯干抬高 20°～30°，下肢抬高 15°～20° 卧位，使膈肌下移,有利于呼吸;同时增加回心血量,改善重要脏器血液供应。

2. 呼吸道管理 昏迷患者头偏向一侧或置入通气导管,避免误吸、舌后坠等导致窒息;及时清除呼吸道分泌物;常规给氧,氧浓度40%～50%,氧流量为6～8L/min。严重呼吸困难者,协助医生行气管插管或气管切开,并尽早使用呼吸机辅助呼吸。

3. 维持正常体温 注意保暖,可采用提高室温、加盖棉被等措施。禁用热水袋、电热毯等进行体表局部加温,以免烫伤及因局部皮肤血管扩张、组织耗氧量增加而引起重要脏器血供进一步减少。感染性休克患者出现高热时,应采取物理或药物等方法进行降温,及时更换被汗液浸湿的衣、被等,做好皮肤护理。

4. 预防损伤 对烦躁不安或神志不清的患者,应加床栏以防坠床;输液肢体用夹板固定,必要时四肢以约束带约束。

(三)病情观察

1. 意识和精神 是脑组织血液灌注和全身循环状况的反映。若神志清醒,说明循环血量已基本满足;如果表情淡漠、烦躁不安、谵妄、嗜睡或昏迷,则说明缺血缺氧已经致脑功能障碍。

2. 生命体征 脉搏的变化先于血压变化。患者脉搏细速、呼吸急促、收缩压<90mmHg、脉压<20mmHg,表明休克存在;休克者血压回升、脉压增大,表明休克好转。呼吸大于30次/min或小于8次/min表示病情危重。多数休克患者体温偏低,但感染性休克患者常有高热。若体温突然升至40℃以上或骤降至36℃以下,均提示病情危重。

临床应用

休克指数

临床上常用"脉率/收缩压(mmHg)"来计算休克指数,帮助判断休克及程度。休克指数正常值0.5左右,≥1.0提示有休克,>2.0提示严重休克。

3. 皮肤色泽和温度 是体表灌流情况的标志。休克患者皮肤和口唇黏膜苍白、发绀或呈花斑状,甚至有瘀斑,四肢湿冷;如果肢体皮肤干燥、红润,四肢转暖,说明末梢循环恢复。

4. 尿量 可反映肾血流灌注情况,是观察休克变化简便而有效的指标。若尿量<25ml/h,表明血容量不足;血压正常但尿量仍少且比重偏低者,提示有急性肾衰竭可能;尿量>30ml/h时,提示血容量已基本补足,休克好转。

5. 中心静脉压(CVP) 当CVP<5cmH₂O时,表示血容量不足;CVP>15cmH₂O,表示心功能不全、静脉血管床过度收缩或肺循环阻力增高;CVP>20cmH₂O,表示存在充血性心衰。

6. 辅助动态监测　定时监测血常规、尿常规、粪便常规、血电解质、肝肾功能、血气分析、PCWP、心排血量（CO）和心指数（CI）等检查，了解休克状态和治疗效果。

（四）治疗配合

1. 扩容的护理　扩容是运用输液、输血等方法使患者有效循环血量迅速得到恢复，是治疗休克最基本也是最有效的措施。

（1）建立静脉通道：尽快建立两条以上静脉输液通道，大量快速补液（心源性休克除外）。若周围血管穿刺困难，应立即行中心静脉穿刺插管，同时监测CVP。

（2）合理补液：根据用药目的，正确执行医嘱，合理安排输液顺序。

1）种类：一般先快速输入扩容作用迅速的晶体溶液，首选平衡盐溶液；后输入扩容作用持久的胶体溶液，如全血、血浆、低分子右旋糖酐、血浆代用品、人血白蛋白等。全血是补充血容量的最佳胶体液，急性失血量超过30%应快速输注全血；低分子右旋糖酐既可扩容，又可降低血液黏稠度，改善微循环；血细胞比容低于25%时，给予浓缩红细胞。

2）速度和量：根据患者心、肺功能，失血、失液量，血压及CVP值调整输液量和速度（表4-2）。

表4-2　中心静脉压及血压与补液的关系

中心静脉压	血压	原因	处理原则
低	低	血容量严重不足	充分补液
低	正常	血容量不足	适当补液
高	低	心功能不全或血容量相对过多	给强心药，纠正酸中毒，舒张血管
高	正常	容量血管过度收缩	舒张血管
正常	低	心功能不全或血容量不足	补液试验*

*补液试验：取等渗盐水250ml，于5～10分钟内经静脉滴入，若血压升高而CVP不变，提示血容量不足；若血压不变而CVP升高3～5cmH_2O，则提示心功能不全。

2. 应用血管活性药物的护理　休克患者常用血管活性药物缓解周围血管舒缩功能的紊乱，改善组织灌注，维持重要器官如心、脑、肺、肾的血供。护士应遵照医嘱给药并注意：①使用血管活性药物要从低浓度、慢速度开始，遵医嘱控制输入速度；②血管扩张药物必须在补足血容量的基础上使用，否则会导致血压急剧下降；③避免药液外渗引起局部组织坏死。如果注射部位红、肿、痛，应立即更换滴注部位，患处给予0.25%普鲁卡因局部封闭。

3. 配合处理原发病　针对休克病史，积极配合医生采取相应措施处理原发疾病。如对失血性休克需要手术止血者做好急症手术前的准备；感染性休克者须遵医嘱使用抗生素并配合处理原发病灶。

4. 纠正代谢紊乱的护理　①纠正酸碱平衡失调：遵医嘱补充碱性溶液，常用药物为 5% 碳酸氢钠。②皮质类固醇：用于严重休克和感染性休克患者。遵医嘱短期内大剂量应用，如地塞米松 1~3mg/kg，一般使用 1~2 次；严重休克者可适当延长应用时间。③改善细胞代谢：应用三磷酸腺苷 - 氯化镁（ATP-MgCl$_2$）疗法，可增加细胞内能量供应、恢复细胞功能。

5. 维护重要器官功能的护理　保持呼吸道通畅，给予氧气吸入，维护肺功能。如吸氧状态下仍 PaO$_2$＜60mmHg，则提示呼吸衰竭或 ARDS，应立即报告医生，协助抢救。对休克合并心力衰竭、急性肺水肿者，可遵医嘱用药以增强心肌收缩功能。对于休克伴尿少的患者，遵医嘱在积极扩容基础上使用利尿剂，预防急性肾衰竭。对于诊断明确的 DIC，可用肝素抗凝。

6. 防治感染　休克时机体处于应激状态、免疫功能下降，容易继发感染。应注意预防：①各项护理时要严格遵循无菌操作技术原则；②有外伤或创面者，应及时换药，保持伤口或创面清洁干燥；③加强口腔和呼吸道护理，预防肺部感染；④加强留置导尿管的护理，预防泌尿道感染；⑤病情允许时，协助患者翻身、按摩受压部位皮肤，预防压疮；⑥遵医嘱合理使用有效抗生素；⑦提供合理的营养支持，增强机体抵抗力。

知识窗

容易被忽视的压疮预防

休克患者由于意识不清，主动活动减少，长期保持同一卧位，导致局部组织受压，加之微循环循环障碍，容易发生压疮。因为患者情况危急，配合抢救生命和保护重要器官功能成为主要护理任务，而压疮发生具有延时性，预防效果反馈具有隐匿性，容易被忽视。但是压疮一旦发生，容易反复发作，甚至引起全身感染，给患者和家属带来痛苦和经济、精神、护理负担。

（五）心理护理

关心、安慰患者和家属，多进行沟通、心理疏导，稳定其情绪。适当向患者或家属说明病情变化以及有关治疗方法、护理措施的意义，正确认识疾病及其变化过程，使他们能够很好地配合治疗与护理。

（六）健康指导

加强自我保护，避免损伤和其他意外伤害。意外损伤后见有活动性出血者应争取就地包扎止血；搬动患者时保持体位平稳，不使身体变动过大和移动过快，防止机体继续损伤。发生感染或高热时应及时就医。

第二节　失血性休克患者的护理

工作情景与任务

导入情景：

王先生开车时，车辆在转弯处冲出公路撞上路边电线杆致上腹部受伤后30分钟，120救护车接入院，述腹痛。入院时查体：T 37.1℃，P 120次/min，R 24次/min，BP 70/50mmHg，神志尚清楚，面色苍白、四肢冰冷。患者神情焦虑，烦躁，自述口渴。医嘱：平衡盐溶液500ml静脉滴入，立即。

工作任务：

1. 正确对王先生进行护理评估。

2. 对王先生做出正确的护理诊断/问题。

3. 配合治疗，对王先生进行扩容护理。

边学边练

实训二　外科休克患者的护理

失血性休克是指由于急性大出血所导致的休克。多见于大血管破裂、腹部损伤引起的实质性脏器（如肝、脾）破裂及其他原因出血，导致快速失血量超过总血量的20%时，即可出现休克。失血性休克在外科休克中很常见。

【护理评估】

（一）健康史

参见本章第一节。

（二）身体状况

1. 意识　休克早期患者表现兴奋，烦躁不安；休克加重时表情淡漠、意识模糊、反应迟钝，甚至昏迷。

2. 皮肤色泽及温度　休克早期皮肤口唇黏膜苍白，四肢湿冷；休克晚期可出现发绀，皮肤呈花斑状征象。

3. 生命体征　收缩压常低于90mmHg，脉压小于20mmHg；休克早期脉率增快，加重时脉速而弱，甚至摸不到；休克早期呼吸加快，加重时呼吸急促、变浅、不规则，增至30次/min以上或8次/min以下表示病情危重；体温偏低，合并感染时可升高，若体温突升至40℃以上或降至36℃以下则病情危重。

4. 尿量　是反映肾血液灌流情况的重要指标之一。若尿量<25ml/h，表示血容量不

足或肾血管收缩。尿量≥30ml/h时，表示休克改善。

（三）心理社会状况

参见本章第一节。

（四）辅助检查

参见本章第一节。

（五）处理原则

迅速补充血容量，积极处理原发病以控制出血。

1. 补充血容量　根据血压和脉率的变化估计失血量，快速扩充血容量。可先经静脉在 45 分钟内快速滴注平衡盐溶液 1 000～2 000ml 和人工胶体液，再根据血压、脉率、中心静脉压和血红蛋白比容等监测指标，决定是否补充新鲜血液或浓缩红细胞。

临床应用

准确评估失血性休克患者的失血量，对治疗非常重要。成人发生大出血，脉搏 90～100 次 /min，收缩压正常或稍低，脉压 20～30mmHg，失血量 500～800ml；脉搏 >100 次 /min，收缩压 70～90mmHg，脉压 <20mmHg，失血量 800～1 600ml；脉搏速而细弱，收缩压 <70mmHg，失血量 1 600ml 以上。

---

2. 止血　在补充血容量的同时，迅速控制活动性出血。可先采用非手术方法止血，如止血带、三腔双囊管压迫、纤维内窥镜止血等。若出血迅速、量大，难以用非手术方法止血，应积极做术前准备，及早手术止血。

【常见护理诊断 / 问题】

1. 体液不足　与大量失血有关。
2. 体温过低　与组织灌注不良有关。

【护理措施】

快速补液扩充血容量是纠正失血性休克的重要保证。补液的种类、量和速度是纠正休克的关键。迅速建立起两条以上的静脉通路，快速补充平衡盐溶液，改善组织灌注。

其余护理措施参见本章第一节。

知识拓展

限制性液体复苏

尽早、积极、充分的液体复苏可快速恢复有效循环血量，阻止休克的进一步发展。然而，快速、大量的静脉补液也可能引起稀释性凝血功能障碍、组织水肿、酸中毒、腹腔间隔室综合征等并发症，严重扰乱机体对失血的代偿机制，并加速机体内环境的恶化。限制性液体复苏,又称延迟液体复苏、低血压性液体复苏,是指通过控制液体输注的速度和液体量,使机体血压维持在较低水平,直至彻底止血。其目的是寻求复苏平衡点,既可以适当恢复组织血流灌注,又不扰乱机体的代偿机制和内环境,提高抢救成功率。

*第三节　感染性休克患者的护理

工作情景与任务

导入情景:

王先生,28岁,因持续性腹痛1天,加重2小时入院。入院诊断:急性化脓性阑尾炎。当日于全身麻醉下行"阑尾切除术",手术顺利。术后第5日,自诉切口处疼痛加重,伴恶心、呕吐,呕吐物为胃内容物。体格检查:T 39.2℃,P 130次/min,R 28次/min,BP 80/60mmHg,神志淡漠、面色发绀。切口皮肤红肿,有触痛,肠鸣音减弱。辅助检查:血常规示WBC 14×10^9/L,中性粒细胞比例86%。

工作任务:

1. 正确对王先生进行护理评估。

2. 对王先生做出正确的护理诊断/问题。

3. 配合治疗,应对王先生采取哪些护理措施?

感染性休克是指由于病原体(如细菌、真菌或病毒等)侵入人体,向血液内释放内毒素,导致循环障碍、组织灌注不良而引起的休克。多继发于以释放内毒素的革兰氏阴性杆菌为主的感染,常见于胆道化脓性感染、急性腹膜炎、绞窄性肠梗阻、泌尿系感染及败血症等,病死率高。

【护理评估】

（一）健康史

了解患者有无胆道、肠道、腹膜、泌尿道、呼吸道等严重感染。了解有无感染的诱因,如老年人或婴幼儿、使用免疫抑制剂及免疫系统的慢性疾病。

（二）身体状况

1. 皮肤温度　休克早期因发热、血管扩张表现为肢端皮肤温暖,休克后期表现为湿冷。

2. 全身炎症反应综合征（SIRS）　由于体内多种炎症介质释放,可引起:① T>38℃或<36℃;② P>90次/min;③ R>20次/min或过度换气,$PaCO_2$<32mmHg;④血白细胞计数>12×10^9/L或<4×10^9/L,或未成熟白细胞>10%。SIRS进一步发展,可致MODS。

（三）辅助检查

参见本章第一节。

（四）心理－社会状况

感染性休克病情严重,发展变化快,患者及家属易产生紧张、恐惧、濒危感、无助感等心理反应。

（五）处理原则

感染性休克的处理原则是纠正休克与控制感染并重。在休克未纠正前,将抗休克放在首位,兼顾抗感染;休克纠正后,重点是控制感染。

【常见护理诊断/问题】

1. 体液不足　与严重感染致微循环障碍有关。

2. 体温过高　与感染有关。

【护理措施】

护理措施参见本章第一节,但需要特别注意以下几点:

1. 病情观察　外科感染患者出现神志改变,以及面色、脉搏、血压、尿量等相继改变时,应警惕感染性休克发生;若体温突升至40℃以上或突然下降,则表示病情严重。

2. 扩容护理　遵医嘱快速输入平衡盐溶液,再补充适量胶体溶液。补液期间应监测中心静脉压,及时调整输液种类和速度。

3. 控制感染　配合处理原发感染病灶,遵医嘱大剂量使用有效抗生素,必要时采集标本进行细菌培养。全身脓毒血症患者,在其寒战、高热发作时采集血培养标本,可提高检出率。

4. 对症护理　对于高热患者,应予物理降温。可将冰帽或冰袋放置在头部、腋下、腹股沟等处降温;也可用4℃等渗盐水100ml灌肠;必要时遵医嘱采用药物降温。

（李　勇）

> **本章小结**
>
> 　　本章重点介绍休克的概念及外科休克患者的护理评估、护理措施和急救护理原则;学习难点在于休克病理生理改变、不同时期休克患者身体状况评估和护理措施的掌握;学习过程中应注意归纳、区分休克各个时期病生改变及其相应的身体状况,加强理论联系实际,深刻理解急症护理工作的程序及治疗配合。

❓ 思考与练习

1. 联系休克的病理生理解释休克的临床表现。

2. 早期休克患者护理评估的主要发现有哪些?

3. 应从哪些方面对休克患者进行病情观察和监测?

4. 列出休克患者的主要护理诊断和护理措施。

第五章 | 麻醉患者的护理

05章

05章 数字资源

学习目标

1. 具有良好的职业道德，重视护理伦理，保护患者隐私。
2. 掌握麻醉前及麻醉后的护理措施。
3. 熟悉麻醉前及麻醉后的护理评估及常见护理诊断／问题，麻醉主要并发症及产生原因。
4. 了解麻醉的概念及麻醉的分类与方法。
5. 学会对麻醉患者实施护理。

工作情景与任务

导入情景：

幼儿园张老师下班回家后削苹果，不慎被刀划伤左手掌后流血不止，急到医院就诊。王医生和护士小马准备为其行清创缝合，用利多卡因行局部浸润麻醉后，张老师出现恶心、头晕头痛、肌肉震颤。查体：心率 100 次/min，呼吸 24 次/min，血压 150/90mmHg。

工作任务：

1. 正确对张女士进行麻醉药物中毒的护理。
2. 正确对张女士进行护理评估和护理诊断。
3. 正确对张女士进行病情监测。

第一节 概 述

【麻醉的概念】

麻醉是指应用药物或其他方法，使患者的整体或局部暂时失去感觉，以达到无痛的目的,为手术治疗或其他医疗检查提供条件。理想的麻醉不仅能达到无痛,而且还能在确保生命安全的前提下达到精神安定和适度肌肉松弛。但麻醉在消除疼痛的同时,也对机体的生理功能有不同程度的干扰,甚至还会发生意外。因此要认真做好麻醉前准备、麻醉中配合和麻醉后护理,从而提高麻醉的安全性。

【麻醉的分类】

根据麻醉作用部位和所用药物的不同,临床麻醉可分为局部麻醉、椎管内麻醉、全身麻醉三大类。

(一)局部麻醉

用局部麻醉药暂时阻断某些周围神经的冲动传导,使这些神经所支配的区域产生麻醉作用,称为局部麻醉,简称局麻。局麻是一种简便易行、并发症较少的麻醉方法,并可保持患者意识清醒,但往往去痛不完全、肌肉松弛作用不明显,因此,适用于局部表浅小手术。

1. 常用局麻药物　按照化学结构不同,局部麻醉药可分为两大类:①酯类,如普鲁卡因、丁卡因等;②酰胺类,如利多卡因、丁哌卡因等。酯类麻醉药可发生药物过敏,使用前应常规进行药物过敏试验,明确阴性者方可使用。

2. 常用局部麻醉　根据药物作用部位不同,局部麻醉分为四种(表5-1)。

表5-1　局部麻醉分类

局麻分类	作用部位	用途	常用药物
表面麻醉	穿透力强的局麻药应用于黏膜表面,使其透过黏膜而阻滞黏膜下的神经末梢	眼、鼻、咽喉、气管、尿道等浅表手术或内镜检查	丁卡因和利多卡因
局部浸润麻醉	沿注入手术切口分层注入局麻药,阻滞神经末梢	较小范围的手术	利多卡因
区域阻滞麻醉	围绕手术区周围及底部注入麻醉药,以阻滞支配手术区的神经干和神经纤维	局部肿块切除	利多卡因
神经阻滞麻醉	局麻药注入神经干、丛、节周围,暂时阻滞相应区域的冲动传导	常用肋间、指(趾)神经干阻滞和颈丛、臂丛神经阻滞	利多卡因

(二)椎管内麻醉

将局部麻醉药注入椎管内蛛网膜下隙或者硬脊膜外隙,使部分脊神经传导功能暂时性阻滞而产生的麻醉作用。椎管内麻醉时患者意识清醒、镇痛效果确切、肌肉松弛良好,但对循环功能,甚至呼吸功能影响明显;对内脏牵拉反应抑制作用较弱,患者易发生恶心、呕吐反应。

1. 脊椎麻醉   将局麻药注入蛛网膜下隙，阻断部分脊神经的传导功能而引起相应支配区域的麻醉，称为蛛网膜下隙阻滞。成人穿刺点一般选 $L_3 \sim L_4$ 或上下移一个间隙；穿刺时一般采取侧卧位，屈髋屈膝，头颈向胸部屈曲，腰背部尽量向后弓曲，使刺突间隙张开便于穿刺。体位对于麻醉平面的调节十分重要，应根据手术区对麻醉平面的要求，改变其体位进行调节。脊椎麻醉适用于 2～3 小时以内的下腹部、盆腔、肛门会阴部及下肢手术。如阑尾切除、疝修补、痔切除等。

2. 硬膜外阻滞麻醉   将局麻药注入硬脊膜外隙，阻滞部分脊神经的传导功能，使其所支配区域的感觉和／或运动功能消失的麻醉方法。硬膜外穿刺可在颈、胸、腰、骶各段间隙进行。麻醉平面的调节上，硬膜外阻滞的麻醉平面与脊椎麻醉不同，呈节段性。硬脊膜外隙阻滞的术后并发症一般较脊椎麻醉少，少数患者出现腰背部疼痛或暂时的尿潴留；也可发生严重神经并发症，甚至截瘫。对于这些并发症，应以预防为主。最常用于横膈以下的各种腹部腰部和下肢手术，且不受手术时间的限制。对老年、妊娠、贫血、高血压应非常谨慎，加强监测管理

（三）全身麻醉

麻醉药物作用于中枢神经系统而产生抑制效应导致患者意识和全身痛觉暂时消失的麻醉方法，称为全身麻醉。全身麻醉适合身体各部位的手术，是目前临床应用最广泛的麻醉方法。按麻醉药物进入人体的途径不同，分为吸入麻醉和静脉麻醉。

1. 吸入麻醉   将气体或挥发性液体麻醉药经呼吸道吸入而进入血液循环，到达中枢神经系统，从而产生全身麻醉作用的方法。其麻醉深浅程度的可控性较其他麻醉方法容易，因此在临床上应用最为广泛。常用吸入麻醉药有氧化亚氮气体以及异氟烷、恩氟烷等挥发性液体。

2. 静脉麻醉   将麻醉药物经静脉注入血液循环，作用于中枢神经系统而产生全身麻醉的方法。此法具有操作简便、见效快、作用平稳而持久等优点，但其麻醉深度的可控性不如吸入麻醉。如与吸入麻醉复合使用，则效果稳定，麻醉后苏醒快，适用范围广。

凡两种及以上药物（如麻醉药、镇静药、镇痛药及肌松药合用）或麻醉方法复合使用的麻醉称为复合麻醉。复合麻醉有利于减轻单一药物或方法的不良影响，提高麻醉效果。

第二节   麻醉前患者的护理

为提高患者对麻醉和手术的耐受力，减少麻醉期间和麻醉后的并发症，保障患者安全，应认真做好麻醉前护理。

【护理评估】
（一）健康史

了解患者麻醉史、手术史；有无药物过敏史；有无高血压、心脏病、哮喘、糖尿病、皮肤病

以及肝、肾、肾上腺疾病史；是否经常使用糖皮质激素、催眠、镇痛等药物；有无烟酒嗜好。

（二）身体状况

1. 评估患者神志、精神状态以及发育营养情况。

2. 了解心、肺、肝、肾、脑等器官功能状况。

3. 有无发热、贫血、凝血功能障碍和体液失衡等情况。

4. 有无牙齿松动、缺损或义齿。

5. 拟行椎管内麻醉者穿刺部位有无皮肤感染、脊柱畸形。

（三）心理－社会状况

评估患者及家属对本次手术和麻醉方式、麻醉前的准备等知识的了解程度。

（四）辅助检查

1. 实验室检查　常规进行血、尿、粪便检查、出凝血时间测定、肝肾功能检查；必要时进行血气分析、血清电解质测定。

2. 心电图和胸部 X 线检查　了解心、胸有无异常。

（五）麻醉方法选择

根据病情综合评价患者麻醉耐受力。再根据患者身体情况、手术部位、范围等情况选择麻醉方法。为做好患者的健康教育，护士应了解麻醉选择的一般原则（表5-2）。

表5-2　麻醉选择的一般原则

手术部位、范围	选择麻醉类别
一般小手术	局部浸润区域阻滞麻醉
上肢手术	臂丛神经阻滞麻醉
颈部手术	颈丛神经阻滞麻醉
腹部手术、下肢之较大手术	硬膜外阻滞麻醉
脐以下手术	硬膜外阻滞麻醉或脊椎麻醉
会阴、肛门部手术	骶麻
颅内手术	全身麻醉
胸内手术	气管内麻醉或复合麻醉

【常见护理诊断／问题】

1. 焦虑　与担心麻醉和手术预后有关。

2. 知识缺乏：缺乏麻醉前需要注意和配合的知识。

3. 潜在并发症：呼吸或循环功能异常、麻醉药过敏等。

【护理措施】

（一）一般护理

1. 休息　放松心情，注意休息，必要时药物镇静助眠。

2. 营养　麻醉禁食前，能进食者，应指导患者加强营养；必要时遵医嘱补液、输血、血浆、白蛋白等，纠正患者体液失衡、营养不良、贫血及低蛋白血症，提高麻醉耐受力。

3. 改善呼吸功能　吸烟者应劝其停止吸烟至少2周，并行深呼吸锻炼；痰液黏稠不易咳出时，应做雾化吸入并协助患者体位排痰。

4. 胃肠道准备　成人麻醉前应常规禁食8～12小时，禁饮4小时，保证胃排空，避免术中、术后呕吐物误吸，导致窒息和吸入性肺炎。小儿术前禁食（奶）4～8小时，禁水2～3小时。局部麻醉，除门诊小手术外，也应术前禁食，以便于局麻效果不佳时中转全身麻醉。如遇急诊手术，患者已进食，遵医嘱行胃肠减压排空胃内容物。

（二）病情观察

1. 生命体征　应观察患者体温、脉搏、呼吸、血压情况。

2. 原有病情是否平稳　高血压患者的血压、糖尿病患者的血糖等是否控制在适度范围。

3. 其他　手术日早晨了解女性患者是否月经来临；有无牙齿松动，义齿是否取出。

（三）麻醉配合

1. 控制伴随疾病　合并心脏病者，遵医嘱做好有关护理；合并高血压、糖尿病者，应有效控制血压、血糖。

2. 局麻药过敏试验　普鲁卡因、丁卡因使用前需做皮肤过敏试验，皮试阳性或有过敏史者，宜改用利多卡因或其他麻醉方法。

3. 麻醉前用药护理　①镇静和催眠：消除患者紧张、焦虑及恐惧心理，使其情绪稳定，配合麻醉。②镇痛：缓解或消除麻醉操作可能引起的疼痛和不适，增强麻醉效果。③抑制腺体分泌：减少呼吸道腺体和唾液腺的分泌，维持呼吸道通畅。④抑制不良反射：消除因手术或麻醉引起的不良反射，维持血流动力学的稳定，如牵拉内脏引起的迷走神经反射。

常用药物有以下四类：

（1）安定镇静药：具有安定镇静、催眠、抗焦虑及抗惊厥作用。常用药物有：①地西泮，成人剂量为2.5～5mg口服；②咪达唑仑，成人剂量为0.04～0.08mg/kg肌内注射。

（2）催眠药：具有镇静、催眠、抗惊厥作用。常用苯巴比妥，成人剂量为0.1～0.2g肌内注射。

（3）镇痛药：具有镇静及镇痛作用。常用药物有：①吗啡，成人剂量为0.1mg/kg肌内注射；②哌替啶，成人剂量为1mg/kg肌内注射。

（4）抗胆碱药：具有抑制腺体分泌，解除平滑肌痉挛及迷走神经兴奋作用。常用药物有①阿托品，成人剂量为0.01～0.02mg/kg肌内注射；②东莨菪碱，成人剂量为0.2～0.6mg肌内注射。

（四）心理护理

了解患者的心理状态，引导患者说出自己的担忧、困惑，并针对其实际情况进行解释、说服和安慰。向患者及其家属介绍麻醉方法、手术中需要注意的问题。对于过度紧张而难以自控者,应告知医生,必要时遵医嘱给予镇静药。

（五）健康指导

指导患者配合麻醉前的各项准备:放松情绪、练习深呼吸和有效咳嗽;按时禁食禁饮,减少麻醉中、麻醉后呕吐的可能性,如果发生恶心、呕吐,头部应偏向一侧防止误吸。

第三节　麻醉后患者的监测与护理

麻醉结束后,术中用药对机体的影响仍将持续一定时间,随时可出现循环、呼吸、代谢等方面的异常;术中出现的并发症仍可能再现。因此,必须认识各种麻醉后主要的异常或并发症,以便更好地实施麻醉后护理。

【护理评估】

（一）了解手术过程

应了解术中麻醉情况,如实际采用的麻醉方式、麻醉药种类和用量;术中失血量、输血量和补液量;术中有无排尿及尿量的多少;术中有无呕吐及呼吸、循环等麻醉意外。

（二）身体状况

评估患者的意识、生命体征、血氧饱和度等是否正常,基本生理反射是否存在,感觉是否恢复,重点关注不同的麻醉方法可能导致的并发症。

1. 局部麻醉后并发症

（1）过敏反应:常见于酯类局麻药。可出现荨麻疹、喉头水肿、支气管痉挛、低血压等,严重者可危及生命。

（2）毒性反应:局麻药吸收入血,当血药浓度达到一定阈值时即可出现全身毒性反应。以兴奋型症状较多见,主要表现为:①一般表现有恶心呕吐、舌或唇麻木、头痛头晕、耳鸣、视物模糊等;②中枢神经兴奋表现有烦躁不安,严重者有谵妄、狂躁、肌肉抽搐,甚至意识丧失、惊厥;③交感神经兴奋表现为出冷汗、呼吸急促、血压升高、心率增快,甚至心律失常。

导致毒性反应的主要原因:①药液浓度过高、用量过大,超过患者耐受力;②误将药液注入血管;③局部组织血运丰富,局麻药吸收过快;④患者体质差,肝肾功能不良,对正常用量的局麻药耐受力降低;⑤药物间相互影响导致毒性增高。

2. 椎管内麻醉并发症

（1）头痛:特点为坐起加剧。主要因脊椎麻醉后颅内压降低,颅内血管扩张所致。

（2）循环功能异常:血压下降、心率减慢或心动过缓,甚至心脏停搏。

（3）呼吸功能异常:胸闷气短、咳嗽无力、发绀等,甚至呼吸骤停。

（4）消化功能异常:恶心、呕吐。

（5）泌尿功能异常:尿潴留,术后早期常见。

3. 全身麻醉的并发症

（1）呼吸道梗阻：呛咳、呼吸困难，甚至窒息。常由呕吐与误吸、舌后坠、呼吸道分泌物增多、喉痉挛等引起。

（2）呼吸抑制：呼吸减弱，甚至呼吸停止。

（3）肺炎及肺不张：是因误吸、痰稠致呼吸道阻塞。

（4）血压下降：是因失血失液、麻醉及手术刺激对心血管活动的抑制所致。

（5）心律失常：是由于手术刺激、缺氧、体温过低所致。

（6）苏醒延迟或不醒：与麻药种类、麻醉程度、有无呼吸和循环系统并发症等有关。

（三）心理－社会状况

了解患者对麻醉后不适的认识及情绪反应。多数患者麻醉结束后早期精神抑制、表情淡漠，可无明显的心理反应；当出现麻醉并发症时，患者可表现出焦虑，甚至恐惧。

（四）监测

常规监测生命体征、血氧饱和度、血常规、尿常规，进行血电解质检查、血气分析，评估重要器官功能有无异常改变等。

【常见护理诊断/问题】

1. 有受伤害的危险　与全身麻醉后未清醒、各种麻醉后感觉与运动未完全恢复有关。

2. 低效性呼吸型态　与呼吸道一定程度的阻塞等因素有关。

3. 疼痛：脊椎麻醉后头痛　与颅内压降低有关。

4. 潜在并发症：呕吐、窒息、低血压、心律失常等。

【护理措施】

（一）一般护理

1. 体位　全身麻醉和椎管内麻醉患者，一般术后平卧6小时，其中全身麻醉未清醒患者，取平卧位，头偏向一侧；脊椎麻醉患者去枕平卧6~8小时。患者生命体征平稳且病情无特殊体位要求者，可考虑改为半卧位。

2. 维护体温正常　多数全身麻醉、大手术等患者体温偏低，应注意保暖；少数患者，尤其是小儿，全身麻醉后偶有高热，甚至惊厥，应予物理降温。

3. 防止意外损伤　全身麻醉患者清醒前，应有专人守护；小儿及躁动不安者需使用护栏，必要时适当约束。

4. 饮食　全身麻醉、椎管内麻醉患者术后早期禁食、禁饮；6小时后，根据病情恢复情况可以考虑饮食。

5. 吸氧　全身麻醉、大手术及年老体弱患者术后常规给予低流量吸氧，待患者全身情况稳定可考虑停止吸氧。

6. 其他　局麻对机体影响小，一般不需特殊护理。门诊手术后，留观30分钟，无异常反应方可离去。

（二）病情观察

1. 意识、精神　患者是否清醒，有无麻醉药所致的幻觉及异常行为。

2. 生命体征　根据患者情况，在麻醉后早期每15～30分钟测定血压、脉搏、呼吸频率各1次。

3. 液体出入　观察并记录各种补液量、尿量、引流管引流液性质与量。

4. 肢体感觉与运动　观察评估患者肢体感觉、运动有无异常。

5. 其他情况　患者有无恶心、呕吐、头痛、尿潴留等异常。

（三）治疗配合

1. 维持呼吸功能

（1）保持呼吸通畅：全身麻醉未醒者，除平卧位、头偏向一侧外，应及时清理呼吸道分泌物；对舌后坠者应托其下颌、头部后仰，必要时置入口咽、鼻咽通气管；咽喉部有痰鸣音者，及时清除分泌物或异物，解除梗阻；对轻度喉头水肿者，遵医嘱静脉注射糖皮质激素或雾化吸入肾上腺素，严重者配合医生气管切开。

（2）协助呼吸：呼吸减弱或呼吸困难者，应持续吸氧，必要时继续维护或协助气管插管与机械人工呼吸等。

2. 维持循环功能　维护心功能和保持血压正常。除心电监护外，必要时监测中心静脉压，指导补液。若血压下降、脉搏增快、中心静脉压低，应大量快速输液，扩充血容量。若血压下降、心动徐缓，则应在加速输液的同时静脉注射麻黄碱15mg或阿托品0.5mg。发现异常（如血压下降，心律失常等）及时告知医生，并遵医嘱做相应处理，如调整输血输液速度，使用升压药或抗心律失常药物等。尿量是监测循环的最简便方法，麻醉后应保持每小时尿量在30ml以上。

3. 防治脊椎麻醉后头痛　脊椎麻醉后头痛多在术后1～2天内开始，第3天最剧烈，多数7天内症状消失。头痛部位不定，但枕部最多，顶部和额部次之。头痛的特点是坐起时加剧，平卧后减轻，偶有持续头痛者。术后常规去枕平卧6小时，可预防头痛的发生。已发生头痛的患者，应卧床休息，足量补液防缺水，遵医嘱给予镇静止痛药或针刺止痛等处理；严重者硬脊膜外腔注入生理盐水、5%的葡萄糖或中分子右旋糖酐15～30ml。

4. 配合防治局麻药中毒

（1）急救处理：毒性反应一旦出现，应立即停用局麻药、积极对症处理，维持生命体征平稳。保持呼吸道通畅、吸氧；遵医嘱轻者肌内注射苯巴比妥钠或地西泮，以预防和控制抽搐的发生；有抽搐或惊厥时应立即静脉注射硫喷妥钠；反复惊厥者静脉注射氯琥珀胆碱并行机械人工呼吸；低血压者，静脉输液扩容的同时加适当血管收缩剂（如麻黄碱、间羟胺）以维持循环功能；心率慢者，缓慢静脉注射阿托品；如发生心跳呼吸停止，应立即进行心肺复苏。

（2）预防毒性反应：护士配合医生做好预防工作是十分重要的。其主要措施有：①麻醉前使用苯巴比妥钠、地西泮、抗组胺药物，可预防或减轻毒性反应；②正确掌握局麻药的剂量及浓度，总量限制，普鲁卡因一次不超过 1g，利多卡因一次不超过 0.4g，丁卡因一次不超过 0.1g；③注药前应先回抽，以防注入血管；④在每 100ml 局麻药中加入肾上腺素 0.1mg，可减慢局麻药的吸收、延长麻醉时间；但指（趾）、阴茎等接受末梢动脉供血的部位局麻时忌用，避免缺血坏死；高血压、心脏病、老年患者也不宜使用。

5. 对症处理　恶心呕吐者，积极预防误吸，查明原因，对症处理；尿潴留者按手术后护理原则处理；椎管穿刺部位血肿或感染者，配合医生积极给予止血、抗感染治疗，必要时切开椎板减压、排脓。

（四）心理护理

鼓励患者表达心理感受，帮助患者分析术后焦虑等情绪反应的原因，有针对性地解释和安慰，引导患者调整好心态，促进患者康复。

（五）健康指导

麻醉后不适或并发症，一般具有时限性，随着麻药作用消失，可不留后遗症。少数脊椎麻醉后头痛、全身麻醉后声音嘶哑及咳嗽等，注意休息和营养，均能自愈。

（曹洪容　梁丽芹）

本章小结

　　本章重点掌握麻醉前的护理措施和麻醉配合，及麻醉后的护理评估及常见护理诊断，麻醉术后治疗配合地维持呼吸功能和循环功能，防治脊椎麻醉后头痛的护理及其健康指导，学习难点在于对麻醉三大分类的作用和麻醉用药的选择意义，术后对麻醉并发症的观察和护理，以及不同的麻醉方法可能导致的并发症及产生原因。在学习过程要注意区分各种麻醉定义和优、缺点及适用范围，提高对患者进行健康指导的能力。

❓ 思考与练习

　　王先生，36 岁，在局部浸润麻醉下行背部脂肪瘤切除术，局部注射 0.5% 利多卡因 40ml。注药后 5 分钟，患者出现烦躁不安、寒战、四肢抽搐，继而出现嗜睡、心率减慢、血压下降。

请问：

（1）该患者目前的护理诊断是什么？

（2）如何对该患者进行急救护理，如何预防该并发症？

第六章 | 围手术期患者的护理

06章

06章 数字资源

学习目标

1. 具有良好的职业道德和法律意识、较好的团队协作能力,并能正确对患者实施有关手术的健康指导。
2. 掌握手术前、手术后患者的护理措施,手术中的配合或管理。
3. 熟悉手术后并发症的预防和病情观察要点。
4. 了解围术期护理的目的及意义,了解保持手术中无菌原则及术后活动与休息的意义。
5. 学会手术前准备的各项技术及手术中的配合,手术室区域划分、手术间的清洁消毒管理,外科手消毒方法。

工作情景与任务

导入情景:

何女士,40 岁,务农。2 年前常感饭后上腹隐痛,厌油腻、恶心。在当地医院就诊,B 超提示,胆囊多发性结石,未予治疗。近期感右上腹阵发性疼痛,伴右肩背部疼痛,时有恶心、呕吐。门诊以"慢性结石性胆囊炎急性发作"收住院。拟定于两天后行手术治疗。护理查体: T 38.5℃,P 102 次/min,R 25 次/min,BP 130/80mmHg,尿少,护士发现何女士在得知需接受手术治疗后,情绪紧张不安,拳头紧握,常常哭泣,不能入眠。

工作任务:

1. 对何女士进行手术前后的护理评估和提出护理诊断/问题。
2. 对何女士进行手术前心理、生理准备及手术后护理。
3. 配合完成何女士的手术。

围手术期（perioperative period）是指从确定手术治疗时起，至与这次手术有关的治疗基本结束为止的一段时间，包括手术前期（从患者确定手术到将患者送至手术台）、手术期（从患者送至手术台到手术结束后被送入复苏室或外科病房）、手术后期（从患者送入复苏室或外科病房至出院或继续随访）三个阶段（图6-1）。

围手术期护理是指在这三个阶段中有针对性地为患者提供全程、整体护理。目的是增强患者对手术的耐受性，提高手术安全性，防止术后并发症，促进患者早日康复。

图6-1　围手术期的三个阶段

手术是利用器械或仪器在活体上所完成的各种操作，是外科治疗的重要手段。按照手术的期限性可分为：

1. 急症手术　病情危急，需要在最短时间内进行必要的准备后迅速实施手术，以抢救患者生命。如肝、脾破裂、肠破裂、胸腹腔大出血等。

2. 限期手术　手术时间可以选择，但有一定限度，不宜过久以免延误手术时机，应在限定的时间内做好术前准备。如各种恶性肿瘤根治术等。

3. 择期手术　手术时间没有期限的限制，可在充分的术前准备后进行手术。如消化性溃疡无严重并发症的胃大部切除术、一般良性肿瘤切除术及腹股沟疝修补术等。

第一节　手术前患者的护理

手术前护理的重点在于做好患者身心两方面的准备，给予有关手术的健康教育，以便患者更安全地耐受手术。

【护理评估】

（一）健康史

1. 一般情况　了解患者的年龄、性别、民族、职业、文化程度等。

2. 现病史　了解患者自患病以来，健康问题发生、发展及应对过程。

3. 既往史　详细询问患者有无心脏病、高血压、糖尿病、哮喘、慢性支气管炎、结核、肝炎、肝硬化、肾炎、贫血等病史及既往对疾病的治疗、用药等。注意是否有手术史、药物过敏史、家族遗传史及传染病史。

（二）身体状况

1. 年龄及性别　儿童、中青年人对手术耐受力较好。老年人因全身各系统退行性变、营养不良、慢性疾病等原因，对手术耐受力较差。女性患者如有月经来潮应适当推迟手术。

2. 营养状态　营养状况与患者对手术的耐受性直接相关。术前应评估患者有无贫血、水肿等症状,可对患者的身高、体重、三头肌皮褶厚度、上臂肌围、血浆蛋白含量及氮平衡等检测综合分析营养不良的程度。

3. 重要器官功能状况　手术前进行全面体格检查,了解患者心血管功能、呼吸功能、消化功能及血液功能。

4. 手术耐受性　患者对手术的耐受性是考量能否手术的重要指标。依据患者的整体状态将手术耐受性归纳为两类,即耐受性良好和耐受性不良。

（1）耐受性良好:全身情况较好,疾病对其全身影响较小,重要脏器无器质性病变或功能处于代偿阶段,只需要一般性的准备即可实施手术。

（2）耐受性不良:全身状态不佳,疾病对全身造成较大影响,或重要脏器有器质性病变,功能濒临或已经失代偿,需要经过积极的基础治疗、全面而细致的术前准备方可进行手术。

（三）心理－社会状况

患者因为担心手术结果,惧怕麻醉、疼痛、术后并发症,以及经济负担、家庭角色变化等,常有明显的心理及情绪状态的改变,且随着手术日期的临近而逐渐加重,故手术前应全面评估患者及家属对疾病与手术的认知程度、心理状态以及承受能力。

（四）辅助检查

1. 三大常规检查　血常规有助于了解感染、贫血、血小板异常等现象;尿常规应注意尿液颜色、比重,尿中有无红细胞、白细胞。尿常规的异常常提示有肾脏疾患或水电解质的不平衡等;粪常规应注意观察其颜色、性状、有无寄生虫虫卵、有无出血或隐血。粪常规异常提示有消化系统的伴随疾患。

2. 凝血功能检查　包括出凝血时间、血小板计数、凝血酶原时间等。凝血功能异常可导致患者术中或术后出血。

3. 血液生化　包括肝功能、肾功能、电解质检查及血糖监测。如有异常会增加麻醉和手术的风险。

4. 肺功能检查　伴有肺部疾患,如肺气肿、支气管扩张者,可因气体交换障碍而增加手术危险性。

5. 心功能检查　心脏疾病患者对手术和麻醉的耐受性下降,容易诱发心力衰竭,术前应积极给予药物控制。

6. 影像学检查　胸部 X 线片检查可了解肺部有无占位性及渗出性病变;B 超、CT、MRI 等检查可明确病变部位、大小、范围甚至性质,有助于临床诊断。

【常见护理诊断／问题】

1. 焦虑与恐惧　与缺乏手术和麻醉的相关知识、担忧疾病预后、术后并发症、家庭及经济负担等有关。

2. 营养失调:低于机体需要量　与原发疾病造成营养物质摄入不足及消耗过多有关。

3. 知识缺乏：缺乏术前准备、手术治疗等相关知识。

4. 潜在并发症：体液不足、感染、休克等。

【护理目标】

1. 患者的焦虑减轻或消失。

2. 患者营养改善，满足了机体的需要。

3. 患者和家属能够了解有关疾病、治疗、术前配合的有关知识。

4. 患者对手术的耐受性提高，发生并发症的危险降低。

【护理措施】

（一）心理护理

1. 建立良好的护患关系　通过适当的沟通技巧，取得患者的信任，鼓励患者表达感受，耐心倾听，使其感受到被关心和重视。

2. 心理支持　根据患者性别、年龄、职业、受教育程度等，用通俗易懂的语言，解释疾病及手术治疗的必要性及重要性，向其介绍相同疾病术后恢复期患者，增强治疗信心。

3. 指导患者了解手术的相关知识　讲解术前准备、术中配合和术后注意事项。手术室护士在术前探视患者，讲解手术室环境及手术大致过程，对患者关心的问题给予耐心解释，缓解患者紧张情绪，使患者对手术的风险及可能出现的并发症有足够的认识及心理准备，提高认知和应对能力，积极配合治疗和护理。

（二）饮食护理

1. 了解患者饮食习惯，协助营养师帮助能进食的患者制订饮食计划。其包括饮食种类、量及进食次数、时间等。急腹症患者需禁饮食，给予静脉输入营养物质。

2. 合理营养　向患者讲解营养不良对术后康复的影响，鼓励患者进食或配合静脉输入营养物质。

（三）一般准备与护理

1. 呼吸道准备　术后患者常常因为伤口疼痛，不愿配合做深呼吸或有效咳嗽排痰，同时因为麻醉的影响，容易发生肺不张、肺炎。因此，应根据患者手术部位的不同，术前进行积极的呼吸道准备，胸部手术者应训练腹式呼吸，腹部手术者应训练胸式呼吸。吸烟者，术前1~2周戒烟，已有肺部感染者，术前3~5天起应用抗生素，痰液黏稠者，给予雾化吸入。

2. 胃肠道准备　胃肠道手术患者，入院后即给予低渣饮食，术前1~2天给予流质饮食。成人择期手术前禁食8~12小时，禁饮4小时，以防麻醉或手术过程中呕吐引起窒息或吸入性肺炎。消化道手术患者术前应放置胃管。幽门梗阻患者术前3天每晚以温盐水洗胃，以减少胃黏膜充血水肿。术前晚行灌肠或口服导泻剂，使术中肠腔处于空虚状态以减少感染风险。

3. 手术区皮肤准备

（1）洗浴：术前1天下午或晚上，清洗皮肤。细菌栖居密度较高的部位（如手、足）或不能接受强刺激消毒液的部位(如面部、会阴部),术前可用氯己定反复清洗。腹部及腹腔镜手术的患者应注意脐部清洁。若皮肤上有油脂或胶布粘贴的残迹,用松节油或75%乙醇擦净。

(2)备皮:重点是充分清洁手术野皮肤和剃(剪)除毛发。手术区域若毛发细小、短少,可不必剃毛。备皮范围包括切口周围至少15cm的区域,不同手术部位的备皮范围可见表6-1、表6-2和图6-2。

表6-1　常见手术部位皮肤准备的范围

手术部位	备皮范围
头部手术(颅脑手术)	整个头部、前额及后颈部,保留眉毛
颈部手术	上至下唇,下至乳头水平线,两侧至斜方肌前缘
乳房及前胸手术	上至锁骨上部,下至脐水平,前至健侧锁骨中线,后至腋后线,包括同侧上臂上1/3和腋窝
胸部手术	上至锁骨上及肩上,下至肋缘下,前后过正中线
腹部手术	上至乳头水平线,下至耻骨联合,两侧至腋后线,包括脐部清洁
腹股沟区及阴囊部手术	上至脐水平线,下至大腿上1/3内侧,两侧至腋后线,包括会阴部,剃除阴毛
肾脏手术	上至乳头水平线,下至耻骨联合,前后均过正中线
会阴部及肛门手术	上至髂前上棘,下至大腿上1/3,包括会阴及臀,剃除阴毛
四肢手术	以切口为中心上下方20cm以上,一般为全周整个肢体备皮或上下各超过一个关节,修剪指甲

表6-2　特殊部位的皮肤准备

特殊部位	皮肤准备
颅脑手术	术前3d剪短发,每日洗头(急症除外),术前2h剃尽头发,并清洁头皮
口腔手术	入院后保持口腔清洁,手术前用复方硼酸溶液漱口
骨、关节、肌腱手术	应于术前3d即开始皮肤准备,最好使用含氯己定的沐浴液进行沐浴,术晨备皮更换清洁衣裤
颜面手术	尽量保留眉毛,不予剃除
阴囊、阴茎部手术	入院后每日温水浸泡,用皂液或含氯己定沐浴液洗净,于术前1d备皮,范围同会阴部手术

4. 适应性训练　术前指导患者练习在床上使用便盆的方法,以适应术后床上排尿、排便;教会患者自行调整卧位和翻身的方法;指导患者练习术中特殊体位,如颈部过伸位、气管推移等。

（1）头部手术

（2）颈部手术

（3）乳房及前胸手术

（4）胸部手术

（5）腹部手术

（6）腹股沟及阴囊部手术

（7）肾区手术

（8）会阴及肛门手术

（9）四肢手术

图6-2　手术区皮肤准备范围

5. 其他准备　拟行大手术前,做好血型鉴定和交叉配血试验;充足的休息对患者的康复起着不容忽视的作用,手术前晚,为保证患者充分的睡眠可给予镇静剂。

6. 手术日晨护理

（1）测量并记录生命体征,若有体温、血压升高或女性患者月经来潮时,及时报告医生,必要时延期手术。

（2）排空小便,下腹部、盆腔手术及手术时间在 4 小时以上的均应安置导尿管并妥善固定。

（3）胃肠道手术及上腹部大手术应安置胃管。

（4）取下患者的义齿、发夹、首饰、手表、眼镜等,将其贵重物品及钱物交家属或护士长保管。

（5）遵医嘱术前半小时给药。

（6）检查手术野皮肤准备是否符合要求;准备手术室中需要的物品,如病历、X 线片、CT 及 MRI 片、引流瓶、药品等带往手术室。

（7）与手术室接诊人员仔细核对患者、手术部位及名称等,做好交接。

（8）根据手术类型及麻醉方式准备麻醉床,备好床旁用物,如负压吸引装置、心电监护仪、供氧装置、输液架、抢救车等。

（四）急症患者术前护理

根据病情进行必要的急救处理,尽快做好术前准备,争取在最短的时间内接受手术治疗。

1. 心理护理　患者病情变化快且危重,紧张、焦虑等心理反应明显。在迅速抢救的同时,及时给予心理疏导,稳定患者情绪,帮助患者积极配合治疗及护理。

2. 术前准备及"四禁"　按常规备皮、配血、做药物过敏试验及麻醉前准备。立即禁食、禁水,急腹症者禁服泻药及灌肠,未明确诊断前禁用止痛剂。

3. 密切观察病情变化　有休克者尽快建立静脉通道,遵医嘱积极纠正体液失衡,做好急救护理,注意患者安全。

（五）健康指导

向患者及家属介绍疾病及手术的相关知识,如术前用药、准备、麻醉及术后恢复的相关知识;指导患者进行深呼吸锻炼、床上排便练习以及床上活动等,以减少术后并发症的发生,促进机体尽快恢复。

【护理评价】

1. 患者的焦虑是否减轻或消失。

2. 患者体重是否稳定或增加。

3. 患者和家属是否能够了解有关疾病、治疗、手术配合的有关知识。

4. 患者是否能够耐受手术。

第二节　手术室护理工作

手术室是为患者实施手术治疗的重要场所，布局应合理，设备要齐全，管理需严格，以保证外科手术的高效率和高质量。手术室护理工作的重点是确保患者安全、保证手术的顺利进行。

一、手术室设施与设备

（一）手术室布局要求

手术室一般安排在低层建筑的较高层或高层建筑的中部，尽可能远离污染源，以保持空气洁净。与外科病房、检验科室、血库等相邻近，最好有直接通道和通讯联系设备，方便患者接送及其他联系。手术室设计强调合理、顺畅，分别设有患者出入口、工作人员出入口、无菌物品入口及污物出口，全过程控制感染因素，尽可能降低交叉感染风险。

（二）手术室区域划分

手术室按照洁净程度分为三个区域：

1. 限制区（无菌区／洁净区）　洁净要求严格，设在内侧，包括手术间、洗手池、手术室内走廊、无菌物品间、储药室、麻醉准备室等。

2. 半限制区（清洁区／准洁净区）　设在中间，包括通向限制区的走廊、物品准备室、麻醉恢复室、洗涤室、石膏室等。

3. 非限制区（污染区／非洁净区）　设在最外侧，包括接收患者区、办公室、会议室、标本室、污物室、资料室、电视教学室、值班室、更衣室、医护人员休息室、手术患者家属等候室等。

（三）手术间设置及常用设备

1. 设置　手术间的数量与手术科室床位之比一般为 $1:20 \sim 1:25$。按照手术类别设无菌手术间、相对无菌手术间及有菌手术间。无菌手术间供无菌手术使用，相对无菌手术间供可能污染手术如胃肠道等手术使用，有菌手术间供感染手术使用。手术间的面积根据手术类型不同而不同，普通手术间 $30 \sim 40m^2$ 为宜，心血管直视手术等的手术间因辅助仪器设备较多需 $60m^2$ 左右，小手术间仅需 $20 \sim 30m^2$。地面及墙壁应坚硬、平整、无缝、易清洗、防火、耐消毒液。墙角应呈弧形，不易蓄积灰尘。手术间设前、后门，前门通向内走廊，后门通向外走廊，不设边门。门宽不小于 1.4m，便于平车出入，最好采用电动感应门，具有移动轻、隔音、坚固、密闭、耐用等特点，并可维护室内的正压。门窗结构密闭性要强，一般为封闭式无窗手术间，以免尘埃或飞虫进入，门上宜开玻璃小窗，有利于观察和采光。手术间内应设有隔音装置；光线要均匀柔和，接近自然光，手术灯光应为无影、可调、聚光、低温。室内温度应恒定在 $22 \sim 25℃$，相对湿度为 $40\% \sim 60\%$。应有双电源供电,总电源线、中央吸引及氧气管道装置都应设在墙内。

2. 常用设备　手术间的基本配备有手术台、器械台、无影灯、供氧装置、麻醉机、吸引器、输液架、垫脚凳及各种扶托、固定患者的物品、药品及敷料柜、读片灯、污物桶、挂钟等。大型手术时还应设置中心供气系统、中心负压系统、中心压缩空气、各种监护仪、X线摄影、显微外科、电视教学系统、背景音乐系统等装置。

（四）附属工作间

辅助工作间包括器械刷洗间、敷料准备间、灭菌间、器械间、麻醉准备间、麻醉恢复间、卫生间等,应合理布局,以辅助手术顺利进行、防止物品污染及交叉感染等。

（五）洁净手术室

洁净手术室是指采用空气净化技术,使手术室内微生物控制在一定范围、空气洁净度达到一定级别,适合各类手术要求,并提供适宜的温、湿度,创造一个洁净舒适的手术空间环境,是现代化医院的重要标志。

1. 空气净化技术　所谓净化是指将室外空气经过初、中、高效3级过滤器过滤,使空气达到一定级别的净化,由通风机送入手术间,并采用层流超净装置,控制气流的流通方向,使气流从洁净度高的手术区域流向洁净度低的区域,并带走和排出气流中的尘埃颗粒(尘粒)和细菌的过程。净化气流的方向主要分为垂直层流式和水平层流式两种,一般多采用垂直层流式效果较好。

2. 手术室空气净化级别　空气洁净程度是以含尘浓度来衡量的。含尘浓度越高则洁净度越低,反之则越高。根据每立方米中粒径大于或等于0.5um空气灰尘离子数的多少,将洁净手术室分为4种:

100级(Ⅰ级特别洁净):适用于心脏手术,器官移植,人工关节置换术等无菌要求高的手术。

1 000级(Ⅱ级标准洁净):适用于骨科,整形外科,普外科的Ⅰ类手术。

10 000级(Ⅲ级一般洁净):适用于胸外科,妇产科,泌尿外科,胃肠道手术。

100 000级(Ⅳ级一般洁净):适用于感染手术,门诊手术,急诊手术。

二、手术室管理

（一）手术室规章制度

手术室应认真执行各项消毒隔离制度,除手术室人员及参加手术人员外,无关人员不得擅自进入;患有急性感染性疾病,尤其是上呼吸道感染者不得进入手术室;进入手术室人员必须按规定更换衣、裤、鞋、帽、口罩等,手术开始后,应尽量减少开门次数、减少走动,不得大声喊叫、咳嗽;手术安排应将无菌手术及有菌手术严格分开;若接台手术,应先安排无菌手术,后做污染或感染手术;手术室无菌物品应定期消毒,及时准备好手术用品及器械,急救物品应齐备。

（二）手术室分区管理

为保持环境洁净，必须严格区分或隔离手术室的三个区域。凡进入手术室的人员必须按规定更衣，戴专用帽子、口罩方可进入半限制区；进入半限制区的人员不得高声喧哗；进入限制区内的一切人员及其活动都须严格遵守无菌原则。一切人员及物品进出手术室都必须受到严格控制，一般需要采用双通道方案：①无菌通道是医务人员、手术前患者、洁净物品的行走路线；②污物通道是手术后器械、敷料、污物的运输路线。

（三）手术间的清洁消毒管理

为保证手术的无菌环境，要建立严格的清洁消毒制度。①每日手术前1小时开启净化空调系统，术中持续净化运行，至当日手术结束后净化空调系统继续运行，直至恢复该手术间的洁净级别。②每台手术结束后应及时对手术间进行清洁及消毒。清除污物，用消毒液、清水各擦拭1次地面、设备及物品。③每日做好回风口的清洁处理，每周清洗一次过滤网，每周一次彻底大扫除，每月做一次空气洁净度和生物微粒监测。④特殊感染手术时建议使用一次性物品，手术后按有关规定及方法进行消毒处理。

知识窗

手术室的发展历史

第一代手术室：自然环境下进行手术，没有采用防止空气污染和接触污染的措施，手术感染率高。

第二代手术室：专门建造、非封闭建筑的手术室，有供暖、通风措施，使用消毒灭菌技术，手术感染率明显下降。

第三代手术室：具有建筑分区保护、密闭的、空调手术室，手术环境改善，术后感染率稳定降低。

第四代手术室：建立在现代科学技术基础之上的洁净手术室。使气流从洁净度高的手术区流向洁净度低的区域，保证手术时间内的洁净空气只向外排出，而手术区域外未净化的空气不会进入切口区域，达到大大降低交叉感染的风险。

三、手术室常用手术器械与物品

（一）布类

1. 手术衣　手术衣分大、中、小三号，用于遮盖手术人员身体，起隔离作用。手术衣前襟及腰部为双层，袖口为松紧口。折叠时衣身反面向外，领子在最外侧。

2. 手术单　手术单包括大单、中单、手术巾、各种部位手术单、洞巾等，均有各自的尺寸及折叠方法。

3. 包布　为双层，用以包裹手术用品及敷料。

布类物品应选择质地细柔厚实的棉布，采用高压蒸汽灭菌，保存时间为 7～14 天，过期应重新灭菌。目前应用一次性无纺布制作并经灭菌处理的手术衣帽、布单可直接使用，但仍不能完全代替布类物品。

（二）敷料类

敷料类包括纱布类和棉花类，用于术中止血、拭血、压迫及包扎等。纱布类敷料包括不同大小的纱布垫、纱布块、纱布球（"花生米"）及纱布条。常用的棉花类敷料包括棉垫、带线棉片、棉球及棉签。敷料类物品应采用吸水性强的脱脂纱布、脱脂棉花制作，高压蒸汽灭菌。感染性手术用过的敷料需按规定送指定地点焚烧处理。

（三）器械类

1. 基本器械　①切割及解剖器械，包括手术刀（图 6-3）、手术剪（图 6-4）、剥离器、骨凿、骨剪等，用于手术切割。②夹持及钳制器械，包括止血钳（图 6-5）、钳子及镊子（图 6-6）、

图 6-3　手术刀

拆线剪　　　线剪　　　组织剪

图 6-4　手术剪

大号血管钳　　　　中号血管钳　　　　蚊式血管钳

图6-5　止血钳

组织钳　　　　　巾钳　　　　　环钳　　　　　无齿　　　有齿

图6-6　钳子及镊子

持针器(图6-7)等,用于止血、分离组织、把持缝针等。③牵拉器械,包括各种拉钩、胸腹牵开器(图6-8),用以暴露手术野,方便手术操作。④探查及扩张器械,包括各种探条、探子、探针等,用于探查及扩大腔隙等。⑤吸引器头(图6-9),用于吸除积液积脓,清理手术野。术后用多酶溶液浸泡刷洗、流水冲洗、干燥、水溶性润滑剂保护,分类打包后高压蒸汽灭菌。

图6-7　持针器

皮肤拉钩　　三翼腹壁自动牵开器　　胸腔自动牵开器

阑尾拉钩　　甲状腺拉钩　　腹腔直角拉钩　　S形拉钩

图 6-8　各种拉钩

圆探针　有槽探针　胆道探子　　　吸引器头

图 6-9　探针及吸引器头

68

2. 特殊器械　①内镜类,如膀胱镜、腹腔镜、胸腔镜、脑室镜,纤维支气管镜及关节镜、椎间盘(孔)镜等。②吻合器,如食管、胃肠道、血管吻合器。③其他精密及专科仪器,如高频电刀、激光刀、微波刀,超声刀、电钻、手术显微镜、神经导航仪器、机器人等。可根据制作材料选用不同的灭菌方法,较好的方法是环氧乙烷灭菌。各种器械均应专人保管、定位放置、定期检查、保养、维修。

(四)缝针及缝线

缝针有弯直两种,粗细各异,根据用途及外形可分为圆针和三角针两类。圆针用于缝合血管、神经、脏器、肌肉等软组织,三角针用于缝合皮肤或韧带等坚韧组织。缝线用于缝合各类组织及脏器,粗细各异,用号码表明,常用 1～10 号线,号码越大,线越粗;细线用 0 表明,0 越多,线越细。缝线可分为不可吸收和可吸收两类。不可吸收缝线包括丝线、金属线、尼龙线等;可吸收线包括天然和合成两类。天然可吸收线如肠线、胶原线,常用于胃肠、胆管、膀胱等黏膜和肌层的吻合;合成缝线如聚乳酸羟基乙酸线、聚二氯杂环己酮线等,比肠线更易吸收、组织反应轻,但价格较高。

(五)引流物

常用的有管状引流、"烟卷"引流、纱布条引流、橡皮片引流等。可根据手术部位、创腔深浅、引流液的量和性质等选择适合的引流物。

四、患者及手术人员的准备

(一)患者准备

1. 一般准备　患者进入手术室,护士按护理常规仔细核对患者信息,确认手术部位,认真清点查收患者携带的手术必需物品及药品。同时,应重视对患者的心理护理,减轻患者的焦虑或恐惧情绪。

2. 体位安置　巡回护士根据患者的手术部位,调整手术床或利用体位垫、体位架、固定带等物品安置合适的手术体位,应注意做到:①尽量保证患者的安全与舒适;②按手术要求充分暴露手术区域;③不影响呼吸及循环功能;④肢体及关节不能悬空,应支托稳妥;⑤妥善固定,避免血管及神经受压、肌肉损伤、压疮等并发症;⑥便于麻醉及监测;⑦重视患者的隐私与尊严,不过分暴露患者的身体。常用的手术体位有以下几种(图6-10):

(1)仰卧位:适用于腹部、颅面部、颈部、骨盆及下肢手术等,为最常见的体位。

(2)侧卧位:适用于胸、腰部及肾手术。

(3)俯卧位:适用于脊柱及腰背部手术。

(4)截石位:适用于会阴部和腹-会阴联合手术。

(5)半坐卧位:适用于鼻、咽部手术。

3. 手术区皮肤消毒　安置好手术体位后,由第一助手对手术区域皮肤进行消毒,消毒范围包括手术切口周围15～20cm的区域。若可能延长手术切口时,应适当扩大消毒范围。

（1）水平仰卧位

（2）乳房手术平卧位

（3）颈仰卧位

（4）胸部手术侧卧位

（5）肾手术侧卧位

（6）俯卧位

（7）腰椎手术俯卧位

（8）截石位

图 6-10　常见的手术体位

4. 手术区铺单　皮肤消毒后由器械护士及手术第一助手铺盖无菌手术布单，以遮盖身体除手术野外的其他部位。铺单时至少要有四层无菌布单。如腹部手术时，先用 4 块皮肤巾（切口巾）遮盖切口周围；再将两块无菌中单分别铺于切口的上下方；最后将手术洞单正对切口，短端向头，长端向下肢展开。手术巾单应自然下垂，距手术台面至少 30cm。

（二）手术人员准备

1. 一般准备　手术人员进入手术室，应先在非限制区更换手术室专用鞋，洗手穿衣裤，将上衣扎入裤中，自身衣物不可外露。戴专用手术帽及口罩，遮盖头发、口鼻。剪短指甲，检查手臂皮肤有无感染及破损。

2. 外科手消毒　是指手术人员通过刷洗和化学消毒方法祛除并杀灭双手和手臂皮肤上的暂存菌及部分常驻菌,达到消毒的目的,预防患者感染。传统的外科洗手方法包括肥皂水刷手、碘伏刷手和灭菌王(双氯苯双胍乙烷)刷手等。随着各种手部高效消毒剂的产生和推广,简便而有效的手臂消毒方法在临床上也随之产生。

(1)肥皂水刷手法(图6-11):①将双手及前臂用洗手液或肥皂按"七步洗手法"洗净。②用无菌手刷蘸取适量消毒皂液,左、右交替刷洗从指尖到肘上10cm的手臂区域。刷洗时把每侧分成从指尖到手腕、从手腕至肘及肘上10cm三个部分。③指尖向上流水冲净,换无菌手刷,同法刷洗3遍,约10分钟。④取无菌巾由手至肘上10cm移动擦干。⑤取适量外科手消毒液,同刷手顺序,搓揉或涂擦双手至肘上6cm两遍。保持拱手姿势,待药液自行挥发至干燥。

(1)无菌手刷交替刷洗

(2)流水冲洗

(3)无菌巾擦拭

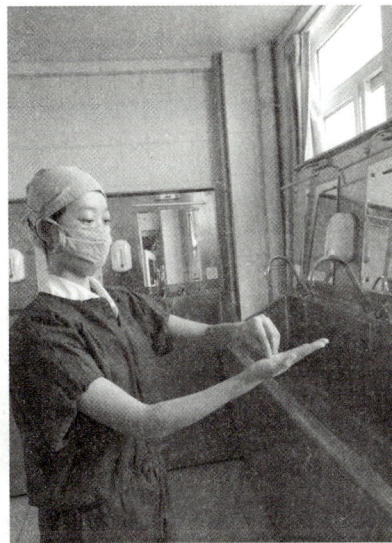
(4)消毒液涂擦

图6-11　外科手消毒

（2）碘伏刷手法：①按传统肥皂水刷手法刷洗双手、前臂至肘上 10cm，约 3 分钟，用清水冲净，无菌巾擦干。②用浸透 0.5% 碘伏的纱布，从一侧手指尖向上涂擦直至肘上 6cm 处，同法涂擦另一侧手臂。更换纱布后再擦一遍，保持拱手姿势，自然干燥。

（3）灭菌王刷手法：①按普通洗手法用肥皂清洗双手、前臂至肘上 10cm，用清水冲净。②用消毒毛刷蘸灭菌王 3~5ml 刷手、前臂至肘上 10cm，约 3 分钟，流水冲净后用无菌纱布擦干。③用浸透灭菌王的纱布从手指尖涂擦到肘上 6cm 处，自然干燥。

注意事项：

1）刷洗原则：先指后掌、先掌面后背侧，并注意指尖、指蹼、甲缘、甲沟的刷洗。

2）冲洗原则：先手部后前臂再上臂，指尖始终处于最高位，肘部处于最低位，避免水逆流向手部。刷洗时动作规范，用力恰当；洗手刷应灭菌；洗手时应控制水流，以防水溅到洗手服上，若有潮湿，及时更换。

3. 穿无菌手术衣　手臂刷洗消毒后，自器械台上拿取无菌手术衣，选择较宽敞处，两手提住衣领两角展开手术衣，使其内侧面朝向自己；将手术衣向上轻轻抛起，双手顺势插入袖中，两臂前伸，不可高举过肩，也不可向两侧展开，以免触碰污染。穿对开式手术衣，由巡回护士在穿衣者背后抓住衣领内面，协助拉袖口，并系好衣领后带；穿衣者双手交叉，身体略向前倾，用手指夹起腰带递向后方；巡回护士在背后接住腰带并系好。若穿全遮盖式手术衣则应戴好无菌手套后，将腰带一端提起递给已带好无菌手套的手术人员或由巡回护士用无菌持物钳夹持腰带，绕穿衣者一周后交穿衣者自行将腰前系好。穿好手术衣后，穿衣者双手需保持在肩以下、腰以上、胸前，视线范围内。

4. 戴无菌手套　分闭合式和开放式戴法（图 6-12）。

（1）闭合式：右手隔衣袖取左手套，将手套指端朝向手臂，拇指相对，放于左手衣袖上，两手拇指隔衣袖插入手套反折部并将之翻转于袖口；同法戴右手套。

（2）开放式：掀开手套袋，捏住手套口的翻折部（手套的内面），取出手套，分清左、右侧；显露右侧手套口，将右手插入手套内，戴好手套。注意未戴手套的手不可触及手套的外面（无菌面）；用已戴上手套的右手指插入左手手套口反折部的内面（即手套的外面），帮助左手插入手套并戴好；分别将左、右手套的反折部翻回，盖住手术衣的袖口。翻盖时注意已戴手套的手只能接触手套外面（无菌面）；用无菌盐水冲净手套外面的滑石粉。

（3）协助他人戴手套：被戴者的手自然下垂；由巡回护士用双手撑开一手套，拇指对准被戴者，协助其将手伸入手套并包裹于袖口上，同样方法戴另一只手套。

注意事项：穿无菌手术衣时应在拟建立的无菌区内，以免被污染；手术衣大小长短合适，要求无污染、潮湿、破损；拿取手术衣时只可触碰手术衣内面；穿戴好手术衣、手套后，双手置胸前，不可将双手置于腋下或上举过肩，下垂过腰，不得离开手术间，不触摸非无菌物品；手术衣如有血液及体液污染应及时更换；已戴手套之手不可触及手套的内面，未戴手套之手不可触及手套的外面；参加手术前，应用无菌生理盐水冲净手套上的滑石粉；洗手护士协助他人戴手套时，应先戴好手套，避免触及术者皮肤。

（1）无菌手套闭合式戴法

（2）无菌手套开放式戴法

图 6-12　戴无菌手套

5. 连台手术更换手术衣　手术完毕，若需进行另一台手术时，必须更换手术衣及手套。通常情况下手术完毕，手套未破，连续施行另一手术时，可不用重新刷手，脱手套后，用高效消毒液搓揉双手至上臂下 1/3 两遍。同法穿无菌手术衣和戴无菌手套。若前台为污染手术，又需连续施行手术，应重新刷手。

6. 脱手术衣及手套　由巡回护士解开腰带及领口带，先脱手术衣，后脱手套。

（1）脱手术衣法

1）他人帮助脱手术衣法：自己双手抱肘，由巡回护士将手术衣肩部向肘部翻转，然后再向手的方向扯脱，手套的腕部则随之翻转于手上。

2）个人脱手术衣法：左手抓住手术衣右肩，自上拉下，使衣袖翻向外。同法拉下手术衣左肩。脱下全部手术衣，使衣里外翻，以免手臂及刷手衣裤被手术衣外面污染。

（2）脱手套法

1）手套对手套脱下第一只手套：用戴手套的手抓取另一手的手套外面，翻转脱下，不可触及皮肤。

2）皮肤对皮肤脱下另一只手套：用已脱手套的拇指伸入另一手套的里面，翻转脱下。注意手不被手套外面所污染。

五、手术室护士主要岗位与配合

手术过程中需要医护人员的密切配合，包括直接配合及间接配合。直接配合的护士称为器械护士或洗手护士，直接参与手术，管理器械台，默契配合手术操作；间接配合的护士不直接参与手术，而是在固定的手术间内配合器械护士、手术医生、麻醉师做台下巡视的护理工作，称为巡回护士。

（一）器械护士和巡回护士的工作职责

1. 器械护士　于术前1天访视患者，了解患者身心状况，向患者及家属介绍手术的相关知识。准备手术所需物品，如器械、敷料等。术前15～20分钟洗手穿无菌手术衣，戴无菌手套，整理、准备无菌器械台，与巡回护士一起清点器械、敷料等，并协助医生做好皮肤消毒、铺巾。术中与手术者默契配合，传递用物，做到及时、准确、平稳、防止损伤；随时整理用物，保持无菌区的整齐、干燥、无菌；关注手术进展，积极配合抢救；同时妥善保存术中切取的标本。关闭体腔前与巡回护士再次清点、核对物品，防止将物品遗留于患者体腔内。手术后协助医生包扎切口，固定引流物；处理手术器械，并协助整理手术间。

2. 巡回护士　巡回护士是手术间的负责护士，术前应检查手术间的清洁与消毒是否合格，设备是否安全有效，用物是否备齐，创造最佳手术环境及条件；热情接待并检查患者，做好输血准备，建立静脉通路；协助麻醉师进行麻醉；安置患者体位；协助器械护士及手术者穿无菌手术衣；配合皮肤消毒；协助器械护士清点用物并记录。术中关注手术进展，供应术中用物、随时调整灯光；保持手术间清洁、安静，随时补充用物；保证输血、输液通畅；监督手术人员遵守无菌原则；并负责外部联络。关闭体腔前再次与巡回护士清点、核对物品，并记录签名；术后协助医生包扎切口、固定引流管，与护送患者的人员仔细交接；整理手术间并清洁消毒。

（二）器械台的护理工作

1. 器械台要求　手术器械台用于手术中放置各种无菌物品及器械。其分为大、小两种，大号器械台长宽高分别为110cm×60cm×90cm，小号器械台为80cm×40cm×90cm。应根据手术的性质、范围进行选择。

2. 铺无菌台　由巡回护士将手术包置于器械台上，并用手打开包布的外层，再用无菌钳先远后近地打开第二层包布。器械护士刷手后用手打开第三层包布，注意无菌单下垂至少30cm；穿无菌手术衣并戴无菌手套后将器械分类、有序地摆放于器械台上。上刀片，穿好2根针线，与巡回护士共同清点器械及敷料数目。

3. 器械托盘　为可调高低的长方形托盘，盘面48cm×33cm，横置于患者适当部位，用于手术时放置刀剪钳等常用器械和物品。手术区铺单时用双层手术单包裹，并在其上再铺手术巾。患者消毒皮肤铺巾后将切开皮层的用物移放在手术台托盘上。

（三）手术中的无菌原则

在手术室的所有人员都应严格执行无菌操作原则，以预防术后切口感染，保证患者的安全。

1. 明确无菌范围　手术人员消毒后的手臂不准接触未经消毒的物品。穿无菌手术衣及戴好无菌手套后，背部、腰部以下和肩部以上都应视为有菌区。无菌桌仅桌沿平面以上为无菌区，手术台边缘及以下的布单不可接触，凡下坠超过手术台边缘以下的物品一概不可再拾回使用。任何无菌包及容器的边缘均视为有菌，取用无菌物品时不可触及。手术过程中手术人员须面向无菌区，并在规定区域内活动。

2. 保持无菌物品的无菌状态　无菌区内所有物品都必须为无菌，若无菌包破损、潮湿、可疑污染时均应视为有菌。手术中若手套破损或接触到有菌物品，应立即更换。前臂或肘部若污染应立即更换手术衣或加套无菌袖套。无菌区的布单若湿透应加盖或更换干的无菌单。巡回护士须用无菌持物钳夹取无菌物品，并与无菌区保持一定距离。

3. 减少空气污染　手术时应关闭门窗，室内空调机风口不能吹向手术台。参观手术人员不宜超过2人/间，不可在室内频繁走动，也不可过于靠近手术者或站得过高。手术过程中勿高声谈笑，避免不必要的谈话，尽量避免咳嗽、打喷嚏，不得已时注意不要面对无菌区。口罩潮湿应更换。请他人擦汗时，头应转向一侧。

4. 保护皮肤切口　切开皮肤前先用无菌聚乙烯薄膜覆盖，再经薄膜切开皮肤。切开皮肤和皮下脂肪层后，应以大纱布垫或手术巾遮盖边缘并固定。凡与皮肤接触的刀片和器械不应再用。延长切口或缝合前，皮肤再用75%乙醇消毒一次。暂停手术时，切口应用无菌巾覆盖。

5. 正确传递物品及调换位置　手术中传递器械及用物时，应由器械台正面方向递给，不可由手术人员背后或头顶方向传递。若手术人员需调换位置，应先退后一步，转过身背对背地转至另一位置。

6. 污染手术的隔离技术　在进行胃肠道、呼吸道、宫颈等部位的污染手术中，切开空腔脏器前先用纱布垫保护周围组织，并随时吸净外流的内容物。被污染的器械和物品应放在专用放污染器械的盘内，避免与其他器械接触。污染的缝针及持针器应在等渗盐水中刷洗。手术人员应及时更换无菌手套或用无菌溶液冲洗，尽量减少污染的可能。

第三节　手术后患者的护理

手术损伤可导致患者防御能力下降，术后切口疼痛、禁食及应激反应等均可加重患者的生理、心理负担。护理重点是密切观察病情变化，防止并发症，帮助患者减少痛苦与不适，给予适当的健康指导，促进患者全面康复。

【护理评估】

（一）术中情况

了解手术方式和麻醉类型，手术过程是否顺利，术中出血、输血、输液的情况，手术中病情变化，引流管放置情况。患者是否苏醒，其意识、感觉、运动情况如何。

（二）身体评估

1. 生命体征 手术后需监测体温、脉搏、呼吸、血压是否正常。同时应注意观察意识、瞳孔的变化等，并做好记录。

（1）体温：术后由于机体对手术后组织损伤后分解产物、渗血渗液的吸收，患者的体温可略升高，一般在 38.0℃ 左右，于术后 2~3 天逐渐恢复正常，临床上称为外科手术热（吸收热），不需要特殊处理。若体温升高幅度过大、时间超过 3 天、恢复后又再次升高应注意监测体温并寻找原因。

（2）脉搏：术后脉搏可稍快于正常。若脉搏过慢可由于麻醉或心血管疾病引起；脉搏过快可由于高热、失血或心、肺疾病引起。

（3）呼吸：通常术后呼吸较深慢。若频率快，呼吸困难，可能有缺氧、休克发生；呼吸浅慢，可能有呼吸抑制；呼吸道不通畅，可能由于舌后坠、痰液黏稠等原因引起。

（4）血压：收缩压 <80mmHg 或连续测量血压时，血压持续下降 5~10mmHg 时，表示有异常情况。可能的原因有失血、麻醉过深、肌松剂药效、末梢血供不畅、体位改变过快等。

2. 切口情况 应注意观察切口敷料有无渗血、渗液；切口愈合状况及有无感染征象等情况。切口的愈合可分为三级，分别用"甲、乙、丙"表示：甲级愈合：切口愈合优良，无不良反应。乙级愈合：切口处有炎症反应，但未化脓。丙级愈合：切口化脓，需要切开引流。

3. 引流情况 观察并记录引流液的性状、量、色；注意引流管是否通畅，有无扭曲、折叠、脱落等。

4. 营养状况 注意营养的摄入是否能够满足患者机体的需要，同时应注意患者是否出现水、电解质平衡失调。

5. 常见不适 注意观察患者是否出现切口疼痛、发热、恶心、呕吐、呃逆、腹胀、尿潴留等术后常见不适，程度如何。

6. 并发症 注意评估有无出血、切口感染、切口裂开、肺不张及肺部感染、泌尿系统感染、深静脉血栓形成等术后并发症，及其危险因素。

（三）心理-社会状况

随着原发病的解除和安全度过麻醉及手术，患者心理上会有一定程度的解脱感，但随着切口疼痛的减轻、生命体征的恢复，患者会出现新的心理变化。应注意了解患者术后的心理感受，评估有无引起术后不良心理变化的原因，突出表现在：①对手术效果预期较高，担心手术效果；②手术致正常生理结构和功能改变，担忧手术对今后生活、工作及社交带来不利影响；③术后的不适或并发症的发生；④担忧住院费用昂贵，经济能力难以维持后续治疗。

（四）辅助检查

了解血常规、尿常规、生化检查、血气分析等结果，尤其注意尿比重、血清电解质水平、血清蛋白的变化。

【常见护理诊断/问题】

1. 急性疼痛　与手术创伤有关。

2. 有体液不足的危险　与失血、体液丢失、禁食禁饮、液体量补充不足有关。

3. 低效性呼吸型态　与术后特殊体位、活动量少、切口疼痛、呼吸运动受限等有关。

4. 营养失调：低于机体需要量　与术后禁食、创伤后机体代谢率增高有关。

5. 活动无耐力　与手术创伤、机体负氮平衡有关。

6. 潜在并发症：出血、感染、切口裂开、深静脉血栓形成、压力性损伤（压疮）等。

【护理措施】

（一）一般护理

1. 安置患者　患者术后返回病房后，应妥善安置：①与手术室人员做好床旁交接；②移动患者至病床时动作平稳，注意保护头部、手术部位及各种引流管和输液管道；③正确连接各引流装置；④检查输液是否通畅，滴速是否适合；⑤遵医嘱给氧；⑥注意保暖，但避免贴身放置热水袋，以免烫伤。

2. 体位　根据麻醉情况、术式、疾病性质等安置患者体位：患者术后体位安置见表6-3。

表6-3　术后患者体位安置

状态	安置体位	原因
麻醉未清醒者	去枕平卧位，头偏一侧	防止口腔分泌物或呕吐物误吸
蛛网膜下腔麻醉	去枕平卧6～8h	以防止脑脊液外漏，避免头痛
硬膜外阻滞麻醉者	应平卧4～6h	以防血压波动
颅脑手术后如无休克或昏迷	可取15°～30°头高足低斜坡卧位	以利于血液循环，预防脑水肿，降低颅内压
颈胸部手术后	多取高坡半坐卧位	有利于呼吸及引流，增加肺通气量
腹部手术后	多取低坡半坐卧位或斜坡卧位	以利于引流，防止发生膈下脓肿，并降低腹壁张力，减轻疼痛
脊柱或臀部手术后	可取俯卧或仰卧位	根据手术部位调整体位

3. 病情观察　根据手术的大小及麻醉类型监测生命体征。全身麻醉或大手术患者术后每15～30分钟测量1次脉搏、呼吸、血压及瞳孔、神志，病情平稳后可改为q.h.或遵

医嘱定时测量,并做好记录;中、小型手术后每小时测量并记录 1 次血压、脉搏、呼吸,至生命体征平稳。有条件者可使用床旁心电监护仪连续监测。中等及较大手术,术后还需根据病情或医嘱详细记录 24 小时出入量,必要时留置尿管观察并准确记录尿量。

4. 饮食护理　手术后开始进食的时间与麻醉方式、手术范围及是否涉及胃肠道有关。禁食期间应注意由静脉补充足够的水、电解质及营养,以保持其平衡状态。同时应注意患者的口腔卫生。能进食者应鼓励摄入高蛋白、高热量、高维生素饮食。

（1）非腹部手术:局麻下行小手术的患者术后即可遵医嘱进食。脊椎麻醉和硬膜外阻滞麻醉者术后 3～6 小时可根据病情给予适当饮食。全身麻醉者应待患者麻醉清醒,恶心呕吐消失后给予流质饮食,以后逐渐给半流质或普食。大手术者可在术后 2～3 天由流质饮食逐渐过渡到正常饮食。

（2）腹部手术:一般在术后禁饮食 24～48 小时,待肠道功能恢复、肛门排气后开始进食少量流质饮食,逐步递增至全量流质饮食,第 5～6 天进食半流质饮食,第 7～9 天可进软食,然后逐步过渡到普食。留置空肠营养管者,可在术后第 2 天自营养管滴入营养液。开始进食早期应避免食用牛奶、豆类等胀气食物。

5. 切口护理　应注意保持术后敷料的清洁干燥,若敷料被渗湿、脱落或被大小便污染应及时更换;若切口疼痛明显且有感染迹象应及时通知医生,尽早处理。切口缝线拆除时间依据患者年龄、切口部位、局部血液供应情况决定。一般头、面、颈部 4～5 天拆线;下腹部及会阴部 6～7 天;胸部、上腹部、背部、臀部 7～9 天;四肢 10～12 天,近关节处可适当延长;减张缝线 14 天。

6. 引流护理　有效的引流是防止术后发生感染的重要环节。应注意妥善固定,防止松脱;保持引流通畅,避免引流管扭曲、受压、阻塞;观察并记录引流液的颜色、性质及量,及时发现异常情况;更换引流袋或引流瓶时应注意无菌操作。待引流量减少后,可拔除引流管,具体时间为:较浅表部位的乳胶引流片一般于术后 1～2 天拔除;单腔或双腔引流管多用于渗液脓液较多的患者,多于术后 2～3 天拔除;胃肠减压管一般在肠道功能恢复,肛门排气后拔除;导尿管可留置 1～2 天。

7. 活动与休息　术后早期活动可增加肺活量,有利于肺的扩张和分泌物的排出,预防肺部并发症;可促进血液循环,有利于伤口愈合,预防压力性损伤和下肢静脉血栓形成;可促进胃肠道蠕动,防止腹胀及肠粘连;可促进膀胱功能恢复,防止尿潴留。病情稳定后鼓励患者早期床上活动,争取在短期内下床活动。活动方法:手术当日麻醉作用消失后即鼓励患者在床上活动,包括深呼吸、活动四肢及翻身;术后 1～2 天可试行离床活动,先让患者坐于床沿,双腿下垂,然后下床站立,稍作走动,以后可根据患者的情况、能力逐渐增加活动范围和时间。在患者活动时应注意随时观察患者情况,不可随便离开患者;活动时注意保暖;每次活动不能过量;患者活动时若出现心慌、脉快、出冷汗等,应立即扶助患者平卧休息;对重症患者或有特殊制动要求的患者应根据病情具体制订活动方案。

（二）心理护理

加强巡视与沟通,倾听患者感受,明确其心理状态,及时给予安慰。针对出现的不适及时做好解释并实施缓解措施,安抚患者及家属情绪。帮助患者适应术后生理功能的改变,对缺乏社会支持的患者给予更多的关心。

（三）常见术后不适的护理

1. 切口疼痛　麻醉作用消失后可出现切口疼痛,一般术后24小时最为剧烈,2~3天后逐渐缓解。咳嗽、翻身等动作可因切口张力增加而加剧疼痛。

护理要点:①观察患者疼痛的时间、部位、性质和规律,明确疼痛的原因及程度;②遵医嘱给予镇静、止痛药,如地西泮、布桂嗪、哌替啶等,必要时可4~6小时重复使用或使用镇痛泵;③引流管移动所致的切口牵拉痛应妥善固定引流管;④指导患者运用正确的非药物止痛方法,如在翻身、深呼吸、咳嗽时用手按压切口部位、分散注意力等。

2. 发热　手术后患者若体温升高大于38.5℃或发热持续不退,以及术后3~5天后发热,常见的原因为感染。一般术后较易发生感染的部位是切口、肺部、泌尿道及静脉留置导管。

护理要点:①监测体温及伴随症状;②手术后发热不超过38.5℃可暂不作处理,体温过高给予物理降温,如冰袋降温、酒精擦浴等,必要时可应用解热镇痛药物;③发热期间应保证患者有足够的液体摄入,及时更换潮湿的床单或衣裤。

3. 恶心、呕吐　多为麻醉后的胃肠道功能紊乱的反应,一般于麻醉作用消失后自然消失。其他可能的原因有颅内压升高、糖尿病酮症酸中毒、尿毒症、低钾、低钠等。腹部手术后频繁呕吐应考虑急性胃扩张或肠梗阻。

护理要点:①协助患者取合适体位,头偏向一侧,防止发生误吸;②呕吐后及时清除呕吐物,清洁患者口腔及整理床单位;③遵医嘱给予止吐、解痉药物,也可针刺内关、足三里等。

4. 腹胀　术后早期腹胀是由于麻醉抑制胃肠道功能、肠腔内积气过多引起,多于术后2~3天肛门排气、胃肠功能恢复后自然缓解。若术后数日仍未排气,伴严重腹胀,肠鸣音消失,应考虑腹腔内炎症或其他原因所致的肠麻痹;若腹胀伴阵发性绞痛,肠鸣音亢进,应警惕机械性肠梗阻。

护理要点:①鼓励或协助患者多翻身,早期下床活动;②采用持续性胃肠减压或肛管排气;③遵医嘱使用促进肠蠕动的药物;④已确诊为机械性肠梗阻、低血钾、肠瘘等患者应对因处理。

5. 尿潴留　多发生在腹部和肛门会阴部手术后,主要由于麻醉后排尿反射受抑制、膀胱和后尿道括约肌反射性痉挛及患者不适应床上排尿等引起。若患者术后6~8小时尚未排尿或虽有排尿但尿量少,应作耻骨上区叩诊。若叩诊呈浊音,说明有尿潴留。

护理要点:①如病情允许,可协助其坐起或站立排尿;②诱导排尿,如听流水声、下腹部热敷、按摩、女性患者用温水冲洗会阴;③遵医嘱应用镇静或止痛药物解除疼痛;④上述措施无效时在严格无菌操作下导尿。一次放尿不超过 1 000ml,尿潴留时间过长或导尿超过 500ml 者,留置导尿管 1~2 天。

6. 呃逆　神经中枢或膈肌受刺激时可出现呃逆,多为暂时性的。持续呃逆应首先考虑胃潴留、胃扩张或膈下感染。

护理要点:①手术后早期发生暂时性呃逆者可压迫眶上缘、适量吸入二氧化碳、抽吸胃内积气和积液;②遵医嘱给予镇静或解痉药物;③若上腹部手术后出现顽固性呃逆,应警惕膈下感染,协助医师及时治疗。

(四)并发症的观察及护理

1. 出血　术后出血可发生于手术切口、空腔脏器及体腔内。常于术后 24~48 小时内发生。发生原因主要与术中止血不彻底、术后结扎线松脱、术中痉挛的小血管断端术后舒张及凝血机制障碍等有关。

护理要点:①严密观察患者生命体征、手术切口及敷料情况,若切口敷料被血液渗湿,可怀疑手术切口出血,应进一步检查明确出血状况和原因;②注意观察引流液的性状、量及颜色的变化,警惕内出血的发生;③注意观察病情变化,特别是在输入足够的液体和血液之后,出现低血容量性休克的早期表现,如烦躁、心率加快,尿量减少等,提示有术后出血;④少量出血时,更换切口敷料、加压包扎,遵医嘱应用止血药物;⑤若为活动性出血,应迅速建立静脉通道,加快输液速度,做好再次手术止血准备。

2. 切口感染　常发生于术后 3~5 天。发生原因与无菌操作不严格,局部有血肿、无效腔、异物残留,引流物放置不当,组织损伤严重以及全身抵抗力低下有关。表现为切口疼痛加重或减轻后又加重,局部有红、肿、热、疼痛、触痛或波动感,有脓性分泌物。伴或不伴有体温升高、脉搏加速、血白细胞计数和中性粒细胞比例增高。

护理要点:①术前完善皮肤和肠道准备;②严格遵守无菌技术原则;③手术操作中严格止血,避免切口渗血、血肿;④保持切口敷料的清洁、干燥、无污染;⑤加强营养支持,增强患者抗感染能力;⑥遵医嘱正确合理应用抗生素;⑦密切观察手术切口情况,若发现切口感染,在炎症早期,应勤换敷料、局部理疗、遵医嘱使用有效抗生素等控制感染;若形成脓肿,应及时切开引流,必要时可拆除部分缝线或放置引流管引流脓液,定期换药。

3. 切口裂开　多见于腹部及肢体邻近关节部位,常发生于术后 1 周左右。发生原因主要与营养不良、切口缝合不佳、感染及腹内压突然增高有关。患者在突然增加腹压时,自觉切口疼痛和突然松开,有大量淡红色液体自切口溢出。有肠管和网膜脱出者为完全性切口裂开;深层组织全部裂开但皮肤缝线完整未裂开者为部分性切口裂开。

护理要点:①手术前加强营养支持。②手术时避免强行缝合造成腹膜等组织撕裂。③关闭体腔时采用减张缝合,术后延缓拆线时间。④手术后用腹带或胸带适当加压包扎,减轻局部张力。⑤避免用力咳嗽、腹胀、用力排便等引起腹内压增加的因素。⑥手术切口位于肢体关节部位者,应避免大幅度动作。⑦预防切口感染。⑧若发现腹部切口全层裂开时,应立即让患者平卧,在安慰患者的同时,立即用无菌生理盐水纱布覆盖切口,并用腹带包扎，通知医生，护送患者入手术室重新缝合；术后放置胃肠减压。若有内脏脱出，切忌在床旁还纳内脏，以免造成腹腔内感染。切口部分裂开或裂开较小时，可暂不手术，待病情好转后择期行切口修补术。

4. 肺不张及肺部感染　常发生在胸、腹部大手术后，多见于老年人、长期吸烟和急、慢性呼吸道感染者。发生原因主要与患者术后呼吸活动受限，肺通气不足以及不能有效咳出呼吸道分泌物有关。表现为术后早期发热、呼吸和心率加快，继发感染时体温升高明显，血白细胞计数和中性粒细胞比例增高等。

护理要点：①保持病室适宜温度（18～22℃）、湿度（50%～60%），维持每日液体摄入量在 2 000～3 000ml；②术后卧床期间鼓励患者每小时重复做深呼吸 5～10 次，协助其翻身、叩背，促进气道内分泌物排出；③教会患者保护切口和有效咳嗽咳痰的方法，即用双手按住季肋部或切口两侧以限制咳嗽时胸部或腹部活动幅度，保护手术切口并减轻因咳嗽震动引起的切口疼痛，在数次短暂的轻微咳嗽后，再深吸气用力咳痰，并做间断深呼吸；④协助患者取半卧位，病情允许可尽早下床活动；⑤痰液黏稠者予以雾化吸入；⑥遵医嘱应用抗生素及祛痰药物。

5. 泌尿系统感染　多发生于膀胱，严重时向上蔓延形成肾盂肾炎，以女性患者多见。发生原因主要与尿潴留、长时间留置导尿或多次导尿、残余尿量增多有关。表现为尿频、尿急、尿痛、排尿困难，一般无全身症状，尿常规检查有较多红细胞和脓细胞。急性肾盂肾炎主要表现为畏寒、发热、肾区疼痛，白细胞计数增高等。

护理要点：①指导患者术后自主排尿；②鼓励患者多饮水，保持每日尿量在 1 500ml以上；③及时处理尿潴留，留置导尿时必须严格遵守无菌操作原则；④观察尿液并及时送检，根据尿培养及细菌药敏试验选择有效抗生素控制感染。

6. 深静脉血栓　多见于下肢。发生原因：①术后腹胀、长时间制动、卧床等引起下腔及髂静脉回流受阻（特别是老年及肥胖患者）、血流缓慢；②手术、外伤，反复穿刺置管或输注高渗性液体、刺激性药物等致血管壁或血管内膜损伤；③手术导致组织破坏，癌细胞的分解及体液大量丢失，致血液凝集性增加等。

护理要点：①鼓励患者早期下床活动。②卧床期间进行肢体的主动和被动运动。积极地下肢运动、穿弹力袜、抬高下肢、按摩腿部肌肉等方法，都可促进下肢静脉回流，预防下肢静脉血栓形成。③术后补充足够的水分可降低血液黏滞度，血液呈高凝状态者，可遵医嘱预防性口服小剂量阿司匹林或复方丹参片。④若发生深静脉血栓形成，应抬高、制动患肢，严禁局部按摩及经患肢输液，以防血栓脱落。同时遵医嘱给予抗凝、溶栓治疗。

（五）健康指导

1. 根据患者的心理状态给予个体化心理疏导，使患者缓解不良的心理问题，保持乐观的心态。

2. 按照患者需求指导患者，使患者能够了解病情、治疗和护理的目的及配合。

3. 指导并监督患者进行术后锻炼，如深呼吸、有效咳嗽、床上活动及早期离床活动。教会患者缓解不适及预防术后并发症的简单方法。

4. 指导患者定期门诊随访。

（曹洪容　梁丽芹）

本章小结

　　本章学习重点是术前患者的一般准备，手术中的配合和管理，手术后护理诊断／问题，患者的护理措施，手术后患者的体位安置，手术后并发症的预防，常见不适的处理及其健康指导。学习难点在于术后病情观察要点，并发症的发生原因、表现、护理要点，术后活动与休息的意义。学会了解手术室管理中手术室规章制度，手术室分区管理。在学习过程中体会保持手术中的无菌原则，要学会关心和爱护患者，用专业技术承担起医务人员的救死扶伤重任，是护士价值的最大体现。

❓ 思考与练习

1. 王先生，50 岁。十二指肠溃疡 30 年，上腹部隐痛 1 年，近 1 个月又出现呕吐并逐渐加剧，呕吐隔夜宿食，精神状态差，消瘦明显，皮肤弹性差，贫血貌，经胃镜检查确诊为十二指肠溃疡并发幽门梗阻，有明确的手术指征，将于近日择期行胃大部切除术，主治医生已向患者及家属交代手术可能的风险及并发症。患者及家属均表示理解并同意手术方案。

请问：

（1）从提高患者对手术的耐受力考虑，首要的护理诊断／问题是什么？

（2）应做好哪些术前准备？

（3）术后对该患者饮食指导的内容有哪些？

2. 实习护士小骆来到手术室实习，跟随带教高老师上台配合手术，术前高老师示范并指导小骆进行外科手消毒。

请问：

（1）外科手消毒的主要步骤有哪些？

（2）手术中小骆需遵循哪些无菌原则？

3. 张太太，52 岁。上腹部不适 3 年，加重半年，伴黑便 1 周入院。明确诊断后行胃癌根治术，留置胃管和腹腔引流管。现术后第 3 天，患者一直卧床，自述"没有力气下床"，肛门尚未排气，腹胀明显，尚未进食，给予静脉输液等治疗。

请问：

（1）目前患者最主要的护理诊断／问题有哪些？

（2）针对该患者目前状况，护士应采取哪些护理措施？

（3）鼓励患者术后早期活动的目的是什么？

（4）如何做好该患者引流管的护理？

第七章 | 外科感染患者的护理

07章
07章 数字资源

学习目标

1. 具有良好的职业道德,保护患者隐私,关爱患者,减轻患者痛苦,维护健康。
2. 掌握外科感染的特点及全身性外科感染的常见致病菌和共性表现;掌握几种常见浅部组织细菌性感染患者的局部表现和护理要点及其健康教育。
3. 熟悉急性化脓性感染处理原则和治疗配合。
4. 了解破伤风与气性坏疽的临床特点和外科感染的特点及分类、转归。
5. 学会对外科感染患者进行护理评估,并运用所学知识,结合临床表现对其进行护理和开展健康教育。

工作情景与任务

导入情景:

小李,17岁,4天前唇周出现数个小硬结,局部发红、肿胀、疼痛。2天前,硬结中央出现黄白色脓头,小李担心影响美观,用手将其挤破排脓。因寒战、高热、头痛,家人送其就医。入院时患者烦躁不安,呕吐,眼部周围组织红肿,测体温39.8℃。

工作任务:

1. 对此类浅部组织细菌性感染患者进行护理评估。
2. 提出目前主要的护理诊断/问题,并实施正确的护理措施。
3. 对患者进行正确的健康指导。

第一节 概 述

感染是指病原体入侵机体引起的局部或者全身炎症反应,病原体主要有细菌和真菌等。外科感染指发生在组织损伤、空腔器官梗阻和手术后的感染。

【感染的特点及分类】

（一）外科感染的特点

1. 感染多与创伤、手术有关。常为多种细菌引起的混合性感染。

2. 多数外科感染与组织损伤、手术有关，但在人体抵抗力下降、局部梗阻、血流缓慢等因素的诱导下也可发生内源性感染。

3. 有明显的局部症状和体征，严重时可有全身表现。

4. 感染常集中于局部，发展后可导致化脓、坏死等，常依赖于手术及换药处理。

（二）外科感染的分类

1. 按致病菌特性分类　①非特异性感染：又称一般性感染或化脓性感染，是感染中最常见的类型。常见致病菌有金黄色葡萄球菌、溶血性链球菌、大肠埃希菌等。常见疾病有疖、痈、丹毒、急性淋巴结炎、手部感染等，病变通常先有急性炎症反应，继而发展为局部化脓，同一种致病菌可引起多种化脓性感染疾病，在病理变化、身体状况和治疗方法上有共同之处。感染可由单一病菌引起，也可由多种病菌共同作用形成混合感染。②特异性感染：是由结核分枝杆菌、破伤风梭菌、产气荚膜梭菌等特异性病菌引起的感染。一种致病菌仅引起一种特定性的感染，具有独特的表现，防治措施也各有特点。

2. 按病程长短分类　①急性感染：病程在3周以内的感染；②慢性感染：病程超过2个月的感染；③亚急性感染：病程介于3周与2个月之间的感染。

3. 按病原菌的来源分类　①内源性感染：有少数细菌在正常情况下，寄生于人体内，不引起疾病，当机体抵抗力下降或受外界因素影响时，成为致病菌造成机体感染。②外源性感染：是指来自机体外的病原菌所引起的感染，如伤口感染等。

此外，外科感染按感染发生情况分为原发性感染和继发性感染。按发生条件分为机会性感染、二重感染和医院内感染等。

【外科感染的常见致病菌】

引起外科感染的致病菌很多，其常见的化脓致病菌特点见表7-1。

表7-1　常见化脓致病菌

致病菌	致病特点	脓液特点
金黄色葡萄球菌	产生溶血素、杀白细胞素和血浆凝固酶，引起疖、痈、脓肿、伤口感染、骨髓炎等	黄色、稠厚、不臭、感染易局限，可形成转移性脓肿
化脓性链球菌A群	产生溶血素、透明质酸酶、链激酶等引起淋巴管炎、急性蜂窝织炎、脓毒症等	淡红色、稀薄、量大、感染易扩散
大肠埃希菌	单独致病力弱，常与厌氧菌混合感染，引起阑尾炎等腹腔内感染	单独感染不臭，混合感染脓液稠厚、灰白色、有恶臭或粪臭

致病菌	致病特点	脓液特点
铜绿假单胞菌	对多数抗生素不敏感，常引起大面积烧伤创面的感染及脓毒症	淡绿色、特殊的甜腥味
脆弱类杆菌	厌氧菌，有产气性，多与需氧菌形成混合感染，是腹腔内感染的主要致病菌之一	恶臭
变形杆菌	对常用抗生素有耐药性，是腹膜炎、尿路感染、烧伤创面感染的主要致病菌之一	特殊的恶臭

【外科感染的转归】

致病菌的毒力、机体局部及全身的抵抗力、感染部位和治疗措施是否得当等因素决定了感染的转归有4种。①感染痊愈：当机体抵抗力强、治疗及时和有效时，吞噬细胞和免疫成分能较快地抑制病菌，清除组织细胞崩解产物与死菌，使炎症消退，感染痊愈。②局限化：当机体抵抗力占优势时，可使感染局限化，形成脓肿。③转为慢性：病菌大部分被消灭，但尚有少量残存；当机体抵抗力和病菌的毒力处于平衡状态时，转为慢性炎症。④感染扩散：致病菌毒力大、数量多、机体抵抗力弱时，感染扩散，引起严重的全身性感染。

第二节　浅部组织细菌性感染患者的护理

浅部组织细菌性感染是指发生于皮肤、皮下组织、淋巴管、淋巴结、肌间缝隙及其周围疏松结缔组织等处的致病菌引起的各种感染，主要包括以下几种：

1. 疖　俗称疔疮，是单个毛囊及其周围组织的急性细菌性化脓性炎症。好发于头面、颈项和背部等毛囊丰富的部位。常见致病菌为金黄色葡萄球菌。多个疖同时发生在身体各处或反复发生，称为疖病，常见于营养不良和抵抗力低下的患者。

2. 痈　是多个相邻毛囊及其周围组织同时发生急性细菌性化脓性炎症，也可由多个疖融合而成。好发于颈项、背部等皮肤厚韧的部位，常见的致病菌是金黄色葡萄球菌。

3. 脓肿　是指化脓性感染发生后，组织或器官内的病灶坏死、液化后形成脓液，积聚在体内，有完整的腔壁。常见的致病菌是金黄色葡萄球菌。一般在感染原发部位形成脓肿；少数情况下，致病菌可通过血液播散至身体其他部位，即形成转移性脓肿。

4. 急性蜂窝织炎　是指发生在皮下、筋膜下、肌间隙或深部蜂窝组织的急性细菌感染的非化脓性炎症。主要致病菌是溶血性链球菌，其次是金黄色葡萄球菌。

5. 丹毒　是皮肤网状淋巴管的急性非化脓性炎症。好发于下肢和面部。常见的致病菌是乙型溶血性链球菌，常伴有足癣、皮肤损伤、口腔溃疡等皮肤黏膜病损。

6. 急性淋巴管炎和急性淋巴结炎　是指细菌从皮肤、黏膜破损处或其他感染病灶侵入淋巴流，导致淋巴管与淋巴结的急性炎症。一般属非化脓性感染。急性淋巴管炎表现为网状淋巴管炎(丹毒)和管状淋巴管炎。常见的致病菌是乙型溶血性链球菌、金黄色葡萄球菌。

【护理评估】

（一）健康史

评估患者的营养状况；了解患者既往有无感染病史，目前是否伴随结核病、糖尿病等慢性疾病，有无足癣、银屑病等皮肤病，有无皮肤、黏膜开放性损伤，近期是否使用糖皮质激素、化疗药物等免疫抑制剂。

（二）身体状况

1. 局部表现　浅部组织细菌性感染一般具有感染共性，局部出现红、肿、热、痛的炎性肿块，中央部位逐渐坏死、化脓，最后脓肿破溃。不同的浅部感染又各具特点(表7-2)。

表7-2　浅部组织细菌性感染的身体状况

感染名称	主要特点
疖	初为红、肿、热、痛的小硬结，逐渐增大为锥形隆起。数日后，结节中央出现黄白色的脓栓，触之稍有波动；继而，大多脓栓可自行脱落、破溃，炎症逐渐消失而愈合。"危险三角区"的疖被挤压可致颅内化脓性海绵状静脉窦炎，出现眼部及周围组织红肿，可有寒战、高热、头痛、呕吐及昏迷等症状，严重者危及生命
痈	局部小片皮肤硬肿、热痛，肤色暗红，其中可有多个脓点。脓点增大、增多，中心处破溃流脓，疮口呈蜂窝状。唇痈易引起颅内化脓性海绵状静脉窦炎
脓肿	浅部脓肿局部红、肿、热、痛明显，有波动感；深部脓肿有局部疼痛、压痛及全身症状，穿刺抽到脓液有助诊断
急性蜂窝织炎	局部疼痛、红肿，无明显边界，病变中央常缺血坏死。深部感染者多伴全身症状。口底、颌下急性蜂窝织炎可致喉头水肿、气管受压引起窒息
丹毒	局部片状皮肤红疹、稍隆起、色鲜红、中间稍淡、边界清楚、灼痛感。常有寒战、发热等全身症状。下肢丹毒反复发作可引起淋巴水肿，甚至发展成象皮肿
急性淋巴管(结)炎	浅层淋巴管炎，在原发感染灶近心端，见一条或多条"红线"，硬而压痛；深层淋巴管炎无皮肤充血，但患肢肿胀，沿淋巴管有压痛。急性淋巴结炎轻者淋巴结肿大、有疼痛和触痛，严重者可形成局部脓肿而有波动感或破溃流脓，并伴有全身症状

2. 全身表现　若病灶部位较深、感染扩散、脓液引流不畅，则可出现寒战、发热、头痛、食欲减退、脉率快等全身表现。

（三）心理-社会状况

疼痛、寒战、发热等可引起患者的焦虑。女性患者常担忧面部感染影响容颜。

（四）辅助检查

1. 血常规检查　有全身症状者,血白细胞计数和中性粒细胞比例增高。
2. 血液、脓液细菌培养　细菌培养和药物敏感试验可确诊病原菌。
3. 影像检查　B超、CT、MRI检查可早期发现深部脓肿。

（五）处理原则

消除病因,及时处理原发病灶,脓肿形成时切开引流。必要时使用抗生素及支持疗法。浅部组织细菌性感染的处理原则见表7-3。

表7-3　浅部组织细菌性感染的处理原则

感染名称	处理原则
疖	早期局部涂碘酊、鱼石脂软膏等,热敷、理疗,禁忌挤压,尤其是"危险三角区"的疖;脓肿形成者切开引流;感染严重者应用抗生素
痈	局部治疗同疖,做"+"或"++"字切口,以充分引流(图7-1)。唇痈禁忌切开。全身应用抗生素
脓肿	一旦确诊,应立即切开引流;全身症状重者,应用抗生素
急性蜂窝织炎	早期局部抬高、制动、湿敷、理疗等;脓肿形成者切开引流,但口底、颌下蜂窝织炎应及早切开,以免发生呼吸困难和窒息;全身应用抗生素
丹毒	制动、抬高患肢,局部50%硫酸镁湿敷;全身使用抗生素;丹毒有接触传染性,应注意床旁隔离
急性淋巴管(结)炎	积极治疗原发病灶,制动、抬高患肢;淋巴结脓肿切开引流,全身应用抗生素

（1）十字切口　　（2）切口长度超过炎症范围少许,深达筋膜

（3）伤口内填塞纱布条止血

图7-1　痈的切开引流

【常见护理诊断 / 问题】

1. 急性疼痛 与炎症刺激有关。

2. 体温过高 与感染有关。

3. 潜在并发症：脓毒症、窒息等。

【护理措施】

1. 一般护理

（1）体位与休息：指导和协助患者抬高患肢并制动，以减轻局部肿胀和疼痛，以利于炎症消退。病情严重者卧床休息，保持病室通风、床单位整洁。

（2）饮食与营养：鼓励患者进食高维生素、高蛋白、高热量、易消化饮食。高热及口唇、口底感染者，进食流质或半流质饮食。

（3）丹毒具有接触传染性，应做好接触隔离防护。

2. 病情观察 观察患者神志、精神状态，定时测量血压、呼吸、脉搏及体温；对于"危险三角区"的疖和唇痈，需注意观察患者有无寒战、高热、头痛、呕吐及昏迷等颅内感染征象；对口底、颌下蜂窝织炎患者应严密观察有无呼吸困难。发现异常及时告知医生。

3. 治疗配合

（1）全身感染者：遵医嘱合理、正确使用抗生素，注意观察药物的效果和不良反应。

（2）对症护理：如体温升高者，给予物理降温或遵医嘱使用降温的药物。

（3）脓肿形成：配合医生及时切开引流，保持引流通畅，注意观察引流液的量、颜色、性状的变化和全身反应。

4. 心理护理 向患者介绍康复过程，鼓励患者，使之消除焦虑心理，增强战胜疾病的信心，积极配合治疗。

5. 健康指导 指导患者加强锻炼，提高机体抵抗力。注意个人和环境卫生，做好劳动保护，预防损伤；严禁挤压面部"危险三角区"的疖。积极治疗足癣、糖尿病、营养不良等。

第三节　手部急性化脓性感染患者的护理

手部急性化脓性感染常见为甲沟炎、脓性指头炎、腱鞘炎、滑囊炎和掌深间隙感染。

一、甲沟炎和脓性指头炎患者的护理

甲沟炎是指皮肤沿指甲两侧形成的甲沟及周围组织的化脓性感染，常因微小刺伤、倒刺、剪指甲过深等引起。脓性指头炎是指手指末节掌面的皮下化脓性细菌感染，多因甲沟炎加重或指尖、手指末节皮肤受伤后引起。致病菌多为金黄色葡萄球菌。

【护理评估】

（一）健康史

评估患者卫生习惯、生活和工作环境，既往有无感染病史。了解有无倒刺、剪指甲过深、手指末节皮肤受伤及伤口处理情况等。

（二）身体状况

1. 甲沟炎　常发生在一侧甲沟皮下，先为局部红、肿、热、痛，炎症可自行或经过治疗后消退，也可迅速化脓。化脓时甲沟皮下出现白色脓点，有波动感，但不易破溃。脓液自甲沟一侧可蔓延至甲根部或对侧甲沟，形成半环形脓肿。若未及时切开排脓，感染向深层蔓延可形成指头炎或指甲下脓肿。若处理不当，可发展为慢性甲沟炎或指骨骨髓炎。甲沟炎多无全身症状。

2. 脓性指头炎　早期表现为指头发红、针刺样疼痛、轻度肿胀，继而肿胀加重、疼痛剧烈。当指动脉受压时，疼痛转为搏动性跳痛，患指下垂时加重，剧痛常使患者烦躁、彻夜不眠。多伴有发热、全身不适、白细胞计数升高等全身表现。感染进一步加重时，神经末梢因受压和营养障碍而麻痹，指头疼痛反而减轻，皮色由红转白。若治疗不及时，常可引起末节指骨缺血性坏死和骨髓炎。

（三）心理－社会状况

患者常因疼痛、担心预后，出现焦虑、紧张或恐惧的不良情绪反应，评估患者及家属对疾病治疗和预后的认识程度。

（四）辅助检查

1. 血常规检查　有全身症状者，血白细胞计数和中性粒细胞比例增高。

2. X线摄片　协助确认有无指骨坏死。

3. 细菌培养　确诊病原菌。

（五）处理原则

1. 甲沟炎　未形成脓肿时，局部热敷、理疗，外敷鱼石脂软膏、金黄膏等，并应用抗生素。已有脓液时，可在甲沟旁纵行切开引流（图7-2）。如为甲下脓肿，应将指甲拔去，或将脓腔上的指甲剪去。

图7-2　甲沟炎与切开引流

2. 脓性指头炎　初发时，应悬吊前臂平置患手，避免下垂以减轻疼痛，患指外敷金黄膏等。若患指出现疼痛剧烈、肿胀明显，及时切开减压和引流，以免发生指骨坏死和骨髓炎。

【常见护理诊断/问题】

1. 急性疼痛　与炎症刺激、局部组织肿胀、压迫神经纤维有关。
2. 体温过高　与细菌感染有关。
3. 潜在并发症：指骨坏死等。

【护理措施】

1. 一般护理

（1）体位与休息：患指制动并抬高，以促进静脉和淋巴回流，减轻局部充血、水肿，缓解疼痛，保证休息和睡眠。

（2）饮食与营养：多饮水，摄入高热量、高蛋白、高维生素的饮食。

2. 病情观察　严密监测体温、脉搏、呼吸。观察伤口渗出物和引流液颜色、性状及量的变化。密切观察患指的局部症状，有无剧烈疼痛突然减轻，皮肤由红转白等指骨坏死的征象。

3. 治疗配合

（1）局部给予热敷、理疗，外敷中、西药物，促进炎症消退。

（2）高热时给予物理或药物降温。

（3）脓肿形成后，应配合医生及时切开引流，保持引流通畅。

（4）遵医嘱合理使用有效抗生素。

4. 健康指导　告知患者日常保持手部清洁，指甲不宜剪过短，加强劳动保护，预防手损伤。重视手部的微小损伤，伤后应用碘酊消毒，无菌纱布包扎，以防感染发生。

二、急性化脓性腱鞘炎、滑囊炎和手掌深部间隙感染患者的护理

急性化脓性腱鞘炎主要指屈指腱鞘炎，多为局部刺伤后继发细菌感染。滑囊炎可由腱鞘炎蔓延而来，也可因手掌面刺伤引起。手掌深部间隙感染可以由腱鞘炎蔓延或直接刺伤所致。致病菌多为金黄色葡萄球菌。

【护理评估】

（一）健康史

评估患者营养状况、机体抵抗力；了解患者卫生情况、生活习惯和工作环境；了解有无手部损伤及感染病史。

（二）身体状况

1. 全身表现　病情进展迅速，24小时后症状即很明显，患者有发热、头痛、食欲减退、脉搏增快、呼吸急促全身不适和血白细胞计数升高等。化脓性腱鞘炎和掌深部间隙

感染均可致病变组织压力升高，可继发肘内或腋窝淋巴结肿大、触痛。

2. 局部表现

（1）化脓性腱鞘炎：患指疼痛、肿胀，皮肤张力明显增加，指关节仅能轻度弯曲，被动伸指运动可引起疼痛加剧。若治疗不及时，鞘内脓液积聚，压力骤升，以致肌腱发生缺血、坏死，患指功能丧失。感染也可蔓延到手掌深部。

（2）滑囊炎：尺侧滑囊炎多继发于小指腱鞘炎，表现为小鱼际和小指腱鞘区肿胀、压痛，小指及环指呈半屈位，被动伸指可引起剧痛。桡侧滑囊炎常继发于拇指腱鞘炎，表现为拇指肿胀、微屈、不能外展和伸直，鱼际和拇指腱鞘区有压痛。

（3）手掌深部间隙感染：包括掌中间隙感染和鱼际间隙感染。掌中间隙感染可见掌心正常凹陷消失，呈肿胀、隆起状。皮肤紧张、发白，压痛明显；手背部水肿严重；中指、环指和小指呈半屈状，被动伸指可引起剧痛。鱼际间隙感染时，掌心凹陷存在，鱼际和拇指指蹼处肿胀并有压痛；示指半屈，拇指外展略屈，活动受限不能对掌。

（三）心理－社会状况

患者常因剧烈疼痛、肢体活动受限、担心预后出现焦虑、紧张、不安、悲哀的不良情绪反应，了解家属对患者的关心及支持程度。

（四）辅助检查

1. 血常规检查　血白细胞计数和中性粒细胞比例增高。

2. B超检查　手掌超声检查可显示肿胀腱鞘和积存的液体。

（五）处理原则

患指和手臂抬高、制动以减轻疼痛。早期局部理疗，外敷鱼石脂软膏、金黄膏等。感染严重者，尽早切开引流减压，全身应用有效抗生素。

【常见护理诊断/问题】

1. 体温过高　与细菌感染有关。

2. 急性疼痛　与炎症刺激、局部组织肿胀、压迫神经纤维有关。

3. 潜在并发症：肌腱坏死、手功能障碍等。

【护理措施】

主要参见"甲沟炎和脓性指头炎"的护理措施。但应注意观察和预防肌腱坏死及手功能障碍：①密切观察患手的肤色、局部肿胀和疼痛有无改变，需警惕肌腱坏死或感染扩散的发生。②手部感染愈合后，指导患者进行局部功能锻炼，以防止肌肉萎缩、关节僵硬、肌腱粘连等并发症，促进手功能的恢复。

第四节　全身性外科感染患者的护理

全身性外科感染是指致病菌侵入人体血液循环，并在体内生长繁殖或产生毒素引起的严重全身性感染中毒症状，主要包括脓毒症和菌血症。脓毒症是指因病原菌因素引起的全身性炎症反应，体温、循环、呼吸、神志有明显改变者。菌血症是脓毒症中的一种，即血培养检出病原菌者。

全身性外科感染的主要病因是致病菌数量多、毒力强和／或机体抵抗力下降。常继发于严重创伤后的感染和各种化脓性感染，如大面积烧伤创面感染、开放性骨折合并感染、急性弥漫性腹膜炎等。

常见的致病菌包括：①革兰氏阴性杆菌最常见，主要有大肠埃希菌、铜绿假单胞菌、变形杆菌等；②革兰氏阳性球菌常见的有金黄色葡萄球菌、表皮葡萄球菌和肠球菌；③无芽胞厌氧菌常见的有拟杆菌、梭状杆菌等；④真菌常见的有白念珠菌、曲霉菌等。

【护理评估】

（一）健康史

评估患者营养状况。了解有无严重创伤、长期中心静脉置管、浅部组织感染和慢性消耗性疾病史；是否长期应用抗生素、免疫抑制剂、激素或抗肿瘤药物。

（二）身体状况

全身性外科感染的共性表现：①骤起寒战，继以高热，体温可高达 40～41℃或低温，病情重，发展迅速；②头痛、头晕、恶心、呕吐、出冷汗、意识淡漠或烦躁、谵妄或昏迷；③心率加快、脉搏细速、呼吸急促或困难；④肝、脾大，严重者可出现黄疸和皮下瘀斑等。

（三）心理－社会状况

全身感染的患者病情严重，症状明显，常出现紧张、焦虑、恐惧等心理。

（四）辅助检查

1. 血常规　血液白细胞计数升高或降低，中性粒细胞比例升高。
2. 血生化　可有不同程度的水、电解质及酸碱代谢失衡和肝、肾受损征象。
3. 病原菌检查　患者寒战、发热时采血进行细菌或真菌培养，常发现致病菌。

（五）处理原则

重点处理原发病灶，包括彻底清除坏死组织和异物、消灭无效腔、引流脓液等。及早联合使用有效抗生素。对真菌脓毒症者，全身应用抗真菌的药物。营养支持，输液、输血。对症治疗，控制高热。

【常见护理诊断／问题】

1. 体温过高　与致病菌感染有关。
2. 焦虑　与病情急骤、担心预后有关。
3. 营养失调：低于机体需要量　与机体分解代谢升高有关。
4. 潜在并发症：感染性休克、水及电解质代谢失衡。

【护理措施】

1. 一般护理　①体位与休息：卧床休息，协助患者定时翻身、拍背，保持呼吸道通畅。保持病室空气新鲜，通风良好，床单位整洁。②饮食与营养：加强营养支持，增加机体抗感染能力；鼓励患者多饮水。

2. 病情观察　注意观察患者有无意识障碍、体温降低或升高、脉搏及心率加快、血压下降、呼吸急促、白细胞计数明显增高等感染性休克表现；定时监测水、电解质变化。

3. 治疗配合　配合医生处理原发病灶，遵医嘱及时、正确使用抗生素控制感染，高热患者给予物理或药物降温，维持水、电解质及酸碱平衡。加强营养支持治疗。

4. 心理护理　关心理解患者，稳定患者的情绪，向患者解释病情的发展变化过程，使患者积极配合治疗。

5. 健康指导　指导患者坚持锻炼，加强营养，增强抗病能力。注意劳动保护，避免损伤。有感染病灶存在时及时就医，防止感染进一步发展。正确使用抗生素，防止二重感染。

知识窗

外科应用抗生素的原则

1. 根据致病菌选用抗生素　应用抗生素之前，应采集血液培养分离致病菌，并进行药敏试验。危重患者急需治疗而病原菌未确定时，根据统计学概率和临床经验推测可能的病原菌，选择合适的抗生素治疗。

2. 选择合理的给药途径　轻症感染者可口服给药；严重感染或全身性感染者必须静脉给药；治疗全身感染或脏器感染应避免局部应用抗生素。

3. 用药疗程要足够　抗生素一般宜用至体温恢复正常、症状消退后 3～4 天。但是，结核病、骨髓炎等需较长的疗程，可防止病情复发。

4. 联合用药需有明确的指征　病因未明的严重感染；单一抗生素不能控制的混合感染或严重感染；长期用药容易产生耐药的感染；联合用药可降低药物毒性。

第五节　特异性感染患者的护理

工作情景与任务

导入情景：

小李在建筑工地干活时，不慎右脚踩到铁钉，当时仅有少量出血，未做特殊处理。一周后小李出现头晕、头痛、全身乏力、咀嚼无力并多次出现全身肌肉发硬、阵发性痉挛。家人把他送到医院。入院时，小李突然出现牙关紧闭、颈项强直、头后仰、手足抽搐。医嘱：地西泮注射液 10mg 肌内注射，立即；破伤风抗毒素皮试，立即。

工作任务：

1. 对小李进行正确的护理评估、提出主要的护理诊断／问题，并实施正确的护理措施。
2. 配合医生对小李进行及时有效的治疗。
3. 对小李进行正确的健康指导。

一、破伤风患者的护理

破伤风（tetanus）是由破伤风梭菌经皮肤或黏膜伤口侵入人体，在缺氧环境下生长繁殖，产生毒素引起的一种急性特异性感染。其常继发于各种创伤后。

【病因及病理生理】

破伤风梭菌为革兰氏染色阳性厌氧性芽胞梭菌，存在于灰尘、土壤和粪便中。破伤风发病需具备3个条件：①病原菌侵入伤口；②缺氧环境，如伤口深窄、坏死组织多、填塞过紧，局部缺血或同时有需氧菌感染等；③机体抵抗力低下。破伤风细菌的主要致病因素为外毒素（痉挛毒素和溶血毒素）。痉挛毒素是引起临床症状的主要毒素，可使全身横纹肌持续性收缩与阵发性痉挛、血压升高、心率加快、体温升高、大汗等。溶血毒素则引起局部组织坏死和心肌损害等。

【护理评估】

（一）健康史

询问患者有无开放性损伤史，如开放性骨折、木刺伤、锈钉刺伤等，受伤后的伤口处理经过，是否实施过彻底清创，是否接受破伤风人工免疫注射等。

（二）身体状况

1. 潜伏期　通常为7天左右，最短24小时，最长可达数月。潜伏期越短者，预后越差。

2. 前驱期　症状无特异性，可有全身乏力、头痛、头晕、咀嚼肌紧张和酸胀、烦躁不安等。

3. 发作期　典型症状是肌紧张性收缩（肌强直、发硬）的基础上，阵发性强烈痉挛。最早受累的肌群是咀嚼肌，随后依次为面部表情肌、颈项肌、背腹肌、四肢肌，最后为膈肌。表现为张口困难（牙关紧闭）、苦笑面容、颈项强直、角弓反张或侧弓反张；膈肌受影响后，表现为通气困难，甚至呼吸暂停。声、光、触摸、饮水等轻微刺激均可诱发阵发性痉挛。患者一般无高热，痉挛发作时面唇发绀，呼吸急促，大汗淋漓，牙关紧闭，手足抽搐不止。发作时患者神志清楚，表情痛苦，每次发作持续数秒或数分钟不等。

4. 并发症　强烈的肌肉痉挛可造成肌肉断裂甚至骨折。膀胱括约肌痉挛可引起尿潴留。持续的呼吸肌和膈肌痉挛可致呼吸骤停。肌肉痉挛及大量出汗可导致水电解质、酸碱平衡失调，严重者可发生心力衰竭。患者的主要死因是窒息、心力衰竭、肺部并发症。

（三）心理-社会状况

反复发生的痉挛、呼吸困难或窒息使患者产生恐惧感、濒死感。

（四）辅助检查

实验室检查很难诊断破伤风，因脑脊液检查可以正常，伤口厌氧菌培养也难发现该菌。但破伤风的症状比较典型,诊断主要根据临床表现。

(五)处理原则

破伤风是可以预防的疾患。预防的关键在于创伤后早期彻底清创,改善局部循环。主动免疫和被动免疫也是预防破伤风的有效方法。

破伤风的治疗原则包括清除毒素来源,中和游离毒素,控制和解除痉挛,保持呼吸道通畅,防治并发症。控制和解除痉挛是治疗的重要环节。

知识窗

破伤风的主动免疫和被动免疫

主动免疫是采用破伤风类毒素抗原注射,使人体产生抗体以达到免疫目的。在现行小儿计划免疫中常实施百日咳、白喉、破伤风三联疫苗的免疫注射。有主动免疫者,伤后仅需肌内注射类毒素0.5ml。

被动免疫是对伤前未接受主动免疫的伤员,尽早皮下注射破伤风抗毒素(TAT)1 500~3 000U或肌内注射人体破伤风免疫球蛋白(TIG),以达到中和破伤风毒素的目的。破伤风抗毒素(TAT)易致过敏反应,注射前必须做过敏试验,阳性者按脱敏法注射。

【常见护理诊断/问题】

1. 有窒息的危险　与持续性呼吸肌痉挛、误吸、痰液堵塞气道有关。
2. 有受伤害的危险　与强烈的肌痉挛有关。
3. 有体液不足的危险　与反复肌痉挛消耗、大量出汗有关。
4. 潜在并发症:肺不张、肺部感染、尿潴留、心力衰竭等。

【护理措施】

1. 一般护理

(1)隔离护理:将患者安置于单人隔离病房,保持室内安静,遮光,避免各类干扰,减少探视。治疗及护理操作尽量集中,可在使用镇静剂30分钟内进行。严格执行消毒隔离制度。所有器械、敷料专用,使用后予以灭菌处理,敷料须焚烧。

(2)体位:卧床休息,床边加隔离护栏,必要时加用约束带,以防止痉挛发作时患者坠床。

(3)饮食与营养:给予患者高维生素、高热量、高蛋白、易消化饮食,进食应少量多次,以免引起呛咳、误吸;频繁抽搐者,禁止经口进食;不能进食者,给予鼻饲或补液,必要时肠外营养。

2. 病情观察　设专人护理,密切观察患者的体温、呼吸、脉搏、血压和神志。患者抽搐发作时,详细记录抽搐发作持续时间和间隔时间及用药效果,防止输液针头脱出血管外。加强心肺功能监测,警惕心力衰竭发生。

3. 治疗配合

（1）伤口护理：伤口未愈者，配合医生彻底清创，敞开伤口，用3%过氧化氢溶液冲洗。

（2）用药护理

1）中和游离毒素：遵医嘱使用破伤风抗毒素，用药前必须进行皮内药物过敏试验。破伤风人体免疫球蛋白早期应用有效。

2）控制和解除痉挛：遵医嘱使用镇静、解痉的药物，如苯巴比妥钠、地西泮、冬眠Ⅰ号合剂等。痉挛发作频繁不易控制者，可静脉注射硫喷妥钠，但要警惕发生喉头痉挛和呼吸抑制。

3）抗感染：遵医嘱使用青霉素、甲硝唑，可抑制破伤风梭菌。

（3）预防并发症的护理：患者抽搐时，应用牙垫，防止舌咬伤，关节部位放置软垫保护，防止肌腱断裂和骨折。床旁准备气管切开包，对于频繁抽搐药物不易控制，无法咳痰或有窒息危险的患者，应尽早进行气管切开，以便改善通气；气管切开患者应注意做好呼吸道管理。加强患者口腔护理，遵医嘱使用抗生素，防止肺部感染。加强心脏监测，防止心力衰竭。

4. 心理护理　观察患者心理反应，及时进行心理疏导。消除患者的悲伤、恐惧感，使患者的情绪稳定，积极配合治疗。

5. 健康指导　注意劳动保护，预防开放性损伤，正确处理伤口。宣传指导社区居民、患者接受破伤风主动免疫或被动免疫。儿童应定期注射破伤风类毒素或百白破三联疫苗，以获得主动免疫。

*二、新生儿破伤风患者的护理

新生儿破伤风是因破伤风梭状杆菌经脐部侵入引起的一种急性严重感染，常在出生后七天左右发病，故有"七日风"之称。临床上以全身骨骼肌强直性痉挛和牙关紧闭为特征。无菌接生的推广或医疗护理质量提高，其发病率或死亡率明显下降，但尚未完全消灭。

【临床表现】

潜伏期大多为4～8天，发病越早，发作期越短，预后越差。起病时，患儿神志清醒，往往哭吵不安。因咀嚼肌首先受累，患儿口张不大，吸吮困难，随后牙关紧闭，面肌痉挛，出现苦笑面容；双拳紧握，上肢过度屈曲，下肢伸直，呈角弓反张。强直性痉挛阵阵发作，轻微刺激可引起痉挛发作，喉肌痉挛引起呼吸困难，青紫、窒息。患儿早期多不发热，后期发热是因肌肉痉挛或肺部继发感染所致。

【护理措施】

1. 控制痉挛，保持呼吸道通畅

（1）药物应用：遵医嘱注射破伤风抗毒素（用前需做皮试）、镇静剂等。慎用镇静解痉药物，可酌情使用洛贝林、尼可刹米等。

（2）建立静脉通路：尽可能应用留置针，避免反复穿刺给患儿造成不良刺激。

（3）病室环境：患儿应单独安置、专人看护。病房需避光、隔音。必要操作最好在镇静药后集中完成。

（4）氧疗：有缺氧、发绀者间隙用氧，可选用头罩给氧，氧流量至少5L/min，避免流量过低引起头罩内CO_2潴留，当病情好转，缺氧改善后及时停氧，避免氧疗并发症。

（5）密切观察病情变化：除专人护理外，应加强监测；详细记录病情变化，尤其是用药后第一次抽搐发生时间、强度、持续时间和间隔时间，抽搐发生时患儿面色、心率、呼吸及氧饱和度改变，一旦发现异常，及时组织抢救。

2. 脐部护理

（1）用消毒剪刀去除残留脐带的远端，并重新结扎，近端用3%过氧化氢或1:4 000高锰酸钾清洗后碘伏消毒，保持脐部清洁、干燥。

（2）遵医嘱用破伤风抗毒素行脐周封闭，中和未进入血流的游离毒素。

3. 保证营养　早期静脉营养，以保证能量供给，病情允许条件下，给予鼻饲。病情好转后以奶瓶喂养，训练患儿吸吮力及吞咽功能，最后撤离鼻饲。

4. 预防并发症

（1）预防误吸：患儿唾液未能吞咽而外溢，应及时清除分泌物，做好口腔清洁保护口唇。

（2）防止皮肤损伤：由于患儿处于骨骼肌痉挛状态，易发热出汗，因此应适当降温，及时擦干汗渍，保持患儿皮肤清洁干燥，可在患儿手心放一纱布卷，既可保护掌心皮肤不受损伤，又可保持掌心干燥。

（3）预防肺炎：定时翻身，预防坠积性肺炎。

5. 健康教育　普及科学接生。指导家长做好脐部护理。

*三、气性坏疽患者的护理

气性坏疽（gas gangrene）是由梭状芽胞杆菌引起的急性肌坏死或肌炎，属厌氧菌感染。主要致病菌有产气荚膜梭菌、水肿杆菌、腐败杆菌、溶组织杆菌等，常为多种致病菌的混合感染。梭状芽胞杆菌主要广泛存在于泥土和粪便中。致病须具备3个条件：①病原菌侵入伤口；②缺氧环境，如开放性骨折伴有血管损伤，挤压伤伴有深部肌肉损伤，止血带使用时间过长或石膏包扎过紧等；③机体抵抗力低下。致病菌在局部生长繁殖，产生多种外毒素和酶，引起组织细胞坏死、渗出、产生恶性水肿和恶臭的硫化氢气体、氮等，积存于组织间隙，急剧膨胀，迅速蔓延，沿筋膜扩散。

【护理评估】

（一）健康史

评估患者的全身状况。了解患者有无开放性损伤；有无伤口局部缺氧因素，如局部肌肉组织广泛挤压伤、重要血管损伤、止血带使用时间过长或石膏包扎过紧等；伤口是否遭受泥土等严重污染。

（二）身体状况

1. 症状 早期患部沉重或疼痛，病情迅速恶化，出现"胀裂样"剧痛，一般止痛剂不能缓解疼痛，呼吸急促、烦躁不安。

2. 体征 ①局部肿胀明显、压痛剧烈；伤口周围皮肤水肿、紧张、发亮、由苍白变为紫黑，出现大小不等的水疱，皮下有积气，可触及捻发音。②伤口内肌肉坏死，暗红或土灰色，失去弹性，刀割时不收缩也不出血。③伤口中有大量浆液性或浆液血性渗出物，伴有恶臭味。④全身表现有高热（40℃以上）、脉率快、呼吸急促、出冷汗、贫血等症状，若不及时控制，可发展为休克。

（三）心理－社会状况

患者因创伤刺激、隔离治疗，加之病情严重、发展快，甚至有截肢或死亡的危险，心理打击很大，常有极度的悲伤和恐惧感。部分截肢后患者感觉已截去的肢体仍然存在并剧痛，形成幻肢痛。

（四）辅助检查

1. 血常规检查 因溶血毒素作用，红细胞降低，血红蛋白降低，出现贫血。

2. 渗出物检查 伤口渗出物涂片可检出粗大的革兰氏阳性梭菌，同时可行细菌培养。

3. 影像学检查 X线、CT检查常显示伤口肌群有气体。

（五）处理原则

处理原则包括挽救患者的生命，减少组织的坏死，降低截肢率。

1. 彻底清创 在积极抗休克和防治并发症的同时施行彻底清创术。

2. 应用抗生素 首选大剂量青霉素静脉滴注，每日1 000万～2 000万U。

3. 高压氧治疗 提高组织间的含氧量，造成不适合细菌生长繁殖的环境。

4. 全身支持疗法 输血、纠正水电解质失衡、营养支持和对症处理。

【常见护理诊断/问题】

1. 急性疼痛 与局部组织创伤、炎症刺激及肿胀有关。

2. 体温过高 与细菌感染、组织坏死和毒素吸收有关。

3. 组织完整性受损 与组织感染、坏死有关。

4. 恐惧 与病情严重、隔离治疗、担心截肢有关。

5. 潜在并发症：感染性休克等。

【护理措施】

1. 一般护理 严格执行隔离制度，患者用过的敷料焚毁，器械特殊处理后高压灭菌。协助患者变换体位，避免压疮发生。截肢患者出现幻肢痛时，耐心细致解释情况，消除幻觉。

2. 病情观察 设专人护理，密切观察生命体征、局部组织肿胀、皮肤色泽、伤口分泌物情况及全身的变化,发现异常及时报告医生。

3. 治疗配合　①伤口护理:观察伤口周围皮肤的色泽,局部肿胀程度或伤口分泌物性质;对切开或截肢后敞开的伤口,用3%过氧化氢溶液冲洗、湿敷,及时更换伤口敷料。对接受高压氧治疗的患者,注意观察氧疗后的伤口变化。②疼痛护理:剧烈疼痛者遵医嘱给予麻醉镇痛剂;清创或手术后,协助患者变换体位,以减轻疼痛。③用药护理:遵医嘱合理使用抗生素,控制感染,注意观察药物的效果和不良反应。④高热护理:高热患者给予物理或药物降温,及时补充水、电解质。

4. 心理护理　关心关爱患者,耐心解释各种治疗的必要性,帮助患者适应身体变化,接受并配合治疗。特别是帮助截肢的患者树立生活的信心,通过心理护理消除患者的幻肢痛。

5. 健康指导　加强预防气性坏疽的知识普及和宣教;加强劳动保护,避免受伤;受伤后应及时正确彻底清创。对截肢患者,加强心理护理和社会支持,指导其功能训练,尽快提高生活自理能力。

(曹洪容　梁丽芹)

本章小结

　　本章学习重点是外科感染的特点及全身性外科感染的常见致病菌和共性表现;几种常见浅部组织细菌性感染患者的局部表现和护理要点及其健康教育;气性坏疽常见护理诊断/问题。学习难点为外科感染的分类,气性坏疽护理措施。在学习的过程中比较破伤风和新生儿破伤风健康评估,注重其相对应的病情观察,护理措施中的隔离护理、心理护理和健康指导,提高运用知识解决问题的能力。

？ 思考与练习

1. 患者,男,30岁。4天前不慎刺伤右手示指末节指腹,当时仅有少量出血,未予特殊处理。今天发现右手示指明显肿胀、皮肤苍白,感到搏动性跳痛,彻夜难眠,并出现寒战、高热等全身症状。诊断为脓性指头炎。

请问:

(1)对该患者首要的处理措施是什么?

(2)患者目前存在的主要护理诊断/问题有哪些?

(3)如何对患者进行健康指导?

2. 患者,女,35岁。左足部被铁钉刺伤,在当地卫生院给予简单清创处理。5天后出现全身肌肉强直性收缩和阵发性痉挛,诊断为"破伤风"收住院。

请问：

（1）该患者发生破伤风的原因是什么?

（2）患者住院时,对病室环境有哪些要求,其护理要点有哪些?

（3）目前患者最主要的护理诊断/问题是什么?

第八章 | 损伤患者的护理

学习目标

1. 具有良好的职业道德,保护患者隐私,关爱患者,减轻患者痛苦,维护健康。
2. 掌握创伤、烧伤、毒蛇咬伤患者的护理评估和护理措施。
3. 熟悉创伤及烧伤患者的处理原则。
4. 了解损伤的分类和影响伤口愈合的因素、冻伤和其他咬伤患者的护理。
5. 熟练掌握换药的操作技术和绷带包扎技术,能配合医生实施清创术。

第一节 概 述

损伤(injury)是指各种致伤因素作用于人体所造成的组织结构完整性破坏或功能障碍及其所引起的局部和全身反应。

【病因分类】

按损伤的原因不同,通常分为4类:

1. 机械性损伤 指锐器切割、钝器打击、重物挤压、跌、撞、火器等机械性因素所致的损伤,通常又称为创伤,是外科最常见的一种损伤。

2. 物理性损伤 因高温、冷冻、电流、激光、放射线等物理性因素所致的损伤。

3. 化学性损伤 由强酸、强碱、毒气等化学性因素所致的损伤。

4. 生物性损伤 机体遭受毒蛇、犬、猫、昆虫等咬、抓、螫伤等生物性因素后所产生的损伤。

【伤口修复过程及影响因素】

1. 修复过程 伤口修复基本分为3个阶段:

(1)炎症反应:约3~5天。损伤后伤口局部组织出现炎症反应,组织缺损部位先被血凝块填充,继而成纤维细胞和血管内皮细胞增生,沿血凝块内纤维蛋白网生长。

（2）组织增生和肉芽形成：新生的毛细血管与成纤维细胞共同构成肉芽组织，充填伤口，肉芽组织最终变为以胶原纤维为主的瘢痕组织。这个过程需1～2周。

（3）组织塑形：经多种酶的作用，过多的胶原纤维被分解、吸收，局部组织软化，以适应功能上的需要。此期约需1年。

2. 影响伤口愈合的因素

（1）局部因素：伤口感染是最常见的影响因素。其他如创伤范围大、坏死组织多、异物存留、局部血液循环障碍、伤口引流不畅、伤口位于关节处、局部制动不足、包扎或缝合过紧等也不利于伤口愈合。

（2）全身性因素：主要影响因素有年龄、营养不良、大量使用细胞增生抑制剂（如皮质激素和抗癌药等）。合并有糖尿病、结核病、恶性肿瘤等慢性疾病及出现全身严重并发症（如多器官功能不全）时，伤口愈合也常延迟。

3. 伤口愈合的类型

（1）一期愈合：组织修复以原来的细胞为主，愈合快，愈合后仅留有线状瘢痕。见于组织缺损少、创缘整齐、无感染、经黏合或缝合后创面对合严密的伤口。

（2）二期愈合：以纤维组织修复为主，愈合时间较长，形成的瘢痕较大。见于组织缺损范围大、坏死组织多、创缘不整齐或伴有感染的伤口。

第二节　创伤患者的护理

工作情景与任务

导入情景：

星期一早上，张先生因为赶时间不慎被摩托车撞倒，左小腿受伤，被紧急送至医院。入院时张先生非常痛苦，呻吟不断，站立时左脚不能负重。检查发现左小腿青紫，肿胀变粗，小腿前面有一处不规则伤口，出血不多。

工作任务：

1. 正确对张先生进行护理评估并提出主要护理诊断/问题。

2. 协助医生实施清创术。

3. 正确对张先生进行康复指导。

创伤多因交通或工伤事故、斗殴、自然灾害和战伤所致，其发病率、致残率均较高。

【病因和分类】

根据受伤时皮肤和黏膜是否完整，创伤可分两大类：

1. 闭合性创伤　损伤处皮肤或黏膜保持完整，多由钝性暴力所致。常见有以下几种：

（1）挫伤：因钝力碰撞、挫压、挤捏等所致皮下软组织损伤，常发生水肿、血肿、结缔组织或肌纤维断裂。头、胸、腹部挫伤可能合并深部器官损伤。

（2）扭伤：因旋转、牵拉或肌肉猛烈而不协调地收缩等暴力，使关节突然发生超出生理范围的活动，造成肌肉、肌腱、韧带、筋膜、关节囊等组织撕裂、断裂或移位等。

（3）挤压伤：肢体或躯干肌肉丰富部位较长时间受钝力挤压所致的损伤。严重时肌肉组织广泛缺血、坏死，继而引起肌红蛋白血症、肌红蛋白尿、高血钾和急性肾衰竭为特点的全身性改变，称为挤压综合征（crush syndrome）。

（4）爆震伤（冲击伤）：爆炸产生强烈的冲击波形成的高压及高速气流对胸、腹部的脏器造成损伤，伤者体表无明显损伤，但含气的脏器或鼓膜可发生出血、破裂或水肿等病理改变。

2. 开放性创伤　受伤部位皮肤或黏膜完整性遭到破坏，伤口与外界相通。常见有以下几种：

（1）擦伤：皮肤与表面较粗糙的物体快速摩擦造成的损伤，创面有擦痕、小出血点及少量浆液渗出。

（2）刺伤：由尖锐物体刺入组织所致，可导致深部组织和脏器损伤。

（3）切割伤：由锐利器械切割所致，伤口整齐，多呈直线状，周围组织损伤较轻，可造成血管、神经和肌腱等深部组织损伤。

（4）撕裂伤：由于急剧的牵拉或扭转导致浅表和深部组织的撕脱与断裂，伤口多不规则。

（5）火器伤：是弹片或枪弹造成的创伤，可能发生贯通伤（有入口和出口者），也可能导致非贯通伤（只有入口而无出口者），周围损伤范围大，坏死组织多，易感染。

根据伤口是否污染或感染，可将开放性创伤的伤口分为清洁伤口（无菌手术切口）、污染伤口（有细菌污染但尚未感染）和感染伤口三种。

【护理评估】

（一）健康史

应询问致伤原因，了解受伤的时间、部位，当时所处姿势以及伤后处理经过。

（二）身体状况

1. 局部表现　一般均有疼痛、肿胀、瘀斑和功能障碍，开放性创伤者还可见到伤口和出血。如果合并重要的神经、血管及内脏损伤，则各有其特殊表现。

2. 全身反应　轻者无明显全身表现。重者可有发热、脉快、血压升高、呼吸加快、乏力、食欲减退等全身炎症反应综合征（SIRS）的表现。如果创伤失血多、疼痛剧烈可致休克，甚至多器官功能障碍综合征（MODS）。

🔧 知识窗

全身炎症反应综合征

1991年美国胸科医师学会和美国急救医学会在芝加哥召开的联合会议上提出了全

身炎症反应综合征（SIRS）的概念。其实质是各种严重侵袭造成炎症介质大量释放而引起的全身反应。SIRS可由感染及其致病菌的毒素，或由严重创伤等非感染因素引起。具有下列临床表现中两项或两项以上即可诊断：①体温>38℃或<36℃；②心率>90次/min；③呼吸>20次/min或过度通气，$PaCO_2$<32mmHg；④白细胞计数>$12×10^9$/L或<$4×10^9$/L或未成熟粒细胞>10%。

（三）心理－社会状况

创伤发生时，患者常出现复杂的心理反应，可能出现焦虑不安，恐惧，暴躁易怒，甚至失去理智；肢体的伤残、面容受损、个人前途及社交活动受影响等，也常使患者情绪抑郁、意志消沉，表现为自责、抱怨、悔恨，甚至绝望。

（四）辅助检查

1. 实验室检查　血常规和血细胞比容检查可了解失血及感染情况。尿常规可提示泌尿系统有无损伤。血液电解质化验和血气分析可了解水、电解质、酸碱平衡失调状况及有无呼吸功能障碍。

2. 穿刺、导尿检查　胸腹腔穿刺检查可用以判断内脏受损破裂情况，导尿检查可帮助诊断尿道、膀胱损伤。

3. 影像学检查　X线检查可证实骨折、气胸、气腹等。超声检查可诊断胸、腹腔内的积血及肝、脾、肾等实质性器官损伤状况。CT检查可辅助诊断颅脑损伤、腹部实质性器官及腹膜后损伤；MRI有助于诊断颅脑、脊柱、脊髓等损伤。

（五）处理原则

1. 急救处理　要求做到判断快、救治快、转送快。处理原则是抢救生命、重点检查、止血包扎、妥善固定、速转快运。

2. 软组织闭合性损伤处理　如无深部重要组织、器官损伤，多不需特殊处理，可自行修复。

3. 软组织开放性损伤处理　污染伤口应尽早施行清创术，使其转为清洁伤口，争取一期愈合；感染伤口应控制感染，加强换药，促进愈合。

【常见护理诊断/问题】

1. 急性疼痛　与组织损伤有关。
2. 体液不足　与创伤后失血、失液等因素有关。
3. 组织完整性受损　与致伤因子导致组织结构破坏有关。
4. 焦虑　与组织受损、担心影响生活和工作有关。
5. 潜在并发症：休克、感染、挤压综合征等。

【护理目标】

1. 患者疼痛减轻。
2. 患者体液不足得到纠正。

3. 患者伤口得以妥善处理,受损组织逐渐修复。

4. 患者焦虑减轻或消除,情绪稳定。

5. 患者的并发症得到有效防治。

【护理措施】

(一)急救护理

急救护理的原则是配合医生做好各类急救工作,密切观察并报告伤情变化,保证各项治疗措施及时有效地实施。

1. 迅速抢救生命　首先处理危及生命的紧急情况,如心跳及呼吸骤停、窒息、张力性或开放性气胸、活动性大出血、休克、腹腔内脏脱出等。心跳呼吸骤停者应立即心肺复苏,窒息者应立即保持呼吸道通畅,其他如张力性气胸等危急情况处理见相关章节。

2. 包扎　目的是保护伤口、减少污染、压迫止血、固定骨折和减轻疼痛。一般以无菌或清洁的布料包扎伤口,防止加重污染和继续出血。

3. 固定　简单固定受伤骨关节可减轻疼痛,避免搬运时再损伤,且便于搬运。搬运患者前应妥善固定四肢骨折;对疑有脊柱骨折的患者,要以平托法或滚动法将其轻放、平卧在硬板上,怀疑颈椎损伤的患者还应佩戴颈托或支具固定头部,防止脊髓损伤。较重的软组织损伤也应局部固定制动。

4. 转运　正确转运,可减少痛苦,避免继发损伤。应注意:①保持适当体位,患者应头部在后(与运行方向相反),避免脑缺血突然死亡;尽量避免颠簸,防止再损伤。②保证有效输液,给予止痛,预防休克。③密切观察病情变化,如生命体征、意识等,并认真做好记录。

(二)软组织闭合性损伤的护理

1. 一般护理　抬高患肢 15°～30°,以利于静脉、淋巴液回流,减轻肿胀和疼痛。在受伤关节处可用绷带或夹板等包扎固定,局部制动可减轻疼痛,避免继发出血和加重损伤。

2. 病情观察　对伤情较重者应注意局部症状、体征的演变;密切观察生命体征的变化,了解深部组织器官损伤情况;对挤压伤患者须观察尿量、尿色、尿比重,如发生酱油色尿,应注意是否发生急性肾衰竭。

3. 治疗配合　①小范围软组织创伤后 24 小时内给予局部冷敷,以减少渗血和肿胀,24 小时后改用热敷和理疗,可促进血肿吸收和炎症消退。②对血肿较大者,应在无菌操作下穿刺抽吸,并加压包扎。③必要时可遵医嘱外敷中西药物,以消肿止痛。④病情稳定后,可指导患者配合理疗、按摩和功能锻炼,促进功能恢复。

(三)软组织开放性损伤的护理

1. 污染伤口的护理　按清创术要求做好必要准备,如备皮、药物过敏试验、局部 X 线摄片检查。清创术又称扩创术,是在无菌操作下,彻底清理污染伤口,使之变为清洁伤口,以减少感染机会,促进伤口一期愈合的一种治疗方法。其包括清洗伤口周围皮肤,除去伤口内的污物和异物,切除失去活力和污染严重的组织,修整创缘,彻底止血,修复组织，缝合伤口等步骤。清创术的最佳时机在伤后 6～8 小时内，此时细菌仅存在于创口表面，尚未形成伤口感染。如伤口污染较轻，伤口位于头面部，早期已应用了有效抗生素等，清创缝合的时限可延长至伤后 12 小时，甚至更长。对关节附近以及有神经、大血管、内脏等重要脏器暴露的伤口，如无明显感染征象，即便时间较长，原则上也应清创并将伤口缝合。

2. 感染伤口的护理　先清创后换药。换药又称为更换敷料，是对经过初期治疗的伤口（包括手术切口）做进一步处理的总称。通过换药可动态观察伤口变化，保持引流通畅，控制局部感染，促进组织修复，使伤口尽快愈合。换药时应遵循无菌操作原则，安排换药顺序时，应先清洁伤口、再污染伤口、后感染伤口（特异性感染伤口单独换药）。换药过程中始终坚持两把镊子操作法。换药的时间要根据伤口情况而定，一期缝合伤口术后 2～3 天换药一次，若无感染至拆线时再换药；生长良好的肉芽创面，每日或隔日换药一次；脓性分泌物多，感染严重的伤口，每日换药 1 次或数次。

3. 治疗配合　①防治感染：遵医嘱使用抗生素预防感染，注射破伤风抗毒素以预防破伤风的发生。②防治休克：对血容量不足者，按医嘱给予输液、输血，维持体液平衡和血容量。③伤口护理：保持敷料清洁干燥，及时换药，如伤口内放置有橡皮片引流条，应于术后 24～48 小时去除。伤肢抬高制动，改善局部血液循环，促进伤口愈合。④功能锻炼：病情稳定后，鼓励并协助患者进行早期活动，指导患者进行肢体功能锻炼，以促进功能恢复和预防并发症。

（四）心理护理

安慰患者，尤其是对容貌受损或有致残可能的患者，多与其沟通，进行心理疏导，使患者情绪稳定，增强恢复健康的信心。

（五）健康指导

教育患者及社区人群注意交通安全及自我防护，避免损伤的发生。指导患者加强营养，以促使组织修复和脏器功能恢复。根据病情，指导患者进行功能锻炼，以促使患部功能得到最大恢复。

【护理评价】

1. 患者疼痛是否得到有效控制。
2. 患者体液平衡是否恢复。
3. 患者伤口有无感染发生，是否痊愈。
4. 患者焦虑是否减轻或消除，情绪是否稳定。
5. 患者是否发生感染、挤压综合征等并发症，若发生是否得到有效治疗。

边学边练

实训八　急性破伤风患者的护理

显微外科手术与断肢（指）再植

显微外科技术是在手术放大镜和手术显微镜下，应用特殊精细的器械和材料对细微组织进行微小修复和重建的一项外科技术。现已广泛应用于手术学科的各个专业，主要包括：①断肢（指）再植；②吻合血管的组织移植；③吻合血管的足趾移植、再造拇指或手指；④吻合血管的空肠移植；⑤周围神经显微修复；⑥小管道显微修复；⑦吻合血管的器官移植。

断肢（指）再植是显微外科的重要内容。肢体离断后，应迅速用无菌敷料加压包扎残端，搏动性出血时使用止血带，但应定时放松。离体的断肢（指）应尽快用无菌敷料包裹，置入塑料袋中密封，再放于加盖的容器内，外周放入冰块做干冻冷藏保存（图8-1），保持在4℃左右，和患者一起送往医院，争取在6~8小时内再植。切忌将断肢（指）浸泡入任何溶液中。断肢（指）再植属自体器官移植，手术后不存在排斥反应，但应充分注意血管痉挛、血栓形成和感染等问题。

图8-1 断手的保存法

第三节 烧伤患者的护理

工作情景与任务

导入情景：

工人小李，下夜班后在宿舍烧水，因过于疲劳而熟睡，致使水烧干引发火灾而被烧伤，被工友紧急送至医院。入院时小李烦躁不安，不停喊疼，并要求喝水。查体：T 37.1℃，P 108次/min，R 22次/min，BP 80/60mmHg，双上肢、胸腹部及右侧大腿前面可见大小不一的水疱，部分疱皮脱落，创面发红肿胀。医嘱：平衡盐溶液1 000ml，静脉滴注，立即；留置尿管，立即。

工作任务：

1. 正确对小李进行护理评估并提出主要的护理诊断/问题。
2. 密切观察小李的神志、生命体征及尿量的变化。
3. 配合医生迅速对小李进行抗休克护理。

烧伤泛指由热力（火焰、热液、蒸汽及高温固体）、电流、化学物质、激光、放射线等所造成的组织损伤。狭义的烧伤是指由热力所造成的烧伤，临床上最多见。烧伤不仅损伤皮肤,还可累及肌肉、骨骼,严重者出现休克、脓毒症等一系列病理生理变化而危及生命。

【护理评估】

（一）健康史

了解患者烧伤的病因,受伤的时间及部位以及伤后处理方式。小儿、老人、孕妇以及偏瘫、癫痫、高血压、梅尼埃病等患者是发生烧伤的高危人群;消防措施和意识薄弱的某些厂矿、营业场所是重大火灾的多发地,是烧伤的常见社会、环境因素。

（二）身体状况

1. 烧伤程度估计　烧伤程度主要取决于烧伤面积和深度。

（1）面积估计:是指皮肤烧伤区域占全身体表面积的百分数。根据我国人体体表面积特点,测算烧伤面积的方法有:①新九分法,将体表面积分成 11 个 9% 的等份,另加1%,共 100% 的体表面积;12 岁以下小儿头部面积相对较大,双下肢面积相对较小,测算方法应结合年龄进行计算(表 8-1、图 8-2 和图 8-3)。②手掌法,不论年龄、性别,以患者自己的 1 个手掌(五指并拢)面积为 1% 计算,常用于测定小面积烧伤(图 8-4)。

表 8-1　烧伤面积新九分法　　　　　　　　　　　　单位:%

部位	成人各部位面积	小儿各部位面积
头颈(发部 3 面部 3 颈部 3)	9×1=9	9+（12－年龄）
双上肢(双手 5 双前臂 6 双上臂 7)	9×2=18	9×2=18
躯干(腹侧 13 背侧 13 会阴 1)	9×3=27	9×3=27
双下肢(双臀 5 双大腿 21 双小腿 13 双足 7)	9×5+1=46	46－（12－年龄）

注:①Ⅰ度烧伤仅伤及表皮,病理反应轻微,痊愈时间快,一般不计入烧伤总面积之中。②该表以成年男性为标准,成年女性双足及双臀各为 6%。

（2）深度估计:按组织损伤的层次,用三度四分法将烧伤分为Ⅰ度、浅Ⅱ度、深Ⅱ度和Ⅲ度烧伤(表 8-2、图 8-5)。Ⅰ度、浅Ⅱ度属浅度烧伤;深Ⅱ度、Ⅲ度属深度烧伤。对烧伤深度的估计,目前也有"四度五分法",与三度四分法的不同之处在于将三度四分法Ⅲ度烧伤中损伤达深筋膜以下的烧伤,称为Ⅳ度烧伤。

（3）烧伤程度判断

1）轻度烧伤:Ⅱ度烧伤面积小于 10%。

2）中度烧伤:Ⅱ度烧伤面积 11%～30%,或Ⅲ度烧伤面积小于 10%。

3）重度烧伤:总面积 31%～50%,或Ⅲ度烧伤面积 11%～20%,或Ⅱ度、Ⅲ度烧伤面积虽未达到上述百分比,但已发生休克、吸入性损伤或较严重的复合伤。

4）特重烧伤:烧伤总面积大于 50%,或Ⅲ度烧伤面大于 20%。

临床上所称的大面积烧伤是指成人Ⅱ度烧伤面积＞15%，小儿＞10%，多需住院治疗。相反，就是小面积烧伤，一般在门诊处理。

图8-2　成人各部体表面积(%)示意图

图8-3　小儿体表面积估计法

图8-4　手掌估计法

表8-2 烧伤深度的评估要点

分度	损伤深度	临床表现	愈合过程
Ⅰ度（红斑）	表皮层	红、肿、热、痛、烧灼感、无水疱	3~7d痊愈，脱屑，无瘢痕
浅Ⅱ度（水疱）	真皮浅层	水疱较大，剧痛，创底肿胀潮红	1~2周内愈合，无瘢痕，多有色素沉着
深Ⅱ度（水疱）	真皮深层	水疱较小或无水疱，感觉迟钝，有拔毛痛；创面浅红或红白相间	3~4周可愈合，有瘢痕
Ⅲ度（焦痂）	全层皮肤，可深达皮下组织，肌肉和骨骼	无水疱，蜡白或焦黄，皮革状，甚至炭化，感觉消失，或可见树枝状栓塞血管	3~4周后，焦痂脱落，形成肉芽组织，难愈合，多需植皮

图8-5 皮肤烧伤分度示意图

2. 病程分期估计 根据烧伤后病理生理特点及临床过程，中度以上烧伤病程一般分为4期。

（1）休克期：主要发生在伤后48小时内。热力作用致使毛细血管通透性增加，大量血浆外渗至组织间隙及创面，引起有效循环血量锐减，导致低血容量性休克发生。体液渗出以伤后6~12小时最快，持续约36~48小时，甚至更长时间。一般伤后48小时起，组织水肿液开始会吸收。休克是烧伤早期的并发症或死亡原因。

（2）感染期：烧伤早期因皮肤屏障功能受损，细菌入侵创面并生长繁殖，严重烧伤使机体免疫功能受到抑制，抵抗力降低，对病原菌的易感性增加，从而易发生局部和全身感染。大量细菌在创面周围组织内生长繁殖，其毒素释放入血，引起严重全身反应，但血培养呈阴性，称为烧伤创面脓毒症。伤后2~3周，Ⅲ度烧伤的焦痂开始大片溶解脱落，创面暴露,细菌可侵入血液循环,是烧伤全身性感染的又一高峰期。感染是烧伤患者死亡的最主要原因。

（3）修复期:组织烧伤后,在炎症反应的同时,创面已开始修复的过程。浅度烧伤多能自行修复,深Ⅱ度烧伤依靠残存皮肤组织和上皮修复,Ⅲ度烧伤需要皮肤移植修复。

（4）康复期:烧伤创面愈合后形成的瘢痕常影响到外观和功能,需要通过功能锻炼和整形以期恢复;大面积烧伤后因大部分汗腺受损,机体散热能力下降,盛夏季节会出现全身不适,常需2~3年调整适应;伤员的心理异常也需要一定恢复过程。

3. 特殊部位的烧伤

（1）吸入性烧伤:又称呼吸道烧伤,常与头面部烧伤同时发生,因吸入浓烟、火焰、蒸汽、热气或吸入有毒、有刺激性的气体所致。患者口鼻有黑色分泌物,出现呼吸道刺激症状,咳炭末样痰,声音嘶哑,呼吸困难,肺部啰音等表现,易发生窒息或肺部感染。

（2）头面颈部烧伤:其临床特点是:①常合并眼、耳、鼻及吸入性烧伤;②肿胀明显;③易发生呼吸困难、休克和脑水肿;④伤后容易发生感染。

（三）心理-社会状况

皮肤大面积缺损及剧烈疼痛,易造成心理打击和压力。患者早期有精神紧张、行为异常、恐惧等心理反应;中期因换药疼痛、手术治疗等而有烦躁、缺乏自制力等过度反应;后期可能因面容损毁、躯体功能障碍或致残而长期精神困扰,甚至悲观厌世。

（四）辅助检查

严重烧伤有大量红细胞破坏,故患者有红细胞、血红蛋白减少及血红蛋白尿。感染时血白细胞计数及中性粒细胞比例明显增高。因分解代谢增强及肾功能损害,尿素氮可增高。X线胸片可了解肺部有无损伤及感染。

（五）处理原则

1. 处理创面　正确处理创面能有效减少全身性感染等并发症,提高大面积烧伤的治愈率,是治愈烧伤的关键环节。创面处理的目的是保护创面,防治感染,促进愈合,最大限度恢复功能。处理创面的措施有清创、包扎疗法或暴露疗法、Ⅲ度烧伤的去痂和植皮等。

2. 防治休克　中度以上烧伤患者,必须及早采用液体疗法,维持有效循环血量;注意维护重要脏器功能,防治多系统器官功能障碍综合征。

3. 防治感染　选用有效抗生素,在创面局部和全身使用;注射破伤风抗毒素;同时应用免疫增强疗法,提高免疫力。

【常见护理诊断/问题】

1. 急性疼痛　与组织损伤、感染、换药时刺激等因素有关。

2. 体液不足　与烧伤后大量液体自创面丢失、血容量减少有关。

3. 皮肤完整性受损　与烧伤损坏组织有关。

4. 营养失调:低于机体需要量　与烧伤患者高代谢状态、大量蛋白质经创面丢失、消化功能障碍等因素有关。

5. 潜在并发症：低血容量性休克、感染、应激性溃疡等。

【护理措施】

（一）现场急救护理

1. 迅速消除致伤因素　指导和协助伤者尽快脱离险境：①对火焰伤者应尽快脱去着火衣物，也可就地卧倒滚压灭火，或用毛毯、大衣等物品覆盖着火部位，也可用水浇灭火焰。切忌用手扑火或在火中来回跑动、大声呼叫。②若被热液烫伤，应立即脱去或剪开浸渍的衣服。四肢烧伤，可将肢体浸泡于凉水中。③若为电击伤，需迅速断离电源。④酸、碱等化学物质烧伤，应立即脱去或剪开沾有酸、碱的衣服，以大量清水冲洗；如系生石灰烧伤，应先除去石灰粉粒，再用清水长时间的冲洗，以避免石灰遇水产热加重损伤；磷烧伤应立即将烧伤部位浸入水中，同时拭去磷颗粒，不可将创面暴露在空气中，创面忌用油质敷料。

2. 抢救生命　去除致伤原因后，配合医生首先处理窒息、大出血、开放性气胸等危急情况。对头颈部烧伤或疑有吸入性烧伤时，应保持口、鼻腔通畅，必要时协助医生做气管切开。若患者发生心脏停搏，应立即实施现场心肺复苏。

3. 防治休克　口渴者可口服淡盐水，不能单纯大量饮水，以免体液低渗发生脑水肿和肺水肿。中度以上烧伤需远途转送者，须建立静脉输液通道，途中持续输液；疼痛剧烈者遵医嘱酌情使用地西泮、哌替啶等。

4. 保护创面　就地取材，用无菌敷料或清洁布类包裹创面，以免再污染和加重损伤；协助患者调整体位，避免创面受压；创面勿涂任何药物。

5. 转送患者　宜尽早转运，途中持续输液；对已发生休克患者，争取先抗休克，待病情平稳后再转送。

（二）一般护理

保持呼吸道通畅，吸氧；对发热患者给予降温处理；做好其他基础护理工作。

（三）病情观察

1. 观察全身情况　伤后密切观察神志及生命体征变化；留置导尿管，测尿量；重症烧伤应监测中心静脉压。

2. 观察创面情况　烧伤早期每日评估烧伤面积及深度，了解创面病情变化。若出现创面水肿、渗液多、肉芽颜色转暗、创缘下陷、创缘红肿等炎症表现，或上皮停止生长，原来干燥的焦痂变得潮湿、腐烂，创面有出血点等都是感染的征象。若创面出现紫黑色出血性坏死斑，脓液呈淡绿色，提示铜绿假单胞菌感染。

（四）治疗配合

1. 补液的护理　轻度烧伤，可口服烧伤饮料（配方：冷开水 1L，食盐 3g，碳酸氢钠 1～2g，苯巴比妥钠 0.05g，糖适量）；中度以上烧伤，应遵医嘱及时给予补液，这是休克期的首要护理措施。伤后应迅速建立静脉输液通路，有时需多路输液，必要时静脉切开插管输液。为做好输液工作，应了解补液量的估计和液体的种类。

（1）补液量估计：我国目前常用的补液方案是伤后第一个24小时补液量（ml）=Ⅱ、Ⅲ度烧伤面积×体重（kg）×1.5ml（儿童1.8ml、婴儿2.0ml）+2 000ml（儿童60~80ml/kg、婴儿100ml/kg）。其含义是烧伤后第1个24小时，每1%的Ⅱ、Ⅲ度烧伤面积，成人每公斤体重需补给电解质和胶体溶液共1.5ml，再加日需量2 000ml。电解质溶液和胶体溶液的比例一般为2:1，特重度烧伤为1:1。伤后第二个24小时补液量中日需量不变，电解质和胶体溶液为第一个24小时的一半。第三个24小时补液量根据病情变化决定。

（2）液体的种类与安排：电解质溶液首选平衡盐溶液，并适当补充碳酸氢钠溶液。胶体液首选血浆，也可用全血或血浆代用品，如中分子右旋糖酐（一般24小时不超过1 000ml）。生理需要量一般用5%~10%的葡萄糖液。因为烧伤后第1个8小时内渗液最快，所以应在首个8小时内输入补液总量的1/2，其余分别在第2个、第3个8小时内均匀输入。补液的一般原则是先晶后胶、先盐后糖、先快后慢，胶、晶体溶液交替输入，特别注意不能集中在一段时间内输入单一种类液体。

（⚙ 临床应用）

烧伤补液量计算及液体分配

患者，55岁，体重50kg，浅Ⅱ度烧伤面积80%。伤后第一个24小时的补液总量为80×50×1.5+2 000=8 000（ml），该患者烧伤面积达80%，为特重度烧伤，故电解质和胶体量均为80×50×1.5×1/2=3 000（ml），生理日需量2 000ml。

本例患者的液体分配如下（表8-3）。

表8-3　举例患者24小时内液体输入方案　　　　　　　　　　　　单位：ml

液体种类	总量	第1个8h	第2个8h	第3个8h
电解质溶液（平衡盐）	3 000	1 500	750	750
胶体溶液（血浆等）	3 000	1 500	750	750
5%葡萄糖溶液	2 000	1 000	500	500

（3）调节输液量和速度的指标

1）尿量：一般要求成人维持在30~50ml/h，小儿20ml/h，若低于上述水平，表示补液量不足，应加快输液；但对于老年人、心血管病患者、吸入性烧伤或合并颅脑损伤者，输液不能太快，只要求每小时尿量20ml左右即可；发生血红蛋白尿时要维持在50ml/h以上。

2）其他指标：如血压、脉搏、末梢循环情况、精神状态、中心静脉压等，应维持基本正常。下述情况说明血容量已基本恢复：每千克体重每小时尿量不少于1ml；收缩压在90mmHg以上；成人心率120次/min以下，儿童在140次/min以下；患者安静；肢体温暖，中心静脉压正常。

2. 创面的护理

（1）初期创面清创的护理：患者入院时，应先剪去创面及周围皮肤的毛发并去除异物，再清洗消毒。清创顺序一般按头部、四肢、胸腹部、背部和会阴部顺序进行。破损、撕脱的疱皮和深Ⅱ度、Ⅲ度创面的坏死表皮也须去除，以利创面清洁与干燥。此后根据烧伤病情及医疗条件选用暴露或包扎疗法。清创术后应注射 TAT，必要时及早使用抗生素。

（2）包扎疗法的护理：对四肢浅Ⅱ度烧伤、病室条件较差或门诊处理的小面积烧伤，采用包扎疗法。护理时，应协助医生实施包扎疗法，经清创处理后，创面上先敷凡士林油纱布，其上再覆盖 2～3cm 厚度、吸水性强的纱垫，用绷带自肢体远心端向近心端包扎，注意显露指（趾）末端以观察血液循环。此法便于护理和患者活动，有利于保护创面。缺点是不利于创面观察，而且换药时患者较痛苦。

包扎后的护理包括：①观察肢端感觉、运动和血运情况，若发现指、趾末端皮肤发凉、青紫、麻木等情况，须立即放松绷带；②抬高患肢，注意保持肢体功能位；③保持敷料清洁干燥，如外层敷料被浸湿，须及时更换；④注意创面是否有感染，若发现敷料浸湿、有臭味，伤处疼痛加剧，伴高热，血白细胞计数增高，均表明创面有感染，应及时报告医生。

（3）暴露疗法的护理：暴露疗法是指患者经清创处理后，创面不盖任何物品，完全暴露在空气中。其优点是便于观察创面变化，不利于铜绿假单胞菌生长，但对病房条件及护理质量要求较高。暴露疗法的病房应具备以下条件：①室内清洁，有必要的消毒与隔离条件；②恒定的温度、湿度，要求室温保持在 30～32℃，相对湿度以 40% 左右为宜；③便于抢救治疗。

暴露疗法的护理要点：①保持床单清洁干燥。②促进创面干燥、结痂，可用烤灯或红外线照射促进创面结痂；若有渗液，可用无菌纱布或棉球拭干创面；创面涂收敛、抗菌等药物。③保护创面，为避免创面长时间受压，应经常翻身；环形烧伤肢体，可用支架将伤肢悬吊使创面悬空，若躯干环形烧伤，须睡翻身床（图 8-6、图 8-7）。

图 8-6　翻身床

图 8-7　翻身床应用示意图

（4）去痂和植皮的护理：深度烧伤创面自然愈合慢且易感染，自然愈合所形成的瘢痕可导致畸形并引起功能障碍。因此多采用早期切痂或削痂，并立即植皮，应做好植皮手术前后的护理工作。

（5）感染创面的处理：应用湿敷、浸浴等方法除去脓液和坏死组织，痂下感染时应剪去痂皮或坏死组织，以清洁和引流创面。护理时须加强换药，根据感染特征或细菌培养和药敏试验选择外用药。

（6）特殊部位烧伤护理

1）吸入性烧伤：①床旁应备急救物品，如气管切开包、吸痰器、气管镜等；②保持呼吸道通畅，伤后5～7天后气管壁的坏死组织开始脱落，易致窒息，应密切观察，及时处理；③吸氧；④观察并积极预防肺部感染。

2）头面颈部烧伤：患者多采用暴露疗法，应安置患者取半卧位，观察有无吸入性烧伤。做好五官护理，及时用棉签拭去眼、鼻、耳的分泌物，保持其清洁干净；双眼用抗生素眼药水或眼膏，避免角膜干燥而发生溃疡；避免耳郭受压；做好口腔护理，防止口腔黏膜溃疡及感染。

3）会阴部烧伤：大腿外展，使创面暴露，分泌物多时应及时清理。用油纱隔开阴唇，防止粘连；清创后留置尿管，定时放尿，每日冲洗膀胱；每次大便后用消毒液或温盐水冲洗肛门周围，以吸水纱布拭干，保持干燥。

3. 防治感染的护理

（1）遵医嘱应用抗生素：根据创面细菌培养及抗生素药物敏感试验结果，选用有效抗生素。需注意药物的不良反应及二重感染。

（2）做好消毒隔离工作：注意无菌操作；病房用具应专用，工作人员出入病室要更换隔离衣、鞋、帽，接触患者前后要洗手。

4. 改善营养状况　指导患者摄入高蛋白、高热量及富含维生素的饮食。依据病情给予口服、鼻饲或胃肠外营养，促进创面修复及身体功能的康复。对大面积烧伤患者，遵医嘱每日或隔日输入适量血浆、全血或人体清蛋白，也可应用免疫球蛋白等，以增强抵抗力。

（五）心理护理

应根据不同患者的心理状态，采取相应措施。如缺乏自制力者，要加强安全措施，严防患者再次受伤；对有恐惧、抑郁心理反应者，鼓励患者表达情感，帮助寻找消除恐惧及悲哀情绪的方法；对伤残或者面容受损害者，应注意沟通技巧，使患者精神放松。

（六）健康指导

告知患者创面愈合后一段时间内，可能出现皮肤干燥、瘙痒、全身闷热等反应，应嘱咐患者避免使用刺激性大的肥皂和接触过热的水，不能搔抓初愈的皮肤；可在已愈合创面涂擦润肤剂，穿纯棉内衣，1年内烧伤部位避免太阳暴晒。指导患者进行正确的功能锻炼，以主动运动为主，被动运动为辅，必要时为患者编制体操疗法或作业疗法计划。鼓励患者参与社会活动，促进患者身心健康。

*第四节　冻伤患者的护理

冻伤是由于低温寒冷侵袭所引起的损伤。分两类：一类称非冻结性冻伤，由10℃以下至冰点以上的低温、潮湿所致，如冻疮。另一类称冻结性冻伤，由冰点以下的低温所造成，分局部冻伤（又称冻伤）和全身冻伤（又称冻僵）。

【护理评估】

（一）健康史

寒冷是导致冻伤的主要因素。潮湿、刮风加速身体散热；衣物过紧，长时间静止不动，可使局部血液循环障碍，热量来源减少；饥饿、失血、营养不良等可使全身抗寒能力降低，以上因素都可导致冻伤。冻疮在我国多发生于冬季和早春。长江流域比较潮湿，因而冻疮比北方更多见。冻伤大多发生于意外事故。

（二）身体状况

1. 冻疮　多发生于鼻尖、耳郭、手指、脚趾等身体末梢部位。局部红肿、发痒，病情较重时可发生水疱，去疱皮后创面发红、有渗液，并发感染后形成溃疡。

2. 局部冻伤　按损伤深度可分为Ⅰ～Ⅳ度。Ⅰ度冻伤伤及表皮层，局部红肿，有发热、痒、刺痛的感觉，数日后表皮脱落，不留瘢痕；Ⅱ度冻伤损伤至真皮层，局部红肿明显，有水疱形成，自觉疼痛，若无感染，经2～3周脱痂愈合；Ⅲ度冻伤损伤皮肤全层或皮下组织，创面由苍白变为黑褐色，感觉消失，其周围红肿疼痛，可有血性水疱，若无感染，坏死组织干燥结痂，脱痂愈合后留有瘢痕；Ⅳ度冻伤损伤深达肌肉、骨骼，局部表现类似于Ⅲ度冻伤，伤处坏死，其周围有炎症反应，易并发感染形成湿性坏疽，治愈后多留有功能障碍或致残。

3. 全身冻伤　初起寒战、四肢发凉、皮肤苍白或发绀，当体温由表及里渐降时，逐渐出现感觉迟钝、肢体僵硬、意识模糊，甚至昏迷，呼吸循环衰竭，如不及时抢救，可致死亡。

（三）心理－社会状况

冻疮病变产生不适感和皮肤损害，创面经久不愈；冻伤大多发生于意外事故，严重者可使患肢受损致残甚至危及生命。诸多原因会使患者产生忧虑、悲伤、恐惧等复杂心理。

（四）处理原则

1. 冻疮　局部涂冻疮膏，每日温敷数次。有糜烂或溃疡者可用含有抗生素的软膏。
2. 冻伤　迅速脱离低温环境，继而进行局部或全身温水快速复温。防治休克，抗感染，切除坏死组织，并发湿性坏疽时常需截肢。

【常见护理诊断/问题】

1. 体温过低　与低温、寒冷侵袭有关。
2. 组织完整性受损　与低温所致的血液循环障碍和细胞代谢紊乱有关。
3. 潜在的并发症：休克、呼吸循环功能衰竭、急性肾功能衰竭等。

【护理措施】

（一）急救和复温

迅速使患者脱离低温环境，应用 40～42℃恒温温水浸泡伤肢或全身，时间一般为20～30分钟，切忌火烤、雪搓或拍打。若呼吸心搏骤停，立即进行心肺复苏。

（二）一般护理

根据冻伤程度调节室温，注意保暖。能进食者给予高热量、高蛋白、高维生素饮食，复温前不可饮酒。复温后保持肢体干燥。

（三）病情观察

急救和复温过程中密切观察生命体征和尿量，警惕休克和急性肾衰竭的发生。复温后注意观察冻伤局部变化，有无坏死、感染等征象，有无并发症出现。

（四）治疗配合

1. 局部疗法护理　Ⅰ度冻伤保持创面的清洁干燥即可。Ⅱ度冻伤未感染创面，消毒后保暖包扎，较大水疱抽出疱液后包扎。创面破溃感染者，按换药原则处理。Ⅲ度和Ⅳ度冻伤创面采用暴露疗法，保持创面清洁干燥，待坏死组织与健康组织界限清楚后予以切除。

2. 全身治疗的护理

（1）复温护理：尽快脱离寒冷环境，尽早进行全身和局部复温。轻度患者在室温下加盖被服保暖即可；冻伤较重者可用 40～42℃恒温温水浸泡局部或全身，使体温在15～30分钟内恢复到接近正常。全身性冻僵浸泡复温至肛温32℃左右即可停止。

（2）防治并发症：保持呼吸道通畅，吸氧，维持呼吸功能；遵医嘱使用抗凝剂或低分子右旋糖酐，预防血栓，改善血液循环；正确使用血管活性药物和利尿剂以防治休克和急性肾衰竭。

（3）防治感染：遵医嘱使用抗生素。严重冻伤者,应注射破伤风抗毒素和气性坏疽抗毒血清。

（五）心理护理

对患者态度和蔼,耐心倾听患者的感受,给予安慰和劝导,解释病情,以消除患者顾虑。

（六）健康指导

1. 宣传防冻的基本知识,在低温环境中注意外露部位的保暖。平时应加强耐寒锻炼,如冬季在冷空气中适度运动,用冷水洗脸、洗手,做好皮肤按摩保健。

2. 在寒冷环境中作业的人员,要做好防寒、防湿、防静。饮食应有足够的热量,做到热食、热饮,但不宜饮酒。工作时要适当运动,避免长时间静止不动。

*第五节　咬伤患者的护理

一、犬咬伤患者的护理

随着家养宠物数量的增多,犬咬伤的发生率也相应增加。咬伤人的犬若感染狂犬病病毒,则被咬伤者可发生狂犬病,又名恐水症。狂犬病病毒主要存在于病畜的脑组织及脊髓中,其唾液腺和唾液中也有大量病毒,该病毒对神经组织有强大的亲和力,在伤口及附近组织内停留并生长繁殖,若未被迅速灭活,病毒会沿周围神经上行到达中枢神经系统,引发狂犬病。狂犬病缺乏有效治疗手段,预后差,全世界每年约有 3 万人死于该病,犬咬伤是主要原因。

【护理评估】

（一）健康史

询问犬咬伤发生的时间、部位、伤后处理情况,还应询问犬的状况,是否接受过免疫注射。狂犬病一般在犬咬伤后 10 天到数月发病,平均 30～60 天。咬伤越深,越靠近头面部,其潜伏期越短、发病率越高。

（二）身体状况

被犬咬伤后局部疼痛,可见利齿所致的窄而深的伤口,伴出血和周围组织水肿。若引发狂犬病,在发病初期,伤口周围麻木、疼痛,逐渐扩散到整个肢体;继而出现发热、烦躁、全身乏力、恐水、怕风、咽喉痉挛,伴流涎、多汗、心率快;最后出现肌瘫痪、昏迷、循环衰竭而死亡。

（三）心理－社会状况

犬咬伤后,部分患者出现焦虑不安和恐惧心理,担心会感染狂犬病,或对接种狂犬病疫苗有顾虑;部分患者则不以为然,抱有侥幸心理。多数狂犬病患者(除后期昏迷者外)神志清醒,恐惧不安,恐水使患者更加痛苦。

（四）处理原则

1. 局部处理　浅小的伤口常规消毒后包扎即可；深大的伤口应立即行清创术，清除异物和坏死组织，以等渗盐水及3%过氧化氢溶液反复冲洗伤口，开放引流，不做缝合；伤口周围用狂犬病免疫球蛋白（20U/kg）做浸润注射。已结痂的伤口必须去掉结痂后按上述方法处理。

2. 全身治疗

（1）免疫治疗：及早采用狂犬病疫苗进行主动免疫，在伤后第1、3、7、14、28天各注射一剂，共5剂。如曾接受过全程主动免疫，则咬伤后不需被动免疫，仅在伤后当天与第3天强化主动免疫各一次。

（2）防治感染：常规使用破伤风抗毒素和抗生素。

【常见护理诊断/问题】

1. 急性疼痛　与犬咬伤所致局部炎症反应有关。
2. 有窒息的危险　与咽喉肌痉挛发作有关。
3. 组织完整性受损　与咬伤所致皮肤组织结构破坏有关。
4. 潜在的并发症：伤口感染、狂犬病等。

【护理措施】

（一）一般护理

病室安静，避免光、声、风的刺激；专人护理，各项检查、治疗及护理操作尽量集中进行；狂躁患者应注意安全，必要时给予约束；注意隔离防护。

（二）病情观察

密切观察患者的生命体征、抽搐部位及发作次数、呼吸与循环衰竭的进展，及时采取相应抢救措施。

（三）治疗配合

1. 保持呼吸道通畅　及时吸痰，必要时气管切开或插管。
2. 输液和营养支持　发作期患者因不能饮水和多汗，需静脉补液，维持体液平衡。饮食应选择富含热量、蛋白和维生素且易吞咽的半流食或软食，必要时鼻饲或静脉补充营养。
3. 预防感染　及时换药，保持伤口敷料的清洁与干燥；遵医嘱使用抗菌药物并观察疗效；接触患者应穿隔离衣、戴口罩和手套。

（四）心理护理

对待患者应关心体贴、语言谨慎，做好治疗与护理，使患者有安全感，直至临终。

（五）健康指导

1. 对被允许豢养的犬，要定期进行疫苗注射。
2. 教育儿童不要养成接近、挑逗犬的习惯。
3. 若被犬咬伤，应尽早处理伤口并注射狂犬病疫苗，并常规注射破伤风抗毒素。

二、毒蛇咬伤患者的护理

毒蛇咬伤是我国南方农村和山区常见的生物性损伤。毒蛇的头多呈三角形,色彩斑纹明显,咬伤处有一对大而深的牙痕。毒蛇咬人时,毒液经毒牙注入组织,引起局部和全身中毒症状。无毒蛇头部多呈椭圆形,色彩不明显,牙痕小且呈锯齿状(图8-8)。

（1）无毒蛇的头形、齿痕　　（2）有毒蛇的头形、齿痕

图8-8　蛇的头形与齿痕

蛇毒按照其对人体的作用可分为3类:①神经毒素以金环蛇、银环蛇为代表,可引起呼吸肌麻痹和其他神经肌肉瘫痪,局部组织破坏较小。②血液毒素以竹叶青、五步蛇为代表,可引起全身广泛出血、溶血,甚至心力衰竭和肾衰竭,局部症状出现早且严重。③混合毒素兼有神经毒素和血液毒素的作用,以眼镜蛇和蝮蛇为代表。

【护理评估】

（一）健康史

询问咬伤时间、部位、咬伤后的处理经过及蛇的形态,查看牙痕特点。

（二）身体状况

1. 神经毒素类毒蛇咬伤　咬后1~6小时可出现头晕、视物模糊、眼睑下垂、言语不清、全身软弱、疲乏、四肢麻木、吞咽困难,胸闷、呼吸困难,最后呼吸停止,循环衰竭。伤口局部麻木,肿胀较轻,疼痛不明显。

2. 血液毒素类毒蛇咬伤　全身出血现象,如广泛皮下瘀斑、睑结膜下出血、咯血、呕血、便血、尿血等,严重者因休克、心力衰竭、急性肾衰竭而死亡。伤口局部剧烈肿痛,并迅速向近心端扩散,伤口内有血性液体不断渗出。

（三）处理原则

1. 急救处理

（1）镇静：患者切勿惊慌奔跑，以免加速蛇毒的吸收和扩散。

（2）环形缚扎：立即在伤口近心端5~10cm处用止血带或布带等环形缚扎，松紧以阻止静脉和淋巴回流为度，每30分钟松解1次，每次1~2分钟。

（3）伤口冲洗、排毒：用大量清水、肥皂水冲洗伤口，再用3%过氧化氢或1:5 000高锰酸钾反复冲洗。冲洗后用锐器在牙痕处挑开，扩大伤口，排出蛇毒，伤口内的毒牙应拔除。患肢下垂，并用手自上而下挤压；也可用拔罐法或吸乳器在局部抽吸。血液毒素毒蛇咬伤禁忌切开，以防出血不止。

2. 伤口处理　取胰蛋白酶2 000~6 000U加入0.05%普鲁卡因10~20ml，封闭伤口外周或近侧，必要时间隔12~24小时可重复。经急救处理后的伤口可用高渗盐水或1:5 000高锰酸钾溶液湿敷。

3. 全身治疗

（1）解毒治疗：蛇药具有解毒、消炎、止血等作用，有不同剂型的国产蛇药，如季德胜蛇药、上海蛇药等可以选择；抗蛇毒血清能中和蛇毒，缓解症状，有单价和多价两种，使用前应做过敏试验，阳性者使用脱敏注射方法。此外，还可以加快静脉输液，促使蛇毒从尿液排出。

（2）防治感染：使用破伤风抗毒素和抗生素防治感染。

（3）重症患者的治疗：加强营养支持，维持体液平衡，保护重要脏器功能。

【常见护理诊断/问题】

1. 恐惧　与生命受到威胁和担心预后有关。

2. 组织完整性受损　与毒蛇咬伤、蛇毒破坏组织有关。

3. 潜在的并发症：感染、多脏器功能障碍等。

【护理措施】

（一）一般护理

嘱患者安静卧床休息，不宜抬高肢体。多饮水，促进蛇毒排泄。

（二）病情观察

密切观察患者的生命体征、意识、呼吸及循环功能和尿量变化，注意有无休克和心、肺、肾等脏器衰竭及内脏出血等情况发生。观察伤口局部肿胀和渗出情况。

（三）治疗配合

1. 伤口局部护理　及时清除坏死组织，勤换药。遵医嘱进行伤口周围及近心端封闭。

2. 全身治疗的护理

（1）使用利尿剂时，应预防水、电解质及酸碱平衡失调；快速输液时，应注意心肺功能监测。

（2）抗蛇毒血清一般采用静脉注射方法，使用前须做皮肤过敏试验，阳性者采用脱敏注射方法。

（四）心理护理

安慰患者，解释治疗方法及过程，使其情绪稳定，积极配合治疗。

（五）健康指导

野外活动时，尽可能避开树林茂密的地段，尽量穿高帮鞋及戴手套，同时将裤口、袖口扎紧。露营时选择空旷、干燥的地面，晚上在营帐周围点燃火焰。一旦被毒蛇咬伤，伤肢制动，置于低位，立即绑扎伤口近心端肢体，迅速排毒，局部冷敷，迅速送往医院。

（周兰兰）

本章小结

本章重点介绍各类损伤的概念及烧伤患者的护理评估、急救原则和护理措施；学习难点在于烧伤患者的面积估计、深度估计和烧伤程度的估计；烧伤患者的补液估计和补液原则；学习过程中应注意归纳、理解创伤、烧伤、咬伤患者各期的身体状况，加强理论联系实际，充分理解各项护理措施的原理和护理程序的重要性。

? 思考与练习

1. 联系实际解释人体受到创伤后的影响因素。
2. 烧伤患者的严重程度判断由哪些部分组成？病程如何分期？
3. 联系实际烧伤患者现场如何开展急救？紧急状态如何安抚患者？
4. 蛇咬伤判断是否有毒的依据有哪些？确认后应怎样紧急处理？

第九章 │ 肿瘤患者的护理

09章

09章 数字资源

1. 具有良好的职业道德,重视护理伦理,保护患者隐私,珍视生命,关爱患者,减轻患者痛苦,维护健康。
2. 掌握肿瘤患者的护理评估和护理措施。
3. 熟悉肿瘤患者的症状、体征、辅助检查和治疗原则。
4. 了解肿瘤的病因及病理、常见体表良性肿瘤定义。
5. 学会运用护理程序为肿瘤患者实施整体护理。

工作情景与任务

导入情景:

李女士,35岁,未婚,2个月前洗澡时无意中发现右乳房包块,约拇指大小,随后到医院检查确诊为右乳腺癌,手术后行化疗,近日出现恶心、呕吐、食欲缺乏。医嘱:盐酸甲氧氯普胺注射液 10mg 肌内注射,必要时;复方氨基酸溶液 250ml 静脉滴注,立即。

工作任务:

1. 请提出李女士现存护理诊断。
2. 为李女士制订护理计划并实施。

肿瘤(tumor)是机体细胞在各种始动与促进因素作用下产生的异常增生与异常分化所形成的新生物。

【病因分类】

恶性肿瘤的病因尚未完全了解。目前认为其发生是由多种外源性的致癌因素和内源性的促癌因素长期共同作用的结果。

1. 外源性因素

（1）环境因素：包括物理、化学、生物等因素。物理因素，如电离辐射可致皮肤癌、白血病；紫外线可引起皮肤癌。化学因素，如烷化剂（有机农药、硫芥等）可致肺癌及造血器官肿瘤；多环芳香烃类化合物与皮肤癌、肺癌有关；氨基偶氮类染料易诱发膀胱癌、肝癌；亚硝胺类与食管癌、胃癌和肝癌有关；黄曲霉素易致肝癌、胃癌等。生物因素，主要为病毒感染，如EB病毒与鼻咽癌有关，乙型肝炎病毒与肝癌有关等。

（2）不良生活方式：如饮食与吸烟。饮食习惯尤其以进食霉变、腌制、烟熏、煎炸食物以及高脂肪、低纤维、低维生素C等饮食与致癌有密切关系；大量饮酒亦是相关因素。吸烟不仅与肺癌有关，还可诱发其他部位的癌肿，如膀胱癌。

（3）慢性刺激与炎症：经久不愈的窦道和溃疡可因长期局部刺激而发生癌变。如慢性胃溃疡有5%发生癌变；皮肤慢性溃疡可恶变为皮肤鳞癌等。

2. 内源性因素

（1）遗传因素：恶性肿瘤有遗传倾向性。相当数量的食管癌、肝癌、胃癌、乳腺癌、鼻咽癌患者有家族史。

（2）内分泌因素：某些激素与肿瘤发生有关，如雌激素和催乳素与乳腺癌、子宫内膜癌的发生有关；生长激素可以刺激癌肿的发展。

（3）免疫因素：先天或后天性免疫缺陷及长期使用免疫抑制剂者，恶性肿瘤的发生率较高。

（4）心理－社会因素：如经历重大精神刺激、剧烈情绪波动或抑郁者易患恶性肿瘤。

【病理】

良性肿瘤有完整的包膜，与周围组织界限清楚，多为膨胀性生长，生长速度缓慢，病程较长，不发生转移，术后不易复发；恶性肿瘤无包膜，与周围组织界限不清楚，主要呈浸润性生长，生长速度快，常发生转移，术后易复发。恶性肿瘤的发生发展可分为癌前期、原位癌、浸润癌三个阶段。恶性肿瘤的转移途径包括直接蔓延、淋巴转移、血行转移和种植性

【护理评估】

（一）健康史

了解患者有无吸烟、长期饮酒、不良饮食习惯或与职业有关的接触史、暴露史及感染史；家族中有无肿瘤患者；有无经历重大精神刺激、剧烈情绪波动或抑郁等致癌与促癌的相关因素。询问有无身体其他部位肿瘤病史或手术治疗史，有无其他系统伴随疾病。

（二）身体状况

1. 局部表现

（1）肿块：常是体表或潜在肿瘤的首要症状。良性肿瘤的肿块表面光滑，活动，边界清楚；恶性肿瘤的肿块表面不光滑，边界不清，形状不规则，多数质硬，活动度小，甚至固定不动。

（2）疼痛：良性和早期恶性肿瘤一般无疼痛，肿块的膨胀性生长、破溃或感染等，如

侵及和刺激神经组织,出现局部隐痛、刺痛、烧灼痛或放射痛;空腔脏器肿瘤引起梗阻时致平滑肌痉挛、产生绞痛。晚期肿瘤的疼痛常难以忍受。

（3）溃疡:恶性肿瘤肿块因生长过快、血供不足,可继发坏死或感染而形成溃疡,可有恶臭及血性分泌物。

（4）出血:肿瘤在生长过程中也会发生自身破溃或侵蚀血管而发生出血,如呕血、便血、咯血、血尿或腹腔内出血等。

（5）梗阻:肿瘤生长达到一定体积阻塞或压迫空腔脏器,出现不同的临床表现,如吞咽困难、黄疸、排尿困难及肠梗阻等。

（6）浸润与转移:经淋巴转移可有区域淋巴结肿大、局部静脉曲张、肢体水肿;血行转移可出现侵入器官的症状和体征,如肝大、腹胀、咳嗽、胸痛、病理性骨折等。

2. 全身表现　恶性肿瘤中、晚期患者,常出现乏力、消瘦、贫血、低热、精神委靡、低蛋白血症、水肿,甚至全身衰竭等恶病质表现。

知识窗

肿瘤 TNM 分期法

对肿瘤的分期有助于合理制订治疗方案,正确地评价疗效,判断预后。国际抗癌联盟提出了 TNM 分期法。T 指原发肿瘤;N 为淋巴结;M 为远处转移。根据病灶大小及浸润深度在字母后标以 0~4 的数字,表示肿瘤发展程度。1 代表小,4 代表大,0 代表无。临床无法判断肿瘤体积时则以 TX 表示。

（三）心理-社会状况

肿瘤患者因各自的文化背景、心理特征、病情性质及对疾病的认识程度不同,会产生不同的心理反应,常表现为未确诊前出现焦虑情绪;确诊之后产生一系列心理变化,可分为:①震惊否认期,表现为不相信自己患病的事实,是患者面对癌症困扰的自我保护反应,如反应强烈,可能延误治疗;②愤怒期,表现为激动、烦躁、理智减弱、粗暴无礼,这是恐惧、绝望的心理反应,表示患者已开始正视现实;③磋商期,患者有祈求延长生命的愿望,以便了却未了的心愿;④忧郁期,患者感到无助和绝望,甚至严重意志消沉,产生轻生念头,自杀意识和倾向明显增高;⑤接受期,患者心境变得平静,并能理性地对待治疗;当治疗效果不佳时患者还会出现忧虑、恐惧、绝望等心理变化。因此,评估患者的性格,对疾病的心理承受能力;患者及家属对疾病诊断、治疗及预后的情绪反应、伴随疾病的心理变化特点;患者经济来源及家庭经济承受力;患者及家属对疾病相关知识了解程度等都有重要的意义。

（四）辅助检查

1. 实验室检查　血、尿、粪的阳性结果常可提供诊断肿瘤的线索。免疫学检测指标对于恶性肿瘤的筛查、诊断、预后判断均有重要意义,如甲胎蛋白(AFP)测定,可作为原发性肝癌早期辅助诊断的依据;血清癌胚抗原(CEA)测定,用于结肠癌预后的判断。

2. 影像学检查　利用 X 线透视、摄片、造影、体层扫描,超声检查、放射性核素扫描、磁共振成像(MRI)等各种方法,可判断肿瘤的部位、形态、大小和性质。

3. 内镜检查　能直接观察病变,采取细胞和组织进行病理学检查,也可经内镜插管做造影检查,对于肿瘤的诊断具有重要价值。临床上常用的有支气管镜、胃镜、结肠镜、膀胱镜、腹腔镜、关节镜等。

4. 病理学检查　是目前确定肿瘤的直接而可靠方法。它包括临床细胞学检查、病理组织学检查及免疫组织化学检查三种方法。

(五)处理原则

良性肿瘤一般手术完整切除。而恶性肿瘤大多采用以手术治疗为主的综合治疗,包括化学治疗、放射治疗、生物治疗、中医中药及内分泌治疗等。对已有转移的患者在去除或控制原发病灶后进行转移灶的治疗。

【常见护理诊断/问题】

1. 焦虑　与担忧疾病预后等有关。

2. 营养失调:低于机体需要量　与代谢性消耗过多、消化吸收障碍、放疗、化疗后食欲减退、恶心、呕吐等有关。

3. 疼痛　与肿瘤生长侵及神经、肿瘤压迫有关。

4. 潜在并发症:感染、骨髓抑制、静脉炎等。

5. 知识缺乏:缺乏肿瘤相关知识。

【护理目标】

1. 患者心理状态稳定,能正视和接受现实,焦虑程度减轻。

2. 营养状况得到改善。

3. 疼痛缓解。

4. 未发生感染、骨髓抑制、静脉炎等。

5. 应对疾病的知识及能力有所提高,能积极主动配合治疗。

【护理措施】

(一)心理护理

1. 加强沟通　耐心向患者解释手术对挽救生命,防止肿瘤复发的重要性和手术方式;解释放疗或化疗的目的和意义、注意事项、可能出现的反应及有效的应对方式,并介绍治疗成功的典例,使患者能正确认识疾病,树立信心,积极配合治疗。

2. 密切观察　观察患者心理反应,给予相应的心理支持和疏导。对震惊否认期的患者应鼓励家属给予其情感上的支持、生活上的关心,使之有安全感。坦诚温和回答患者询问,逐渐使患者了解病情真相。对处于愤怒期的患者,尽量让其表达自身的想法,有宣泄情感的机会。给予患者宽容、关爱和理解,注意安全适时陪伴。磋商期患者易接受他人的劝慰,有良好的遵医行为。应注意维护患者的自尊,尊重患者的隐私,满足患者需要,积极引导,减轻压力。对抑郁期患者,应给予更多关爱和抚慰,诱导其发泄不满,帮助其树立生活的信心。同时加强防范措施,如加强巡视、避免患者独处、鼓励家人陪伴等,防止发生意外。对进入接受期的患者,应尊重其意愿,满足其需求,尽可能提高生活质量。

(二)营养支持

充分的营养是提高机体的抵抗力和对治疗耐受力的重要条件。因此,应加强营养知识宣教、创造愉快舒适的进餐环境、制订合理的饮食计划,鼓励患者摄取足够的营养。可根据患者口味选择高热量、高蛋白、富含维生素、易消化的饮食;注意食物色、香、味及温度;避免粗糙、辛辣食物;忌油腻,少量多餐。多饮水及富含维生素C的果汁;口腔黏膜溃疡严重者进微冷、无刺激的流质或半流质饮食;咀嚼、吞咽困难者进流质饮食。对不能从口进食者、严重呕吐、腹泻者,给予静脉补液,防止脱水,必要时遵医嘱给予肠内、外营养支持。

(三)疼痛护理

1. 活动与休息　为患者创造安静舒适的环境,鼓励其适当参与娱乐活动以分散注意力,并与患者共同探索控制疼痛的途径,如松弛疗法、音乐疗法等,鼓励家属也关心、参与止痛计划。

2. 镇痛护理　晚期肿瘤疼痛难以控制者,可按三级阶梯镇痛方案处理。一级镇痛法:疼痛较轻者,可用阿司匹林等非阿片类解热消炎镇痛药;二级镇痛法:适用于中度持续性疼痛者,用可待因等弱阿片类药物;三级镇痛法:疼痛进一步加剧,改用强阿片类药物,如吗啡、哌替啶等。

3. 给药要点　口服、按时、按阶梯、个体化给药。镇痛药物剂量根据患者的疼痛程度和需要由小到大直至患者疼痛消失为止,不应对药物限制过严,导致用药不足。也可使用患者自控镇痛泵(PCA泵),根据病情需要设定自动连续给药和患者自控给药的间隔时间和剂量。

(四)手术治疗的护理

手术是治疗恶性肿瘤最重要的手段,尤其对早、中期恶性肿瘤应列为首选方法。

1. 手术前除常规准备外,应注意备皮时动作要轻柔,避免用力擦洗;直肠癌术前灌肠,应选用细肛管,涂足够的液状石蜡,轻柔插入,直达肿瘤上方,低压灌肠,以防刺激肿瘤引起癌细胞扩散。

2. 手术后密切观察病情变化,加强引流管和切口的护理,重视皮肤和口腔护理,鼓励患者翻身、深呼吸、有效咳嗽、咳痰,早期下床活动。采取有效措施,防止并发症的发生。

3. 指导患者进行功能锻炼及重建器官的自理训练。根据手术种类及部位进行相应的功能锻炼,可提高手术效果,促进机体功能恢复。

（五）放射治疗的护理

放射治疗是利用各种放射线照射肿瘤，以抑制或破坏肿瘤细胞从而达到治疗效果的一种方法。

1. 照射野护理　照射前做好定位标志，保持局部皮肤清洁、干燥、防破损；对照射野内的组织器官进行必要辅助治疗及护理，如头颈部病变特别是照射野通过口腔时，应做好口腔卫生，并拔除龋齿，对牙周炎或牙龈炎者也应采取相应治疗后再进行放射治疗。

2. 放射反应护理

（1）局部反应

1）皮肤反应：放疗照射部位，常出现不同程度的皮肤损害，轻者出现红斑、灼痛、刺痒感、脱屑；重者出现充血、水肿、溃疡等反应，治疗期间应注意选用全棉柔软内衣，避免粗糙衣物摩擦；照射野皮肤保持清洁干燥，用柔软毛巾吸干，禁用肥皂擦洗或热水浸浴，禁用碘油、酒精等刺激性消毒剂，避免冷热刺激如热敷、冰袋等；外出时避免阳光直晒；照射区皮肤禁做注射；忌用化妆品外涂，不可贴胶布，因氧化锌为重金属，可产生二次射线，加重皮肤放射性损伤。放疗患者进入放射治疗室不能带金属物品，如手表、钢笔、项链、耳环、义齿、钥匙等，以免增加射线吸收，加重皮肤损伤。

2）黏膜反应：表现为充血、水肿、黏膜表面出现白点或白斑、出血点等。治疗期间应加强局部清洁如口腔含漱、阴道冲洗、鼻咽用抗生素及润滑剂滴鼻等。

3）照射器官反应：如口腔、胃肠道黏膜出血、水肿、坏死，形成溃疡或出血；膀胱照射后出现血尿；胸部照射后发生放射性肺纤维变等。故治疗期间应加强照射器官反应的病情观察，给予相应护理，反应严重时暂停放疗。

（2）全身反应：放疗后患者常出现虚弱、乏力、头痛、厌食、恶心、呕吐等症状，应嘱患者照射前后 30 分钟内禁食，可避免条件反射性厌食；照射后静卧 30 分钟，鼓励多饮水，加强营养，补充大量 B 族维生素及维生素 C，必要时按医嘱适当补充清蛋白、氨基酸、血浆等。

（3）感染的预防：监测患者有无感染症状和体征，每周查 1 次血常规，发现白细胞低于 3×10^9/L，血小板低于 80×10^9/L 时需暂停治疗；严格执行无菌操作，防止交叉感染；指导并督促患者注意个人卫生，如口腔清洁等；外出时注意保暖，防止感冒诱发肺部感染；鼓励患者多进食，增加营养，提高免疫力。

（六）化学治疗的护理

利用化学药物抑制或根治肿瘤的治疗方法简称化疗。护士应了解化疗方案，熟悉化疗药物剂量、给药方法及毒副作用，做到按时、准确给药。化疗药物要现配现用，不可久置。推注过程中注意控制速度，并严密观察患者的反应，了解患者的不适主诉、准确记录出入量。并做好以下护理：

1. 保护静脉　由于药物对静脉的刺激，注射前必须将药物稀释至要求的浓度，并在规定的时间内输完；使用血管要两臂交替、由远及近，避免反复穿刺同一部位，可采用经外周静脉穿刺的中心静脉导管（PICC），以减少血管损伤。妥善固定针头，以确保针在血管内。注射完抗癌药物后，再注入生理盐水5~10ml，以减轻药物对静脉壁的刺激。

2. 药液外漏　若注射部位刺痛、烧灼或水肿，则提示药液外漏，须立即停止用药并更换注射部位。漏药部位根据不同的化疗药物采用不同的解毒剂做皮下封闭，如氮芥、丝裂霉素、放线菌素D溢出可采用等渗性硫代硫酸钠；如长春新碱，外漏时可采用透明质酸酶；其他药物均可采用等渗盐水封闭方法：用20ml注射器抽取解毒剂在漏液部位周围采取菱形注射，为防止疼痛还需局部注射普鲁卡因2ml，必要时4小时后可重复注射。

3. 静脉炎　发生后可行局部热敷，按血管走行予以可的松软膏外涂或理疗等。

4. 胃肠道反应　因抗癌药物对胃肠黏膜的损害，大多数患者在用药后3~4小时出现厌食、恶心、顽固性呕吐、腹痛、腹泻等。化疗期间应大量饮水以减轻药物对消化道黏膜的刺激，并有利于毒素排泄。宜摄取油腻少、易消化、刺激小、维生素含量丰富的饮食。恶心呕吐严重者，化疗尽量安排在晚饭后进行，适当给予镇静止吐药并保持口腔卫生。

5. 骨髓抑制　密切观察骨髓抑制征象，定期为患者进行血细胞计数和骨髓检查，当白细胞计数 $< 3.5 \times 10^9/L$，暂停化疗。血小板计数 $< 80 \times 10^9/L$、白细胞计数低于 $1.0 \times 10^9/L$ 者，予以保护性隔离，预防交叉感染。注意观察患者有无出血倾向，如牙龈、鼻出血、皮肤瘀斑、血尿及便血等。静脉穿刺时慎用止血带，注射完毕时压迫针眼5分钟，严防利器损伤患者皮肤。

6. 黏膜、皮肤反应　化疗期间应嘱患者多饮水以减轻药物对黏膜的毒性刺激。保持口腔清洁，预防口腔炎及口腔溃疡。皮肤形成斑丘疹，有渗出液或小水疱时，可涂碘伏防止破溃感染；对发生剥脱性皮炎者，用无菌巾保护隔离。

7. 脱发　通常在用药后2个月内发生，应让患者了解这一可逆性反应，告诉患者化疗停止后，3~6个月头发可再生。在化疗前头颅置冰帽用药结束后10分钟除去，可达到减轻脱发的效果。

（七）健康指导

1. 疾病知识指导　向患者和家属介绍诊断性检查、治疗、护理和康复方面的知识，如各种检查的意义，放疗、化疗的目的、方法及注意事项等。

2. 功能锻炼指导　教育患者树立正确的自我价值观，学会新的自我照顾方法；进行功能锻炼，尽早适应社会及身体功能改变。

3. 加强肿瘤三级预防的宣教　Ⅰ级预防为病因预防，目的是消除或减少可能致癌的因素，降低癌症的发病率；Ⅱ级预防是早发现、早诊断、早治疗，目的是降低癌症的死亡率；Ⅲ级预防是康复预防，目的是提高生存质量、减少痛苦及延长寿命。

【护理评价】

1. 患者情绪是否平稳，能否配合治疗和护理。

2. 病痛是否缓解。

3. 营养失调是否改善。

4. 能否接受现实性改变并适应生活的自理需要。

5. 是否发生感染、骨髓抑制、静脉炎。

【附】

常见体表良性肿瘤

体表肿瘤指来源于皮肤、皮肤附件、皮下组织等浅表软组织的肿瘤。

1. **皮肤乳头状瘤**　是表皮乳头样结构的上皮增生所致,单发或多发,表面常角化,伴溃疡,好发于躯干、四肢及会阴,易恶变为皮肤癌。手术切除为首选的治疗方法。

2. **黑痣**　为良性色素斑块,分为皮内痣、交界痣和混合痣3种。皮内痣位于皮下和真皮层内,可高出皮肤,表面光滑,可存有汗毛(称毛痣),没有活跃的痣细胞,较稳定,很少恶变;交界痣位于表皮真皮交界处,呈扁平状,色素较深,多位于手、足,有活跃的痣细胞,易在局部刺激或外伤后发生恶变,称为黑色素瘤;混合痣为皮内痣与交界痣同时存在,痣细胞位于表皮基底细胞层和真皮层,当色素加深、变大,或有瘙痒、疼痛时,可能为恶变,应及时作完整切除。切忌做不完全切除或化学烧灼。

3. **脂肪瘤**　为脂肪样组织的瘤状物。女性多见,好发于四肢、躯干,多数单发,质地软、边界清,可有假囊性感,无痛、生长缓慢。位于深部者可恶变,应及时切除。

4. **纤维瘤**　系位于皮肤及皮下的纤维组织肿瘤。呈单个结节状,瘤体不大,质硬,边界清,活动度大,生长缓慢,极少恶变。可手术切除。

5. **神经纤维瘤**　来源于神经鞘膜的纤维组织及鞘细胞。常位于四肢屈侧较大的神经干上,多发、对称,大多无症状,也可伴明显疼痛或感觉过敏。手术切除时应注意避免伤及神经干。

6. **血管瘤**　多为先天性,生长缓慢,按结构可分为以下3类:

(1)毛细血管瘤:好发于颜面、肩、头发和颈部,女性多见。出生时或生后早期即有皮肤红点或小红斑,逐渐增大、红色加深并可隆起。瘤体境界分明,压之可稍有褪色,释手后恢复红色。多数为错构瘤,1年内可停止生长或消退。早期瘤体较小时,手术切除或液氮冷冻治疗效果均良好。

(2)海绵状血管瘤:由小静脉和脂肪组织构成。多位于皮下组织、肌肉内。皮肤色泽正常或呈青紫色。肿块质地软、边界不太清,可有钙化结节和触痛,应及早手术切除。

(3)蔓状血管瘤:由较粗的迂曲血管构成,范围较大。大多来自静脉。除发生于皮下和肌组织外,还常侵入骨组织。外观常见蛛蜓的血管,有明显的压缩性和膨胀性,或可闻及血管杂音或触及硬结。应争取手术切除。

7. **囊性肿瘤及囊肿**

(1)皮样囊肿:为囊性畸胎瘤。浅表者好发于眉梢或颅骨骨缝处,呈圆珠状,质地硬,可与颅内交通呈哑铃状。手术切除前应充分估计和做准备。

(2)皮脂囊肿:非真性肿瘤,为皮脂腺排泄受阻所形成的囊肿,以头面部及背部多见。

囊内为油脂样"豆渣物"，易继发感染而伴奇臭。若已感染，应控制感染后，再手术切除残留囊壁组织。

（3）表皮样囊肿：由外伤所致表皮移位于皮下而生成的囊肿，常见于臀、肘等易受外伤或磨损部位。手术切除治疗。

（4）腱鞘或滑液囊肿：非真性囊肿，由浅表滑囊经慢性劳损而发生黏液样变。常位于手腕、足背肌腱或关节附近，屈曲关节时有坚硬感。可加压挤破或抽出囊液，但易复发，手术治疗较为彻底。

（高　茹）

本章小结

　　本章重点介绍肿瘤的概念及肿瘤患者的护理评估、处理原则和护理措施；学习难点在于肿瘤患者分期及放、化疗暂停治疗的指征分辨；学习过程中应注意归纳、理解肿瘤患者的心理状况变化，加强理论联系实际，充分理解各项护理措施的原理和护理程序的重要性。

？ 思考与练习

张女士，50岁，行右乳腺癌改良根治术后两周，拟行化学药物治疗。

请问：

（1）张女士可能出现哪些化疗不良反应？

（2）如何对其进行护理？

第十章 | 颅脑疾病患者的护理

10章 数字资源

第一节 颅内压增高患者的护理

工作情景与任务

导入情景:

张先生,55岁。因脑外伤住院。入院查体:T 37.1℃,P 50次/min,R 14次/min,BP 140/75mmHg,呈昏迷状态,右瞳孔直径5mm,左瞳孔直径2.5mm,左侧肢体无自主运动,巴宾斯基征(+)。医嘱:20%甘露醇250ml静脉快速滴入,立即。

工作任务:

1. 密切观察张先生的病情变化并做好记录。
2. 正确对张先生进行护理评估和护理诊断。
3. 正确对张先生实施降低颅内压的护理。

颅内压(intracranial pressure,ICP)是指颅腔内脑组织、脑脊液和血液对颅腔壁所产生的压力,通常以侧卧位腰穿测得的脑脊液压力来代表,成人正常值为70~200mmH$_2$O(0.7~2.0kPa),儿童为50~100mmH$_2$O(0.5~1.0kPa)。当颅内压持续高于200mmH$_2$O

时，称为颅内压增高。

【病因病理】

1. 病因　引起颅内压增高的原因可归纳为三类：

（1）颅腔内容物体积或量增加，如脑水肿（为颅内压增高的最常见因素）、脑积水、脑血流量增加等。

（2）颅腔占位性病变，如颅内血肿、脑肿瘤、脑脓肿等。

（3）颅腔容积变小，如狭颅症、颅底凹陷症等。

2. 病理生理　颅内压增高时，脑血流量减少，脑组织处于严重缺血缺氧的状态。严重的脑缺氧会造成脑水肿，进一步加重颅内压增高，形成恶性循环。当颅内压增高到一定程度时，尤其是占位性病变使颅内各分腔之间压力不均衡，会使一部分脑组织通过生理性间隙从高压区向低压区移位，形成脑疝。移位的脑组织压迫脑内重要结构和生命中枢，常常危及生命。

【护理评估】

（一）健康史

患者是否有颅脑外伤、颅内感染、脑肿瘤、高血压、脑动脉硬化、颅脑畸形等病史，初步判断颅内压增高的原因；有无呼吸道梗阻、咳嗽、便秘、癫痫等导致颅内压增高的诱因；询问症状出现的时间和病情进展情况，以及发病以来所做的检查和用药等情况。

（二）身体状况

头痛、呕吐、视神经盘水肿是颅内压增高的典型表现，称为颅内压增高"三主征"。

1. 头痛　是最常见的症状，以早晨和晚间较重，多位于前额和颞部，程度随颅内压的增高而进行性加重，当患者低头、弯腰、用力、咳嗽时常使头痛加重。

2. 呕吐　呈喷射性，常发生于剧烈头痛时，可伴有恶心，与进食无关，呕吐后头痛可有所缓解。

3. 视神经盘水肿　是颅内压增高的重要客观体征。表现为视神经盘充血水肿，边缘模糊不清，中央凹陷消失，视网膜静脉怒张，严重时可伴视力减退，视野缩小，甚至失明。

4. 意识障碍及生命体征变化　颅内压增高的初期可有嗜睡、反应迟钝等，进而出现昏睡、昏迷、伴瞳孔散大、对光反射消失、发生脑疝。患者可伴有典型的生命体征变化，出现库欣综合征，即呼吸深慢、脉搏徐缓、血压升高等，严重患者可因呼吸循环衰竭而死亡。

5. 脑疝

（1）小脑幕裂孔疝：又称小脑幕切迹疝、颞叶钩回疝。为颞叶海马回、颞叶钩回通过小脑幕切迹向幕下移位所形成，常由一侧颞叶或大脑外侧的占位性病变引起。在颅内高压的基础上患者出现进行性意识障碍、患侧瞳孔先缩小后逐渐散大、病变对侧肢体瘫痪、生命体征紊乱，最终因呼吸循环衰竭而死亡。

（2）枕骨大孔疝：是小脑扁桃体经枕骨大孔向椎管内移位所形成。病情变化快、头痛剧烈、呕吐频繁、颈项强直，生命体征改变显著且出现较早，而意识障碍和瞳孔改变出现较晚。由于延髓的呼吸中枢受压，患者早期可突发呼吸骤停而死亡（图10-1）。

6. 其他症状和体征　颅内压增高还可出现复视、头晕、猝倒等。婴幼儿可见头颅增大、头皮静脉怒张、囟门饱满、骨缝分离，头颅叩诊时呈破罐音。

图 10-1　脑疝示意图

（三）心理－社会状况

颅内压增高的患者可因头痛、呕吐等引起烦躁不安、焦虑、紧张等心理反应。应了解患者家属对疾病的认知和心理反应及其对患者的关心程度及家庭经济情况。

（四）辅助检查

1. 腰椎穿刺　直接测量颅内压并取脑脊液检查，但有明显颅内压增高症状和体征时可导致枕骨大孔疝的危险，应禁忌。

2. 影像学检查　头部X线、CT、MRI、DSA等检查有助于明确病因和病变部位。

（五）处理原则

1. 非手术治疗　包括限制液体摄入量，应用脱水剂和糖皮质激素，亚低温冬眠疗法等以减轻脑水肿，降低颅内压。

2. 手术治疗　手术去除病因是最根本和最有效的治疗方法。如手术切除颅内肿瘤、清除颅内血肿、处理大片凹陷性骨折等，脑积水者行脑脊液分流术，大量脑出血、脑疝形成者可采用去骨瓣减压术。

【常见护理诊断／问题】

1. 有脑组织灌注无效的危险　与颅内压增高有关。

2. 有体液不足的危险　与剧烈呕吐及应用脱水剂有关。

3. 急性疼痛　与颅内压增高有关。

4. 潜在并发症：脑疝。

【护理目标】

1. 患者脑组织灌注正常，未因颅内压增高造成脑组织的进一步损害。

2. 患者头痛减轻或消除，舒适感增强。

3. 体液恢复平衡，生命体征平稳，无脱水症状和体征。

4. 患者未发生脑疝或出现脑疝征象时能够被及时发现和处理。

【护理措施】

（一）一般护理

1. 体位　床头抬高15°～30°，有利于脑静脉回流，减轻脑水肿。昏迷患者取侧卧位,便于呼吸道分泌物排出。

2. 吸氧　持续或间断吸氧,改善脑缺氧,收缩脑血管,降低脑血流量。

3. 控制液体摄入量　不能进食者,成人每天静脉输液量在1 500~2 000ml,其中等渗盐水不超过500ml,保持每日尿量在600ml以上;控制输液速度,防止输液过快而加重脑水肿;保持体液代谢和营养平衡。

4. 其他　加强皮肤护理,防止压疮;保持大小便通畅,患者有尿潴留和便秘时,应导尿或协助排便。

(二)病情观察

密切观察患者意识状态、生命体征、瞳孔和肢体活动的变化。

1. 意识状态　意识状态反映了大脑皮质和脑干的功能状态,目前通用的是格拉斯哥昏迷量表(Glasgow coma scale,GCS)进行评估。评定睁眼、语言及运动反应,以三者得分相加表示意识障碍轻重,最高15分,表示意识清醒,8分以下为昏迷,最低3分,分数越低表明意识障碍越严重(表10-1)。

表10-1　格拉斯哥昏迷评分(GCS)标准

睁眼反应(E)	得分	语言反应(V)	得分	运动反应(M)	得分
自动睁眼	4	回答正确	5	按吩咐动作	6
呼唤睁眼	3	回答错误	4	刺痛能定位	5
刺痛睁眼	2	吐字不清	3	刺痛时回缩	4
不能睁眼	1	有音无语	2	刺痛后屈曲	3
		不能发声	1	刺痛后过伸	2
				无反应	1

2. 瞳孔　瞳孔的观察对判断病变部位具有重要的意义,要注意双侧瞳孔是否等大、等圆及对光反射是否正常。颅内压增高患者出现病侧瞳孔先小后大,对光反射迟钝或消失,应警惕小脑幕裂孔疝的发生。

3. 生命体征　观察脉搏的频率、节律及强度;血压、脉压;呼吸的频率、幅度和类型等。为避免患者躁动影响测量的准确性,应先测呼吸、再测脉搏,最后测血压。

4. 肢体功能　是否存在病变对侧肢体肌力的减弱和麻痹;是否存在双侧肢体自主活动的消失;有无阳性病理征等。

(三)治疗配合

1. 防治颅内压增高的护理

(1)脱水疗法护理:遵医嘱应用高渗性脱水剂和利尿剂,减轻脑水肿,达到降低颅内压的目的。最常用的高渗性脱水剂是20%甘露醇250ml,15~30分钟内静脉滴完,每日2~4次;用药后10~20分钟颅内压开始下降,可维持4~6小时。同时使用利尿剂如呋塞米（速尿）20～40mg，静脉注射，可重复使用。注意利尿剂可能造成的电解质紊乱。

（2）糖皮质激素治疗护理：遵医嘱常用地塞米松5～10mg，每日1～2次，静脉注射。可改善毛细血管通透性，防治脑水肿和颅内压增高。要注意防止高血糖、应激性溃疡和感染等并发症的发生。

（3）亚低温冬眠疗法护理：应用药物和物理方法降低患者体温，以降低脑耗氧量和脑代谢率、减少脑血流量，改善细胞膜通透性、增加脑对缺血缺氧的耐受力，减轻脑水肿，降低颅内压。

临床应用

亚低温冬眠疗法

静脉滴注冬眠药物，如冬眠Ⅰ号合剂（包括氯丙嗪、异丙嗪及哌替啶）或冬眠Ⅱ号合剂（异丙嗪、哌替啶、二氢麦角碱），通过滴数来控制冬眠的深度。给予冬眠药物半小时，机体进入睡眠状态后，方可进行物理降温。降温速度以每小时下降1℃为宜，体温以降至肛温32～34℃、腋温31～33℃较为理想。密切观察患者意识、瞳孔、生命体征和神经系统征象，若脉搏超过100次/min、收缩压低于100mmHg、呼吸慢而不规则时，通知医生停用药物。冬眠低温治疗的时间一般为3～5天。停止冬眠疗法时，应先停止物理降温，再停止药物滴入。同时为患者加盖被毯，任其自然复温。

2. 对症护理　①有抽搐发作者，应遵医嘱给予抗癫痫药物治疗。②对头痛患者，可遵医嘱应用镇痛剂，但禁用吗啡和哌替啶。③患者躁动时，应寻找并解除引起躁动原因，如颅内压增高、气道梗阻、排便困难等，不盲目使用镇静剂或强制性约束。

3. 脑疝的急救与护理　保持呼吸道通畅并吸氧，快速静脉输入甘露醇、呋塞米（速尿）等脱水剂和利尿剂，密切观察患者呼吸、心跳及瞳孔的变化。紧急做好手术前准备，发生呼吸骤停者立即进行气管插管及辅助呼吸。

4. 脑室引流的护理　脑室引流术是经颅骨钻孔或椎孔穿刺侧脑室放置引流管将脑脊液引流至体外从而降低颅内压的一种治疗和急救措施。其护理要点为：

（1）注意引流管的连接和位置：患者手术返回病房后，应在严格无菌操作下连接引流瓶（袋）并妥善固定。引流管开口要高于侧脑室平面10～15cm，以维持正常的颅内压。搬动患者时应将引流管暂时夹闭，防止脑脊液逆流引起逆行感染。

（2）控制引流速度和量：正常脑脊液每日分泌400～500ml，故每日引流量以不超过500ml为宜；颅内感染患者因脑脊液分泌增多，引流量可增加。每日引流过多、过快可引起颅内压骤降，导致意外发生。可适当抬高或降低引流瓶（袋）的位置，以控制引流速度和量。

（3）保持引流通畅：引流管不可受压、扭曲、成角及折叠；若引流管内不断有脑脊液流出，管内的液面随患者的呼吸、脉搏上下波动，表明引流管通畅；反之即为阻塞，可能的原因有：①放入脑室过深过长，在脑室内折叠成角，处理方法是请医生将引流管向外拔出少许至有脑脊液流出后重新固定。②管口吸附于脑室壁，处理方法是将引流管轻轻旋转，使管口离开至脑脊液流出。③若怀疑引流管被血凝块或组织阻塞，可在严格消毒管口后，用无菌注射器轻轻向外抽吸，但不可向管内注入生理盐水冲洗，以免管内阻塞物被冲至脑室狭窄处引起脑脊液循环受阻。必要时应更换引流管。④颅内压低于 $120 \sim 150mmH_2O$，引流管内可能无脑脊液流出，证实的方法是将引流瓶（袋）降低，再观察有无液体流出。

（4）观察并记录脑脊液的颜色、量及性状：正常脑脊液无色透明。手术后 1～2 天可略呈血性，以后变淡并转为橙黄色。若脑脊液中有较多血液或血色逐渐加深，提示脑室内出血，要告知医生采取措施处理。感染后的脑脊液混浊，可有絮状物，同时患者有全身感染表现。

（5）严格遵守无菌操作原则：每日更换引流瓶（袋），应先夹闭引流管以免脑脊液逆流入脑室内。注意保持引流装置的无菌状态。

（6）拔管：持续引流时间一般不超过 1 周，开颅手术后脑室引流管一般留置 3～4 天，待脑水肿逐渐消退，颅内压开始降低时，可考虑拔管。此前应行头颅 CT 检查并试行抬高引流瓶（袋）或夹闭引流管 24 小时，以了解脑脊液循环是否通畅，有无颅内压再次升高的表现。若患者出现头痛、呕吐等症状，应立即放低引流瓶（袋）或开放夹闭的引流管，并告知医生。拔管后若切口处有脑脊液漏出，应告知医生处理。

临床应用

颅内压监测

颅内压监测是应用微型压力传感器植入颅内直接接触颅内组织进行动态观察颅内压的方法。其优点是克服了传统腰穿的危险，可长时间持续监测颅内压的变化。临床上这种方法主要用于重症颅脑损伤、颅内肿瘤、颅内出血以及开颅手术后的重症患者。

（四）心理护理

及时发现患者的行为和心理异常，帮助其消除焦虑和恐惧，改善心理状态。帮助患者和家属消除因疾病带来的对生活的疑虑和不安，接受疾病带来的改变。

（五）健康指导

1. 介绍疾病有关的知识和治疗方法，指导患者学习和掌握康复的知识和技能。
2. 防止剧烈咳嗽、便秘、负重等使颅内压骤然增高的因素，以免发生脑疝。
3. 颅脑手术后可能遗留神经系统功能的障碍，患者应遵循康复计划，循序渐进地进行多方面的训练，以最大程度恢复其生活能力。

1. 患者颅内压增高症状是否得到缓解,意识状态是否好转。
2. 患者头痛是否减轻或消失。
3. 患者生命体征是否平稳,有无脱水的发生。
4. 患者是否发生脑疝,或出现脑疝征象时是否被及时发现和处理。

第二节 颅脑损伤患者的护理

工作情景与任务

导入情景:

张先生,32岁。车祸伤及头部,右外耳道流出淡红色液体伴听力下降,CT示颅内积气,拟诊断为"颅中窝骨折"收住入院。

工作任务:

1. 正确对张先生进行护理评估和护理诊断。
2. 正确对张先生进行入院教育。
3. 配合治疗,应对张先生采取哪些护理措施。

颅脑损伤是一常见疾病,发生率仅次于四肢损伤,主要因交通事故、坠落、跌倒、钝器、锐器等所致。可分为头皮损伤、颅骨骨折和脑损伤,三者可单独或合并存在。对预后起决定作用的是脑损伤的程度和处理结果。

一、头皮损伤患者的护理

头皮损伤在颅脑损伤中最常见,可分为头皮血肿、头皮裂伤、头皮撕脱伤。头皮分五层(图10-2)。单纯头皮损伤一般不会引起严重后果,但头皮损伤部位常是着力部位,着力部位的判断有助于推断脑损伤的部位。其次头皮血供丰富,伤后极易失血,甚至导致休克。同时头皮抗感染和愈合能力较强,但一旦感染易向深部蔓延引起颅内感染。

【护理评估】

（一）健康史

头皮损伤均由直接外力所致。应了解患者受伤的方式和致伤物的种类,因可能合并有其他脑损伤,要询问患者受伤后的意识状况和有无其他不适。

（二）身体状况

1. 头皮血肿 多因钝器损伤导致头皮内血管破裂,而头皮仍保持完整,形成头皮血肿。

图 10-2 头皮分层示意图

毛发
头皮动脉
头皮神经
头皮静脉
颅骨滋养动脉
导静脉

表皮层
皮下组织层
帽状腱膜层
蜂窝组织层
骨膜层
颅骨外板
颅骨板障
颅骨内板

（1）皮下血肿：血肿位于皮肤表皮层与帽状腱膜层之间，因受皮下纤维隔限制，血肿体积小，张力高，压痛明显。

（2）帽状腱膜下血肿：位于帽状腱膜层与骨膜层之间，该处组织疏松，出血易扩散，血肿较大，触之软，有明显波动感。

（3）骨膜下血肿：与骨缝为界，局限于某一颅骨范围。血肿较大，张力较高，可有波动，应注意是否伴有颅骨骨折。

2. 头皮裂伤　锐器所致的头皮裂伤，伤口创缘整齐，多数裂伤仅限于头皮，可深达骨膜，一般颅骨完整。钝器造成的头皮裂伤多不规则，创缘有挫伤痕迹，常伴着力点的颅骨骨折或脑损伤。因头皮血管丰富，伤后出血多，易发生失血性休克。

3. 头皮撕脱伤　是最严重的头皮损伤。多因发辫受机械牵拉，大块头皮自帽状腱膜下层或连同骨膜一起被撕脱所致。伤后出血多，易发生失血性休克，应及时处理。

（三）辅助检查

头颅 X 线可判断有无颅骨骨折。

（四）处理原则

较小的头皮血肿一般在 1～2 周可自行吸收，无需特殊处理；早期冷敷，24～48 小时后热敷；血肿较大者可在无菌操作下穿刺抽吸后加压包扎。头皮裂伤争取在 24 小时内清创缝合。头皮撕脱伤现场急救应立即加压包扎止血，同时使用抗生素、强镇痛剂和破伤风抗毒素。在无菌、无水和低温密封下保护撕脱头皮，随患者一起送至医院，争取尽早清创植皮。

【常见护理诊断/问题】

1. 组织完整性受损　与头皮损伤有关。

2. 潜在并发症：感染、休克。

【护理措施】

1. 病情观察 密切观察患者血压、脉搏、呼吸、瞳孔和神志变化；注意有无脑损伤和颅内压增高的发生。

2. 伤口护理 注意创面有无渗血，有无疼痛，保持敷料干燥清洁，保持引流通畅。

3. 预防感染 遵医嘱给予抗生素和破伤风抗毒素；观察有无全身和局部感染表现。

二、颅骨骨折患者的护理

颅骨骨折指颅骨受暴力作用所致颅骨结构的改变，其临床意义并不在骨折本身，而在于骨折所引起的脑膜、脑、血管和神经损伤，可合并脑脊液漏、颅内血肿及颅内感染。按骨折部位分为颅盖骨折和颅底骨折；按骨折是否与外界相通分为开放性和闭合性骨折；按骨折形态分为线形骨折和凹陷性骨折。

【护理评估】

（一）健康史

询问患者受伤的过程，如暴力的方式、部位、大小、方向，当时有无意识障碍及口鼻流血、流液等情况，初步判断有无脑损伤和其他损伤。

（二）身体状况

1. 颅盖骨折 常合并有头皮损伤。若骨折片陷入颅内则可导致脑损伤，出现相应的症状和体征；若引起颅内血肿，则可出现颅内压增高症状。

2. 颅底骨折 多因间接暴力作用于颅底所致，常伴有硬脑膜破裂，引起脑脊液漏而确诊。主要表现为皮下和黏膜下瘀斑、脑脊液外漏和脑神经损伤三个方面（表10-2）。

表10-2 颅底骨折的临床表现

骨折部位	瘀斑部位	脑脊液漏	脑神经损伤
颅前窝	眼睑、球结膜下（"熊猫眼"或"眼镜征"）	鼻漏	嗅神经
颅中窝	无	耳漏	颞骨岩部骨折损伤面神经、听神经；骨折位于中线位，则累及第Ⅱ至Ⅵ对脑神经
颅后窝	乳突区和枕下部（Battle征）、咽后壁黏膜下	无	第Ⅸ～Ⅻ对脑神经

（三）辅助检查

颅骨X线片和CT检查，可明确骨折的部位和性质。

（四）处理原则

颅盖线形骨折一般不需特殊处理；凹陷性骨折，如有脑组织受压症状或凹陷直径大于 5cm, 深度达 1cm 者, 应给予手术整复。颅底骨折脑脊液漏一般在 2 周内愈合, 超过 4 周不自行愈合者应手术修补硬脑膜。开放性骨折应给予抗生素、破伤风抗毒素预防感染。

【常见护理诊断/问题】

1. 有感染的危险　与脑脊液外漏有关。

2. 潜在并发症: 颅内出血、颅内压增高、颅内低压综合征等。

【护理措施】

1. 病情观察　密切观察患者的意识状态、瞳孔、生命体征、肢体活动等颅内压增高的症状。

2. 脑脊液外漏的护理　重点是防止因脑脊液逆流导致颅内感染。

（1）嘱患者采取半卧位, 头偏向患侧, 借重力作用使脑组织向颅底移动, 促进漏口封闭, 维持至停止漏液后 3～5 天。

（2）保持外耳道、鼻腔、口腔清洁, 每天 2～3 次消毒, 棉签不可过湿, 防止逆行感染。

（3）严禁堵塞鼻腔和外耳道; 勿挖鼻、抠耳, 禁止耳、鼻滴药或冲洗; 严禁经鼻腔吸氧、吸痰和放置胃管; 禁忌做腰椎穿刺。

（4）避免用力打喷嚏、擤鼻涕、咳嗽、用力排便, 以防止脑脊液逆流。

（5）观察和记录脑脊液流出量、颜色及性状。

（6）注意观察有无颅内感染征象, 遵医嘱使用抗生素和破伤风抗毒素。

3. 注意颅内低压综合征　若脑积液外漏多, 可使颅内压过低而导致颅内血管扩张, 出现剧烈头痛、眩晕、呕吐、厌食、反应迟钝、脉搏细弱、血压偏低。嘱患者卧床休息, 头低足高位, 遵医嘱多饮水或静脉滴注生理盐水以补充大量水分以缓解症状。

4. 心理护理　向患者介绍病情、治疗方法和注意的事项, 以取得配合, 消除其紧张情绪。

三、脑损伤患者的护理

脑损伤是指脑膜、脑组织、脑血管以及脑神经在受到外力作用后发生的损伤。

【病因及分类】

根据伤后脑组织与外界是否相通, 将脑损伤分为开放性损伤和闭合性损伤两类。前者多由锐器或枪弹直接造成, 伴有头皮裂伤、颅骨骨折和硬脑膜破裂, 有脑脊液漏; 后者多由间接暴力或头部接触钝性物体所致, 脑膜完整, 无脑脊液漏。根据脑损伤机制及病理改变, 分为原发性和继发性两类。前者指暴力作用后立即发生的脑损伤, 如脑震荡、脑挫裂伤; 后者是指受伤一定时间后出现的脑损害, 包括脑水肿和颅内血肿等。

【护理评估】

（一）健康史

详细了解患者的受伤经过, 如暴力的性质、大小、方向及速度; 了解其身体状况, 有无意识障碍及程度和持续时间,有无头痛、恶心、呕吐、抽搐、大小便失禁和肢体瘫痪等。了解现场急救情况,既往健康状况。

(二)身体状况

1. **脑震荡** 为一过性脑功能障碍,伤后立即出现短暂的意识障碍,一般不超过 30 分钟。同时伴有面色苍白、出冷汗、血压下降、脉搏缓慢、呼吸浅慢、肌张力降低、各种生理反射迟钝或消失。清醒后大多不能回忆受伤前及当时的情况,称逆行性遗忘。常伴有头痛、头晕、恶心、呕吐等症状。神经系统检查无阳性体征,脑脊液化验无异常,头部 CT 无阳性发现。

2. **脑挫裂伤** 为脑实质的损伤,包括脑挫伤、脑裂伤,两者常并存。因受伤部位不同临床表现差异较大。

(1)意识障碍:为最突出的临床表现,伤后立即出现,其程度和持续时间与脑挫裂伤的程度、范围有关,多数在 30 分钟以上。严重者可长期昏迷。

(2)局灶症状与体征:受伤时立即出现与受伤部位相应的神经功能障碍和体征,如语言中枢受损出现失语,运动中枢受损出现对侧肢体瘫痪等。

(3)生命体征改变:由于脑水肿和颅内压增高,早期可出现血压升高、脉搏变慢、呼吸深慢,严重者可致呼吸、循环功能衰竭。

(4)头痛、恶心、呕吐:脑挫裂伤最常见症状,头痛于伤后 1~2 周内最明显,以后逐渐减轻,可能与颅内压增高、蛛网膜下隙出血、脑血管运动功能障碍有关。伤后早期恶心、呕吐因脑干呕吐中枢受到脑脊液、血液刺激等引起,晚期则多为颅内压增高所致。

3. **颅内血肿** 是颅脑损伤中最常见、最严重的继发性病变。如不及时处理,其引起的颅内压增高及脑疝往往可危及患者的生命。根据血肿的来源和部位分为硬脑膜外血肿、硬脑膜下血肿和脑内血肿。根据血肿引起颅内压增高及出现症状的时间分为急性血肿(3 天内)、亚急性血肿(3 天至 3 周)、慢性血肿(3 周以上)。

(1)硬脑膜外血肿:约占外伤性颅内血肿的 30%,大多属于急性型。出血积聚于颅骨与硬脑膜之间,与颅骨损伤致脑膜中动脉及分支破裂出血有密切关系。其典型临床表现是在原发性意识障碍后有一段中间清醒期,然后再度意识障碍,并逐渐加重(即昏迷－清醒－昏迷)。如原发性脑损伤较重或血肿形成较迅速,也可能不出现中间清醒期而表现为伤后持续昏迷并进行性加重,少数患者也可无原发性昏迷,而在血肿形成后出现昏迷。病变发展可有颅内压增高以及血肿压迫所致的神经局灶症状和体征,甚至有脑疝表现(图 10-3)。

(2)硬脑膜下血肿:约占外伤性颅内血肿的 40%,多属于急性或亚急性型。出血积聚在硬脑膜下隙,多因对冲性脑挫裂伤导致脑皮质血管破裂所致。因多数与脑挫裂伤和脑水肿同时存在,故伤后持续性昏迷且进行性加重。较早出现颅内压增高和脑疝症状(图 10-4)。

(3)脑内血肿:比较少见,发生在脑实质内,常与硬脑膜下血肿共存。临床表现与脑挫裂伤和急性硬脑膜下血肿类似，以进行性加重的意识障碍为主要表现，若血肿累及重要脑功能区，可出现偏瘫、失语、癫痫等症状（图 10-5）。

图 10-3　CT，硬脑膜外血肿（右侧额颞顶区）

图 10-4　MRI，硬脑膜下血肿（双侧）

图 10-5　CT，脑内血肿（右侧基底节区）

（三）心理-社会状况

因脑损伤多有不同程度的意识障碍和肢体功能障碍，故患者清醒后对脑损伤及其功能的恢复有较重的心理负担，常表现为焦虑、悲观、恐惧等；患者意识和智力的障碍也可使家属产生不良的心理反应；此外，家庭对患者的支持程度和经济能力也影响着患者的心理状态。

（四）辅助检查

CT 是目前最常用的检查方法，能清楚显示颅骨骨折、脑挫裂伤、颅内血肿的部位、范围和程度；MRI 能显示脑挫裂伤病灶。

（五）处理原则

脑震荡无需特殊治疗，一般卧床休息 1～2 周，适当予以镇静、镇痛等对症处理，预后良好。脑挫裂伤的处理包括卧床休息，保持呼吸道通畅，给予营养支持及维持水、电解质和酸碱平衡；防治脑水肿，对症处理等；重度脑挫裂伤在颅内压增高明显时应做脑减压术或局部病灶清除术。颅内血肿一经确诊，原则上手术治疗，手术清除血肿，并彻底止血。

【常见护理诊断/问题】

1. 急性意识障碍　与脑损伤、颅内压增高有关。

2. 清理呼吸道无效　与意识障碍，不能有效排痰有关。

3. 营养失调：低于机体需要量　与伤后进食障碍及高代谢状态有关。

4. 潜在并发症：颅内压增高、脑疝、感染、外伤性癫痫、压疮及肌肉萎缩等。

【护理措施】

（一）急救护理

1. 现场急救　争分夺秒地抢救心搏骤停、窒息、开放性气胸、大出血等危及患者生命的伤情，颅脑损伤救护时应做到保持呼吸道通畅，注意保暖，禁用吗啡止痛，以免抑制呼吸。

2. 妥善处理伤口　开放性颅脑损伤应剪短伤口周围头发，伤口局部不清洗、不用药，用无菌纱布保护外露的脑组织以避免受压。应遵医嘱尽早应用抗生素和破伤风抗毒素。

3. 防治休克　有休克征象者应积极补充血容量并查明有无其他部位的损伤和出血，如多发性骨折、内脏破裂等，及时做好手术前准备。

4. 做好护理记录　记录受伤经过，异常表现及处理经过；生命体征、意识、瞳孔及肢体活动等。

（二）一般护理

1. 体位　抬高床头 15°～30°，以利于颅内静脉回流，减轻脑水肿。昏迷患者应采取侧卧位或侧俯卧位，以利于口腔内分泌物的排出和防止呕吐物、分泌物误吸。

2. 保持呼吸道通畅　颅脑损伤患者有意识障碍，丧失正常咳嗽反射和吞咽功能，呼吸道分泌物不能有效排出，舌后坠等可引起严重的呼吸道梗阻。因此，必须及时有效地清除口咽部的血块、呕吐物和分泌物；患者取侧卧位，定时吸痰，痰液黏稠时给予雾化吸入以稀释痰液；必要时置口咽通气管，或行气管切开术和人工辅助呼吸。

3. 营养支持　无法进食的患者应及早采用胃肠外营养，控制盐和水的摄入量，每天静脉输液量在 1 500～2 000ml，输液速度不可过快。从静脉补充葡萄糖、氨基酸、脂肪乳剂、维生素等。待肠蠕动恢复后，可采用鼻胃管补充营养。要定期评估患者的营养状况，如体重、氮平衡、血浆蛋白、血糖和电解质，以及时调整营养供给量和配方。

4. 做好基础护理　加强皮肤护理，定时翻身，预防压疮；保持四肢关节功能位，每日做四肢活动及肌肉按摩；留置导尿时，要定时消毒尿道口；防止便秘可给予缓泻剂，禁忌高压灌肠，以免诱发颅内压增高。

（三）病情观察

病情观察是颅脑损伤患者护理的重要内容，目的是观察病情变化及治疗效果，及时发现和处理继发性病变（参见本章第一节颅内压增高患者的护理）。

（四）治疗配合

治疗配合的具体措施：①遵医嘱应用脱水剂、糖皮质激素、亚低温冬眠疗法等措施降低颅内压。②应用抗生素防治颅内感染。③对癫痫患者应掌握其发作先兆，做好预防措施，如采用护栏、床头放枕头，遵医嘱按时给予抗癫痫药物以预防发生；发作时应专人护理，用牙垫防止舌咬伤，及时吸出气管内分泌物，保持呼吸通畅。④昏迷者按昏迷常规护理，眼睑不能闭合者涂眼膏，预防角膜炎或角膜溃疡。⑤高热患者，注意降温，常用方法有物理降温，如头部冰帽，大血管处置冰袋等；如物理降温无效，可遵医嘱给予亚低温冬眠疗法。⑥做好手术患者术前常规准备，术后脑室引流者，注意妥善固定、无菌操作、保持通畅、定时观察记录和掌握拔管指征。

（五）心理护理

对于在疾病恢复过程中产生的症状如头痛、耳鸣、记忆力减退等，给予适当的解释和安慰；鼓励患者树立战胜疾病的信心和勇气。

（六）健康指导

脑损伤后遗留的语言、智力或运动功能障碍，通过康复训练在伤后1～2年内有部分恢复的可能。协助制订康复计划，鼓励患者尽早开始康复训练，如语言、运动等方面的功能锻炼；耐心指导，以改善生活自理的能力和社会适应能力。

边学边练

实训十一　颅脑损伤患者的护理

第三节　颅内肿瘤患者的护理

颅内肿瘤又称脑瘤，包括原发性和继发性两大类。发病部位以大脑半球最多，其次为鞍区、脑桥小脑角、小脑、脑室及脑干。常见类型有：①神经胶质瘤，来源于神经上皮，是颅内最常见的恶性肿瘤，约占颅内肿瘤的40%～50%；②脑膜瘤，约占颅内肿瘤的20%，良性居多，生长缓慢；③垂体腺瘤，属于良性，根据细胞的分泌功能不同，可分为催乳素腺瘤（PRL瘤）、生长糖皮质激素腺瘤（GH瘤）、促肾上腺皮质糖皮质激素腺瘤（ACTH瘤）等；④听神经瘤，良性，位于第Ⅷ脑神经前庭支上；⑤颅咽管瘤，良性肿瘤，位于鞍上区；⑥转移瘤，来自于肺、乳腺等部位的恶性肿瘤。

【护理评估】

（一）健康史

询问有无长期接触电磁辐射、神经系统致癌物和病毒感染的病史。

（二）身体状况

1. 颅内压增高　约 90% 以上的患者表现为颅内压增高症状和体征，通常呈慢性、进行性加重的过程，若未得到及时正确的治疗，轻者可引起视神经萎缩，约 80% 的患者可发生视力减退，重者可引起脑疝。

2. 局灶症状与体征　由于不同部位的肿瘤对脑组织造成的刺激、压迫和破坏不同而各异，如意识障碍、癫痫发作，进行性运动障碍或感觉障碍，各种脑神经的功能障碍，小脑症状等。

（三）心理－社会状况

患者及家属，常因担忧肿瘤的性质和预后，表现出惶恐不安；此外，家庭对患者的支持程度和经济能力也影响着患者的心理状态。

（四）辅助检查

CT、MRI 检查及血清内分泌糖皮质激素的检测是目前最常用的辅助检查手段。

（五）处理原则

1. 降低颅内压　常用脱水剂、糖皮质激素、亚低温冬眠疗法和脑脊液外引流等以缓解症状。

2. 手术治疗　颅内肿瘤的根本治疗是切除肿瘤，但有些肿瘤无法全部手术切除而需行放疗、化疗。

3. 放疗　可采取内照射法、外照射法。

4. 化疗　化学治疗在颅内肿瘤的综合治疗中已成为重要的治疗方法之一。

5. 其他治疗　如免疫治疗、中医中药治疗等。

【常见护理诊断/问题】

1. 自理缺陷　与肿瘤压迫导致肢体瘫痪以及开颅手术有关。

2. 潜在并发症：颅内压增高、脑疝、脑脊液漏、尿崩症等。

【护理措施】

颅内肿瘤患者的护理与颅脑损伤、颅内压增高的护理措施基本相同。其包括生活护理、心理护理、预防颅内压增高护理、伤口及脑室引流的护理等。

（侯碧凤）

本章小结

本章学习重点是颅内压增高、颅脑损伤患者的护理评估和护理措施。学习难点为颅内压增高、颅脑损伤患者处理原则。在学习过程中注意掌握颅内压增高"三主征"，小脑幕裂孔疝与枕骨大孔疝的区别，学会使用格拉斯哥昏迷量表，不同头皮血肿、颅底骨折的区分，熟记脑震荡的"逆行性遗忘"，硬脑膜外血肿的"中间清醒期"，学会脑室外引流的护理及脑脊液外漏的护理。

1. 说出颅内压增高"三主征"。
2. 列出小脑幕裂孔疝与枕骨大孔疝的区别。
3. 简述颅底骨折的临床表现。
4. 列出脑脊液外漏的护理措施。
5. 列出脑室引流的护理要点。

第十一章 | 颈部疾病患者的护理

11章 数字资源

学习目标

1. 具有良好护患沟通能力,尊重患者人格,细心观察病情,减轻患者痛苦,树立促进人民健康意识。
2. 掌握甲状腺功能亢进、甲状腺癌患者的身体状况和护理措施。
3. 熟悉甲状腺功能亢进、甲状腺癌患者的常用辅助检查和处理原则,熟悉单纯性甲状腺肿的病因和预防。
4. 了解常见颈部肿块患者的身体状况和处理原则。
5. 学会甲状腺手术患者的术前药物准备方法及术后并发症的观察和护理。

第一节 甲状腺功能亢进外科治疗患者的护理

工作情景与任务

导入情景:

王女士,35 岁。甲状腺肿大 2 年,近半年来性情急躁,心悸,怕热、多汗,食欲亢进,明显消瘦,伴有突眼。体检:P 116 次 /min,BP 130/80mmHg,甲状腺弥漫性肿大,质地柔软,随吞咽上下移动,可闻及血管杂音,双手震颤。诊断为原发性甲亢,拟在全身麻醉下行"双侧甲状腺次全切除术"治疗。

工作任务:

1. 正确对王女士进行护理评估。
2. 正确对王女士进行术前药物准备。
3. 细心观察王女士病情,及时识别术后并发症,并制订护理计划。

实训十二　甲状腺功能亢进外科治疗患者的护理

甲状腺功能亢进(hyperthyroidism)简称甲亢,是由多种原因引起循环中甲状腺素异常增多而出现以全身代谢亢进为主要特征的临床综合征。按其发病原因可分为三类:①原发性甲亢,临床最常见,好发于20~40岁女性,在甲状腺肿大的同时出现功能亢进症状,表现为腺体弥漫性、两侧对称性肿大,常伴有眼球突出,故又称"突眼性甲状腺肿"。近年来认为原发性甲亢是一种自身免疫性疾病。②继发性甲亢,较少见,年龄多在40岁以上,常继发于结节性甲状腺肿,两侧多不对称,无突眼,易发生心肌损害。③高功能腺瘤,少见,甲状腺内有单个或多个自主性高功能结节,无突眼,结节周围的甲状腺组织呈萎缩改变。

【护理评估】

（一）健康史

了解患者有无甲亢家族史、有无其他自身免疫性疾病史,询问发病前有无精神刺激、感染、创伤或其他强烈应激等情况发生。怀疑继发性甲亢或高功能腺瘤者,应了解有无结节性甲状腺肿及甲状腺腺瘤等病史;有无相关用药史和手术史。

（二）身体状况

1. 全身表现　患者出现食欲亢进但体重减轻、消瘦,怕热多汗、皮肤潮湿、性情急躁、多言好动、失眠、注意力分散、记忆力下降、内分泌紊乱(如月经失调)、无力、易疲劳、出现肢体近端肌萎缩等。心悸、脉快有力(脉率常在每分钟100次以上,休息与睡眠时仍快),脉压增大(常大于40mmHg,主要由于收缩压升高)。其中脉率增快和脉压增大常作为判断病情程度和治疗效果的重要指标。

2. 局部表现　肿大的甲状腺可随吞咽动作上下移动,表面光滑、无压痛,甲亢严重者腺体可触及震颤和听到连续性收缩期增强的血管杂音。多无局部压迫症状。

（三）心理-社会状况

患者常处于精神紧张、急躁易怒状态,易与他人发生争执,家庭内外人际关系紧张。患者也可能因甲状腺肿大、突眼等外形改变,造成自我形象紊乱,影响人际交往。

（四）辅助检查

1. 基础代谢率(BMR)测定　可根据脉压和脉率计算,或用基础代谢率测定器测定,后者较可靠,但前者简便。测定基础代谢率要在完全安静、空腹时进行。常用计算公式:

$$基础代谢率(\%)=(脉率+脉压)-111$$

正常值为±10%,+20%~+30%为轻度甲亢,+30%~+60%为中度甲亢,+60%以上为重度甲亢(心律失常患者除外)。

2. 实验室检查 ①血清促甲状腺素（TSH）测定：国际上公认的诊断甲亢的首选指标，可进行甲亢筛查。一般甲亢患者 TSH < 0.1mIU/L，但垂体性甲亢 TSH 不降低或升高。②血清 T_3、T_4 含量测定：甲亢时，血清 T_3 可高于正常 4 倍左右，而 T_4 仅为正常的 2.5 倍。因此，T_3 的测定对甲亢的诊断具有较高的敏感性。

3. 甲状腺摄 ^{131}I（碘）率测定 正常甲状腺 24 小时内摄 ^{131}I 量为总入量的 30% ~ 40%，若在 2 小时内甲状腺摄 ^{131}I 超过 25%，或 24 小时内超过 50%，且吸收 ^{131}I 高峰提前出现，均可诊断为甲亢，但不反映甲亢的严重程度。

（五）处理原则

手术是治疗甲亢的主要方法之一。常用双侧甲状腺次全／全切除术，可选择常规或腔镜方式。通常需切除腺体的 80% ~ 90%，并同时切除峡部，保留两侧腺体背面部分有助于保护喉返神经和甲状旁腺。手术的痊愈率达 90% ~ 95%，主要缺点是有一定的手术并发症和约有 5% 的患者术后甲亢复发，也有少数患者术后发生甲状腺功能减退。

1. 适应证 ①中度以上的原发性甲亢；②继发性甲亢或高功能腺瘤；③有恶变者；④腺体较大，伴有压迫症状，或胸骨后甲状腺肿等类型甲亢；⑤抗甲状腺药物或 ^{131}I 治疗后复发者或坚持长期用药有困难者；⑥妊娠早、中期甲亢患者凡具有上述指征者。

2. 禁忌证 ①症状较轻者；②青少年患者；③老年患者或有严重器质性病变不能耐受手术者。

知识窗

妊娠期伴甲状腺功能亢进的治疗

甲状腺功能亢进对妊娠可造成不良影响，如引起流产、早产、胎儿宫内死亡、妊娠高血压综合征等；同时妊娠也可加重甲亢的进展。因此，妊娠早期、中期的甲亢患者应考虑手术治疗，并可不终止妊娠；妊娠晚期发现的甲亢对妊娠影响已不大，可待分娩后再行手术治疗。

【常见护理诊断／问题】

1. 营养失调：低于机体需要量 与机体高代谢状态下营养摄入相对不足有关。

2. 焦虑 与担心手术及预后等有关。

3. 体象紊乱 与突眼和甲状腺肿大有关。

4. 潜在并发症：呼吸困难和窒息、甲状腺危象、喉返神经损伤、喉上神经损伤、手足抽搐等。

【护理目标】

1. 营养状况得到改善，体重恢复正常。

2. 患者情绪稳定，焦虑减轻。

3. 能正确认识自我,注意修饰、改善形象,主动参与人际交往。

4. 手术后生命体征平稳,未发生并发症或发生时得到及时救护。

【护理措施】

(一) 一般护理

1. 加强营养支持,满足机体高代谢的需要。

(1) 术前:鼓励患者进高热量、高蛋白和高维生素的饮食;忌海带、紫菜、海产品等含碘丰富的食物。肾功能正常者多饮水,2 000~3 000ml/d,以补充出汗、呼吸加快等额外丢失的水分。禁用对中枢神经有兴奋作用的咖啡、浓茶等刺激性饮料,戒烟、酒。

(2) 术后:患者清醒、无呕吐可给予少量温水或凉水;若无误咽、呛咳等不适,可进温凉流质饮食,避免过热饮食刺激腺体充血、出血,少食慢咽;术后第2天开始半流质饮食并逐步过渡到软食和普食;若患者因疼痛不愿进食,可在进食前30分钟给予止痛剂。

2. 体位 术前指导患者练习头颈过伸位适应性训练;术后患者回病房宜取平卧位,血压平稳全身麻醉清醒后取半卧位,以利于呼吸和伤口引流。

3. 引流 术后保持引流通畅,注意引流液的量及性质,引流管或引流橡皮片一般于术后24~48小时拔除。

4. 保持呼吸道通畅 指导和鼓励患者深呼吸、有效咳痰,必要时行雾化吸入,以利于痰液排出,以免痰液阻塞气管。术后床边常规备气管切开包、供氧及吸痰设备、急救药品。

(二) 病情观察

术后密切观察患者生命体征、发声情况、进食时有无呛咳、切口敷料及引流等情况;加强巡视,一旦发现并发症,立即通知医生,并配合急救。

(三) 治疗配合

1. 术前药物准备 术前通过药物降低基础代谢率是甲亢患者手术准备的重要环节。通常用碘剂进行术前准备,碘剂可以抑制蛋白水解酶,减少甲状腺球蛋白的分解,逐渐抑制甲状腺素的释放,同时还可以减少甲状腺血流量,使腺体缩小变硬,降低手术风险。对于甲亢严重者可遵医嘱先选用抗甲状腺功能亢进药物治疗,待甲亢症状基本控制后,改服碘剂。但碘剂仅能抑制甲状腺素的释放,而不抑制其合成,一旦停用碘剂后,贮存于甲状腺滤泡内的甲状腺球蛋白大量分解,甲亢症状可重新出现甚至更为严重,因此不手术的患者不服用碘剂。

(1) 单用碘剂:常用复方碘化钾溶液(又称 Lugol 液),口服,每日3次,从3滴/次开始,逐日每次增加1滴至每次16滴为止,维持至手术日。服药2~3周后待甲亢症状得到基本控制,表现为患者情绪稳定、睡眠良好、体重增加、脉率稳定在90次/min以下、脉压恢复正常、基础代谢率+20%以下、腺体缩小变硬,即可进行手术治疗。逾期不手术者,其碘剂抑制甲状腺素释放的能力下降,因此术前准备要有预见性,如避开月经期。碘剂具有刺激性,可在饭后经凉开水稀释服用,或把碘剂滴在饼干、面包片上吞服,以减少对口腔和胃黏膜的刺激。

（2）特殊情况：不能耐受碘剂或合用抗甲状腺药物后仍有心动过速者，在排除哮喘病史的前提下，可用普萘洛尔，口服，剂量从 60mg/d 开始，每 6 小时口服 1 次，剂量逐日增加，随心率调节，一般至 160mg/d，服药 4～7 天后脉率降至正常，方可手术。因其半衰期小于 8 天，故于术前 1～2 小时必须再口服 1 次。术后应继续口服 4～7 天。术前不用阿托品，以免引起心动过速。

2. 术后药物治疗　术后遵医嘱继续服用复方碘化钾溶液，每日 3 次，由 16 滴/次开始，逐日每次减少 1 滴，直至减少到 3 滴/次，维持到病情平稳。

3. 术后并发症的观察和护理

（1）甲状腺危象：是甲亢的严重并发症，因甲状腺素过量释放引起的暴发性肾上腺素能兴奋现象。多发生于术后 12～36 小时内，主要表现为高热（＞39℃）、脉快而弱（＞120 次/min），同时合并神经、循环、消化系统严重功能紊乱如烦躁不安、谵妄、呕吐、水样便腹泻等，不及时处理可迅速发展为昏迷、休克甚至死亡。其发生与术前准备不充分、甲亢症状未控制、肾上腺皮质功能减退及手术应激等有关，充分的术前准备和轻柔的手术操作是预防的关键。

术后加强巡视和病情观察，一旦患者出现症状，立即通知医生予以处理。①安静休息：绝对卧床休息，要求病房安静、室温稍低，避免一切不良刺激；烦躁不安者，遵医嘱给予镇静剂。②吸氧：持续低流量氧气吸入。③抑制甲状腺素的释放：遵医嘱口服复方碘化钾溶液 3～5ml，紧急时可用 10% 碘化钠 5～10ml 加入 10% 葡萄糖液 500ml 中静脉滴注，以降低循环血液中甲状腺素水平。④降低周围组织对儿茶酚胺的反应：遵医嘱应用 β 受体阻滞剂，如利血平 1～2mg，肌内注射，或普萘洛尔 20～80mg 口服，每 4～6 小时一次；危急病例可用普萘洛尔 5mg，加入 5% 葡萄糖液 100ml 静脉滴注。⑤调节应激反应：氢化可的松 200～400mg/d，分次静脉滴注。⑥其他：协助控制原发诱因；遵医嘱补液，维持体液代谢平衡；发热者以物理降温为主，必要时遵医嘱进行人工冬眠降温；心力衰竭者加用洋地黄制剂。

（2）呼吸困难和窒息：为术后最危急的并发症，多发生在术后 48 小时内。常见原因：①切口内出血形成血肿压迫气管；②喉头水肿；③气管塌陷；④双侧喉返神经损伤。患者表现为烦躁，进行性呼吸困难，吸气性三凹征，甚至口唇、指端发绀和窒息。

切口内血肿压迫所致呼吸困难者，颈部肿胀、切口有渗血渗出，一旦发生应立即行床旁抢救，拆除缝线，敞开伤口，去除血肿。若无改善，则立即实施气管插管或气管切开，再急送手术室做进一步检查、止血和其他处理。轻度喉头水肿者无需治疗，中度者嘱其不说话，遵医嘱用皮质激素雾化吸入，静脉滴入氢化可的松 300mg/d；严重者应紧急作环甲膜穿刺或气管切开。气管软化者一般不宜行气管切开。

（3）喉返神经损伤：多因手术操作直接损伤引起，如切断、缝扎或牵拉过度等，少数由血肿压迫或瘢痕组织牵拉所致。单侧喉返神经损伤引起声音嘶哑，双侧喉返神经损伤引起两侧声带麻痹致失声或呼吸困难，甚至窒息。单侧喉返神经损伤经理疗，健侧可代偿，一般在3～6个月内好转；双侧喉返神经损伤后，如出现严重呼吸困难或窒息，应立即配合行气管切开。

（4）喉上神经损伤：喉上神经分内（感觉）外（运动）两支，若损伤外支会使环甲肌瘫痪，引起声带松弛、声调降低；损伤内支，则喉部黏膜感觉丧失，进流质时，易误吸而诱发反射性呛咳。喉上神经损伤者应取坐位或半坐位进食，吞咽不可过快。一般经理疗后可恢复。

（5）手足抽搐：手术时误切甲状旁腺或其血液供应受损导致血钙浓度下降，神经肌肉应激性增高所致。多数患者症状轻而短暂，仅有面部或手足的强直感或麻木感；重者出现面肌和手足疼痛性持续性痉挛，每天多次发作，甚至发生喉肌痉挛或膈肌痉挛，引起窒息死亡。在切除甲状腺素时，应注意保留腺体背面部分的完整，切下甲状腺标本时要立即检查其背面甲状旁腺有无误切，若有误切应设法移植到胸锁乳突肌中可有效避免此并发症发生。

发生手足抽搐后，应限制摄入瘦肉、蛋黄、乳制品等食品（因含磷较高，影响钙的吸收）。抽搐发作时，立即静脉缓慢推注10%葡萄糖酸钙或氯化钙10～20ml，可重复使用。轻者指导患者口服钙剂，并同时服维生素D_3；症状较重者，服用双氢速甾醇（双氢速变固醇）（DT_{10}）油剂，可迅速提高血钙。定期检测血钙水平，以调整钙剂的用量。

（四）心理护理

1. 术前　向患者介绍手术的意义及手术前后配合事项，倾听患者感受，有针对性地进行心理疏导，减轻患者的焦虑情绪。对于精神过度紧张、失眠患者，可遵医嘱给予镇静、催眠药。

2. 术后　与患者进行耐心细致的沟通和交流，了解患者的心理状态，给予适当的解释和安慰；关心患者术后的康复过程，采取措施缓解术后不适及并发症，引导患者调整心态，积极配合治疗和护理。

（五）健康指导

1. 指导患者合理地安排工作和休息，避免过度紧张和劳累，保持情绪稳定。合理营养与膳食，保证营养素摄入，促进康复。

2. 指导突眼的患者注意保护眼睛，外出时应戴墨镜或眼罩以免强光、风沙及灰尘刺激，眼睛干涩时应定时滴入眼药水以防角膜损伤。

3. 定期门诊复查甲状腺功能，注意有无甲亢复发或甲状腺功能减退的症状。

【护理评价】

1. 营养状况是否得到改善，体重是否恢复正常。

2. 患者情绪是否稳定，焦虑是否缓解。

3. 对自我形象的改变是否接受并主动进行人际交往。

4. 患者是否有并发症发生。

第二节　单纯性甲状腺肿患者的护理

单纯性甲状腺肿也称地方性甲状腺肿,是由于机体缺碘、存在致甲状腺肿物质或甲状腺素合成酶缺陷所致的代偿性甲状腺肿大,不伴有明显甲状腺功能亢进或减退。环境缺碘是引起单纯性甲状腺肿的主要因素,由于碘的摄入不足无法合成足够量的甲状腺素,反馈性引起垂体促甲状腺素(TSH)分泌增高,刺激甲状腺增生与代偿性肿大。引起单纯性甲状腺肿的病因分为三类:甲状腺素原料(碘)缺乏、甲状腺素需要量增高、甲状腺素合成和分泌障碍。

【护理评估】

(一)健康史

了解患者的发病情况,病程长短,对饮食、睡眠有无影响,居住地区有无本病流行;了解有无甲状腺疾病病史;询问有无相关用药史和手术史。

(二)身体状况

1. 甲状腺肿大　早期呈轻度或中度弥漫性肿大,两侧对称,腺体表面光滑,质地柔软,无压痛,随吞咽动作上下移动。晚期可出现结节性肿大,增长缓慢,质地较硬。

2. 压迫症状　单纯性甲状腺肿体积较大时可压迫气管可引起咳嗽,呼吸困难,受压过久甚至造成气管壁变性、软化;压迫食管引起不同程度的吞咽困难;压迫喉返神经引起声音嘶哑;压迫颈交感神经节可引起霍纳综合征(Horner syndrome),表现为患侧上眼睑下垂、瞳孔缩小、眼球内陷、面部无汗;压迫颈深部大静脉,出现面部青紫、肿胀及颈胸部表浅静脉怒张。

此外,结节性甲状腺肿可继发甲状腺功能亢进或恶变。

(三)心理-社会状况

由于颈部逐渐增粗造成的形象改变,使患者感到自卑。当需手术治疗时,更易产生恐惧、不合作,甚至拒绝手术。

(四)辅助检查

放射性核素(^{131}I 或 ^{99m}Tc)显像、B 超、颈部 X 线检查。诊断性质可疑时,还可经细针穿刺细胞学检查等协助诊断。

(五)处理原则

1. 非手术治疗　生理性甲状腺肿,多吃含碘丰富的食物,如海带、紫菜等;食用加碘盐可以有效地缓解单纯性甲状腺肿;20 岁以下的甲状腺弥漫性肿患者,可给予小剂量甲状腺片或左甲状腺素钠片,以抑制腺垂体 TSH 分泌,缓解甲状腺的增生和肿大。

2. 手术治疗　多采用甲状腺次全切除术。有以下情况时,应及时行手术治疗:①有明显压迫症状者;②巨大甲状腺肿影响工作和生活者;③胸骨后甲状腺肿;④结节性甲状腺肿继发甲亢者;⑤结节性甲状腺肿恶变者。

【常见护理诊断/问题】

1. 体像紊乱　与颈部增粗和术后瘢痕形成有关。

2. 知识缺乏：缺乏甲状腺肿大疾病预防及治疗的相关知识。

3. 潜在并发症：呼吸困难与窒息、喉返神经损伤、喉上神经损伤、甲状旁腺损伤。

【护理措施】

1. 病情观察　注意患者甲状腺肿大的程度、范围、质地，有无结节和压痛，有无并发症等。

2. 生活护理　保持乐观的心态，注意休息；多食含碘丰富的食物，如海带、紫菜等；避免食用含抑制甲状腺素合成的食物，如花生、菠菜、包心菜、萝卜等，以及部分药物如保泰松、硫氰酸盐、碳酸锂等；在流行地区，通过食用加碘盐达到预防的目的。

3. 用药护理　嘱患者遵医嘱准确长期补充碘剂，并注意观察药效及不良反应。对症状较轻、青少年患者以及对海产品过敏者，给予甲状腺素制剂治疗。

4. 手术治疗的护理　参见"本章第一节甲状腺功能亢进外科治疗患者的护理"相关内容。

5. 心理护理　关心患者，多与患者沟通交流，讲解有关防治该病的知识，使患者增强信心，消除自卑，有助于疾病的康复。

6. 健康指导　指导患者多食含碘丰富的食物；合理营养与膳食，流行地区居民食用加碘盐，保证碘的摄入，促进康复；妊娠期、哺乳期、成长发育期应增加碘的摄入；定期门诊复查甲状腺功能，患者如出现甲状腺显著肿大时应及时就诊。

*第三节　甲状腺肿瘤患者的护理

甲状腺肿瘤分良性和恶性两类。良性肿瘤多为腺瘤；恶性肿瘤以癌为主，肉瘤极为少见。甲状腺腺瘤按形态学可分为滤泡状和乳头状囊性腺瘤两种，滤泡状腺瘤多见，多见于40岁以下女性。甲状腺癌约占全身恶性肿瘤的1%，是目前发病率增长最快的恶性肿瘤之一。按组织学形态分为乳头状癌、滤泡状癌、未分化癌、髓样癌4类，除髓样癌外，大多数甲状腺癌其起源于滤泡上皮细胞。

【护理评估】

（一）健康史

了解患者的年龄、性别，询问有无结节性甲状腺肿等甲状腺疾病史；有无相关疾病的家族史；是否有放射碘治疗史。

（二）身体状况

1. 甲状腺腺瘤　颈部出现圆形和椭圆形结节，多为单发。稍硬，表面光滑，边界清楚，无压痛，随吞咽上下移动。大多数患者无任何症状。腺瘤生长缓慢。当乳头状囊性腺瘤因囊壁血管破裂发生囊内出血时肿瘤可短期内迅速增大，局部出现胀痛。可引起甲冗或恶变,出现相应表现。

2. 甲状腺癌 多为腺体内单发肿块,质硬、表面高低不平、边界不清,增长较快,吞咽时活动度差。随着病程进展,肿块增大常可压迫气管,使气管移位,并有不同程度的呼吸障碍症状。当肿瘤侵犯气管,可产生呼吸困难或咯血;当肿瘤压迫或浸润食管,可引起吞咽障碍;当肿瘤侵犯喉返神经可出现声音嘶哑;交感神经受压引起霍纳综合征;侵犯颈丛出现耳、枕、肩等处疼痛。髓样癌患者可出现腹泻、心悸、颜面潮红和血清钙降低等类癌综合征或其他内分泌失调的表现。各类甲状腺癌的临床特点详见下表(表11-1)。

表11-1 各类甲状腺癌的临床特点

	乳头状癌	滤泡状腺癌	未分化癌	髓样癌
发病率	60%(成人)、100%(儿童)	20%	15%	7%
好发年龄	30~45岁女性	50岁左右	70岁左右	—
恶性程度	较低,分化好	中度恶性	高度恶性	中度恶性
颈淋巴结转移	较早	10%左右,早	50%转移	可有转移
远处转移	少	33%	迅速	可有
预后	好(5年生存率大于90%)	较好	最差(存活3~6个月)	较差

(三)心理-社会状况

患者常因担忧肿块的性质和预后,表现出惶恐不安;女性患者也往往为颈部伤口瘢痕对自我形象的影响而焦虑。

(四)辅助检查

1. 放射性 ^{131}I 或 ^{99m}Tc(锝)扫描 比较甲状腺结节与周围正常组织放射性密度的差异。甲状腺癌多为冷结节且边缘模糊。

2. 其他检查 B超检查甲状腺肿块的大小、位置、数目、毗邻关系;X线检查了解有无气管移位受压;实验室检查血清降钙素测定有助于诊断髓样癌;细针穿刺细胞学检查有助于诊断结节性质。

(五)处理原则

甲状腺腺瘤应早期行包括腺瘤的病侧甲状腺腺叶或部分切除。

甲状腺未分化癌转移早、恶性程度高,手术治疗不能提高生存率,宜采用放射线外照射治疗。除未分化癌以外,其他类型的甲状腺癌手术切除是其基本治疗方法,根据患者情况再辅以放射性核素治疗、内分泌及放射外照射等疗法。手术治疗包括甲状腺本身切除及颈部淋巴结清扫,甲状腺本身的切除主要有甲状腺全/近全切除术和甲状腺腺叶加峡部切除术等方式。

近年来,通过影像技术引导的消融(射频、激光、微波)治疗具有损伤小、恢复快、重复性好、无手术瘢痕、最大程度保留甲状腺功能、有效提高治疗后生活质量等优点,成为目前甲状腺肿瘤治疗的常用方法。

【常见护理诊断/问题】

1. 焦虑与恐惧 与担忧疾病预后和手术、化疗、放疗有关。

2. 清理呼吸道无效 与咽喉部及气管受损、分泌物增多及切口疼痛有关。

3. 潜在并发症:呼吸困难和窒息、喉返神经损伤、喉上神经损伤、手足抽搐、甲状腺功能减退。

【护理措施】

(一)一般护理

1. 体位 术前指导患者练习术中体位,即将软枕垫于肩部,保持头低、颈过伸位,每日数次,以适应术中体位变化。术后取平卧位,待麻醉清醒、血压平稳后,改半坐卧位,有利于呼吸和引流。

2. 饮食 麻醉清醒、病情平稳后,给少量温水或凉水。若无呛咳、误咽等不适,可逐步给予便于吞咽的微温流质饮食,以免食物过热引起手术部位血管扩张,加重切口渗血。再逐步过渡为半流质饮食及软食。

(二)病情观察

严密监测生命体征,注意有无并发症的发生。了解患者的呼吸、发声和吞咽情况,判断有无呼吸困难、声音嘶哑、音调降低、误咽、呛咳等。及时发现创面渗血情况,通知医生更换敷料。

(三)用药护理

遵医嘱补充水、电解质。甲状腺全切除需终身补充外源性甲状腺激素。

(四)有效预防和处理术后并发症

参见"本章第一节甲状腺功能亢进外科治疗患者的护理"相关内容。

(五)心理护理

加强沟通,说明手术的必要性、手术方法、术后恢复过程及预后情况,消除其顾虑和恐惧。

(六)健康指导

颈淋巴结清扫术后,在切口愈合后即应加强颈部和肩关节的功能锻炼,并随时保持患侧上肢高于健侧的体位,以防肩下垂;教会患者颈部自我检查的方法,并定期门诊复查。

* 第四节 常见颈部肿块患者的护理

颈部肿块可以是颈部或非颈部疾病的共同表现。据统计,恶性肿瘤、甲状腺疾病及炎症、先天性疾病和良性肿瘤各占颈部肿块的1/3。

1. 肿瘤　良性肿瘤有甲状腺腺瘤、舌下囊肿、血管瘤等。恶性肿瘤可分原发性肿瘤和转移性肿瘤，前者有甲状腺癌、恶性淋巴瘤、涎腺恶性多形性腺瘤等；后者多继发于口腔、鼻咽部、甲状腺、肺、纵隔、乳房、胃肠道和胰腺等处恶性肿瘤。

2. 炎症　包括急性或慢性淋巴结炎、淋巴结结核、涎腺炎、软组织化脓性感染等。

3. 先天性畸形　甲状腺舌管囊肿或瘘、胸腺咽管囊肿或瘘、囊状淋巴管瘤（囊状水瘤）、颏下皮样囊肿等。

【护理评估】

（一）健康史

了解患者的年龄、性别，有无颈部肿块、其他部位恶性肿瘤、局部感染和先天性畸形等病史；有无相关疾病的家族史。

（二）身体状况

1. 慢性淋巴结炎　临床常见，多继发于头、面、颈部炎症病灶。肿大的淋巴结常散在于颈侧区或下颏下区，多如绿豆至蚕豆样大小，较扁平，硬度中等，表面光滑，能推动，有轻度压痛或无压痛。

2. 颈部淋巴结结核　结核分枝杆菌大多经扁桃体、龋齿侵入，近5%继发于肺和支气管结核病变，在人体抵抗力低下时发病。多见于儿童和青少年。初起无疼痛，进行性肿大，累及单侧或双侧颈深淋巴结以及腮部、枕骨下、颌下与锁骨上淋巴结，呈散在性分布，可推动。随疾病发展可融合成团块、固定、不能推动，最后干酪样坏死，形成寒性脓肿，破溃后流出豆渣或米汤样脓液。

3. 甲状腺舌管囊肿　系未完全退化闭锁的甲状腺舌管所形成的先天性畸形。甲状腺舌管通常在胎儿6周左右自行闭锁，如退化不全，则形成先天性囊肿。多见于15岁以下儿童，男性为女性的2倍。常位于颈前区中线、舌骨下方的1～2cm的圆形肿块，表面光滑无压痛，有囊性感，能随吞咽或伸、缩舌而上下移动。感染破溃后即形成经久不愈瘘管。

4. 恶性淋巴瘤　包括霍奇金病和非霍奇金淋巴瘤，是来源于淋巴组织的恶性肿瘤。多见于男性青壮年，肿大淋巴结常先出现于一侧或两侧的颈侧区，散在、稍硬、无压痛、活动度尚可，以后肿大的淋巴结粘连成团，生长迅速，并有腋窝、腹股沟淋巴结和肝脾大及不规则高热。血常规检查对诊断有一定帮助，但明确诊断需依靠病理检查。

5. 转移性肿瘤　约占颈部恶性肿瘤的3/4，在颈部肿块中，发病率仅次于慢性淋巴结炎和甲状腺疾病。多由身体其他部位的恶性肿瘤转移而来。

（三）处理原则

1. 慢性淋巴结炎　本身不需治疗，其治疗重点在于原发炎症病灶的处理。

2. 颈淋巴结结核　采用全身抗结核疗法，少数局限性可推动且淋巴结较大者，可以手术切除。形成寒性脓肿而未破溃者，可拟行穿刺抽脓并注入抗结核药物每周2次；已破溃形成慢性脓性窦道者，可行病灶刮除术，并加强换药。

3. 甲状腺舌管囊肿 手术治疗时必须将囊肿或瘘管连同舌骨中段完整切除,并切除舌骨上方与其相邻的肌肉,直达舌根部,以免复发。

4. 肿瘤 除恶性淋巴瘤以放、化疗为首选治疗方法外,肿瘤的治疗仍以早期手术为主,若疑为转移性肿瘤,应积极查找原发病灶,以早期明确诊断和治疗。

【常见护理诊断/问题】

1. 焦虑与恐惧 与颈部肿块性质不明,担心手术和预后有关。

2. 潜在并发症:呼吸困难和窒息、喉返神经损伤、喉上神经损伤、手足抽搐等。

【护理措施】

1. 参见本章第一节甲状腺功能亢进外科治疗患者的护理和第三节甲状腺肿瘤患者的护理相关内容。

2. 教会患者颈部自我检查的方法,注意观察肿块的生长情况;定期随访,尽早明确病因和对症治疗。

(李 杰)

本章小结

　　本章重点介绍甲状腺功能亢进、甲状腺癌患者的护理评估、护理措施,手术切除是其主要治疗方式,术前加强体位和呼吸训练,做好相关药物准备,有助于术后呼吸和引流通畅,有效减少术后并发症,促进患者康复。甲状腺功能亢进、甲状腺癌症患者的身体状况、处理原则和护理措施是本章节学习重点,甲状腺手术患者术后并发症的观察与护理是学习难点。学习过程中应注意归纳、区分术后并发症发生的原因、表现及处理,细心观察病情,深刻理解护理工作的程序及治疗配合中的各项护理。

❓ **思考与练习**

1. 吴女士,52 岁。近 5 个月自觉多饮多食,但体重下降,怕热、多汗,胸闷、心悸,易急躁。入院后体检见甲状腺呈对称性肿大,质软,随吞咽上下移动,两眼球突出,双手震颤。心率 118 次/min,血压 138/72mmHg。诊断为原发性甲亢,准备行手术治疗。

请问:

(1)如何评估当前患者甲亢的程度?

(2)提出患者术前主要的护理诊断/问题。

(3)简述术前药物准备的方法、作用及达到可以手术的标准。

2. 林先生,37 岁,近 1 个月发现颈部增粗,声音嘶哑 2 天,到医院就诊。体格检查发现右侧颈部约 3cm × 3cm 大小肿块,质硬、表面高低不平、边界不清,吞咽时活动度差。考虑为甲状腺肿瘤收治入院,拟行手术治疗。

请问：

（1）要确诊，患者还应该做哪些检查？

（2）若确诊为"甲状腺癌"，该患者的处理原则是什么？

（3）术后常见并发症有哪些？其发生原因是什么？应如何预防？

第十二章 | 乳房疾病患者的护理

12章 数字资源

学习目标

1. 具有良好的职业道德和较好的护患交流能力,尊重患者人格,保护患者隐私,珍惜生命,关爱患者,维护健康。
2. 掌握急性化脓性乳腺炎、乳腺癌患者的护理评估和护理措施。
3. 熟悉急性化脓性乳腺炎的治疗要点、急性化脓性乳腺炎和乳腺癌患者的护理诊断以及乳房良性肿块的鉴别。
4. 了解乳腺增生症、乳房良性肿瘤的护理评估和护理措施。
5. 学会乳房自我检查和乳腺癌患者术后患肢功能锻炼的方法,熟练掌握指导患者进行乳房自我检查和乳腺癌患者进行术后患肢功能锻炼。

第一节　急性化脓性乳腺炎患者的护理

工作情景与任务

导入情景:

普外科今天来了一位女性患者——小宋,28岁,小学教师,产后 24 天出现右侧乳房胀痛,畏寒、发热、脉快。入院时查体:右侧乳房皮肤红肿明显,局部可扪及一压痛性肿块,有波动感,同侧腋窝淋巴结肿大,诊断为急性化脓性乳腺炎,拟行脓肿切开引流术。

工作任务:

1. 正确对急性化脓性乳腺炎患者进行护理评估。
2. 对小宋进行切口护理。
3. 对小宋进行健康指导。

急性化脓性乳腺炎(acute suppurative mastitis)是指乳腺的急性化脓性感染。多发生于产后哺乳期妇女,尤以初产妇多见,好发于产后3~4周。主要病原菌为金黄色葡萄球菌,少数为链球菌感染。

乳房知识知多少

成年妇女乳房是两个半球形的性征器官,位于胸大肌浅面,约在第2至第6肋骨水平的浅筋膜浅、深层之间。乳头位于乳房的中心,周围的色素沉着区称为乳晕。

乳房腺体有15~20个腺叶,每一腺叶分成很多腺小叶,腺小叶由小乳管和腺泡组成,是乳腺的基本单位。每一腺叶有其单独的导管(乳管),腺叶和乳管均以乳头为中心呈放射状排列。小乳管汇至乳管,乳管开口于乳头。腺叶、小叶和腺泡间由结缔组织间隔,腺叶间还有与皮肤垂直的纤维束(乳房悬韧带,又称库珀韧带),上连浅筋膜浅层,下连浅筋膜深层,有支持和固定乳房的作用。

急性化脓性乳腺炎的发病,除因患者产后抵抗力下降外,还与下列因素有关:

1. 乳汁淤积　乳汁淤积有利于入侵细菌的生长繁殖。淤积的主要原因:①乳头发育不良(过小或凹陷),妨碍正常哺乳;②乳汁分泌过多或婴儿吸乳过少,以致乳汁不能完全排空;③乳管不通畅,影响排乳。

2. 细菌入侵　乳头破损或皲裂使细菌沿淋巴管入侵,是感染的主要途径。若婴儿口含乳头而睡、婴儿患口腔炎或乳头不洁,细菌也可直接侵入乳管,上行至腺小叶而致感染。

急性化脓性乳腺炎一般起初呈蜂窝织炎样表现,数日后可形成炎性脓肿,脓肿可以是单房或多房性。

【护理评估】

(一)健康史

评估患者有无乳头发育不良,哺乳是否正常,乳汁能否完全排空,有无乳汁淤积;有无乳头破损或皲裂等。

(二)身体状况

1. 局部表现　患侧乳房胀痛,局部红、肿、发热,并出现有压痛的肿块。当脓肿形成时,位置表浅者可有波动感,深部脓肿一般波动感不明显,但乳房肿胀明显,局部有深压痛。脓肿可向外溃破,亦可穿破乳管而自乳头流出脓液。深部脓肿除缓慢地向外溃破外,还可向深部穿至乳房与胸肌间的疏松组织中,形成乳房后脓肿(图12-1)。常伴患侧腋窝淋巴结肿大,并有压痛。

2. 全身表现　随着炎症发展,患者可有寒战、高热和脉搏加快等。感染严重者,可并发脓毒症。

图12-1 乳房脓肿的部位

图中标注：表浅脓肿、乳房后脓肿、乳晕下脓肿、深部脓肿

（三）心理-社会状况

在感染期间因疼痛或不能有效地进行哺乳而担心婴儿的喂养与发育，患者容易出现焦虑的心理反应。应评估患者及家属对疾病的认识，以及家属对患者生活和情绪的影响。

（四）辅助检查

1. 实验室检查　血常规检查显示白细胞计数及中性粒细胞比例升高。

2. 超声检查　可显示脓腔的大小和部位。

3. 诊断性穿刺　在乳房肿块波动感或压痛最明显的炎症区进行穿刺，抽得脓液表示脓肿已形成，脓液应做细菌培养和药物敏感试验。

（五）处理原则

急性乳腺炎的治疗原则是控制感染、排空乳汁。

1. 非手术治疗　患侧乳房暂停哺乳，排空乳汁；局部热敷或理疗以促进炎症消散吸收；应用有效抗菌药物等。

2. 手术治疗　脓肿形成后，及时做脓肿切开引流。为避免损伤乳管而形成乳瘘，应以乳头为中心取与乳管平行的放射状切口；乳晕下脓肿应沿乳晕边缘作弧形切口；乳房深部或乳房后脓肿可沿乳房下缘作弧形切口。切开后分离脓肿的多房间隔，以利于引流。脓腔较大时，可在脓腔的最低部位另加切口做对口引流。

【常见护理诊断/问题】

1. 疼痛　与乳汁淤积、炎症肿胀、脓肿切开引流有关。

2. 体温过高　与炎症反应有关。

3. 焦虑　与担心婴儿的喂养与发育有关。

4. 知识缺乏：缺乏围生期乳房保健知识。

【护理目标】

1. 患者疼痛减轻或消失。

2. 患者体温恢复正常。

3. 患者焦虑缓解或消除、情绪稳定。

4. 患者获得围生期乳房保健知识。

【护理措施】

（一）一般护理

患者进食高蛋白、高热量、高维生素、低脂肪食物，保证足量水分的摄入。注意休息，适当运动、劳逸结合。加强哺乳期乳房的清洁护理。

（二）病情观察

观察生命体征及局部炎性肿块有无改变，警惕并发症的发生，了解白细胞计数及分类变化，必要时做细菌培养及药敏试验。

（三）治疗配合

1. 防止乳汁淤积　一般不停止哺乳，因停止哺乳不仅影响婴儿的喂养，且提供了乳汁淤积的机会。但患侧乳房应暂停哺乳，并用手掌从乳房四周向乳头方向按摩，配合吸乳器吸尽乳汁。若感染严重或脓肿引流后并发乳瘘，应停止哺乳，可遵医嘱应用终止乳汁分泌的药物。

2. 促进局部血液循环　用宽松的乳罩托起两侧乳房，以减轻疼痛。做好局部热敷或理疗的护理，促使早期炎症的消散；水肿明显者，可用 50% 的硫酸镁溶液湿热敷。

3. 控制感染　原则为早期、足量应用抗菌药物。由于抗菌药物可被分泌至乳汁，故应避免使用氨基糖苷类、磺胺药和甲硝唑等药物，因其能影响婴儿，而以应用青霉素、头孢菌素和红霉素为安全。中药治疗可用蒲公英、野菊花等清热解毒药物。遵医嘱用药，告知患者药物的作用及不良反应等。使用青霉素及头孢菌素药应先行皮试。

4. 对症护理　为减少碰触患侧乳房加重疼痛，应为患者安置舒适的体位，协助患者翻身及日常生活料理。对于因乳腺炎性肿胀而出现的疼痛，可给予止痛药物；高热者予以物理降温，必要时遵医嘱应用解热镇痛药物。使用解热镇痛药者，防止因大量出汗致虚脱。

5. 切口护理　脓肿切开后，保持引流通畅，注意观察脓液的量、色泽及气味的变化。应及时更换切口敷料，观察是否因手术损伤乳管而发生乳瘘。

（四）心理护理

解释疼痛及不能有效母乳喂养的原因，对出现并发症的患者，护理人员应与患者进行耐心的沟通，对病情做客观评价，消除患者的思想顾虑，缓解患者焦虑情绪。

（五）健康指导

1. 避免乳汁淤积

（1）纠正乳头内陷：乳头内陷者于妊娠期和哺乳期每天挤捏、提拉乳头，也可用吸乳器吸引，使乳头外突。

（2）养成良好的哺乳习惯：做到定时哺乳，每次哺乳时让婴儿吸净乳汁，如有乳汁淤积，及时用吸乳器吸净或手法按摩挤出剩余乳汁。

2. 防止细菌入侵

（1）处理乳头、乳晕破损或皲裂：有乳头、乳晕破损或皲裂者，暂停哺乳，用吸乳器吸出乳汁哺乳婴儿；局部用温水清洗后涂以抗生素软膏，待愈合后再行哺乳。症状严重时应及时诊治。

（2）养成婴儿不含乳头睡眠的良好习惯；注意婴儿口腔卫生，及时治疗婴儿口腔炎症。

（3）保持乳头和乳晕清洁：孕期经常清洗乳头；妊娠后期每日清洗 1 次；产后每次哺乳前、后均需清洁乳头，以保持局部清洁与干燥。

【护理评价】

1. 患者疼痛是否减轻。

2. 患者体温是否恢复正常。

3. 患者焦虑是否缓解或消除。

4. 患者是否掌握围生期乳房保健知识。

第二节　乳腺增生症患者的护理

乳腺增生症（cyclomastopathy）是女性多发病，常见于中年妇女。本病是乳腺组织的良性增生，可发生于腺管周围并伴有大小不等的囊肿形成；也可发生于腺管内，表现为不同程度的乳头状增生伴乳管囊性扩张；也有发生在小叶实质者，主要为乳管及腺泡上皮增生。本病的发生与内分泌失调有关。

【护理评估】

（一）健康史

详细询问患者的月经史，了解月经与乳房胀痛的关系；询问患者的年龄，了解是否存在内分泌功能失调等。

（二）身体状况

1. 乳房胀痛　为乳腺增生症的突出表现，部分患者具有周期性。疼痛与月经周期有关，往往在月经前疼痛加重，月经来潮后疼痛减轻或消失，有时整个月经周期都有疼痛。

2. 乳腺肿块　一侧或双侧乳腺有大小不一、质韧而不硬的单个或多个结节，可以触痛，与周围乳腺组织分界不明显，与皮肤无粘连，也可为弥漫性增厚。少数患者可有乳头溢液，呈黄绿色或血性，偶为无色浆液。

（三）心理－社会状况

因乳房疼痛，患者容易出现焦虑的心理反应。

（四）辅助检查

钼靶 X 线和超声检查均有助于本病的诊断。

（五）处理原则

1. 非手术治疗　主要是定期观察和药物对症治疗。症状严重者可用中药调理，如口服中药逍遥散3～9g，每日3次。也可选用雌激素受体拮抗剂（他莫昔芬、托瑞米芬等）和维生素类药物联合治疗。若肿块变软、缩小或消退，则可予以观察并继续中药治疗；若肿块无明显消退，或观察过程中对局部病灶有恶变可疑者，应切除并做快速病理检查。

2. 手术治疗　病理检查证实有不典型上皮增生，则可结合其他因素决定手术。

【常见护理诊断/问题】

1. 慢性疼痛　与内分泌失调导致乳腺实质过度增生有关。

2. 焦虑/恐惧　与担心恶变等有关。

3. 知识缺乏：缺乏乳腺增生症的相关知识。

【护理措施】

1. 减轻疼痛　①局部托起：用乳罩托起乳房，但不宜过紧。②用药护理：遵医嘱服用中药或其他对症治疗药物。

2. 心理护理　解释疼痛发生的原因，消除患者的顾虑，保持心情舒畅。

3. 健康指导　由于本病的临床表现易与乳腺癌混淆，且可能与其并存，应嘱患者经常进行乳房自我检查。局限性增生者在月经后7～10天内复查，每隔2～3个月到医院复诊，有对侧乳腺癌或有乳腺癌家族史者密切随访，以便及时发现恶变。

第三节　乳腺癌患者的护理

工作情景与任务

导入情景：

患者，陈女士，47岁，公司职员，2个月前，洗澡时无意发现右侧乳房外上方有一蚕豆大小的肿块，无任何自觉症状，来院就诊。入院时查体：右侧乳房外上象限可扪及直径约4cm的肿块，表面不甚光滑，边界不清，质地硬；乳房局部皮肤凹陷；同侧腋窝可扪及2个肿大的淋巴结，可被推动。初步诊断为乳腺癌，拟行乳癌根治术。

工作任务：

1. 正确对陈女士进行身体状况评估。

2. 指导陈女士行乳癌根治术后的功能锻炼。

3. 正确对陈女士进行出院后健康指导。

乳腺癌（breast carcinoma）是女性常见的恶性肿瘤之一。大多发生在40～60岁绝经期前后的女性，其发病原因多数认为与性激素紊乱有关，其中雌酮、雌二醇与乳癌的发病有直接的关系。

乳腺癌病理分型为：①非浸润性癌属早期，预后好；②早期浸润癌也属早期，预后良好；③浸润性特殊性癌分化较高、预后较好；④浸润性非特殊癌分化程度低，预后差，是乳腺癌中最常见的类型，约占80%。

乳腺癌的转移途径：①直接蔓延；②淋巴转移是主要的转移方式，最早转移至同侧腋窝淋巴结；③血行转移：最常见的远处转移部位依次为肺、骨和肝。

【护理评估】

（一）健康史

详细询问患者的月经、哺乳和生育史，如了解有无月经初潮早、绝经年龄晚、未哺乳、不孕和初次足月产的年龄偏大等与乳腺癌发病相关的因素；询问患者的年龄，了解是否存在内分泌功能失调；有无服用避孕药、雌激素等用药史；有无不良的生活习惯如高脂饮食、营养过剩、肥胖等；有无乳腺良性疾病史和乳腺癌家族史；有无胸部多次、大剂量接受X线照射史。

（二）身体状况

1. 局部表现

（1）乳房肿块：患侧乳房出现无痛、单发的小肿块为乳腺癌的早期表现。好发部位为乳房外上象限，其次在乳晕区和内上象限。肿块质硬、表面不光滑，边缘不整齐，与周围组织分界不清且不易被推动。起病无任何不适，多在无意间（洗澡、更衣）或自我检查时发现。

（2）乳房外形改变：随着肿瘤增大，可引起乳房局部隆起。若癌肿累及乳房库珀韧带，可使其缩短而致癌肿表面皮肤凹陷，即乳房"酒窝征"（图12-2）。邻近乳头、乳晕或乳头深部的癌肿因侵及乳管使之缩短，可将乳头牵向癌肿一侧或使乳头内陷。若癌块继续增大，皮下淋巴管被癌细胞堵塞，可引起淋巴回流障碍，出现真皮水肿，乳房皮肤呈现"橘皮样"改变（图12-3）。晚期癌肿可侵入胸筋膜、胸肌，以致癌块固定于胸壁而不易推动。如癌细胞侵入大片皮肤，乳房皮肤表面可出现多个小结节（卫星结节）或条索。乳房

图 12-2　乳腺癌"酒窝征"

图 12-3　乳腺癌"橘皮样"改变

结节彼此融合、弥漫成片、延伸至背部和对侧胸壁，使胸壁紧缩呈铠甲状，从而影响呼吸，称铠甲状癌。有时癌肿侵及皮肤使之溃破而形成溃疡，这种溃疡易出血、伴恶臭。

（3）疼痛和溢血：约1/3的乳腺癌患者可有程度不同的疼痛不适，晚期累及骨膜或神经则明显加剧；少数患者乳头溢出血性液体。

（4）患侧腋窝淋巴结肿大、上肢水肿：乳腺癌主要通过淋巴转移，淋巴转移多见于同侧腋窝。肿大淋巴结质硬、无痛、形态不规则、尚可推动；以后数目增多，并融合成团，甚至与皮肤或深部组织黏着，不易推动，甚或固定。若癌细胞阻塞腋窝主要淋巴管，将引起上肢淋巴水肿（象皮肿）；进一步可致锁骨上淋巴结甚至对侧腋窝淋巴结肿大。

⚙️ **边学边练**

实训十三　乳房自我检查

2. 全身表现　早期不明显，晚期可有乏力、贫血、恶病质以及远处转移表现。癌细胞经血液或淋巴途径转移至肺、胸膜、骨、肝、脑及软组织时，可出现相应的症状。例如，肺转移可出现胸痛、气急，骨转移可出现局部疼痛，肝转移可出现肝大、黄疸等。

3. 特殊类型乳腺癌　其发展规律和临床表现不同于一般乳腺癌。

（1）炎性乳腺癌：少见，多见于年轻女性。局部皮肤可呈炎症样表现，开始比较局限，不久即扩展到乳房大部分皮肤，皮肤发红、水肿、粗糙、表面温度升高。该型乳腺癌恶性程度高，发展迅速，早期即发生转移，预后差。

（2）乳头湿疹样乳腺癌：少见。乳头有瘙痒、烧灼感，以后出现乳头和乳晕皮肤粗糙、糜烂如湿疹样，进而形成溃疡，有时覆盖黄褐色鳞屑样痂皮。部分病例于乳晕区可扪及肿块。该型乳腺癌恶性程度低，发展慢，较晚发生腋窝淋巴结转移。

⚙️ **知识窗**

乳腺癌临床分期

乳腺癌分期多采用国际抗癌联盟制订的TNM分期法，其中T代表原发肿瘤，N代表区域淋巴结，M代表远处转移。T与N右下角标以0~4阿拉伯数字，以说明肿瘤发展与淋巴结转移的程度，M则只分为M_0（无远处转移）与M_1（有远处转移）两种情况。依据TNM分类法，可把乳腺癌分为0~Ⅳ期。

（三）心理-社会状况

乳腺癌患者因对手术及并发症、自我形象紊乱、生理机能改变和内分泌疗法、化疗及放疗的担忧，常出现焦虑、恐惧；了解患者和家属，尤其是配偶，对疾病的认知程度和心理承受程度;患者家庭、社会的支持程度。

（四）辅助检查

1. 影像学检查 ①X线检查:钼靶X线摄片是目前早期发现乳腺癌的有效方法,用于乳腺癌的筛查。②超声检查:可显示肿块的形态、位置、性质,主要用来鉴别囊性或实性病灶。③近红外线扫描:可显示乳房肿块及其周围的血管情况。④CT和MRI检查:敏感性高于X线检查。

2. 病理学检查 ①细胞学检查:目前常用细针穿刺细胞学检查,多数病例可获得较肯定的诊断。②活组织检查:是确定诊断的最可靠方法。

（五）处理原则

手术治疗是乳腺癌最根本的治疗方法。目前主张缩小手术范围,同时加强术后综合辅助治疗,如化学药物、内分泌、放射、生物治疗。临床上常根据肿瘤的病理分型、临床分期及辅助治疗的条件等,酌情选择乳腺癌根治术、乳腺癌扩大根治术、乳腺癌改良根治术、全乳房切除术和保留乳房的乳腺癌切除术这5种手术方式。

【常见护理诊断/问题】

1. 体象紊乱 与术后身体外观改变、乳房再造或乳房假体致双侧不对称及化疗后脱发等有关。

2. 躯体活动障碍 与肩关节制动、手术后疼痛、胸肌缺损及瘢痕牵拉有关。

3. 焦虑 与手术改变胸部形态和担心疾病预后有关。

4. 知识缺乏:缺乏乳腺癌术后患肢功能锻炼、日常乳房自我检查方法以及乳腺癌预防的相关知识。

5. 潜在并发症:皮瓣下积液、皮瓣坏死、患侧上肢肿胀等。

【护理措施】

（一）一般护理

1. 体位 待麻醉清醒、生命体征平稳后,可取半卧位,以利于引流和改善呼吸功能。

2. 呼吸道护理 加强口腔护理;术前教会患者腹式深呼吸和有效咳嗽、排痰的方法。

3. 皮肤护理 按手术的要求进行皮肤准备,尤应注意腋窝部位的皮肤准备。术后每日擦洗皮肤、更换衣服,协助患者更换衣服时需做到先脱健侧,先穿患侧。

4. 其他 对于妊娠期或哺乳期的患者,术前要及时终止妊娠或停止哺乳,以抑制乳腺癌发展。

（二）病情观察

1. 严密观察生命体征 若发现单纯由于胸壁加压包扎导致患者有呼吸紧迫感时,应做好解释工作。乳腺癌扩大根治术有损伤胸膜而发生气胸的可能,应注意观察患者呼吸的变化,以早期发现和协助医生处理气胸。

2. 观察手术侧上肢远端血液循环 若发现术侧上肢皮肤发绀、肿胀、皮温降低、脉搏不清或肢端麻木,提示手术部位包扎过紧,应协助医生及时调整。

3. 观察伤口情况　观察切口敷料渗血、渗液情况,术后应保持伤口敷料干燥。同时,观察记录皮瓣颜色、有无皮瓣下积液或植皮的成活情况。

（三）治疗配合

1. 伤口护理

（1）妥善固定皮瓣:手术部位用弹性绷带或胸带加压包扎,使皮瓣紧贴胸壁,包扎松紧度以能容纳一手指、能维持正常血运、不影响患者呼吸为宜。应及时调整绷带或胸带的松紧度,若其松脱滑动,应及时重新加压包扎。手术后3天内患侧肩部制动,10天之内不可外展术侧上肢,不要以患侧肢体支撑身体,患者行动需他人扶持时只能扶其健侧,以防腋窝皮瓣滑动而影响愈合。

（2）维持有效引流:乳癌根治术后,皮瓣下常规放置负压引流管,需妥善固定,避免脱出。经常检查引流管,注意有无扭曲、受压、血块堵塞,经常捏挤引流管或连接负压吸引器,保持引流通畅,每天更换引流瓶及引流接管。观察并记录引流液的颜色、性质和量,注意有无活动性出血。一般手术后1~2天,每天引流液约50~200ml,以后逐渐减少;若引流液转为淡黄色,量连续3天少于15ml,创面与皮肤紧贴,即可考虑拔管。术后,若引流量每小时超过100ml,提示有活动性出血,应立即报告医生及时处理。

2. 疼痛护理　术后取舒适体位(半卧位),以降低伤口张力,从而减轻局部疼痛。患者咳嗽、翻身时,嘱其用手压紧切口部位,以减少对切口的张力性刺激。

3. 术后并发症的观察与护理

（1）皮瓣下积液:较为常见。除手术因素外,术后应特别注意保持引流通畅,包扎松紧度适宜,避免过早外展术侧上肢。一旦出现积液,及时穿刺或引流排出,并加压包扎,同时应用抗生素防治感染。

（2）皮瓣坏死:皮瓣缝合张力大是坏死的主要原因。坏死初期皮瓣边缘出现表皮下积液,继之全层皮肤变黑、变硬。术后预防皮瓣坏死的主要措施是密切观察创面,勿过紧包扎手术部位,及时处理皮瓣下积液。若发现皮瓣坏死,应予以剪除,待其自行愈合,或待肉芽生长良好后再植皮。

（3）患侧上肢肿胀:系患侧腋窝淋巴结切除后上肢淋巴回流不畅或头静脉被结扎、腋静脉栓塞、腋部无效腔积液或皮瓣坏死感染等因素导致回流障碍所致。为避免或减轻患侧上肢肿胀,可指导患者平卧时用两垫枕将患侧上肢抬高10°~15°,肘关节轻度屈曲;半卧位时屈肘90°放于胸腹部;下床活动时用吊带托扶或用健侧手将患肢抬高于胸前;扶持患者时只能扶其健侧;按摩患侧上肢或进行适当运动(握拳,屈、伸肘关节),以促进淋巴回流。避免在患侧上肢测血压、抽血、静脉穿刺或肌内注射等,以免加重循环障碍。

4. 化疗、放疗的护理　参照"第九章肿瘤患者的护理"。

5. 功能锻炼　为减轻患肢水肿,减少术后并发症,促进患肢功能恢复和预防畸形的发生,应鼓励和协助患者早期开始患侧上肢的功能锻炼。

（1）术后24小时内：活动手指和腕部，可做伸指、屈腕、握拳等锻炼。

（2）术后1~3天：进行上肢肌肉等长收缩，利用肌肉泵作用促进血液和淋巴回流；可用健侧上肢或他人协助患侧上肢进行屈肘、伸臂等锻炼，逐渐过渡到肩关节的小范围前屈、后伸运动（前屈小于30°，后伸小于15°）。

（3）术后4~7天：鼓励患者用患侧手洗脸、刷牙、进食等，并做以患侧手触摸对侧肩部及同侧耳朵的锻炼。

（4）术后1~2周：术后1周皮瓣基本愈合后，开始做肩关节活动，以肩部为中心，前后摆臂。术后10天左右皮瓣与胸壁黏附已较牢固，做抬高患侧上肢（将患侧肘关节伸屈、手掌置于对侧肩部，直至患侧肘关节与肩平）、展肘运动（将患侧手掌置于颈后，开始时头低位，逐渐达抬头挺胸位）、手指爬墙运动（每日标记高度，逐渐递增幅度，直至患侧手指能高举过头）、梳头（以患侧手越过头顶梳对侧头发、扪对侧耳朵）、扩大肩关节活动范围（患手高举过头，做转绳、拉绳、展肘、推墙运动）等的锻炼。指导患者做患肢功能锻炼时应根据患者的实际情况而定，一般以每日3~4次、每次20~30分钟为宜；循序渐进，逐渐增加功能锻炼的内容。术后7天内不上举，10天内不外展肩关节；不要以患侧肢体支撑身体，以防皮瓣移动而影响愈合。

边学边练

实训十四　乳腺癌患者术后功能锻炼

（四）心理护理

术前护理人员应与患者进行耐心的沟通，向患者和家属介绍手术治疗的必要性和重要性，讲述身边乳腺癌治疗成功的典型病例，帮助其解除思想顾虑，树立战胜疾病的信心，积极配合治疗与护理；术后继续给予患者及家属心理上的支持，讲解乳腺癌术后的相关知识，鼓励患者表述手术创伤对自己今后角色的影响，提供改善自我形象的措施或方法，提高患者的生活质量，缓解患者的焦虑情绪。保护患者的隐私，在护理操作时不过度暴露手术部位，必要时用屏风遮挡。

（五）健康指导

1. 康复训练　出院后坚持患侧上肢的康复训练，但不宜用患侧上肢搬动、提取重物。

2. 保护患肢　不宜在患侧上肢行静脉穿刺和测血压，水肿可用小枕垫高，取舒适的体位或做向心性的按摩。

3. 复查与自查　术后遵医嘱坚持放疗、化疗、内分泌治疗，定期到医院复查。患者每月做一次乳房自我检查，检查时间最好选择在月经周期的第7~10天或者在月经结束后2~3d。

4. 通过使用乳房假体或乳房重建术，帮助患者改善自我形象。乳房假体的选择应与健侧乳房大小相似,每日注意清洁,存放时勿受压变形。使用松紧带将乳房假体固定在内衣上,以免手臂活动时将其扯动。出院时暂佩戴无重量的乳房假体,有重量的乳房假体在治愈后佩戴。根治术后 3 个月可行乳房重建术,但有肿瘤转移或乳腺炎者,严禁假体植入。

5. 术后 5 年内避免妊娠,防止乳腺癌复发。

第四节　乳房良性肿瘤患者的护理

女性乳房肿瘤的发病率甚高,良性肿瘤中以纤维腺瘤为最多,约占良性肿瘤的 3/4,其次为乳腺导管内乳头状瘤,约占良性肿瘤的 1/5。

一、乳腺纤维腺瘤患者的护理

乳腺纤维腺瘤产生的原因是小叶内纤维细胞对雌激素的敏感性异常增高。瘤体有完整包膜,内含腺体与纤维组织,若上皮部分恶变则成癌;纤维组织恶变则为肉瘤。

乳腺纤维腺瘤是女性常见的乳房肿瘤,好发年龄为 20～25 岁。多为乳房外上象限单发的无痛性肿块。肿块增大缓慢,质似硬橡皮球的弹性感,表面光滑,与周围组织分界清楚,易于推动。月经周期对肿块的大小无影响。

X 线钼靶摄片、活组织检查等有助于诊断。乳腺纤维腺瘤有恶变的可能,手术切除是治疗该病最有效的方法。手术切除的肿块必须常规做病理检查。

护理要点:①向患者解释纤维腺瘤的病因及治疗方法;②密切观察肿块的变化,必要时配合手术切除;③余见"本章第三节乳腺癌患者的护理"相关内容。

二、乳腺导管内乳头状瘤患者的护理

乳腺导管内乳头状瘤多见于经产妇,以 40～50 岁为多。瘤体很小,容易出血,主要为乳头溢出血性液体。其常因乳头溢液污染内衣而引起注意,溢液可为血性、暗棕色或黄色液体。肿瘤小,常不能触及。发生在大乳管近乳头壶腹部者,可在乳晕区扪及直径为数毫米的小结节,多呈圆形、质软,可推动,轻压此肿块,常可见乳头溢出血性液体。

乳腺导管造影、溢液细胞学检查有助于肿瘤的定位定性。乳腺导管内乳头状瘤一般属良性,恶变率为 6%～8%。其治疗以手术为主,并常规进行病理学检查。

护理要点:①向患者解释乳头溢液的病因、手术治疗的必要性;②余见"本章第三节乳腺癌患者的护理"相关内容。

(杨春晖)

本章重点是急性化脓性乳腺炎、乳腺癌的护理评估和护理措施；学习难点在于急性化脓性乳腺炎的治疗要点、急性化脓性乳腺炎和乳腺癌患者的护理诊断以及乳房良性肿块的鉴别；学习过程中应注意归纳、区分乳腺良、恶性病变身体状况的不同点，加强理论联系实际，掌握治疗配合中的各项护理。

思考与练习

1. 王女士，29岁。产后30天出现右侧乳房胀痛，畏寒、发热。体检：右侧乳房皮肤红肿明显，局部可扪及一压痛性硬块，同侧腋窝淋巴结肿大。

请问：

（1）针对该患者的情况，主要护理诊断是什么？

（2）护士应如何对其进行健康指导？

2. 林女士，51岁。1周前，无意中发现左乳外上方有一无痛性肿块，来院就诊。初步诊断为乳腺癌，拟行乳癌根治术。

请问：

（1）患者常见的护理诊断是什么？

（2）患者同意手术后，护士需做哪些护理工作？

（3）如何指导患者术后的功能锻炼？

第十三章 │ 胸部疾病患者的护理

[13章 数字资源]

学习目标

1. 具有良好的人文精神和护患交流能力,敬佑生命、救死扶伤,减轻患者痛苦,维护健康。
2. 掌握常见胸部损伤、肺癌、食管癌的护理评估及护理措施;掌握胸腔闭式引流的护理措施。
3. 熟悉胸部疾病的常见护理诊断/问题。
4. 了解胸部疾病的病因、发病机制、病理改变及辅助检查。
5. 学会护理胸腔闭式引流的患者。

第一节 胸部损伤患者的护理

工作情景与任务

导入情景:

小张,学生。2 小时前玩耍中被重物撞击右侧胸部后突感胸痛、胸闷、呼吸困难,伴咳嗽、咳痰,急诊入院。入院检查:T 38℃、P 100 次/min、R 25 次/min、BP 150/90mmHg,神志清楚,精神尚可。胸廓对称、无畸形及压痛;触诊右侧语音震颤消失;叩诊右肺呈鼓音,左肺清音。急诊胸片显示:右侧气胸,右肺压缩 90%。医嘱:胸腔闭式引流,立即。

工作任务:

1. 正确对气胸患者进行护理评估。
2. 提出小张目前主要的护理诊断/问题。
3. 配合治疗,对胸腔闭式引流患者进行护理。

胸部损伤（chest trauma or thoracic trauma）无论平时还是战时均可发生，约占全身创伤的1/4。根据损伤发生后胸膜腔与外界是否相通，可分为闭合性损伤和开放性损伤。闭合性损伤时，胸膜腔与外界不相通，多由钝性暴力挤压、冲撞或钝器撞击胸部所致，可造成胸壁软组织挫伤、肋骨骨折、气胸、血胸，甚至心脏损伤。开放性损伤多由于利器或火器、弹片等穿破胸膜所引起，可导致开放性气胸、血胸，出现呼吸和循环功能受损，严重者可危及生命。同时发生胸、腹部的多发性损伤称为胸腹联合伤。

一、肋骨骨折患者的护理

肋骨骨折（rib fracture）在胸部损伤中最常见，第4～7肋骨较长而纤薄，最易发生折断。根据损伤程度可分为单根或多根单处肋骨骨折、多根多处肋骨骨折。

（1）单根或多根肋骨单处骨折：若骨折上、下部位仍有完整肋骨支撑胸廓，对患者呼吸功能影响不大。若骨折断端较为尖锐，向内移位可刺破壁胸膜和肺组织，导致气胸、血胸、皮下气肿等；若刺破肋间血管，尤其是动脉时，可引起大出血，病情迅速恶化。

（2）多根多处肋骨骨折：胸壁局部区域因失去完整肋骨的支撑出现软化，吸气时软化区胸壁向内凹陷，呼气时软化区胸壁向外凸出，这种现象称为反常呼吸（paradoxical respiration）（图13-1），这类胸廓又称之为连枷胸。反常呼吸可严重影响气体交换，造成机体缺氧和二氧化碳潴留。若软化区范围较大，呼吸时两侧胸膜腔内压力无法保持平衡，可造成纵隔左右扑动，进一步影响肺通气和静脉血液的回流，严重者可导致呼吸和循环衰竭。

（1）吸气　　　　　　　　　　（2）呼气

图13-1　胸壁软化区的反常呼吸

【护理评估】
（一）健康史
患者有胸部受伤史。直接暴力作用于胸部可使该处肋骨向内弯曲而折断；胸部前后受挤压形成的间接暴力可使肋骨在腋中线附近向外弯曲而折断。

（二）身体状况
1. 症状　主要表现为骨折部位疼痛，深呼吸、咳嗽或改变体位时加重；疼痛及反常呼吸可引起不同程度的胸闷、呼吸困难、发绀,甚至休克等;肺组织被骨折断端刺破后可出现咯血。

2. 体征　受伤胸壁可见青紫、肿胀、畸形,局部压痛,有时可存在骨擦感(音),部分患者可存在皮下气肿。多根多处肋骨骨折时,受伤部位可见反常呼吸。

(三)心理-社会状况

肋骨骨折患者一般情绪较稳定,但出现胸闷、反常呼吸,甚至呼吸困难时,患者可有紧张、烦躁及恐惧的情绪反应。

(四)辅助检查

胸部 X 线和 CT 检查可显示肋骨骨折断裂线或断端错位情况,但对于前胸肋软骨折断征象不易显示,如并发气胸、血胸则可显示相应的肺压缩及胸腔积气、积液情况。

(五)处理原则

闭合性单根或多根单处肋骨骨折处理重点是镇痛、固定胸廓和防治并发症。闭合性多根多处肋骨骨折处理的重点是控制反常呼吸,及早采用包扎固定法或牵引固定法加以纠正。开放性肋骨骨折争取尽早清创,行骨折内固定,应用抗生素防治感染。

【常见护理诊断/问题】

1. 气体交换障碍　与损伤导致的疼痛、胸廓呼吸运动减弱、反常呼吸有关。
2. 急性疼痛　与胸部损伤有关。
3. 焦虑　与意外损伤及担忧预后有关。
4. 潜在并发症:肺部感染、呼吸功能衰竭、休克。

【护理目标】

1. 患者呼吸功能改善。
2. 患者疼痛减轻。
3. 患者焦虑程度减轻。
4. 患者未发生并发症或发生后得到及时发现和处理。

【护理措施】

(一)一般护理

1. 休息与活动　保持周围环境安静、整洁,室内空气流通,有利于患者休息,无特殊情况应保持半卧位。
2. 饮食　给予患者清淡且营养丰富的食物,忌食辛辣、生冷、油腻食物,多饮水。

(二)病情观察

密切观察生命体征,尤其注意呼吸的观察,了解患者有无发绀、气促、呼吸困难等症状,如有异常应立即报告医生并协助处理。

(三)减轻疼痛

遵医嘱妥善固定胸部、使用止痛药物,患者咳嗽时协助或指导其用双手按压、限制患侧胸壁运动等。

（四）心理护理

护士在护理患者过程中，应耐心、细致，帮助其建立战胜疾病的信心，解除其心理顾虑，缓解焦虑情绪。

（五）健康指导

1. 保证患者充足睡眠。肋骨骨折愈合后，逐渐练习站立、步行等活动并逐渐加大活动量。

2. 指导患者遵医嘱按时、正确服用药物，防止呛咳、呕吐。

3. 定期复查。

【护理评价】

1. 患者呼吸功能是否恢复正常，有无呼吸困难、胸闷、发绀等。

2. 患者疼痛是否得到减轻或消失。

3. 患者焦虑程度是否改善。

4. 患者的并发症是否发生或得到有效防治。

二、气胸患者的护理

胸膜腔内积气称为气胸（pneumothorax）。在胸部损伤中气胸发病率仅次于肋骨骨折。气胸可分为闭合性气胸、开放性气胸和张力性气胸三类：

1. 闭合性气胸 空气通过胸壁或肺的伤口进入胸膜腔后，伤口闭合，气体不再继续进入胸膜腔，胸膜腔内压仍低于大气压，患侧肺组织部分受压萎陷。

2. 开放性气胸 胸壁存在开放性伤口，使胸膜腔与外界相通，空气可随呼吸自由出入胸膜腔，患侧胸膜腔内压力与外界大气压接近，负压消失，肺组织萎陷；患侧胸膜腔压力显著高于健侧时可推动纵隔向健侧移位，使健侧肺也受压而部分萎陷，进一步加重呼吸功能障碍。吸气时，健侧胸膜腔内负压增大与患侧胸膜腔之间的压力差增加，纵隔移向健侧；呼气时，两侧胸膜腔压力差减小，纵隔移回患侧，导致纵隔位置随呼吸而左右摆动，称为纵隔扑动（图13-2）。同时，患者吸气时，健侧肺吸入了由患侧肺排出的含氧量低的气体；而呼气时，健侧肺排出的气体也排至患侧肺内，使含氧量低的气体在两侧肺内重复交换，造成严重缺氧。

3. 张力性气胸 多见于较大的肺泡破裂、肺裂伤或支气管破裂，其裂口形成通向胸膜腔的单向活瓣，吸气时，气体通过裂口进入胸膜腔，而呼气时裂口关闭，气体不能排出胸膜腔，使胸膜腔内积气随呼吸不断增多，导致胸膜腔压力高于外界大气压，又称高压性气胸。患侧胸膜腔内压力增高，使患侧肺严重萎陷，纵隔明显移向健侧，导致健侧肺受压而有不同程度的萎陷，引起严重的呼吸和循环功能障碍。同时高压气体可挤入纵隔，扩展至颈、面、胸部等处的皮下，造成皮下气肿或纵隔气肿（图13-3）。

（1）吸气　　　　　　　　　　（2）呼气

图 13-2　开放性气胸的纵隔扑动

图 13-3　张力性气胸和纵隔、皮下气肿

【护理评估】

（一）健康史

了解患者的受伤经过、受伤部位，有无发绀、呼吸困难、皮下气肿，已采用的抢救措施等；评估患者既往有无胸部手术史、服药史、过敏史等。

（二）身体状况

1. 闭合性气胸　表现与气体进入胸膜腔的量和肺萎陷的程度有关。胸膜腔内积气量少，肺萎陷在 30% 以下时为小量气胸，患者可无明显症状；肺萎陷在 30% 以上的中量、大量气胸患者可出现胸闷、气促、胸痛等症状，体检发现患侧肋间隙饱满，气管向健侧移位，叩诊呈鼓音，听诊呼吸音减弱或消失。

2. 开放性气胸　纵隔扑动影响肺通气效能和静脉血液回流，导致呼吸、循环功能严重障碍，患者可出现气促、发绀、明显呼吸困难甚至休克。胸部检查可见患侧胸壁存在伤道，呼吸时可听见空气进出伤道发出的吸吮样声音；气管和心脏向健侧移位；患侧胸部叩诊呈鼓音；听诊呼吸音减弱或消失。

3. 张力性气胸　患者极度呼吸困难、发绀、烦躁不安、昏迷、休克甚至窒息。体格检查可见患侧胸部饱满，肋间隙增宽，呼吸幅度减弱，气管向健侧移位，颈静脉怒张；常触及皮下气肿；叩诊呈鼓音；听诊呼吸音消失。

（三）心理－社会状况

了解患者有无焦虑、恐惧及程度；了解患者及家属对损伤、预后的认知和心理承受能力。

（四）辅助检查

胸部 X 线检查可显示肺萎陷、胸膜腔积气及纵隔移位情况，并可反映是否合并肋骨骨折、血胸等情况。

（五）处理原则

1. 闭合性气胸　小量气胸不必特殊治疗，1～2 周内可自行吸收。大量气胸需在伤侧锁骨中线第 2 肋间行胸膜腔穿刺抽气或胸腔闭式引流排除积气，以促使肺尽早膨胀；应用抗生素防治感染。

2. 开放性气胸　立即封闭胸壁伤口，变开放性气胸为闭合性气胸，然后按闭合性气胸进一步处理。病情稳定后，争取早期清创，封闭伤口。

3. 张力性气胸　立即行胸膜腔排气减压，抢救患者的生命。可在伤侧锁骨中线第 2 肋间用粗针头穿刺入胸膜腔，穿刺针尾部连接剪口的乳胶指套、小塑料袋、气球等单向活瓣装置。随后做进一步处理，包括胸腔闭式引流、吸氧、防治休克、应用抗生素控制感染等。若肺及支气管严重损伤或疑有胸腔内器官损伤及进行性出血者，应行剖胸探查术，手术修复损伤。

【常见护理诊断／问题】

1. 气体交换障碍　与胸部损伤、胸廓运动受限、疼痛、肺萎陷有关。
2. 疼痛　与组织损伤有关。
3. 急性焦虑　与意外损伤及担忧预后有关。
4. 潜在并发症：胸腔感染、呼吸功能衰竭、休克。

【护理措施】

（一）现场急救

1. 开放性气胸　立即用无菌敷料如凡士林纱布加厚棉垫封闭伤口，再用胶布或绷带包扎固定，使开放性气胸变为闭合性气胸，阻止气体继续进入胸膜腔，再按闭合性气胸处理。

2. 张力性气胸　危及生命，需紧急抢救，协助医生行胸膜腔穿刺排气或胸腔闭式引流。

（二）维持呼吸功能

协助患者有效咳嗽、排痰，清理呼吸道内的分泌物及呕吐物，保持呼吸道通畅。痰液黏稠者给予药物、超声雾化吸入；必要时行气管插管或气管切开辅助呼吸。

（三）病情观察

密切观察呼吸频率、节律、幅度的变化情况；了解患者有无发绀、气促、呼吸困难等症状；有无气管移位、皮下气肿和休克征象。如有异常应立即报告医生并协助处理。

（四）疼痛护理

疼痛可导致患者不敢咳嗽、咳痰，协助或指导患者及其家属用双手按压患侧胸壁，可减轻咳嗽时伤口震动而产生的疼痛；遵医嘱使用止痛药物。

（五）预防感染

对开放性损伤者，协助医生及时进行清创处理；密切观察体温变化，如有异常，及时报告医生；遵医嘱注射破伤风抗毒素和使用抗生素。

（六）健康指导

1. 向患者及其家属讲解有效咳嗽、排痰的意义和方法，并给予指导。

2. 嘱咐患者出院后遵循早期开展、循序渐进的原则加强功能锻炼；但在气胸痊愈后的1个月内，不宜剧烈运动。

3. 定期复查。

三、血胸患者的护理

胸膜腔积血液的现象称为血胸（hemothorax）。血胸可与气胸同时存在，称为血气胸（hemopneumothorax）。胸膜腔积血多来自于肺或肋间血管、胸廓内血管、心脏损伤。胸膜腔积血可使患侧肺受压萎陷，纵隔向健侧移位，影响呼吸功能；由于血容量丢失及腔静脉血回流受阻，又可影响循环功能。大量持续出血所致的胸膜腔积血，称进行性血胸。肺、心包、膈肌运动有去纤维蛋白作用，少量胸腔积血时，血液不容易凝固；若短期内出血量较多，胸腔内积血可发生凝固，形成凝固性血胸。凝血块机化后形成纤维组织，称为机化性血胸，限制肺和胸廓活动，进一步损害呼吸功能。细菌经伤口侵入后，在积血中生长繁殖，引起感染性血胸。

【护理评估】

（一）健康史

了解患者胸部受伤经过、时间、病情变化和已采用的抢救措施，有无气促、呼吸困难、面色苍白、昏迷等。

（二）身体状况

与出血速度和出血量有关。

1. 小量血胸（成人0.5L以下）　可无明显症状。

2. 中量血胸（0.5～1.0L）和大量血胸（1.0L以上）　特别是急性失血，可出现面色苍白、脉搏快弱、血压下降等低血容量性休克的表现，同时因胸膜腔积血，肺萎陷而伴有呼吸困难。查体可见肋间隙饱满，气管移向健侧，患侧胸部叩诊呈浊音，听诊呼吸音减弱或消失。

（三）心理-社会状况

了解患者在突然发生胸部外伤后，是否出现焦虑、恐惧及程度，尤其是大量血胸患者出现呼吸困难和休克表现时，患者是否有濒死感；了解患者家庭对医疗费用的承担情况。

（四）辅助检查

胸部 X 线检查，小量血胸可仅有肋膈角消失，大量血胸可见胸膜腔有大片积液阴影，纵隔向健侧移位；血气胸者可见液平面。

（五）处理原则

非进行性小量血胸不需特殊处理，可自行吸收；中、大量血胸，尽早行胸腔穿刺抽出积血，必要时行胸腔闭式引流。进行性血胸，应尽早输液、输血，防治休克，及时剖胸止血。凝固性血胸或机化性血胸，及早剖胸清除血块或进行纤维组织剥除术。血胸治疗的同时要注意防治感染，血胸已感染者按脓胸处理。近年来，电视胸腔镜已用于凝固性血胸、感染性血胸的处理，具有创伤小、疗效好、住院时间短和费用低等优点。

【常见护理诊断/问题】

1. 外周组织灌注无效　与失血引起的血容量不足有关。
2. 气体交换障碍　与肺组织受压有关。
3. 潜在并发症：休克、感染等。

【护理措施】

（一）病情观察

严密观察生命体征，注意神志、瞳孔、面色变化情况。患者若出现下列征象则提示存在活动性出血：①脉搏持续加快，血压下降，或经补充血容量血压仍不稳定；②血红蛋白量、红细胞计数、血细胞比容进行性下降；③胸腔闭式引流引出的血量每小时超过200ml，并持续 3 小时以上；④胸膜腔穿刺抽出的血液很快凝固或血液凝固抽不出，但胸部 X 线检查显示胸部阴影逐渐扩大。

（二）维持循环功能

迅速建立静脉通路，补充血容量，防治休克；根据患者血压和心肺功能状态调整输液速度。

（三）保持呼吸道通畅

及时清除口腔和呼吸道血液、痰液及呕吐物，防止窒息。

（四）预防感染

密切观察体温、局部伤口的变化；遵医嘱合理应用抗生素；严格无菌操作；鼓励患者深呼吸、有效咳嗽、咳痰；保持胸膜腔引流通畅。

（五）胸腔闭式引流的护理

1. 原理及目的　胸腔闭式引流是根据胸膜腔生理性负压机制设计的，依靠水封瓶中的液体使胸膜腔与外界隔离（图 13-4）。其目的是：①排出胸膜腔积气、积液、积血；②重建胸膜腔负压，促进肺复张；③平衡胸膜腔内的压力，保持纵隔于正常位置。它主要用于治疗气胸、血胸、脓胸及胸腔手术后引流。

2. 置管的位置和种类　①引流气体时，一般放置在患侧锁骨中线第 2 肋间，选择管径为 1cm、质地较软、既能引流又可减少局部刺激和疼痛的塑胶管。②引流液体时，常放置在患侧腋中线与腋后线之间的第 6 ~ 8 肋间, 选择管径为 1.5 ~ 2cm、质地较硬、不易扭曲和堵塞且有利于通畅引流的橡胶管; 引流脓液时应放置在脓液积聚的最低位。

3. 装置　传统的胸腔闭式引流装置有单瓶、双瓶和三瓶 3 种(图 13-5)。目前临床广泛使用的是一次性的硅胶胸腔引流装置。

图 13-4　闭式胸腔引流术　　　　图 13-5　双瓶或三瓶胸腔闭式引流装置

（1）单瓶水封闭式引流: 由容量为 2 000 ~ 3 000ml 的广口无菌引流瓶, 安装有长、短两根玻璃管的橡胶瓶塞及一长约 100cm 的橡皮管组成。引流瓶中盛有约 500ml 无菌生理盐水, 长玻璃管下口应插至液面下 3 ~ 4cm, 短玻璃管下口远离液面, 保证瓶内空气与外界大气相通。使用时将橡皮管一端与长玻璃管连接, 另一端再与患者胸腔引流管连通, 即可见长玻璃管内水柱上升至液平面上方 8 ~ 10cm, 并随呼吸上下波动; 若水柱无波动, 则提示引流管不通畅。

（2）双瓶水封闭式引流: 在上述的水封瓶前面连接一个集液瓶, 用于收集胸腔引流液, 水封瓶内的密闭系统不会受到引流量的影响。

（3）三瓶水封闭式引流: 在双瓶式基础上增加了一个控制抽吸力的负压控制瓶。负压控制瓶橡皮塞上安装有 3 根玻璃管, 其中两根短管分别连接水封瓶和负压吸引, 长管与大气相通, 其下端插入液面下 15 ~ 20cm, 调节插入液面下深度即可调节抽吸的负压。

4. 护理要点

（1）保持管道密闭: ①引流装置正确安装, 衔接处密封良好。②水封瓶长玻璃管应插入液面下 3 ~ 4cm, 并始终保持直立。③胸腔引流管周围皮肤用油纱布包盖严密。④搬动患者或更换引流瓶时, 应用两把止血钳双向夹闭引流管。⑤若引流管从胸腔滑脱, 立即用手捏闭伤口处皮肤, 消毒处理后用凡士林纱布封闭伤口; 若引流管连接处脱落或引流瓶损坏,应立即用双钳夹闭胸壁引流管,并更换引流装置。

（2）保持引流通畅：①患者应取半卧位并经常改变体位,有利于引流；②鼓励患者咳嗽、咳痰和做深呼吸运动,有利于胸膜腔内气体和液体的排出；③定时挤捏引流管,防止引流管堵塞、扭曲、受压；④水封瓶不可倒置或倾斜,不可高于胸部。

（3）严格无菌操作,防止逆行感染：①引流装置应保持无菌；②定时更换引流瓶和引流接管,操作过程中严格遵守无菌原则；③胸壁引流口处敷料保持清洁、干燥,一旦渗湿应及时更换；④引流瓶应低于胸腔引流口水平面60～100cm,防止瓶内液体逆流入胸腔。

（4）观察并记录：密切观察长玻璃管内水柱波动情况,一般情况下,水柱上下波动的范围约4～6cm,若波动幅度太大则提示可能存在肺不张；若水柱随呼吸无波动则提示肺膨胀良好或引流管不通。观察并准确记录引流液的量、颜色、性质。一般情况下,开胸术后24小时内血性引流液体不超过500ml,且引流量逐渐减少、颜色逐渐变淡；若有大量气泡或血性液体持续逸出,应立即报告医生及时处理；引流量过少,应查看引流管是否通畅。

（5）拔管

1）指征：置管48～72小时后,若引流瓶内无气体逸出或引流液量明显减少且颜色变淡,24小时引流液＜50ml或脓液＜10ml,X线检查示肺膨胀良好,患者无呼吸困难,即可拔除引流管。

2）方法：嘱患者深吸气,于吸气末迅速拔除引流管,并立即用凡士林纱布和敷料覆盖引流处伤口并包扎固定。

3）观察：拔管后注意观察患者有无胸闷、呼吸困难、伤口漏气、渗液、出血、皮下气肿等,若有异常及时通知医生处理。

（六）心理护理

保持环境安静、整洁；加强与患者及家属的沟通,解释各种症状和不适的原因、持续时间及预后；说明各种诊疗、护理操作及手术的必要性和安全性；关心、理解、同情患者,帮助患者树立信心,配合治疗。

（七）健康指导

1. 向患者说明吸氧、胸腔穿刺、胸腔闭式引流等操作的意义及注意事项,以取得合作。
2. 向患者解释半卧位,深呼吸,有效咳嗽、排痰的意义,指导患者练习腹式呼吸。
3. 鼓励并指导患者早期进行功能锻炼。
4. 定期复诊。

第二节　脓胸患者的护理

脓胸（empyema）是指胸膜腔内的化脓性感染。常见的致病菌为金黄色葡萄球菌、肺炎双球菌等。致病菌侵入胸膜腔的途径：①肺或邻近组织的化脓病灶侵入或破入胸膜腔；②胸部外伤、手术污染、食管或支气管胸膜瘘引起继发感染；③血源性播散，如脓毒血症；④经淋巴途径，如其他部位的化脓病灶通过淋巴管侵犯胸膜腔。感染侵犯胸膜后，胸膜充血、水肿、渗出。早期渗出液稀薄，为浆液性，病情加重后，变为脓性，随后纤维蛋白沉积于胸膜表面，形成纤维素膜，向后发展纤维素层厚度增加，韧性增强且易于粘连，使脓液局限于不同部位（图13-6），最后机化形成致密的纤维板，限制肺膨胀及胸廓活动，从而影响呼吸功能。

图 13-6　脓胸分类示意图

【护理评估】

（一）健康史

了解患者有无胸部手术史、创伤史、感染史等。

（二）身体状况

按病理发展过程，脓胸可分为急性脓胸和慢性脓胸。

1. 急性脓胸（acute empyema）　患者常有高热、脉快、呼吸急促、食欲减退、胸痛、全身乏力等，胸膜腔积液较多时可有胸闷、咳嗽、咳痰症状，严重者可出现发绀和休克；体格检查见患侧呼吸运动减弱，肋间隙饱满，语颤减弱，气管向健侧移位，叩诊呈浊音，听诊呼吸音减弱或消失。

2. 慢性脓胸（chronic empyema）　患者常有长期低热、食欲减退、消瘦、贫血、低蛋白血症等慢性全身中毒症状，可伴有气促、咳嗽、咳脓痰等症状；体格检查可见患侧胸廓内陷，肋间隙变窄，呼吸运动减弱，气管偏向患侧，叩诊呈浊音，呼吸音减弱或消失，可有杵状指（趾），严重者形成脊柱侧凸。

（三）心理－社会状况

了解患者有无焦虑及程度；评估患者及家属对本疾病的认知程度、心理承受能力等。

（四）辅助检查

血常规检查可见白细胞计数及中性粒细胞比例升高；胸部 X 线检查显示胸腔积液征象；胸膜腔穿刺抽出脓液即可确诊；脓液细菌培养和药敏试验可为选用有效抗生素提供依据。

（五）处理原则

急性脓胸应去除病因、控制感染，行胸膜腔穿刺或胸腔闭式引流排净脓液，加强全身支持疗法。慢性脓胸应重点改善全身情况,消除中毒症状和纠正营养不良;积极治疗病因,必要时手术治疗消除脓腔;尽可能促进肺复张,恢复肺功能。

【常见护理诊断/问题】

1. 气体交换障碍　与脓液压迫肺组织、胸廓运动受限有关。

2. 体温过高　与感染有关。

3. 营养失调:低于机体需要量　与营养摄入不足、消耗增加有关。

【护理措施】

（一）一般护理

患者一般取半卧位,以利于呼吸和引流,鼓励并协助患者有效咳嗽、排痰。支气管胸膜瘘患者应取患侧卧位,以免脓液流向健侧或发生窒息。鼓励患者进食高蛋白、高热量、富含维生素的食物,保证营养供给。必要时可给予肠内、肠外营养支持或少量多次输全血、血浆。高热者给予冰敷、擦浴等物理降温,鼓励患者多饮水,必要时遵医嘱应用药物降温。

（二）治疗配合

急性脓胸患者,为控制感染、改善呼吸,可每日或隔日一次行胸膜腔穿刺抽脓。抽脓后,胸膜腔内注入抗生素,穿刺过程中及穿刺后应注意观察患者有无不良反应。慢性脓胸患者,做好手术后护理,胸廓成形术后,取术侧向下卧位,用厚棉垫、胸带加压包扎以控制反常呼吸,包扎要松紧适宜,经常检查,随时调整。胸膜纤维板剥脱术后,易发生大量渗血,应严密观察生命体征及引流液的性质和量,若有出血,应遵医嘱快速输血、给予止血药,必要时做好再次开胸止血的准备。

（三）健康指导

指导患者注意保暖,防止肺部感染。合理安排休息、活动、饮食等。指导胸廓成形术后患者坚持功能锻炼,取躯干正直姿势,练习头部前后左右回转运动,上半身的前屈运动及左右弯曲运动。遵医嘱按时服药,定期复查。

第三节　肺癌患者的护理

工作情景与任务

导入情景:

李大爷,2年来间断出现咳嗽,咳白色泡沫痰、偶有血丝,常于天气转凉时出现,并伴有胸闷、气促、右侧肩背部疼痛等,近1个月症状加重后被家人送入医院。入院行胸部CT检查显示右下肺占位性病变,穿刺活检结果为(右肺)腺癌,全身麻醉下行右全肺叶切除术。术后患者诉切口疼痛、胸闷、呼吸不畅、咳嗽、痰液难以咳出,体格检查见呼吸急促、双肺听诊可闻及痰鸣音。医嘱:持续氧气吸入2~4L/min,立即;机械吸痰,立即。

工作任务：

1. 正确对肺癌患者进行护理评估。
2. 提出李大爷目前主要的护理诊断／问题。
3. 针对该护理诊断／问题，制订护理计划并实施。

肺癌（lung cancer）又称为原发性支气管肺癌，多数起源于支气管黏膜上皮或肺泡上皮。发病年龄多在 40 岁以上，男性多见，在工业发达国家和我国大城市中，肺癌的发病率已居男性恶性肿瘤的首位。肺癌的病因尚不完全明确，但与吸烟、大气污染、职业接触（包括砷、镉、铬、石棉等）、遗传等因素有关。肺癌的分布右肺多于左肺，上叶多于下叶。起源于主支气管、肺叶支气管的肺癌，位置靠近肺门，称中心型肺癌；起源于肺段支气管以下的肺癌，位置靠近肺的周围部分，称周围型肺癌。临床上肺癌的分类较多，临床最常见的肺癌可分为非小细胞肺癌和小细胞肺癌，非小细胞肺癌主要包括腺癌、鳞状细胞癌和大细胞癌。肺癌转移途径主要有直接扩散、淋巴转移、血行转移 3 条，其中以淋巴转移途径最常见。

【护理评估】

（一）健康史

1. 个人史　询问患者的年龄，性别，职业，有无吸烟史，吸烟年限、数量等。资料表明，长期大量吸烟是肺癌发病的一个重要因素。

2. 职业史　了解患者是否长期接触过石棉、铬、镍、铜、锡、砷、放射性物质等，是否有长期在空气严重污染的环境中生活的经历。

3. 其他相关病史　了解患者有无肺部慢性感染病史；家族中有无肺癌或其他肿瘤患者。

（二）身体状况

早期肺癌，特别是周围型肺癌多无症状，癌肿增大后可出现咳嗽、血痰、胸痛、发热、气促等。咳嗽最为常见，多表现为刺激性咳嗽，无痰或少量黏液痰；当继发肺部感染时，可有脓痰；血痰通常出现于中心型肺癌，表现为痰中带血或断续地少量咯血，大量咯血少见；癌肿造成大支气管阻塞时，可出现胸闷、气促等症状。

晚期肺癌患者除食欲下降、体重减轻、倦怠、乏力外，可出现癌肿压迫、侵犯邻近组织、器官或发生远处转移的症状，如声音嘶哑，吞咽困难，胸腔积液，胸痛，上肢静脉怒张、水肿及运动障碍，颈交感神经综合征等；经血行转移后，出现远处转移的症状，如肝大、黄疸、头痛、抽搐、眩晕、昏迷等。

（三）心理 - 社会状况

了解患者有无焦虑、恐惧、绝望等；评估患者及家属对疾病诱因、症状、治疗、预防的认知程度，经济和心理承受能力。

（四）辅助检查

1. 影像学检查　胸部 X 线和 CT 检查肺部可见块状阴影，边缘不清或呈分叶状，周围有毛刺；若有支气管梗阻，可见肺不张；若肿瘤坏死液化，可见空洞。正电子发射计算机断层显像（PET-CT）能对病灶进行精准定位和分期，可提高诊断的准确性。

2. 痰细胞学检查　是肺癌普查和诊断的简便有效的方法。80%以上的患者在反复痰液检查时可检出癌细胞。临床可疑肺癌者，应连续送检痰液3次或3次以上做细胞学检查。

3. 支气管镜检查　诊断中心型肺癌阳性率较高，可直视肿瘤的部位、大小，并可取小块组织做病理学检查，也可取支气管内分泌物进行细胞学检查。

4. 其他　如胸腔镜、纵隔镜、经胸壁穿刺活组织检查等。

（五）处理原则

肺癌以手术治疗为主，辅以放疗、化疗、靶向、中医中药以及免疫治疗等。

1. 手术治疗　是肺癌最重要和最有效的治疗手段。周围型肺癌多采用肺叶切除加淋巴结清扫术，中心型肺癌采用肺叶或一侧全肺切除加淋巴结清扫术。

2. 放射治疗　小细胞癌对放射治疗最敏感，鳞癌次之，腺癌最低。多用于术后清除残留病灶和配合化学治疗。晚期患者可行姑息性放射治疗，以缓解症状。

3. 化学治疗　对小细胞癌疗效较好。用于手术前、后辅助治疗，提高治愈率；也可单独用于晚期患者以缓解症状。

4. 靶向治疗　针对肿瘤特有的基因异常进行治疗。对于携带表皮生长因子受体（EGFR）基因突变者，EGFR抑制剂治疗有效率和疾病控制率远高于传统化学治疗。

5. 中医中药治疗和免疫治疗　可缓解部分患者的症状，增强人体免疫功能，延长生存期。

【常见护理诊断/问题】

1. 气体交换障碍　与肺组织病变、肺不张、手术切除肺组织等有关。
2. 焦虑与恐惧　与担心手术、疾病预后等因素有关。
3. 潜在并发症：胸腔内出血、肺炎、肺不张、支气管胸膜瘘、心律失常等。

【护理措施】

肺癌的护理除肿瘤患者的常规护理外，重点是手术前、后护理。

（一）手术前护理

呼吸道管理是术前护理的重点。

1. 防治呼吸道感染　①患者术前戒烟两周以上；②注意口腔卫生，若有龋齿、口腔慢性感染者应及时报告医生，积极治疗；③对有上呼吸道感染、慢性支气管炎、肺内感染、肺气肿的患者，遵医嘱应用抗生素。

2. 保持呼吸道通畅　指导及协助患者进行腹式呼吸、有效咳嗽、咳痰；支气管分泌物较多者，行体位引流；痰液黏稠不易咳出者，行超声雾化，遵医嘱应用支气管扩张剂、祛痰剂等药物；对呼吸功能失常的患者，根据需要应用机械通气治疗。

（二）手术后护理

1. 一般护理　患者麻醉未清醒前取平卧位，头偏向一侧；麻醉清醒、血压平稳后改为半卧位；一侧肺叶切除术后一般取健侧完全侧卧位，有利于患侧肺的膨胀，但呼吸功能较差的患者，可取平卧位或患侧的侧卧位，以免健侧肺受压而限制通气；一侧全肺切除患者，可采取患侧 1/4 侧卧位。定时协助患者变换体位，有利于保护皮肤及预防呼吸和循环系统并发症。

2. 病情观察　术后严密监测生命体征，每 15 分钟测量 1 次，麻醉清醒且血压、脉搏平稳后改为 0.5～1 小时测量 1 次。注意有无呼吸窘迫，同时观察患者神志、面色、末梢循环情况，检查切口敷料有无血性液体渗出，若有异常，及时通知医生。

3. 呼吸道护理　是术后护理的重点。

（1）常规给予患者鼻导管吸氧 2～4L/min。

（2）观察患者呼吸频率、幅度、节律，双肺呼吸音，有无发绀、气促等缺氧征象，若有异常，及时通知医生。

（3）麻醉清醒后，立即鼓励并协助患者每 1～2 小时做深呼吸、有效咳嗽排痰：①翻身、拍背，可使存在于肺叶、肺段处的分泌物松动，流至支气管中咳出；②指压胸骨切迹上方的气管，刺激患者咳痰；③患者咳痰时可指导或协助其固定胸壁伤口，减轻震动引起的疼痛（图 13-7）。

（1）护士站在患者术侧，
一手放在术侧肩膀上向下压，
另一手置于伤口下支托胸部

（2）护士站在患者健侧，
双手紧托伤口部位以固定胸部伤口

图 13-7　固定胸壁的方法

（4）痰液黏稠不易咳出时，可采用雾化吸入；对于咳痰无力的患者，可行鼻导管深部吸痰，必要时协助医生行支气管镜下吸痰或气管切开术。

4. 营养与输液　术后患者应遵医嘱静脉输液，以维持体液平衡。严格掌握输液量和速度，全肺切除者，24 小时补液量控制在 2 000ml 以内，速度以 20～30 滴 /min 为宜。当肠蠕动恢复后，即可开始进食流质饮食并逐渐过渡为普食，伴营养不良者，可行肠内或肠外营养,以提高机体抵抗力,促进伤口愈合。

5. 活动与锻炼　鼓励指导患者早期下床活动,改善呼吸、循环功能,预防肺不张;加强手臂和肩关节的功能锻炼,预防术侧胸壁肌肉粘连、肩关节强直及失用性萎缩。

6. 手术后并发症的护理

(1)肺炎、肺不张:术后患者呼吸运动减弱,不能有效咳嗽排痰,分泌物滞留堵塞支气管,易引起肺炎、肺不张。患者表现为烦躁不安、脉快、发热、哮鸣、呼吸困难等症状,其护理重在预防(参见第六章第三节手术后患者的护理)。若发现以上情况,应立即给氧,遵医嘱合理应用抗生素,鼓励患者自行咳嗽、排痰,必要时吸痰。

(2)支气管胸膜瘘:是肺切除术后严重的并发症之一,多发生于术后一周。患者可出现发热、呼吸急促、刺激性咳嗽伴血痰等,患侧出现液气胸体征。将亚甲蓝溶液注入胸膜腔,若患者咳出带有蓝色痰液即可确诊。主要护理措施是行胸腔闭式引流,遵医嘱应用抗生素,必要时做好手术修补瘘口的准备。

(三)健康指导

1. 让患者了解吸烟的危害,力劝戒烟。

2. 保持良好的营养状况,注意休息与活动;说明手术后活动与锻炼的重要意义,出院后应继续坚持。

3. 保持良好的口腔卫生。术后一段时间内避免出入公共场所或与上呼吸道感染者接触,避免与烟雾、化学刺激物接触。

4. 定期复查。如有进行性疲倦、伤口疼痛、剧烈咳嗽、咯血等症状,应考虑复发的可能,及时返院复诊。

第四节　食管癌患者的护理

食管癌(esophageal carcinoma)的发病率男性高于女性,发病年龄多在 40 岁以上。我国是世界上食管癌高发地区之一。食管癌的病因尚不清楚,但长期吸烟和重度饮酒已证明是其重要病因。其次,与饮食中缺乏某些微量元素、食物中含有亚硝胺和某些霉菌及其产生的毒素,食物过热、过硬、进食过快等不良饮食习惯,遗传等因素有关。食管癌最常发生于胸中段,下段次之,上段较少(图 13-8)。食管癌大多为鳞状上皮癌。按病理形态分为髓质型、蕈伞型、溃疡型、缩窄型 4 种类型,以髓质型最常见。食管癌通过直接浸润、淋巴、血行 3 条途径转移,其中淋巴转移最主要,血行转移较少见。

图 13-8　食管的分段

【护理评估】

（一）健康史

评估患者的年龄、性别、饮食习惯等一般情况；有无长期吸烟、饮酒等不良嗜好；吞咽食物时有无异常感觉及进行性吞咽困难的病史；有无慢性食管炎、贲门失弛缓症及食管长期反流等食管疾病；是否生活在食管癌的高发区及有无家族史。

（二）身体状况

早期症状常不明显，偶有吞咽食物时出现不同程度的哽噎感、停滞感或异物感，胸骨后烧灼样、针刺样疼痛。

中晚期食管癌可出现典型的进行性吞咽困难，先是干硬的食物难以咽下，继而半流质，最后水和唾液也无法咽下。患者逐渐出现消瘦、贫血、乏力及营养不良。当癌肿侵及喉返神经时出现声音嘶哑；累及气管时可形成食管气管瘘，出现呛咳和肺部感染；侵入大血管时，可引起大量呕血；晚期出现恶病质。此外，还可出现锁骨上淋巴结肿大、肝大、胸水、腹水等转移体征。

（三）心理－社会状况

了解患者对疾病、治疗的认知程度；有无焦虑、恐惧、绝望及原因、程度；评估家庭对疾病、手术的经济和心理承受能力。

（四）辅助检查

1. 食管吞钡双重造影　早期可有食管皱襞紊乱、粗糙或中断现象；中、晚期可出现明显的不规则充盈缺损、管腔狭窄等。

2. 脱落细胞学检查　用带网气囊食管细胞采集器做食管拉网查脱落细胞，早期阳性率可达90%以上。

3. 纤维食管镜检查　可直视病变部位，并可钳取活组织作病理学检查，有确诊价值。

（五）处理原则

食管癌以手术治疗为主，辅以放射治疗、化学治疗等综合疗法。手术治疗效果可靠，是治疗食管癌的首选方法，可彻底切除肿瘤及周围受侵组织，常用胃、结肠做食管重建术；对晚期食管癌或不能根治者可做姑息性手术，如食管腔内置管术、胃造瘘术等。放射治疗可用于术前或术后，能增加手术切除率，也可单独用于上段食管癌或晚期癌的治疗。化学药物治疗一般用于手术后辅助治疗。

🔧 知识窗

非开胸食管癌切除术

非开胸食管癌切除术包括：①食管内翻剥脱术，主要适用于下咽及颈段食管癌；②经裂孔食管癌切除术，可用于胸内各段食管癌，肿瘤无明显外侵的病例；③颈胸骨部分劈开切口，用于主动脉弓下缘以上的上胸段食管癌。这几种术式在切除肿瘤及食管后，采用胃或结肠经食管床上提至颈部与食管或咽部吻合。这类手术具有创伤小、对心肺功能影响小等优点,但不能行纵隔淋巴结清扫。

近年来,电视胸腔镜下食管切除已用于临床,微创的优势明显,但长期疗效尚需验证。

【常见护理诊断/问题】

1. 营养失调:低于机体需要量　与进食不足、消耗增加有关。

2. 体液不足　与吞咽困难、水分摄入不足有关。

3. 焦虑与恐惧　与对疾病不了解、担心手术及预后等因素有关。

4. 潜在并发症:吻合口瘘、乳糜胸等。

【护理措施】

(一)手术前护理

1. 一般护理　常规做好营养支持、口腔护理、呼吸道准备及心理护理。

2. 重点加强胃肠道准备　①术前1周遵医嘱口服抗生素。②术前3天改流质饮食,术前1天禁食。③对进食后有滞留或反流者,术前3天每晚以生理盐水100ml加抗生素经鼻胃管冲洗食管及胃,可有效减轻局部充血水肿、防止吻合口瘘。④拟行结肠代食管手术的患者,术前做好结肠肠道准备。⑤手术日晨常规置胃管或一并置入十二指肠营养管,胃管置入困难时不可强行进入,以免刺破食管。

(二)手术后护理

术后除常规加强病情观察、呼吸道护理、胸腔闭式引流护理、放疗和化疗护理外,应重点加强饮食护理和并发症护理。

1. 饮食护理　是食管癌手术后护理的重点。①食管局部血供差,吻合口愈合速度较慢;食管无浆膜覆盖,肌纤维呈纵行走向,易发生撕裂。故术后应严格禁饮、禁食3～4天,禁食期间行胃肠减压,并经静脉补充营养。②术后3～4天待肛门排气、胃肠减压引流量减少后,拔除胃管。拔管24小时后先试饮少量水,若无异常,术后5～6天可给全清流质饮食,术后10天左右给半流质饮食,术后3周可进普食。③少食多餐,进食量不宜过多,速度不宜过快,避免进食生、冷、硬食物,防止吻合口瘘。④留置十二指肠营养管者,遵医嘱早期经营养管注入40℃左右的营养液;一般在手术后7～10天拔管,拔管后经口摄入流食或半流食。

2. 手术后并发症的护理

(1)吻合口瘘:是食管癌术后最严重的并发症,多发生于术后5～10天。患者可出现呼吸困难,胸腔积液和全身中毒症状,甚至休克等。一旦出现上述症状,应立即通知并配合医生进行处理,包括:①立即禁食;②行胸腔闭式引流;③遵医嘱应用抗生素及营养支持;④严密观察病情,需再次手术者做好术前准备。

(2)乳糜胸:是食管癌术后比较严重的并发症,多发生在术后2～10天,少数病例可发生于术后2～3周。乳糜液大量积聚于胸腔内,压迫肺及纵隔并使之移位,患者可出现胸闷、气急、心悸，甚至血压下降，若不及时处理，患者可在短时间内由于乳糜液中水、蛋白质、脂肪、胆固醇、酶、抗体和电解质的丢失而引起全身消耗、衰竭而死亡，因此应积极预防、及时处理。给予胸腔闭式引流、肠外营养支持、胸导管结扎术等。

（三）健康指导

1. 向患者介绍食管癌的发病因素，生活中注意避免和加强预防。

2. 向患者解释手术必要性，术前检查、准备的意义；使患者了解口腔卫生、深呼吸、咳嗽咳痰及半卧位的重要性。

3. 做好饮食指导　嘱患者术后少食多餐、细嚼慢咽、由稀到干，逐渐增加食量；避免进食过快、过量及生、冷、硬、刺激性食物，质硬的药片可碾碎后服用，以免导致吻合口瘘。

4. 食管胃吻合术后，由于胃提拉入胸腔压迫肺，患者可能出现胸闷，进食后呼吸困难，告知患者一般经 1~2 个月即可缓解。

5. 告诉患者定期到医院复诊。术后 3 周仍有吞咽困难时，可能为吻合口狭窄，应及时复诊。

（余　峰）

> **本章小结**　本章重点介绍胸部损伤、肺癌、食管癌患者的护理评估及护理措施，胸腔闭式引流的护理措施；学习难点在反常呼吸、纵隔扑动对呼吸与循环影响的理解，胸腔闭式引流拔管指征的把握；学习过程中应注意从理论出发，加强实操训练，培养学生对反常呼吸、开放性气胸、张力性气胸的急救处理能力。

？ 思考与练习

1. 李先生，42 岁。1 小时前左侧胸部受外力撞击后出现呼吸困难及意识模糊而急诊入院。入院后给予氧气吸入，呼吸困难无好转，伴有面色苍白、四肢湿冷、脉搏加快等休克体征。查体：左侧胸部饱满，气管向右侧移位，左侧胸壁可触及骨擦音，叩诊呈鼓音，听诊呼吸音消失，皮下气肿明显。

请问：

（1）该患者最有可能的诊断是什么？

（2）目前患者主要的护理诊断 / 问题是什么？

（3）针对该问题，如何进行护理？

2. 王先生，58 岁。因胸闷、气促、咳嗽、咯血半年余入院。入院后确诊为左肺原发性支气管肺癌，全身麻醉下行左全肺切除加淋巴结清扫术，术中留置胸腔引流管。术后第 2 天，护士查房时发现患者神志淡漠，BP 78/50mmHg，R 20 次 /min，P 110 次 /min，胸腔引流管 1 小时内引流出 230ml 血性液体，颜色鲜红。

请问：

（1）该患者目前最有可能发生的情况是什么？

（2）目前患者主要的护理诊断 / 问题是什么？

（3）针对该问题，如何进行护理？

第十四章 │ 急性腹膜炎与腹部损伤患者的护理

14章

14章 数字资源

学习目标

1. 掌握急性腹膜炎和腹部损伤的临床症状、体征和护理措施。
2. 熟悉急性腹膜炎和腹部损伤的病因、分类、处理原则及常见护理诊断/问题。
3. 了解急性腹膜炎患者的病理生理。
4. 学会胃肠减压术操作，熟练掌握胃肠减压术患者的护理要点。
5. 具有良好的人文精神和护患交流能力，关爱患者，减轻患者痛苦，维护健康。

第一节 急性腹膜炎患者的护理

工作情景与任务

导入情景：

李先生，39岁。上腹部疼痛不适反复发作多日，2小时前在睡眠中突感上腹刀割样剧痛，继之波及全腹，伴恶心、呕吐，遂被送往医院就诊。既往有十二指肠溃疡病史。入院时神志清楚、面色苍白、出冷汗，T 36℃，P 130次/min，R 24次/min，BP 90/70mmHg，全腹压痛、反跳痛，腹肌呈"木板样"强直，移动性浊音(＋)，肠鸣音减弱，X线检查可见膈下游离气体。紧急行手术治疗。

工作任务：

1. 正确对李先生进行护理评估和护理诊断。
2. 正确对李先生进行术前护理。

急性腹膜炎(acute peritonitis)是由细菌感染、化学性刺激或物理性损伤等因素引起的腹膜和腹膜腔的急性炎症。按发病机制可分为原发性与继发性；按病因可分为细菌性

（化脓性）和非细菌性；按累及范围分为弥漫性与局限性。临床所称急性腹膜炎多指急性继发性化脓性腹膜炎，其病情急，变化快，是外科最为常见的急腹症。

【病因病理】

（一）病因

1. 继发性腹膜炎　最常见。主要致病菌多为大肠埃希菌，其次为厌氧杆菌和链球菌等。大多为混合感染，故毒性较强。常见于下列病因（图14-1）：

图14-1　继发性腹膜炎常见病因

（1）腹内脏器穿孔或破裂：是急性继发性化脓性腹膜炎最常见的病因。如胃、十二指肠溃疡急性穿孔，腹部损伤引起的内脏破裂，急性阑尾炎穿孔或急性坏疽性胆囊炎穿孔等。

（2）腹内脏器缺血、渗出及炎症扩散：如绞窄性肠梗阻，急性化脓性阑尾炎，急性胰腺炎，女性生殖器官化脓性感染等。

（3）其他：如腹部手术时腹腔污染，胃肠道、胆道、胰管吻合口渗漏等。

2. 原发性腹膜炎　腹腔内无原发性病灶，临床上较少见。致病菌多为溶血性链球菌、肺炎双球菌或大肠埃希菌。细菌进入腹腔的途径为：①血行播散常见于婴儿和儿童。②上行性感染为女性生殖道感染细菌向上扩散到腹腔，如淋菌性腹膜炎。③直接扩散是泌尿系感染细菌直接扩散到腹膜腔。④透壁性感染，如肝硬化腹水、肾病、猩红热或营养不良等机体抵抗力低下时，肠腔内细菌即有可能透过肠壁进入腹膜腔，引起腹膜炎。原发性腹膜炎感染广泛，但一般不需手术治疗。

（二）病理生理

腹膜受细菌、胃肠液、血液和尿液刺激后，即发生充血、水肿，并产生大量浆液性渗出液。渗出液中的大量巨噬细胞，中性粒细胞以及坏死组织、细菌和凝固的纤维蛋白，使渗出液逐渐混浊而成为脓液。

病变较重者，腹膜严重充血水肿并渗出大量液体引起脱水及电解质紊乱；腹腔内器官浸泡在大量脓液中，形成麻痹性肠梗阻；肠腔内大量积液，加之高热、呕吐，引起血容量明显减少导致低血容量性休克；肠管因麻痹扩张使膈肌抬高，影响心肺功能；细菌入侵和毒素吸收易引发感染性休克，严重者可导致死亡。

病变较轻者，病灶被大网膜包裹，炎症局限，形成局限性腹膜炎，渗液被腹膜吸收，炎症消散而痊愈。如脓液积聚于膈下、盆腔、肠袢间，可形成腹腔脓肿。

【护理评估】

（一）健康史

询问患者既往有无胃、十二指肠溃疡病史；有无阑尾炎、胆道感染、胰腺炎、腹部手术史；了解有无酗酒等不良生活习惯及发病前有无饱食、剧烈运动等诱因；近期有无腹部外伤史。对成人应询问有无肝炎、肝硬化病史；对儿童应注意询问近期有无呼吸道、泌尿道感染病史、营养不良或其他导致机体抵抗力低下的病史；对女性患者还应了解生殖器官感染史。

（二）身体状况

1. 腹痛　是最主要的症状，疼痛程度与发病原因、炎症轻重、年龄和身体素质等有关。于原发病变部位开始，随炎症扩散波及全腹。腹痛特点为持续性剧烈疼痛，难以忍受。深呼吸，咳嗽，变换体位时疼痛加重。患者常呈蜷曲侧卧被动体位。

2. 恶心、呕吐　早期为腹膜受刺激引起的反射性呕吐，呕吐物多为胃内容物。晚期发生麻痹性肠梗阻时可吐出黄绿色胆汁，甚至棕褐色粪样肠内容物。

3. 感染中毒症状　患者可出现高热、脉快、呼吸浅快、大汗、口干，常伴等渗性缺水、电解质紊乱及代谢性酸中毒。严重者可出现面色苍白或发绀、四肢发凉、呼吸急促、脉搏微弱、血压下降、神志不清等休克征象。

4. 腹部体征　①视诊：明显腹胀，腹式呼吸减弱或消失。②触诊：腹部压痛、反跳痛和腹肌紧张，称为腹膜刺激征，是腹膜炎的标志性体征。腹部压痛和反跳痛以原发病变部位最为明显。腹肌紧张程度与病因和患者全身情况有关，如胃肠或胆囊穿孔，腹肌可呈"木板样"强直；年老体弱或幼儿则腹肌紧张多不明显，易被忽视。③叩诊：胃肠胀气时呈鼓音；胃十二指肠穿孔时，肝浊音界缩小或消失。腹腔内渗液较多时可叩出移动性浊音。④听诊：肠鸣音减弱或消失。⑤直肠指检：直肠前壁隆起，触痛，说明盆腔已感染或形成盆腔脓肿。

5. 急性腹膜炎的并发症

（1）腹腔脓肿：急性腹膜炎局限化后，脓液未被完全吸收积存于某一部位而形成腹腔脓肿（图14-2），可分为膈下脓肿、盆腔脓肿和肠间脓肿，以盆腔脓肿、膈下脓肿多见。

图14-2　腹腔脓肿常见部位

1）膈下脓肿：位于膈肌之下与横结肠及其系膜的间隙内。高热、脉快、乏力、厌食等全身症状严重；患侧上腹部持续钝痛，深呼吸时加重。脓肿刺激膈肌可引起呃逆。检查患侧季肋区叩痛，患侧胸部下方呼吸音减弱或消失。X线透视可见患侧膈肌升高，肋膈角模糊。B超和CT检查可以明确脓肿部位、范围，并可协助定位行诊断性穿刺。

2）盆腔脓肿：盆腔处于腹腔最低位，腹腔内的炎性渗出物或脓液易积聚于此而形成脓肿。全身中毒症状较轻而局部症状相对明显。常有典型的直肠或膀胱刺激症状，如下腹部坠胀不适、里急后重、便意频繁、粪便带有黏液；尿频、尿急、排尿困难。直肠指检可发现肛管括约肌松弛、直肠前壁膨隆、有触痛或波动感。B超检查可明确脓肿的位置和大小，必要时行CT检查，可进一步明确诊断。

3）肠间脓肿：是指脓液积聚肠管、肠系膜与网膜之间，主要有腹痛或肠梗阻表现，腹部触诊可触及境界不清的压痛性包块。B超检查有助于诊断。

（2）粘连性肠梗阻：腹膜炎治愈后，腹腔内多有不同程度的纤维性粘连，一部分肠管粘连可造成扭曲或形成锐角，发生粘连性肠梗阻。

（三）心理－社会状况

急性腹膜炎起病急骤，病情重，应了解患者患病后焦虑、恐惧等心理反应。评估患者对疾病的认知程度和心理承受能力，评估其对医院环境的适应情况和治疗的合作情况。了解家属及亲友的态度、经济承受能力等。

（四）辅助检查

1. 实验室检查　血常规检查可见白细胞计数及中性粒细胞比例升高。病情危重或机体反应低下的患者，白细胞总数可不增高而仅有中性粒细胞比值增高，甚至可出现中毒颗粒。血生化检查可出现水、电解质及酸碱平衡紊乱。

2. 影像学检查　腹部X线可见肠胀气或多个液气平面的肠麻痹征象，胃肠穿孔时可见膈下游离气体；B超、CT检查对腹腔内实质性脏器病变有诊断价值，并能明确脓肿的位置及大小。

3. 诊断性腹腔穿刺抽液术或腹腔灌洗术　根据叩诊或超声检查进行穿刺点定位，依据抽出液的性状、气味、浑浊度、涂片镜检，细菌培养以及淀粉酶测定等判断病因。

4. 腹腔镜检查　可直观观察腹腔内积液、腹膜炎症状态，准确定位损伤器官和部位，并进行腹腔镜下冲洗引流等治疗。可用于病情相对稳定、临床症状不典型，以上检查均不能确诊者。

🧠 临床应用

诊断性腹腔穿刺术和腹腔灌洗术

患者向穿刺侧侧卧5分钟后，在局部麻醉下进行穿刺。穿刺点最多选于脐与髂前上棘连线的中外1/3交界处，或经脐水平与腋前线相交处（图14-3）。但应避开手术瘢痕、大的肝脾、充盈的膀胱及腹直肌。有骨盆骨折者应在脐平面以上穿刺,以免误入腹膜后血肿而误诊为腹腔出血。缓慢进针,刺穿腹膜后有落空感,即可进行抽吸,或把有多个侧孔的细塑料管经针管送入腹腔深处进行抽吸(图14-4)。

腹腔灌洗术是经腹腔穿刺置入的塑料管,向腹内缓慢灌入500~1 000ml无菌生理盐水,然后借虹吸作用使腹内灌洗液流回输液瓶中。取瓶中液体进行肉眼或显微镜下检查,必要时涂片、培养或测定淀粉酶含量。

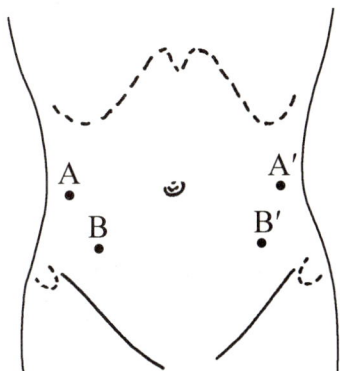

图 14-3 腹腔穿刺术的进针点

A、A′:经脐水平与腋前线交点;
B、B′:脐与髂前上棘连线中、外1/3交点。

图 14-4 诊断性腹腔穿刺法

(五)处理原则

1. 非手术治疗 对病情较轻或病程较长超过24小时,而且炎症已有局限化趋势以及原发性腹膜炎,可行非手术治疗。非手术治疗也可作为手术前的准备。具体措施包括禁食、胃肠减压、补液、输血、合理应用抗生素、对症处理等。

2. 手术治疗 急性腹膜炎手术治疗适用于:①经非手术治疗6~8小时后(一般不超过12小时),腹膜炎症状和体征不缓解或反而加重者;②腹腔内原发病变恶化趋势;③积极抗休克后无好转或继续恶化;④腹膜炎病因不明,无局限趋势者。手术方式为剖腹探查术。手术原则是正确处理原发病灶、彻底清理腹腔、吸净脓液、必要时安置腹腔引流。

【常见护理诊断/问题】

1. 急性疼痛 与腹膜受炎症刺激或手术创伤有关。
2. 体温过高 与腹腔感染、毒素吸收有关。
3. 体液不足 与禁食、呕吐、腹膜渗出有关。
4. 潜在并发症:感染性休克、腹腔脓肿、粘连性肠梗阻、切口感染等。

【护理措施】

（一）非手术治疗及术前护理

1. 一般护理

（1）体位：无休克情况下，患者取半卧位。半卧位有利于呼吸和循环的改善，有利于腹腔内的炎性渗出物局限于盆腔，减轻中毒症状。休克患者可取休克卧位。

（2）禁食、胃肠减压：患者入院后暂禁饮禁食。对胃肠道穿孔或肠梗阻等患者，应及时行胃肠减压，吸出胃肠道内容物和气体，以减少消化道内容物流入腹腔，减轻胃肠内积气，改善胃肠道血供，减轻腹胀和腹痛。

边学边练

实训十六　胃肠减压患者的护理

2. 病情观察　①定时监测生命体征和尿量，观察有无水、电解质和酸碱平衡紊乱及休克的表现。②记录24小时液体出入量。③定时观察腹部症状和体征变化。④动态监测血常规及生化等有关检查结果。当病情突然加重，或非手术治疗期间出现手术指征时，应立即报告医生处理。

3. 治疗配合

（1）输液或输血：建立通畅的静脉输液通道，遵医嘱静脉输液，必要时输全血或血浆，以维持有效循环血量。合理安排输液顺序，根据病情和补液监测指标及时调整输液速度、量和种类。

（2）抗感染：遵医嘱使用抗生素，注意给药途径及配伍禁忌等。

（3）疼痛护理：对诊断不明仍需观察或治疗方案未确定的患者，禁用吗啡、哌替啶等镇痛剂，以免掩盖病情。已明确诊断的患者，可用哌替啶类止痛剂，减轻患者痛苦。

（4）若需手术治疗，应做好术前准备工作。

4. 心理护理　注意观察患者的心理及情绪变化，关心、体贴患者，有针对性地对患者及家属做好解释工作，消除或减轻患者焦虑情绪。及时向家属或患者说明病情变化及有关治疗、护理措施的意义，帮助患者树立战胜疾病的信心，积极配合医疗和护理工作。

（二）术后护理

1. 一般护理

（1）体位与活动：患者血压平稳后取半卧位。鼓励患者及早活动，促进肠蠕动，预防肠粘连及下肢静脉血栓形成。

（2）禁饮食、胃肠减压：术后患者继续禁食、胃肠减压。2~3天后，待肠蠕动恢复，拔除胃管后，可进流质饮食，少量多餐。如无腹胀、腹痛、呕吐等不适，逐渐改半流质饮食或普食。

2. 病情观察　①观察生命体征；②注意腹部症状和体征；③观察手术切口情况；④注意腹腔引流液的量、颜色和性质；⑤记录24小时出入液量，及时发现有无腹腔内活动性出血、伤口感染、腹腔脓肿以及粘连性肠梗阻的发生。

3. 治疗配合

（1）用药护理：术后禁食期间遵医嘱静脉输液和营养维持，必要时输全血或血浆，以补充机体代谢的需要；适当应用镇痛剂减轻疼痛；继续使用抗生素，控制感染。

（2）腹腔引流护理：①术后患者如有多根引流管，应掌握每条引流管的引流部位和作用，并在引流管上贴标签，标明引流管名称，以免混淆；②妥善固定引流管；③保持引流通畅，不受压、折叠或扭曲；④观察记录引流液的量、颜色和性状；⑤及时拔管，2～3天后，患者情况好转，引流量明显减少、色清，即可考虑拔管。

（3）伤口护理：预防伤口污染或感染。观察切口敷料是否干燥，有渗血或渗液应及时更换；观察切口愈合情况，及早发现切口感染征象。对腹胀明显的患者可加用腹带，以使患者舒适及防止切口裂开。

4. 健康指导　①向患者提供疾病的相关知识；②有消化系统疾病时应及时治疗；③指导患者早期进行适当活动，防止肠粘连；④进食易消化食物，少食多餐，避免进食过凉、过硬及辛辣食物，以防止在肠粘连的基础上诱发肠梗阻；⑤如有腹痛、腹胀、恶心、呕吐、发热等不适时，应及时去医院复诊。

第二节　腹部损伤患者的护理

工作情景与任务

导入情景：

高速两辆客运大巴相撞，发生严重交通事故，现场乘客伤情各异，有的大声呼救，有的沉默不语，有的可见外伤性出血，有的可见内脏脱出，有的呼吸心脏停搏。

工作任务：

1. 针对该事故现场，安排急救的顺序。

2. 对腹部损伤的患者做好单纯腹壁损伤和腹内脏器损伤的判断。

3. 正确做好对内脏脱出患者的护理。

腹部损伤是指各种致伤因素所致腹壁和/或腹内脏器和组织的损伤。在平时和战时都较多见。

【病因与分类】

（一）分类

根据损伤性质不同可分为两类。

1. 单纯性腹壁损伤　指损伤仅限于腹壁组织。依据腹壁有无开放性伤口，分为单纯性闭合性腹壁损伤和单纯性开放性腹壁损伤。

2. 腹内脏器损伤　根据腹膜腔是否与外界相通，分为闭合性损伤和开放性损伤两类。

（二）病因

1. 开放性损伤　常因刀刺、枪弹、弹片所致。开放性损伤中常见受损内脏依次是肝、小肠、胃、结肠、大血管等。

2. 闭合性损伤　常因坠落、碰撞、冲击、挤压、拳打脚踢等钝性暴力所致。闭合性损伤中常见受损内脏依次是脾、肾、小肠、肝、肠系膜等。

【护理评估】

（一）健康史

了解患者受伤的原因、时间、部位、姿势、致伤物的性质及暴力的大小和方向等，是否合并其他部位的损伤。注意询问受伤前是否进食和排尿，有无腹痛、腹胀、呕吐、血尿、血便等异常表现；注意询问伤后病情变化及是否采取急救措施，效果如何；了解既往有无慢性病及有无酗酒、吸烟等不良嗜好。如果伤者有意识障碍，可询问现场目击者及护送人员。

（二）身体状况

对腹部损伤患者必须评估是单纯腹壁损伤，还是腹内脏器损伤；腹内脏器损伤时应判断是实质性脏器损伤还是空腔脏器损伤；是否合并其他部位损伤。

1. 单纯腹壁损伤　①局限性疼痛、压痛、肿胀和瘀斑；②全身症状轻，一般情况好；③实验室检查、影像学检查、腹腔穿刺等辅助检查无异常发现。

2. 腹内脏器损伤　出现下列情况之一，即应考虑内脏损伤：①早期出现休克；②持续性腹痛进行性加重；③有腹膜刺激征且范围呈扩散趋势；④有气腹征或移动性浊音；⑤有呕血、便血或血尿等；⑥直肠指检、腹腔穿刺、腹腔灌洗等有阳性发现。

（1）实质性脏器损伤：主要表现为腹腔内或腹膜后出血，患者面色苍白，脉搏加快，血压不稳或下降，甚至休克。出血量多时可有腹胀和移动性浊音。腹痛和腹膜刺激征较轻，但肝、胰破裂时，胆汁和胰液漏入腹腔可出现明显的腹痛和腹膜刺激征。

（2）空腔脏器损伤：主要表现为急性弥漫性腹膜炎，患者出现持续性剧烈腹痛，伴恶心、呕吐。腹膜刺激征明显，肠鸣音减弱或消失。胃肠道破裂时，可有气腹表现，肝浊音界缩小或消失。随着病情发展，患者可出现体温升高、脉快、呼吸急促等全身中毒表现，严重者可发生感染性休克。

3. 多发性损伤　创伤中多发损伤的发病率日益增高，因此评估患者应有整体观念，要系统全面地观察患者有无合并颅脑、胸部或四肢等部位损伤。

（三）心理-社会状况

腹部损伤多为意外事故所致，病情往往复杂、严重，患者常表现出紧张、焦虑、无助和恐惧等。尤其是当腹壁有伤口、出血、内脏脱出或被告知要紧急手术时，患者上述情绪和心理反应更加强烈。

（四）辅助检查

1. 实验室检查　①血常规检查：实质性脏器破裂时，红细胞计数、血红蛋白值、血细胞比容进行性下降；空腔脏器破裂时，白细胞计数及中性粒细胞明显增高。②尿常规检查发现红细胞，提示有泌尿系统损伤。③胰腺损伤时，血、尿淀粉酶值增高。

2. 影像学检查　①Ｘ线腹部立位平片：见膈下游离气体，提示胃肠道破裂。②Ｂ超、CT检查：主要用于诊断实质性脏器损伤。

3. 诊断性腹腔穿刺术和腹腔灌洗术　参见本章第一节中的临床应用。

4. 腹腔镜检查　经上述检查仍不能确诊且疑有腹腔内脏器损伤时，考虑行腹腔镜检查，可直接观察损伤部位、性质及损伤程度，并能及时治疗。

（五）处理原则

1. 非手术治疗　单纯腹壁损伤的处理原则同一般软组织损伤。对于生命体征等一般情况比较平稳，暂时不能确定有无内脏损伤或已明确是轻微内脏损伤者，可考虑非手术治疗，如抗休克、抗感染、禁食、补液、输血等，同时密切观察病情变化。

2. 手术治疗　对已确诊腹内脏器损伤者，或在非手术治疗期间病情加重者，应积极准备，尽早手术。对实质脏器破裂所致的大出血应在抗休克同时紧急手术；空腔脏器破裂患者，休克发生较晚，一般应在纠正休克的前提下进行手术。手术方法主要为剖腹探查术，包括探查、止血、修补、切除、清除腹腔内残留液和引流。

【常见护理诊断/问题】

1. 急性疼痛　与腹内脏器破裂及腹膜受消化液、血液刺激有关。
2. 焦虑与恐惧　与意外损伤刺激、出血、内脏脱出及担心预后有关。
3. 体液不足　与损伤出血、感染渗液、禁食有关。
4. 潜在并发症：失血性休克、急性腹膜炎、腹腔脓肿等。

【护理措施】

（一）急救护理

腹部损伤常合并多发性损伤，在急救时应分清主次和轻重缓急。首先处理危及生命的情况，如心跳呼吸骤停、窒息、大出血、张力性气胸等。对已发生休克者应迅速建立通畅的静脉通路，及时补液，必要时输血。对开放性腹部损伤，应妥善处理伤口，及时止血，做好包扎固定。如有少量肠管脱出，切勿强行回纳腹腔，以免加重腹腔污染，可用生理盐水纱布加清洁敷料覆盖并用碗、盆等加以保护后包扎，送医院处理；如果大量肠管脱出，则应及时回纳腹腔，以免肠系膜血运障碍而导致肠管坏死。

（二）非手术治疗及手术前护理

原则上执行急性腹膜炎非手术疗法护理措施，但应注意以下几点：

1. 一般护理

（1）绝对卧床休息，不随意搬动患者，在病情许可的情况下取半卧位。如需作Ｘ线、Ｂ超等检查，应有专人护送。

（2）腹腔内脏器损伤未排除前应禁饮禁食，明显腹胀或怀疑胃肠破裂者应进行胃肠减压。禁食期间应补充液体，必要时输血。

（3）加强口腔及皮肤护理等。

2. 病情观察　①注意生命体征的变化，每15~30分钟测呼吸、脉搏和血压及血氧饱和度一次；②观察腹部症状、体征的变化，每30分钟巡视一次；③动态检测红细胞计数、血细胞比容和血红蛋白值；④注意有无失血性休克、急性腹膜炎等并发症的发生。

3. 治疗配合

（1）诊断未明确前，禁用吗啡、哌替啶等镇痛药物。禁用泻药、热敷及灌肠。

（2）尽早输液，纠正水、电解质及酸碱平衡紊乱。

（3）遵医嘱使用足量抗生素。开放性损伤者，常规注射破伤风抗毒素。

（4）一旦决定手术，应及时做好腹部急症手术的术前准备。

4. 心理护理　关心、体贴、同情患者，及时向患者解释病情变化，介绍辅助检查的目的及手术治疗的必要性，各项检查前、手术前和手术后做好相关的知识指导，消除其焦虑、恐惧感，积极配合各项治疗和护理。

（三）手术后护理

腹部损伤患者手术后，原则上执行急性腹膜炎手术后护理，但应注意：

1. 一般护理

（1）体位与活动：术后患者血压平稳后取半卧位，以利引流和改善呼吸。鼓励患者尽早活动。

（2）禁食、胃肠减压：术后继续禁饮禁食，胃肠减压。待胃肠道功能恢复，肛门排气后，可拔除胃管，指导患者摄入易消化、营养丰富的食物，从流质饮食开始，逐渐过渡到半流质饮食或普食。以保证能量供给，促进伤口愈合及机体康复。

2. 病情观察　①定时监测生命体征；②观察腹部症状和体征，及时发现术后并发症；③观察并记录腹腔引流管引流情况；④观察伤口敷料是否干燥，有无渗血渗液。

3. 治疗配合

（1）腹腔引流管护理：妥善固定；保持引流通畅；保持清洁，每日更换引流袋1次；观察记录引流液性状；掌握拔管指征，及时拔管。

（2）防治感染：遵医嘱应用抗生素。同时鼓励患者深呼吸，咳嗽排痰，防止肺部感染。

（3）静脉输液：维持水、电解质和酸碱平衡；加强营养支持，必要时输血浆、全血或全胃肠外营养。

知识窗

损伤控制性外科在腹部损伤中的应用

损伤控制性外科（DCS）理念是基于对严重损伤后机体病理生理改变的认识而发展

起来的。即根据伤者全身状况、手术者的技术、后续治疗条件等，为伤者设计包括手术在内的最佳治疗方案，将伤者的存活率和生活质量放在首位，而不仅仅是追求手术成功率。

腹部损伤患者的病理生理特征是低体温、代谢性酸中毒和凝血障碍三联症，三者之间形成恶性循环，呈螺旋式恶化，最终导致机体耗竭，难以耐受手术创伤的二次打击。因此对那些生理潜能临近或达到极限的患者需采用 DCS 处理。DCS 的治疗程序通常由 3 部分组成：①首次简短剖腹手术；②ICU 复苏；③确定性手术。

（四）健康指导

1. 加强劳动保护、安全生产、交通规则等方面的知识教育，避免意外损伤的发生。
2. 学习常见急救知识，在意外发生现场，能进行简单的急救或自救。
3. 发生腹部损伤后，应及时到医院就诊。
4. 出院后要适当休息，加强锻炼，增加营养，促进康复。若有腹痛、腹胀等不适，应及时到医院复诊。

（侯碧凤）

本章小结

　　本章学习重点是急性腹膜炎与腹部损伤患者的护理评估和护理措施。学习难点为急性腹膜炎病因的判断，会区分单纯腹壁损伤与腹内脏器损伤，实质脏器损伤与空腔脏器损伤。在学习过程中应注意诊断性腹腔穿刺术穿刺部位定位及抽出液性质的判断、腹部损伤现场急救顺序、内脏脱出现场处理原则、腹部疾病的手术治疗指针及腹腔引流术的护理。学会胃肠减压技术的操作方法及对做好胃肠减压患者的护理措施。

？ 思考与练习

1. 急性腹膜炎病因有哪些？
2. 实质脏器损伤和空腔脏器损伤的区别？
3. 列出腹部损伤现场急救顺序及内脏脱出现场处理原则。
4. 列出腹部损伤患者的护理措施。

第十五章 │ 胃肠疾病患者的护理

15章 数字资源

学习目标

1. 具有良好的职业道德和团队协作能力；以胃肠道疾病专业知识对待患者的科学态度；减轻患者痛苦，关爱患者，珍视生命，维护健康。
2. 掌握腹外疝、胃十二指肠溃疡外科治疗、胃癌、急性阑尾炎、肠梗阻、直肠肛管良性疾病、结直肠癌等胃肠疾病患者的护理评估和护理措施。
3. 熟悉胃肠疾病患者的常见护理诊断/问题。
4. 了解胃肠疾病的病因、病理、处理原则及手术方法。
5. 学会结肠造口的护理操作，熟练掌握结肠造口患者的护理措施。

第一节　腹外疝患者的护理

工作情景与任务

导入情景：

肖先生，28岁。平时从事体力劳动，近2年在站立及劳动时，右腹股沟区反复出现肿物，休息后消失。因无明显不适，未就医。昨日用力提重物后肿块再次出现，并伴腹痛、呕吐。体检右侧阴囊见一椭圆形包块，触痛明显，平卧包块不消失。诊断为嵌顿性腹股沟斜疝，紧急行无张力疝修补术。

工作任务：

1. 正确对肖先生进行护理评估和护理诊断。
2. 配合治疗，正确为肖先生实施手术前后护理措施。

腹腔内脏器或组织连同腹膜壁层，经腹壁薄弱点或孔隙向体表突出，称为腹外疝

（external abdominal hernia）。常见的有腹股沟疝（腹股沟斜疝和腹股沟直疝）、股疝、脐疝、切口疝等，以腹股沟斜疝最多见。腹股沟疝男性发病率高于女性，右侧比左侧多见。

【病因病理】

（一）病因

腹壁强度降低和腹内压力增高是腹外疝发病的两个主要原因。

1. 腹壁强度降低　常见因素：①某些组织穿过腹壁的部位是先天形成的腹壁薄弱点，如精索或子宫圆韧带穿过腹股沟管、脐血管穿过脐环、股动静脉穿过股管等处；②腹白线发育不全；③腹壁外伤、感染、手术切口愈合不良、腹壁神经损伤、年老体弱、肥胖等所致肌萎缩。

2. 腹内压力增高　是形成腹外疝的主要诱因。引起腹内压增高的常见原因有慢性咳嗽、长期便秘、排尿困难（如前列腺增生、膀胱结石）、腹水、妊娠、搬运重物、长期从事重体力劳动、婴儿经常啼哭等。

（二）病理解剖

典型的腹外疝由疝环、疝囊、疝内容物和疝外被盖组成（图15-1）。

1. 疝环　又称疝门，是疝突向体表的门户，即腹壁的薄弱或缺损处。通常以疝环所在的部位作为命名依据，如腹股沟疝、股疝、脐疝、切口疝等。

2. 疝囊　是壁腹膜憩室样的突出部，由疝囊颈、疝囊体、疝囊底三部分组成。疝囊颈是疝囊比较狭窄的部分，其位置相当于疝环处。

3. 疝内容物　是进入疝囊内的腹内脏器或组织，以小肠最为多见，大网膜次之。盲肠、阑尾、乙状结肠、横结肠、膀胱等均可作为疝内容物进入疝囊，但较少见。

4. 疝外被盖　指疝囊以外的各层组织，如皮下组织和皮肤等。

图 15-1　腹外疝的解剖结构

（三）临床分型

1. 易复性疝　最常见。疝内容物在患者站立、行走或腹内压增高时突出，平卧或用手向腹腔推送时，疝内容物很容易回纳入腹腔，称为易复性疝。

2. 难复性疝　疝内容物与疝囊壁发生粘连，疝内容物不能完全回纳入腹腔，称为难复性疝，其内容物大多数是大网膜。有些病程较长的疝，因疝内容物不断进入疝囊时下坠的力量，将疝囊颈上方的腹膜逐渐推向疝囊，以至盲肠（包括阑尾）、乙状结肠或膀胱等脏器下移而成为疝囊壁的一部分，这种疝称为滑动性疝，也属于难复性疝。

3. 嵌顿性疝　疝环较小而腹内压骤然升高时，疝内容物可强行扩张疝环而进入疝囊，并被弹性回缩的疝环卡住，使疝内容物不能回纳入腹腔，称为嵌顿性疝。

4. 绞窄性疝　肠管嵌顿时间过久，肠壁及其系膜受压使动脉血流减少，最终完全阻断,肠管缺血坏死,即为绞窄性疝。嵌顿性疝和绞窄性疝是同一个病理过程的两个不同阶段,临床上很难截然分开。

【护理评估】

（一）健康史

了解患者年龄、性别、职业及是否长期负重或重体力劳动;患者有无慢性咳嗽、便秘、前列腺增生、腹水、婴儿经常啼哭等病史;了解营养发育及平时身体素质情况。

（二）身体状况

1. 腹股沟疝　是指发生在腹股沟区域的腹外疝,通常将腹股沟疝分为斜疝和直疝两种。疝囊经腹壁下动脉外侧的腹股沟管深环(内环)突出,向前下斜行经过腹股沟管,再穿出腹股沟管浅环(皮下环),并可进入阴囊,称为腹股沟斜疝。疝囊经腹壁下动脉内侧的直疝三角区向前突出,不经过内环,也不进入阴囊(图15-2),称为腹股沟直疝。

图15-2　直疝三角(后面观)

（1）腹股沟斜疝:多见于儿童及青壮年男性。

1）易复性斜疝:除腹股沟区有肿块和偶有胀痛外,无其他不适。肿块常在站立、行走、咳嗽或劳动时出现,多为带蒂柄的梨形,并可降至阴囊或大阴唇。用手按住肿块时嘱患者咳嗽,可有冲击感。患者平卧休息或用手将肿块向腹腔推送,肿块可向腹腔回纳而消失。回纳后,用手指通过阴囊皮肤伸入浅环,可感到浅环宽大松弛,此时嘱患者咳嗽,指尖有冲击感。用手指紧压深环,让患者起立并咳嗽,疝块不再出现,移去手指疝块又会突出。

2）难复性斜疝:除胀痛稍重外,主要特点是疝块不能完全回纳。滑动性斜疝除疝块不能完全回纳,还有消化不良或便秘等症状。

3）嵌顿性斜疝:多发生在强体力劳动或用力排便等腹内压骤增时。表现为疝块突然增大并伴有明显疼痛,平卧或用手推送疝块不能回纳。肿块紧张发硬,触痛明显。嵌顿内容物如为大网膜,局部疼痛较轻微;如为肠袢,不但局部疼痛明显,还可伴有腹部绞痛、恶心、呕吐、腹胀、肛门停止排气排便等机械性肠梗阻的表现。疝一旦嵌顿,多不可自行

208

回纳,如不及时处理,将发展为绞窄性疝。

4)绞窄性斜疝:临床症状多较严重,但在肠袢坏死穿孔时,疼痛可因疝块压力骤降而暂时有所缓解,故疼痛减轻而肿块仍然存在者,不可认为是病情好转。绞窄时间较长者,由于疝内容物发生感染,侵及周围组织,引起疝外被盖组织急性炎症和急性腹膜炎体征。严重者可并发感染性休克。

(2)腹股沟直疝:临床特点有别于腹股沟斜疝(表15-1)。其多见于年老体弱者,主要表现为患者站立或腹内压增高时,在腹股沟内侧端、耻骨结节外上方出现一半球形肿块,平卧时疝块可自行回纳腹腔而不需用手推送。直疝不会进入阴囊,极少发生嵌顿。

表 15-1　斜疝和直疝的鉴别

鉴别项目	斜疝	直疝
发病年龄	多见于儿童及青壮年	多见于老年人
突出途径	经腹股沟管突出,可进阴囊	由直疝三角突出,不进阴囊
疝块外形	椭圆或梨形,近端呈蒂柄状	半球形,基底较宽
回纳疝块后压迫深环	疝块不再突出	疝块仍可突出
精索与疝囊的关系	精索在疝囊后方	精索在疝囊前外方
疝囊颈与腹壁下动脉关系	疝囊颈在腹壁下动脉外侧	疝囊颈在腹壁下动脉内侧
嵌顿机会	较多	极少

2. 其他腹外疝

(1)股疝:腹腔内脏器或组织通过股环、经股管向卵圆窝突出形成的疝,称为股疝。发病率约占腹外疝的 3%～5%,多见于 40 岁以上的妇女。与女性骨盆较宽大,股管上口较宽大松弛有关。妊娠是腹内压增高的主要原因。在腹内压增高的情况下,朝向股管上口的腹膜被下坠的腹内脏器经股环推向股管而形成股疝。表现为腹股沟韧带下方卵圆窝处有一半球形突起,疝块多不大,可在久站或咳嗽时感到患处胀痛并有可复性肿块。疝内容物常为大网膜和小肠。由于股管几乎是垂直的,疝块在卵圆窝处向前转折时形成一个锐角,且股环本身较小,周围多为坚韧的韧带,因此股疝是最易嵌顿和绞窄的腹外疝。

(2)脐疝:腹腔内脏器或组织通过脐环突出形成的疝,称为脐疝。小儿脐疝较多见,为先天性。因脐环闭锁不全或脐部组织不够坚固,经常啼哭、便秘等致腹内压增高时发生,多属易复性。表现为啼哭时疝块突出,安静时消失。成人脐疝少见,多见于中年经产妇女,常与多次妊娠、肥胖等腹内压增高、腹壁薄弱因素有关。成人脐疝因为脐环狭小,易发生嵌顿和绞窄。

(3)切口疝:腹腔内脏器或组织自手术切口突出形成的疝,称为切口疝。其中切口感染导致腹壁组织破坏是引起切口疝的重要原因,此外缝合技术欠缺、切口愈合不良、腹内压力增高等也可导致切口疝的发生。表现为腹部手术切口处逐渐隆起,局部出现增大的肿块,通常在站立或用力时更为明显,平卧休息则缩小或消失。切口疝疝环比较宽大,很少发生嵌顿。

(三)心理-社会状况

患者常因疝块反复突出影响工作和生活而感到焦虑不安;因对疝的病因、治疗及预防疝复发的措施等缺乏认识,对手术及预后存在顾虑。

(四)辅助检查

1. 实验室检查 血常规检查白细胞计数和中性粒细胞比例升高,提示继发感染。粪便检查如为血便、隐血试验阳性或见白细胞,提示有肠管绞窄。

2. X线检查 疝嵌顿或绞窄时X线检查可见肠梗阻征象。

(五)处理原则

除少数特别情况外,腹股沟疝一般应尽早行手术治疗。

1. 非手术疗法 1岁以内的婴儿,腹肌可随躯体生长逐渐强壮,疝有自愈的可能。可采用棉束带或绷带压迫腹股沟管深环(图15-3),防止疝块突出并给发育中的腹肌以加强腹壁的机会。年老体弱或伴有严重疾病不能耐受手术者,可配戴医用疝带,阻止疝块突出。

2. 手术治疗 手术修补是治疗腹股沟疝最有效的方法。常用的手术方式如下:

(1)传统的疝修补术

图15-3 棉束带包扎

1)疝囊高位结扎术:单纯在疝囊颈以上高位结扎疝囊,同时切除多余的疝囊。单纯疝囊高位结扎适用于婴幼儿或儿童。

2)加强或修补腹股沟管管壁:成年人在疝囊高位结扎的基础上,用邻近的健康组织来加强或修补疝囊突出部位的腹壁缺损。

(2)无张力疝修补术:使用修补材料进行无张力疝修补是目前外科治疗的主要方法。此手术不打乱腹股沟区的正常解剖层次,只是在腹股沟管的后壁或腹膜前间隙放置人工高分子材料网片进行修补,加强了腹横筋膜和腹股沟管后壁。具有创伤小、术后疼痛轻、恢复快、复发率低等优点。

(3)经腹腔镜疝修补术:在腹腔镜下,利用合成纤维网片等材料来修补腹壁缺损或使内环缩小。

3. 嵌顿性疝和绞窄性疝的治疗 嵌顿性疝原则上需紧急手术治疗,以防疝内容物绞窄坏死。嵌顿性疝具备下列情况时可先试行手法复位:①嵌顿时间在3~4小时内,局部压痛不明显,无腹膜刺激征者;②年老体弱或伴有其他严重疾病且估计肠内容物尚未绞窄坏死者。手法复位后需严密观察腹部情况,如出现腹膜炎、肠梗阻表现或手法复位失败,应立即手术。绞窄性疝必须紧急手术治疗。

4. 其他腹外疝的处理　①股疝容易嵌顿,可迅速发展为绞窄性疝,需尽早手术治疗。②小儿脐疝2岁前可采取非手术治疗;满2岁后,脐环直径仍大于1.5cm,则可手术治疗;5岁以上儿童和成人脐疝均应采取手术治疗。③切口疝应手术治疗。

【常见护理诊断/问题】

1. 焦虑　与疝块突出影响日常工作生活有关。

2. 急性疼痛　与疝块嵌顿或绞窄、手术创伤有关。

3. 知识缺乏:缺乏腹外疝成因、预防腹内压升高及术后康复知识。

4. 潜在并发症:术后阴囊水肿、切口感染。

【护理目标】

1. 患者焦虑程度减轻或缓解,配合治疗及护理。

2. 患者疼痛减轻或缓解。

3. 患者能说出腹外疝成因、预防腹内压升高及促进术后康复相关知识。

4. 患者未发生并发症,或并发症得到有效预防、及时发现和处理。

【护理措施】

（一）非手术治疗的护理

1. 棉束带的使用　1岁以内患儿的腹股沟斜疝采用棉束带压迫治疗,松紧要适宜,注意局部皮肤的血运情况;保持清洁,被粪、尿污染后应立即更换。

2. 疝带的使用　指导患者正确佩带,防止压迫错位而影响效果。疝带压迫治疗有不舒适感,且易产生厌烦情绪,应向患者说明使用疝带的意义。长期使用疝带可使疝囊颈经常受摩擦变得肥厚坚韧而增加疝嵌顿的机会,并有促使疝囊与疝内容物粘连成难复性疝的可能。因此,疝带可以白天佩戴,睡眠时解松。

（二）手术前护理

1. 一般护理

（1）卧位与活动:一般患者卧位和活动不受限制;疝块较大者减少活动,多卧床休息;建议患者离床活动时使用疝带,避免腹腔内容物脱出而造成疝嵌顿。

（2）饮食:多饮水,吃蔬菜、水果等富含纤维素食物,保持排便通畅。怀疑嵌顿性或绞窄性疝者应禁食。

2. 病情观察　观察腹部情况,若患者出现明显腹痛,伴疝块突然增大、紧张发硬且触痛明显,不能回纳腹腔,应警惕嵌顿性疝发生的可能,应立即通知医生,配合处理。

3. 治疗配合

（1）消除引起腹内压增高的因素:术前有咳嗽、便秘、排尿困难等引起腹内压增高的因素,应积极治疗原发病,症状控制后再手术。指导患者注意保暖,防止受凉感冒,预防呼吸道感染;吸烟者术前2周戒烟。

（2）完善术前准备:手术区域常规皮肤准备,防止切口感染;术前晚灌肠,清除肠内积粪,防止术后腹胀及排便困难;进手术室前,嘱患者排尽尿液,预防术中误伤膀胱。

（3）嵌顿性或绞窄性疝准备：疝嵌顿、绞窄，尤其是合并肠梗阻的患者，应禁食、胃肠减压、输液、抗感染，做好急诊手术前准备。

（三）手术后护理

1. 体位与活动　手术后宜取平卧位，膝下垫软枕，使髋、膝关节略屈曲，可使腹肌松弛，以利于缓解伤口疼痛，防止疝修补处组织裂开；手术后次日适当进行床上四肢的活动。卧床时间长短，依据疝的部位、大小，腹壁缺损程度及手术方法而定，一般在手术后3~5天可下床活动。采用无张力疝修补术的患者一般术后次日可离床活动。年老体弱、复发性疝、绞窄性疝、巨大疝的患者应适当延长卧床时间。

2. 饮食　一般术后6~12小时若无恶心、呕吐可进流质饮食，次日可进软食或普食。行肠切除吻合术者，术后应禁食，待肠功能恢复后方可进食。

3. 病情观察　注意体温和脉搏的变化，观察切口有无红、肿、疼痛，阴囊部有无出血、血肿。

4. 预防腹内压增高　手术后注意保暖，防止受凉咳嗽；嘱咐患者如有咳嗽时先用手掌按压伤口处，然后再咳嗽，以减少伤口处张力，并遵医嘱及时用药物治疗。保持大小便通畅，及时处理便秘，告知患者排便时勿用力增加腹压；手术后的尿潴留也要及时处理。

5. 预防阴囊水肿　由于阴囊比较松弛、位置较低，渗血、渗液易积聚于阴囊。为避免阴囊内积血、积液和促进淋巴回流，术后可用丁字带或阴囊托将阴囊托起，并密切观察阴囊肿胀情况。

6. 切口护理　注意保持敷料清洁、干燥，避免大小便污染，尤其是婴幼儿更应加强护理。如发现敷料脱落或污染时，应及时更换，以防切口感染。绞窄性疝施行肠切除、肠吻合术后，要保持胃肠减压和其他引流的通畅；遵医嘱使用抗菌药物。手术3天后，患者如仍有发热、诉切口处疼痛，可能为切口感染，应检查伤口给予处理。

（四）心理护理

向患者解释造成腹外疝的病因和诱因、手术治疗的必要性，了解患者的顾虑所在，尽可能地予以解除，使其安心配合治疗。

（五）健康指导

1. 活动指导　患者出院后可逐渐增加活动量，3个月内应避免重体力劳动或提举重物。

2. 饮食指导　调整饮食习惯，保持排便通畅。

3. 防止复发　减少和消除引起腹外疝复发的因素，并注意避免增加腹内压的动作，如剧烈咳嗽、用力排便等。

4. 定期随访　若疝复发，应及早诊治。

【护理评价】

1. 患者焦虑减轻，情绪稳定。

2. 患者疼痛减轻或缓解。

3. 患者能说出腹外疝成因、预防腹内压升高及促进术后康复的相关知识。

4. 患者的并发症得到有效的预防或处理。

第二节　胃十二指肠溃疡外科治疗患者的护理

胃十二指肠溃疡(gastroduodenal ulcer)是指发生于胃十二指肠的局限性圆形或椭圆形的全层黏膜缺损。因溃疡形成与胃酸及胃蛋白酶的消化作用有关,故又称为消化性溃疡。病因较复杂,是多因素综合作用的结果。主要原因包括幽门螺杆菌感染、胃酸分泌过多和胃黏膜防御机制的破坏。

(一)外科治疗适应证

无严重并发症的胃十二指肠溃疡一般采取内科治疗,外科治疗的适应证包括:①急性穿孔;②大出血;③瘢痕性幽门梗阻;④胃溃疡恶变;⑤药物治疗无效的顽固性溃疡。

(二)外科手术方法简介

胃大部切除术是治疗胃十二指肠溃疡及其并发症的首选术式。切除范围是胃远端2/3～3/4,包括胃体大部、整个胃窦部、幽门和部分十二指肠球部(图 15-4)。常用的手术方式可分为以下几种:

1. 毕(Billroth)Ⅰ式胃大部切除术　即在胃大部切除后,将残胃与十二指肠吻合(图 15-5),多适用于胃溃疡。

2. 毕(Billroth)Ⅱ式胃大部切除术　即胃大部切除后,残胃与空肠吻合,十二指肠残端关闭(图 15-6)。适用于各种胃十二指肠溃疡,尤其是十二指肠溃疡者。

3. 胃大部切除后胃空肠 Roux-en-Y 式吻合术　即胃大部切除后关闭十二指肠残端,在距屈氏韧带 10～15cm 处切断空肠,将残胃和远端空肠

图 15-4　胃大部切除范围

图 15-5　毕Ⅰ式胃大部切除术

图 15-6　毕Ⅱ式胃大部切除术

吻合，距此吻合口以下45～60cm处将空肠与空肠近侧断端吻合。此术式可防止术后胆胰液进入残胃。

【护理评估】

（一）健康史

了解患者的年龄、性别、职业及饮食习惯、有无烟酒嗜好等；了解患者既往是否有溃疡病史及胃手术病史；了解患者发病过程、治疗及用药情况，特别是有无服用非甾体抗炎药如阿司匹林、吲哚美辛，以及肾上腺皮质激素、胆汁酸盐等。

（二）身体状况

1. 急性穿孔

（1）症状：多突然发生于夜间空腹或饱食后。表现为突发性上腹部刀割样剧痛，并迅速波及全腹，但仍以上腹部为重。常伴恶心、呕吐，有时伴有肩部或肩胛部牵涉痛。患者疼痛难忍，并有面色苍白、出冷汗、脉搏细速、血压下降、四肢厥冷等表现。

（2）体征：患者呈急性面容、蜷曲位不愿移动；腹式呼吸减弱或消失。全腹有压痛、反跳痛、腹肌紧张呈板状强直，以上腹部最为明显。肝浊音界缩小或消失，可有移动性浊音。听诊肠鸣音减弱或消失。

2. 急性大出血

（1）症状

1）呕血和黑便：是主要症状。具体表现取决于出血量和出血速度。多数患者只有黑便（出血量达50～80ml即可出现黑便）而无呕血，迅猛的出血则表现为大量呕血与排紫黑色血便。呕血前患者常有恶心，便血前常突感有便意。呕血或便血前后常有心悸、眩晕、无力甚至昏厥。

2）休克：短期内失血量超过400ml时，患者可出现面色苍白、口渴、脉搏快速有力、血压正常或略偏高的循环系统代偿征象。当失血量超过800ml时，可出现脉搏细速、呼吸急促、血压下降、四肢湿冷等休克症状。

（2）体征：腹部稍胀，上腹部可有轻度压痛，肠鸣音亢进。

3. 瘢痕性幽门梗阻

（1）症状：进食后上腹饱胀不适，伴嗳气、恶心、呕吐。呕吐反复发作是最突出的症状。呕吐多在下午或夜间发生，呕吐量大，多为不含胆汁、带有腐败酸臭味的宿食。呕吐后患者自觉胃部舒适，故患者常自行诱发呕吐以缓解症状。长期呕吐导致营养不良，患者可有面色苍白、消瘦、皮肤干燥和弹性降低等表现。

（2）体征：上腹部可见胃型和胃蠕动波，用手轻拍上腹部可闻及振水音。

（三）心理-社会状况

胃十二指肠溃疡慢性反复发作，影响患者正常的生活和工作；患者对突发的腹部疼痛、呕血、便血和惧怕恶变，患者及家属因知识缺乏、担心手术及预后和经济承受能力等因素而出现紧张、焦虑或恐惧等不良情绪反应。

（四）辅助检查

1. 内镜检查　胃镜检查是确诊胃十二指肠溃疡的首选方法，可明确溃疡部位，并可在直视下取活组织行幽门螺杆菌检测及病理学检查。溃疡大出血者可在胃镜下明确部位和止血治疗。幽门梗阻者可见胃内大量潴留的胃液和食物残渣。

2. X线检查　胃十二指肠溃疡穿孔的患者立位腹部X线可见膈下新月形游离气体。幽门梗阻者X线钡餐检查显示胃扩张、胃潴留。

3. 实验室检查　急性穿孔患者血白细胞计数及中性粒细胞比例增高。溃疡大出血患者红细胞计数、血红蛋白值、血细胞比容均呈进行性下降。幽门梗阻者血生化检查呈低钾低氯性碱中毒。

（五）处理原则

1. 急性穿孔

（1）非手术治疗：适用于症状、体征较轻的空腹穿孔者。主要措施包括禁食、持续胃肠减压；输液维持水、电解质平衡并给予营养支持；全身应用抗生素控制感染；经静脉给予H_2受体阻断剂或质子泵拮抗剂等制酸药物。非手术治疗6～8小时后病情仍继续加重，应立即行手术治疗。

（2）手术治疗：①单纯穿孔缝合术：适用于穿孔时间超出8小时，腹腔内感染及炎性水肿严重，有大量脓性渗出液者；以往无溃疡病史，无出血、梗阻并发症者。②胃大部切除术：适用于患者一般情况良好，腹腔污染不严重者；顽固性溃疡穿孔者；有幽门梗阻或出血史、恶变等并发症者。

2. 急性大出血

（1）非手术治疗：绝大多数患者用非手术疗法止血。主要措施包括镇静、卧床休息、补液、输血、静脉滴注西咪替丁、经胃管行冷生理盐水灌洗；在胃镜直视下，局部注射去甲肾上腺素、电凝或喷雾黏合剂等。

（2）手术治疗：对年龄在60岁以上伴有动脉硬化、反复出血或输血后血压仍不稳定者，应及早施行包括出血溃疡病灶在内的胃大部切除术。

3. 瘢痕性幽门梗阻　是外科手术治疗的绝对适应证。需要充分的术前准备，包括禁食、胃肠减压，以温生理盐水洗胃，直至洗出液澄清；纠正贫血与低蛋白血症，改善营养状况；维持水、电解质平衡，纠正脱水、低钾低氯性碱中毒。手术方式首选胃大部切除术，解除梗阻，消除病因。

【常见护理诊断/问题】

1. 急性疼痛　与胃十二指肠黏膜受侵蚀、胃十二指肠溃疡穿孔后消化液对腹膜的强烈刺激及手术创伤有关。

2. 体液不足　与溃疡大出血、禁食、穿孔后腹腔内大量渗出、幽门梗阻大量呕吐而致体液丢失过多有关。

3. 营养失调：低于机体需要量　与摄入不足、禁食和手术创伤有关。

4. 焦虑/恐惧　与溃疡迁延不愈、发生并发症及担忧手术有关。

5. 潜在并发症：出血、感染、吻合口破裂或瘘、术后梗阻、倾倒综合征等。

【护理措施】

（一）手术前护理

1. 心理护理　了解患者认知水平与心理状态，告知疾病和治疗的有关知识及手术治疗的必要性；解答患者的各种疑问，及时安慰，缓解紧张、恐惧情绪，使患者能积极配合疾病的治疗和护理。

2. 饮食护理　饮食宜少量多餐，给予高蛋白、高热量、富含维生素、易消化、无刺激性的食物。

3. 用药护理　督促患者按时应用减少胃酸分泌、解痉及抗酸的药物，并观察药物疗效。

4. 急性穿孔患者护理　取半坐卧位；立即禁食、持续胃肠减压，减少胃肠内容物继续流入腹腔；遵医嘱输液和应用抗生素，维持水、电解质及酸碱平衡和抗感染治疗；监测生命体征、腹痛、腹膜刺激征及肠鸣音等变化，发现异常及时报告医生，并做好急诊手术前准备。

5. 急性大出血患者护理　取平卧位，呕血时头偏向一侧；暂禁食，遵医嘱输血、补液，应用止血药物或给予冰生理盐水洗胃；密切观察生命体征和神志变化，有无鲜红色血液持续从胃管引出，以判断有无活动性出血和止血效果；记录呕血量及便血量，动态监测红细胞比容，做好急诊手术前准备。

6. 瘢痕性幽门梗阻患者护理　根据病情给予流质饮食或暂禁食；术前3日每晚用300～500ml温生理盐水洗胃，以减轻胃壁水肿和炎症，利于手术后吻合口愈合；遵医嘱输血、补液，改善营养状况，纠正脱水及低钾低氯性碱中毒。

（二）手术后护理

1. 一般护理

（1）体位与活动：术后取平卧位，血压平稳后取低半卧位。根据患者情况，鼓励早期活动，活动量根据个体差异而定，早期活动可促进肠蠕动恢复，预防术后肠粘连和下肢深静脉血栓等并发症发生。

（2）饮食：手术后暂禁食，胃肠蠕动恢复，肛门排气后拔除胃管。拔管当日可给少量饮水；如无不适，第2日进半量流质饮食，每次50～80ml；第3日进全量流质，每次100～150ml；无不适，第4日可进半流质饮食，如稀饭等；第10～14日后可进软食。食物宜温、软、易于消化，忌生、冷、硬和刺激性。注意少量多餐，开始每日5～6餐，以后逐渐减少进餐次数并增加每次进餐量，逐步恢复正常饮食。

2. 病情观察　术后每30分钟测量1次血压、脉搏、呼吸，直至血压平稳。病情平稳后可延长测量间隔时间。同时注意观察患者神志、体温、尿量、切口渗出和引流情况等。

3. 治疗配合

（1）补液与营养：胃肠手术后禁食时间较长，应遵医嘱静脉输液，维持水、电解质及营养代谢的平衡,必要时可输入血浆、白蛋白及少量新鲜血。

(2)引流管护理:妥善固定胃肠减压管和引流管,保持通畅。应保持胃肠减压管适度负压状态、引流管周围皮肤清洁干燥。观察并记录胃管和引流管引流液体的颜色、性质和量。

4. 术后并发症护理

(1)术后胃出血:胃大部切除术后,可有少许暗红色或咖啡色胃液自胃管抽出,一般24小时内不超过300ml,且逐渐减少、变淡至自行停止,属术后正常现象。若术后短期内从胃管不断引流出新鲜血液,24小时后仍未停止,甚至出现呕血或黑便,则为术后胃出血。应配合医生行非手术疗法止血,包括禁食、应用止血药物和输新鲜血。当非手术疗法不能止血或出血量>500ml/h时,应配合行手术止血。

(2)十二指肠残端破裂:是毕Ⅱ式胃大部切除术后早期的严重并发症。多发生在术后24~48小时,表现为突发性上腹部剧痛、发热和腹膜刺激征;白细胞计数增加;腹腔穿刺可抽得胆汁样液体。应立即手术处理。术后持续负压吸引,积极纠正水、电解质和酸碱平衡失调,经静脉或空肠造瘘管提供营养支持,用氧化锌软膏保护造口周围皮肤,遵医嘱使用抗生素等。

(3)吻合口破裂或瘘:常发生在术后1周内,多由于吻合口张力过大、低蛋白血症、组织水肿等致组织愈合不良。其常引起急性腹膜炎,应立即手术修补或引流。

(4)术后梗阻:可分为输入袢梗阻、输出袢梗阻和吻合口梗阻,前两者见于毕Ⅱ式胃大部切除术后。

1)吻合口梗阻:系吻合口过小或吻合口水肿所致。患者表现为进食后出现上腹饱胀和呕吐,呕吐物为食物且不含胆汁。X线钡餐检查可见造影剂完全停留在胃内。经禁食、胃肠减压、补液等非手术处理,症状仍不缓解,应做好手术处理的各项准备。

2)输入袢梗阻:①急性完全性输入袢梗阻,表现为突起上腹部剧烈疼痛,频繁呕吐,量少,不含胆汁,呕吐后症状不缓解,且上腹有压痛性包块。病情进展快,不久即出现休克表现。属闭袢性肠梗阻,易发生肠绞窄,应紧急手术治疗。②慢性不完全性输入袢梗阻,表现为进食后出现上腹胀痛或绞痛,随即突然喷射性呕吐出大量不含食物的胆汁,呕吐后症状缓解。处理主要有禁食、胃肠减压、营养支持等,若症状在数周或数月内不能缓解,则需手术治疗。

3)输出袢梗阻:系胃大部切除术后胃肠吻合口下方输出袢因粘连、大网膜水肿、炎性肿块压迫所致的梗阻。表现为上腹饱胀、呕吐食物和胆汁。若非手术治疗无效,应手术解除梗阻。

(5)倾倒综合征:由于胃大部切除术后,失去幽门对胃排空的控制,导致胃排空过快所产生的一系列综合征。

1)早期倾倒综合征:①表现:患者多于进食高渗性食物后30分钟内,出现胃肠道症状如腹部胀痛、恶心、呕吐和腹泻;循环系统症状有心悸、心动过速、出汗、头晕、乏力、面色苍白等。②护理：指导患者调整饮食，即少食多餐，避免过甜、过咸、过浓的流质饮食，宜进低碳水化合物、高蛋白饮食；进餐时限制饮水喝汤；进餐后平卧10~20分钟。多数患者经调整饮食症状可减轻或消失，1年内能逐渐自愈。

2）晚期倾倒综合征：又称低血糖综合征。①表现：餐后2~4小时患者出现头晕、心慌、无力、出冷汗、面色苍白、手颤、甚至虚脱等。②护理：出现症状时稍进食，尤其是糖类即可缓解。饮食中减少碳水化合物含量，增加蛋白质比例，少量多餐可防止其发生。

（三）健康指导

1. 心理调节　强调保持乐观情绪的重要性，指导患者调节心情，避免精神过度紧张。

2. 生活方式　告知患者戒烟、戒酒，饮食宜少量多餐，进高蛋白、低脂、易消化、少刺激性食物；保持规律生活，注意劳逸结合。

3. 用药指导　指导药物的服用方法，说明药物副作用。避免服用对胃黏膜有损害性的药物，如阿司匹林、吲哚美辛、皮质类固醇等。

4. 复诊指导　定期门诊复查，若有不适及时就诊。

第三节　胃癌患者的护理

工作情景与任务

导入情景：

黄先生，46岁，驾驶员。平时喜欢吃熏烤的肉食和腌制的酸菜，工作之余爱抽烟、喝酒，有胃部不舒服感时就自己吃点胃药即可缓解。近两个月上腹持续隐痛，有反酸，服用胃药不见好转，体重下降明显；3日前出现黑便。入院初步诊断为胃癌。

工作任务：

1. 正确对黄先生进行护理评估。

2. 正确对黄先生进行检查、治疗知识讲解和实施护理。

3. 对黄先生进行正确的心理护理和健康指导。

胃癌（gastric carcinoma）是我国最常见的恶性肿瘤之一。好发年龄在50岁以上，男女发病率为2:1。

【病因病理】

（一）病因

胃癌的病因尚未完全清楚，目前认为与下列因素有关：

1. 地域环境　胃癌发病有明显的地域差异。中国、日本、俄罗斯、南非和北欧等国家和地区发病率较高，而北美、西欧、印度的发病率则较低。我国西北和东部沿海地区发病明显高于南方。

2. 饮食生活因素　长期食腌制、熏烤食品者胃癌的发病率高,与上述食品中亚硝酸盐、真菌毒素、多环芳烃化合物等致癌物或前致癌物含量高有关;食物中缺乏新鲜蔬菜和水果与发病有一定关系。吸烟者发病风险较不吸烟者高50%。

3. 幽门螺杆菌(HP)感染　是引发胃癌的主要因素之一。HP能促使硝酸盐转化成亚硝酸盐及亚硝胺而致癌;HP引起胃黏膜炎症并加速胃黏膜上皮细胞过度增殖畸变致癌;HP的毒性产物具有促癌作用。

4. 癌前疾病　胃溃疡、慢性萎缩性胃炎、胃息肉、残胃炎等疾病容易发生癌变。

5. 遗传因素　胃癌有明显的家族遗传倾向,研究发现有胃癌家族史者的发病率高于普通人群。

(二)病理

胃癌好发于胃窦部,其次是胃底贲门部,发生在胃体者较少。

1. 大体分型

(1)早期胃癌:指病变仅限于黏膜或黏膜下层,不论病灶大小和有无淋巴结转移。分三型:Ⅰ型隆起型;Ⅱ型浅表型;Ⅲ型凹陷型。早期胃癌多发生于胃的中下部。

(2)进展期胃癌:癌组织已浸润胃壁肌层为中期胃癌;达浆膜层或超出浆膜向外浸润至邻近组织或有转移为晚期胃癌。国际按博尔曼分型分为四型(图15-7):Ⅰ型为息肉(肿块),边界清楚突入胃腔的块状癌灶;Ⅱ型为无浸润溃疡,边界清楚略隆起的溃疡状癌灶;Ⅲ型为有浸润溃疡,边缘模糊不清的溃疡状癌灶;Ⅳ型为弥漫浸润,癌肿沿胃壁各层向四周弥漫浸润生长,边界不清,恶性程度极高。

-------- Ⅰ 型
-------- Ⅱ 型
-------- Ⅲ 型
-------- Ⅳ 型

图15-7　胃癌博尔曼分型

2. 组织学分型　有腺癌(肠型和弥漫型)、乳头状腺癌、管状腺癌、黏液腺癌、印戒细胞癌、腺鳞癌、未分化癌及特殊类型癌等。以腺癌最多见。

3. 转移途径　癌肿可直接侵入腹壁、邻近器官及组织;淋巴转移是最主要的转移途径;血行转移发生于晚期,最常见的是肝转移;胃癌浸润浆膜层后,可引起种植转移。

【护理评估】

(一)健康史

了解患者的年龄、性别、饮食习惯、生活与工作的环境、有无烟酒嗜好和慢性胃病史,家族中有无胃癌或其他肿瘤患者等。

(二)身体状况

1. 症状　早期胃癌多无明显症状,部分患者有类似消化性溃疡的表现,无特异性,一般服药后可暂时缓解。进展期胃癌最常见的症状是疼痛和体重减轻,患者常有明显的上消化道症状,如上腹部隐痛、进食后饱胀、食欲减退,随病情发展而上腹部疼痛加重,乏力、消瘦等。晚期胃癌患者常出现消瘦、贫血、营养不良甚至恶病质等表现。不同部位胃癌有其特殊表现：贲门胃底癌有胸骨后疼痛和进行性进食梗噎感；幽门附近的胃癌有呕吐宿食的表现；肿瘤破坏血管后可有呕血和黑便。

2. 体征　早期患者无明显体征，可仅有上腹部深压痛。晚期患者可扪及上腹部肿块。若出现远处转移时，可有肝大、腹水、锁骨上淋巴结肿大等。

（三）心理－社会状况

了解患者对疾病的心理反应，焦虑、恐惧程度和心理承受能力；家庭经济与社会支持情况；患者对疾病及拟采取的治疗方式及术后康复锻炼知识的了解和掌握程度。

（四）辅助检查

1. 胃镜检查　是诊断胃癌的最有效方法。可直接观察病变的部位和范围，并可取病变组织做病理学检查。

2. X线钡餐检查　多采用X线气钡双重造影。早期胃癌主要为黏膜相异常。进展期胃癌：肿块型表现为充盈缺损；溃疡型显示胃壁内龛影；浸润型可见胃壁僵硬。

3. 螺旋CT　可判断胃癌病变范围、淋巴结转移和远处转移的情况，有助于胃癌的诊断和术前临床分期。

4. 实验室检查　粪便隐血试验多呈持续阳性，常用于普查和高危人群筛选检查。

（五）处理原则

早期发现、早期诊断和早期治疗是提高胃癌疗效的关键。手术是首选的治疗方法，辅以化疗、放疗及免疫治疗等综合治疗以提高疗效。

1. 手术治疗

（1）根治性手术：切除包括癌肿和可能受浸润胃壁在内的胃全部或大部，以及大、小网膜和区域淋巴结，并重建消化道。

（2）姑息性切除术：用于癌肿广泛浸润并转移、不能完全切除者。通过手术可以解除症状，延长生存期，如胃空肠吻合术、空肠造口、穿孔修补术等。

2. 其他治疗　包括化疗、放疗、生物免疫治疗、中医中药治疗等。化疗是最主要的辅助治疗方法，用于根治性手术的术前、术中和术后，可延长生存期。晚期胃癌应用适量化疗，可减慢癌肿的发展速度，改善症状，有一定的近期效果。

【常见护理诊断／问题】

1. 焦虑／恐惧　与患者对癌症治疗和预后缺乏信心有关。
2. 营养失调：低于机体需要量　与摄入不足及消耗增加有关。
3. 疼痛　与癌症及手术创伤有关。
4. 潜在并发症：出血、感染、吻合口破裂或瘘、术后梗阻、倾倒综合征等。

【护理措施】

（一）手术前护理

1. 心理护理　鼓励患者表达自身感受，根据患者个体情况提供信息，向患者解释胃癌手术治疗的必要性,解释疾病相关知识,增强治疗的信心。鼓励家属和朋友给予患者关心和支持,使其能积极配合治疗和护理。

2. 改善营养状况　患者应少量多餐,进食高蛋白、高热量、富含维生素、易消化的食物。营养状况差的患者,术前应予以纠正,必要时静脉补充全血或血浆,改善营养状况可提高手术耐受力。术前1日进流质饮食。

3. 术前准备　协助患者做好术前各种检查及手术前常规准备。

（二）手术后护理

1. 体位与活动　术后平卧,血压平稳后取低半卧位。根据患者情况,鼓励早期活动。

2. 饮食护理　术后暂禁食,禁食期间,遵医嘱静脉补充液体,维持水、电解质平衡并提高必需营养素;准确记录24小时出入液量;营养状况差或贫血者应补充全血或血浆。拔除胃管后由试验饮水或米汤,逐渐过渡到半量流质饮食、全量流质饮食、半流质饮食、软食至正常饮食。

3. 病情观察　监测生命体征,每30分钟一次,病情平稳后延长间隔时间。

4. 胃管与引流管的护理　保持管道通畅,妥善固定胃肠减压管和引流管,防止脱出;观察并记录引流液体的颜色、性质和量。

5. 疼痛护理　根据患者疼痛情况,遵医嘱应用止痛药物。

6. 并发症的观察和护理　胃癌手术后主要并发症有出血、吻合口破裂或瘘、十二指肠残端破裂和术后梗阻等。

胃癌术后饮食和并发症的具体护理措施参见本章第二节胃十二指肠溃疡外科治疗患者的术后护理。

（三）健康指导

1. 知识宣教　向患者及家属讲解有关疾病康复知识,学会自我调节情绪,保持乐观态度,坚持综合治疗。

2. 饮食指导　指导患者饮食应定时定量,营养丰富。术后1~2个月应少量多餐,避免进食多、快、生、冷、硬及油煎炸的食物,一般需半年以上才能逐步过渡为正常每日3餐饮食。戒烟酒,少食腌、熏制食品。

3. 并发症预防指导　告知患者及家属有关手术后期可能出现的并发症表现及防护方法。

4. 出院指导　告知患者注意休息、避免过劳。向患者及家属讲解化疗的必要性和副作用。定期门诊随访,若有不适及时就诊。

第四节　急性阑尾炎患者的护理

急性阑尾炎(acute appendicitis)是阑尾的急性化脓性感染,是最常见的外科急腹症之一,可发生在任何年龄,以青壮年多见。

【病因病理】

（一）病因

1. 阑尾管腔阻塞　是急性阑尾炎最常见的病因。阑尾管腔阻塞的原因有：①阑尾管壁淋巴滤泡的明显增生，约占60%；②粪石阻塞，阑尾是与盲肠相通的弯曲盲管，管腔狭小，蠕动慢，容易被粪石、食物残渣及寄生虫等阻塞；③当胃肠道功能紊乱时，阑尾管壁痉挛造成排空和管壁血运障碍。

2. 细菌入侵　阑尾管腔阻塞后，细菌繁殖并分泌内毒素和外毒素，损伤黏膜上皮形成溃疡。阑尾壁间质压力增高，动脉血流受阻，导致阑尾缺血，最终造成梗死和坏疽。致病菌多为肠道内的革兰氏阴性杆菌和厌氧菌。

（二）病理

1. 病理类型　急性阑尾炎根据其病理改变和临床过程，可分为四种类型。

（1）急性单纯性阑尾炎：为早期的阑尾炎，阑尾轻度肿胀、充血；阑尾黏膜可有小溃疡和出血点，管腔内有炎性渗出。临床症状和体征较轻，一般可见局部明显的压痛。

（2）急性化脓性阑尾炎：由单纯性阑尾炎发展而来。阑尾黏膜溃疡增大并深达肌层，腔内积脓，壁内有小脓肿形成；阑尾显著肿胀，浆膜高度充血，表面覆盖有脓苔。临床症状和体征较重，常有局限性腹膜炎表现。

（3）坏疽性及穿孔性阑尾炎：阑尾管壁坏死或部分坏死，呈暗紫色或黑色。阑尾腔内积脓，压力升高，阑尾壁血液循环障碍，穿孔部位多在阑尾根部和尖端。如未被大网膜包裹，感染继续扩散，可引起急性弥漫性腹膜炎。

（4）阑尾周围脓肿：如果急性阑尾炎化脓、坏疽或穿孔的过程进展缓慢，大网膜可移至右下腹，将阑尾包裹并形成粘连，形成炎性肿块或阑尾周围脓肿。

2. 转归　急性阑尾炎的转归有以下几种：

（1）炎症消退：部分单纯性阑尾炎经及时药物治疗后炎症消退，大部分将转为慢性阑尾炎，易复发。

（2）炎症局限化：化脓、坏疽或穿孔性阑尾炎被大网膜包裹粘连，炎症局限，形成阑尾周围脓肿。

（3）炎症扩散：阑尾炎症重，发展快，未及时行手术切除，又未能被大网膜包裹局限，炎症扩散，发展成弥漫性腹膜炎、化脓性门静脉炎、感染性休克等。

【护理评估】

（一）健康史

了解患者既往病史，尤其注意有无急性阑尾炎发作史；鉴别其他脏器病变的急腹症，如胃十二指肠溃疡穿孔、右侧输尿管结石、急性肠系膜淋巴结炎（多见于儿童，往往先有上呼吸道感染史）、妇产科疾病（育龄妇女中要特别注意）等。了解患者发病前是否有剧烈活动、不洁饮食等诱因。

（二）身体状况

1. 症状

（1）腹痛：急性阑尾炎典型症状为转移性右下腹痛。腹痛常开始于上腹部或脐周围，数小时（约6~8小时）后，腹痛逐渐转移并固定于右下腹部，也有少数患者一开始即为右下腹部疼痛。腹痛的性质和程度与阑尾炎的病理类型有关：单纯性阑尾炎表现为轻度隐痛；化脓性阑尾炎可表现为阵发性胀痛，并逐渐加重；坏疽性阑尾炎呈持续性剧烈腹痛；穿孔性阑尾炎因阑尾腔内压力骤减，腹痛可暂时减轻，但出现腹膜炎后，腹痛又会持续加剧并范围扩大，甚至出现全腹剧痛。

（2）胃肠道症状：早期常有恶心、呕吐，部分患者可有腹泻。盆位阑尾炎时，可有排便次数增多、里急后重等症状。弥漫性腹膜炎可致麻痹性肠梗阻而出现腹胀等表现。

（3）全身表现：早期有乏力，炎症加重时可出现中毒症状，表现为心率加快，发热可达38℃左右。阑尾穿孔时体温可高达39℃。若发生门静脉炎可出现寒战、高热和轻度黄疸。

2. 体征

（1）右下腹压痛：是急性阑尾炎最常见和最重要的体征。发病早期腹痛尚未转移至右下腹时，右下腹便可出现固定压痛。压痛点可随阑尾位置的变异而改变，但压痛点始终固定在一个位置上。最常见的压痛点是麦氏（McBurney）点（图15-8），即脐与右髂前上棘连线中外1/3交界处。其他常见的压痛点有Lanz点（左右髂前上棘连线的右、中1/3交界处）；Morris点（右髂前上棘与脐连线和腹直肌外缘交界处）。疼痛程度与病变程度相关，当阑尾炎症波及周围组织时，压痛范围亦相应扩大，但仍以阑尾所在部位的压痛最明显。

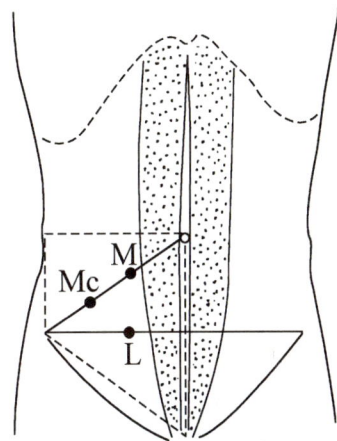

图15-8 阑尾炎压痛点及压痛区

Mc：麦氏点；L：Lanz点；M：Morris点；
Rapp压痛区：虚线围成的四边形。

（2）腹膜刺激征：包括压痛、反跳痛、腹肌紧张。这是壁腹膜受炎症刺激出现的一种防御性反应，提示阑尾炎症加重，有化脓、坏疽或穿孔等病理改变。

（3）右下腹包块：右下腹扪及压痛性包块，边界不清，固定，应考虑阑尾周围脓肿形成。

（4）特殊体征：阑尾位置有变异时，以下试验或检查是具有重要参考意义的体征。

1）结肠充气试验（罗夫辛征）：患者仰卧位，检查者一手压迫左下腹降结肠区，另一手按压近端结肠，结肠内积气可传至盲肠和阑尾，引起右下腹疼痛者为阳性，提示有阑尾炎可能。

2）腰大肌征（psoas sign）：患者左侧卧位，检查者将患者右大腿向后过伸，引起右下腹疼痛者为阳性，常提示阑尾位于腰大肌前方，为盲肠后位阑尾的炎症。

3）闭孔内肌试验：患者仰卧位，右髋和右膝均屈曲90°，然后被动向内旋转，引起右下腹疼痛者为阳性,提示阑尾位置较低,炎症已波及闭孔内肌。

4）直肠指诊:盆腔位阑尾炎常在直肠右前方有触痛。若阑尾穿孔,炎症波及盆腔时,直肠前壁有广泛触痛。若发生盆腔脓肿,可触及痛性肿块。

3. 几种特殊类型阑尾炎

（1）小儿急性阑尾炎:小儿阑尾壁薄,管腔小,梗阻后易发生血运障碍,引起坏疽和穿孔;腹肌薄弱,使右下腹体征不明显、不典型;大网膜发育不全,炎症易扩散,并发症和病死率较高。应早期手术治疗。

（2）老年人急性阑尾炎:老年人疼痛感觉迟钝,防御功能减退,其临床特点:腹痛不明显,体征不典型,体温和白细胞升高不明显;临床表现轻而病理改变重;老年人动脉硬化,易导致阑尾缺血坏死;大网膜萎缩,阑尾穿孔后炎症不易局限,常发生弥漫性腹膜炎。诊断明确,应及时手术治疗。

（3）妊娠期急性阑尾炎:随着子宫逐渐增大,盲肠被推向外上方,阑尾位置和压痛点上移;大网膜常被增大的子宫推向一侧,使炎症不易局限;炎症刺激易诱发流产或早产,甚至威胁孕妇生命安全。应由外科和妇产科医生联合决定处理方案。

（三）心理－社会状况

急性阑尾炎发病突然,疼痛逐渐加剧,患者及家属常产生紧张与焦虑情绪。手术治疗效果良好,但有发生粘连性肠梗阻等并发症的可能,患者对手术治疗有压力,可出现信心缺乏等心理反应。

（四）辅助检查

1. 实验室检查　血常规检查可见白细胞计数和中性粒细胞比例增高。白细胞计数可高达（10~20）×10^9/L。尿检查一般无阳性发现,可作为与输尿管结石的鉴别依据。

2. 影像学检查　腹部 X 线可见盲肠扩张和气液平面。B 超检查可发现肿大的阑尾或脓肿。CT 检查可显示阑尾周围软组织及其与邻近组织的关系,有助于阑尾周围脓肿的诊断。

（五）处理原则

绝大多数急性阑尾炎应早期手术治疗。病程反复的慢性阑尾炎急性发作,也应手术治疗。非手术治疗仅用于不愿手术的单纯性阑尾炎或有手术禁忌证者;阑尾周围脓肿应先使用抗生素治疗或同时联合中药治疗促进脓肿吸收消退,待 3 个月后再做阑尾切除术。

知识拓展

腹腔镜阑尾切除术

自 1987 年发明腹腔镜并应用于胆囊切除术以来,腹腔镜的用途不断得到开发,适应证不断增加。目前,不少地区已广泛开展腹腔镜阑尾切除术,一般用于单纯性阑尾炎、择期性阑尾炎,对阑尾炎诊断不肯定者,选用腹腔镜不仅可用于治疗,还可帮助诊断。但对于曾行下腹部手术、局部有粘连者并不适用。行腹腔镜阑尾切除术的患者除了创伤和疼痛较少之外，炎性的阑尾可自套管中取出，完全不接触伤口，使伤口感染的机会减到最低，大大地缩短术后恢复时间，患者更乐于接受。

【常见护理诊断 / 问题】

1. 急性疼痛　与阑尾炎症刺激或手术创伤有关。
2. 体温过高　与阑尾炎症有关。
3. 体液不足　与呕吐、禁食、腹膜炎等有关。
4. 潜在并发症：腹腔脓肿、门静脉炎、出血、切口感染、粘连性肠梗阻、阑尾残株炎等。

【护理措施】

（一）非手术治疗的护理 / 术前护理

1. 一般护理

（1）卧位：患者宜取半卧位，以减轻腹壁张力，缓解疼痛。

（2）饮食和输液：非手术治疗的患者，应在严密观察下，指导患者进食清淡饮食，防止腹胀而引起疼痛；拟手术治疗的患者应禁食，必要时行胃肠减压；做好静脉输液护理。

2. 病情观察　观察患者神志、生命体征、腹部症状和体征及血白细胞计数的变化。若体温明显增高，脉搏、呼吸加快，或血白细胞计数持续上升，或腹痛加剧且范围扩大，或出现腹膜刺激征，说明病情加重，应及时通知医生。注意观察有无腹腔脓肿、门静脉炎并发症的发生。

3. 治疗配合

（1）抗感染：遵医嘱应用有效抗生素。

（2）对症护理：高热患者给予物理降温；禁服泻药及灌肠，以免肠蠕动加快，增高肠内压力，导致阑尾穿孔或炎症扩散；诊断未明确之前禁用止痛剂。

（3）需急诊手术的患者：应紧急做好禁食、备皮、药物过敏试验等术前准备。

（二）手术后护理

1. 一般护理

（1）卧位与活动：患者回病房后，根据不同麻醉方式安置体位。血压平稳后改为半卧位。鼓励患者术后早期活动，促进肠蠕动恢复，防止肠粘连发生。可先在床上翻身、活动肢体，待麻醉反应消失后即可下床活动。

（2）饮食：手术后暂禁食，待胃肠蠕动恢复，肛门排气后可进流质饮食，次日给半流质饮食，如进食后无不适，第4~6日可进易消化的普食。1周内忌食牛奶、豆制品，禁忌灌肠及使用泻剂。

2. 治疗配合　遵医嘱使用抗生素，并做好静脉输液护理。

3. 术后并发症的护理

（1）出血：常发生在术后24小时内，故手术当天应严密观察脉搏、血压。患者如出现面色苍白、血压下降等内出血的表现，应立即遵医嘱输血、补液，并做好紧急手术止血的准备。

（2）切口感染：是阑尾切除术后最常见的并发症，多见于化脓性或穿孔性阑尾炎。表现为术后3日左右体温升高，切口局部有红肿、压痛及波动感。应遵医嘱给予抗生素、理疗等治疗，如已化脓应拆除缝线敞开引流，排出脓液，定期换药。

（3）粘连性肠梗阻：较常见的并发症。多与局部炎性渗出、手术损伤和术后长期卧床等因素有关。术后应鼓励患者早期下床活动；病情重者须手术治疗。

（4）阑尾残株炎：阑尾切除时若残端保留过长超过1cm，术后残株易复发炎症，症状表现同阑尾炎，X线钡剂检查可明确诊断。症状较重者再行手术切除阑尾残株。

（5）肠瘘/粪瘘：较少见。多因阑尾残端结扎线松脱或术中误伤盲肠所致。表现为发热、腹痛、少量粪性肠内容物从腹壁伤口流出。经全身支持疗法、有效抗生素应用、局部引流，多可自行闭合，少数经久不愈者需手术治疗。

（三）心理护理

稳定患者情绪，减轻焦虑；向患者和家属介绍急性阑尾炎的知识及手术治疗的必要性和重要性，消除不必要的紧张和担忧，使其积极配合治疗和护理。

（四）健康指导

1. 注意饮食卫生，避免暴饮暴食、生活不规律、过度疲劳和腹部受凉等因素。发生急性胃肠炎等疾病应及时治疗，避免慢性阑尾炎急性发作。

2. 术后鼓励患者早期下床活动，以防止粘连性肠梗阻发生。

3. 阑尾周围脓肿者，告知患者3个月后再次住院行阑尾切除术。

4. 自我监测，发生腹痛或不适时及时就诊。

（杨　环）

第五节　肠梗阻患者的护理

📑 工作情景与任务

导入情景：

李先生，38岁。昨晚由于吃得过饱，半夜突发阵发性腹部绞痛，伴频繁呕吐，吐后腹痛不减轻，曾多次上厕所也未能排气排便。该患者2年前曾做过"阑尾切除术"。入院时查体：体温37.5℃，脉搏90次/min，血压100/70mmHg，呼吸18次/min。急性痛苦病容，心肺正常。腹部膨隆，全腹有压痛，无反跳痛及肌紧张，肠鸣音亢进。腹部X线检查可见多个阶梯状排列的气液平面。

工作任务：

1. 对李先生进行正确的护理评估和护理诊断。

2. 对李先生采取正确的非手术治疗的护理。

3. 对李先生进行正确的健康指导。

肠梗阻是指肠内容物不能正常运行、顺利通过肠道，是外科常见的急腹症之一。肠梗阻不但可引起肠管本身形态和功能的改变，还可导致全身性生理功能紊乱，严重时可危及患者的生命。

【病因与分类】

1. 按梗阻发生的基本原因分类

（1）机械性肠梗阻：临床最常见。常由于肠腔堵塞（如寄生虫、粪块、异物）、肠管受压（如肠扭转、嵌顿疝、粘连带压迫）、肠壁病变（如肿瘤、肠套叠）等原因引起的肠腔狭窄，导致肠内容物通过障碍（图15-9）。

粘连性肠梗阻

全小肠扭转　　　　乙状结肠扭转

肠套叠　　　　蛔虫团肠堵塞

图 15-9　常见的机械性肠梗阻

（2）动力性肠梗阻：是由于神经抑制或毒素刺激引起的肠运动紊乱，无器质性肠腔狭窄。分类如下：

1）麻痹性肠梗阻：常见于急性弥漫性腹膜炎、低钾血症及腹腔手术后等。

2）痉挛性肠梗阻：较少见，可继发于急性肠炎、慢性铅中毒及肠道功能紊乱等。

（3）血运性肠梗阻：是由于肠系膜血管受压、栓塞或血栓形成，使肠管血运障碍，肠失去蠕动能力，肠内容物停止运行。

2. 按肠壁有无血运障碍分类

（1）单纯性肠梗阻：只有肠内容物通过受阻，而无肠管血运障碍。

（2）绞窄性肠梗阻：伴有肠管血运障碍的肠梗阻。

3. 其他分类 肠梗阻还可按梗阻部位分为高位（如空肠上段）和低位（如回肠末段和结肠）肠梗阻；按梗阻的程度分为完全性和不完全性肠梗阻；按病程分为急性和慢性肠梗阻。

【病理生理】

1. 局部变化

（1）肠蠕动增强：单纯性机械性肠梗阻发生时，梗阻以上肠蠕动增强，以克服肠内容物通过障碍。

（2）肠管扩张：梗阻部位以上的肠腔积气、积液，导致肠管扩张。

（3）肠壁血运障碍：肠腔内压力不断升高，肠管膨胀，肠壁变薄，出现血运障碍，最终可因缺血坏死而溃破穿孔。

2. 全身变化

（1）水、电解质、酸碱代谢失衡：由于患者不能进食、频繁呕吐和肠腔积液，加上肠管高度膨胀、毛细血管通透性增加使血浆外渗，导致水分和电解质大量丢失，造成严重的缺水、电解质紊乱。高位肠梗阻因丢失大量的胃酸和氯离子可引起代谢性碱中毒，低位肠梗阻因丢失大量的碱性消化液加之组织灌注不良、酸性代谢产物剧增可引起代谢性酸中毒。

（2）感染、中毒和休克：梗阻以上的肠腔内细菌繁殖并产生大量毒素以及肠壁血运障碍致通透性增加，细菌和毒素可以透过肠壁引起腹腔内感染，经腹膜吸收引起全身性感染和中毒，导致严重的休克。

（3）呼吸和循环功能障碍：肠管膨胀使腹压增高、膈肌上抬，影响肺内气体交换，同时阻碍下腔静脉回流，而致呼吸、循环功能障碍。

【护理评估】

（一）健康史

了解患者的一般情况，包括年龄、性别、排便习惯等；注意询问本次发病的诱因，既往有无腹部手术、外伤或腹痛史等。

（二）身体状况

1. 症状

（1）腹痛：机械性肠梗阻表现为阵发性腹部绞痛；绞窄性肠梗阻表现为腹痛间歇期缩

短,呈持续剧烈腹痛伴阵发性加重;麻痹性肠梗阻表现为全腹持续性胀痛。

(2)呕吐:与肠梗阻的部位、类型有关。高位肠梗阻呕吐出现早且频繁,呕吐物为胃及十二指肠内容物;低位肠梗阻呕吐出现晚,呕吐物可呈粪样;麻痹性肠梗阻时呕吐呈溢出性;绞窄性肠梗阻呕吐物为血性或棕褐色液体。

(3)腹胀:发生在腹痛之后,其程度与梗阻部位有关。高位肠梗阻腹胀不明显,低位肠梗阻腹胀明显;麻痹性肠梗阻为均匀性全腹胀;绞窄性肠梗阻腹胀不对称。

(4)肛门停止排气排便:完全性肠梗阻发生后出现排气排便停止,但梗阻部位以下肠腔内残存的粪便和气体仍可自行或灌肠后排出,不能因此而排除肠梗阻;绞窄性肠梗阻可排出血性黏液样粪便。

2. 体征

(1)腹部:①机械性肠梗阻,可见肠型和蠕动波,腹部有轻度压痛但无腹膜刺激征,肠鸣音亢进,有气过水声或金属音。②绞窄性肠梗阻,腹部有固定压痛和腹膜刺激征,腹腔有渗液时,移动性浊音可呈阳性。③麻痹性肠梗阻,可见全腹膨隆,肠鸣音减弱或消失。

(2)全身:单纯性肠梗阻早期可无全身表现。晚期因严重缺水,出现唇干舌燥、眼窝内陷、皮肤弹性差,尿少或无尿等明显缺水征,以及脉搏细速、血压下降、面色苍白、四肢发冷等中毒和休克征象。

3. 几种常见机械性肠梗阻的表现特点

(1)粘连性肠梗阻:是肠粘连或肠管被粘连带压迫所致的肠梗阻。主要在腹腔内手术、炎症、创伤、出血、肿瘤等引起肠粘连的基础上,由于肠功能紊乱、饮食不当、剧烈活动、体位突然改变等因素而诱发,临床上有典型的机械性肠梗阻表现。

(2)肠扭转:是一段肠袢沿其系膜长轴旋转而致的闭袢性肠梗阻,属于绞窄性肠梗阻。常发生于小肠,其次是乙状结肠。①小肠扭转:多见于青壮年,常在饱餐后剧烈运动时发病。表现为脐周剧烈绞痛,常牵涉至腰背部,频繁呕吐,腹胀不对称,患者早期即可发生休克。腹部可触及有压痛的肠袢。②乙状结肠扭转:多见于老年男性,常有习惯性便秘史。有腹部绞痛及明显腹胀,但呕吐一般不明显,左下腹可触及包块。

(3)肠套叠:一段肠管套入其邻近肠管腔内称为肠套叠。以回肠-结肠型最多见。好发于2岁以内的婴幼儿。肠套叠的三大典型症状是腹痛、血便和腹部肿块,表现为突发剧烈的阵发性腹痛,伴有呕吐和果酱样血便,腹部检查可触及压痛性腊肠形肿块。

(三)心理-社会状况

因疾病的疼痛折磨,担心疾病对生活、学习、工作等造成影响,以及手术的危险性和治疗费用等,患者表现出不同程度的精神紧张、焦虑不安或恐惧;对术后的并发症及疾病预后担忧,患者常会情绪消沉、悲观失望,甚至不配合治疗和护理。

(四)辅助检查

1. 实验室检查 单纯性肠梗阻的早期,变化不明显,后期因缺水和血液浓缩,血红蛋白、红细胞比容及尿比重均升高。绞窄性肠梗阻时,白细胞计数和中性粒细胞比例明显升高;呕吐物和粪便检查可见大量红细胞或隐血试验阳性。晚期血气分析、血清电解质检查可出现异常。

2. X线检查　一般在梗阻发生4~6小时后,腹部立位或侧卧位X线平片可见多个阶梯状气液平面(图15-10)及胀气肠袢(图15-11)。绞窄性肠梗阻,可见孤立、突出胀大的肠袢,且不受体位、时间的影响。小肠扭转可见空肠和回肠换位,乙状结肠扭转时钡剂灌肠X线检查可见扭转部位钡剂受阻,尖端呈"鸟嘴"状;肠套叠时空气或钡剂灌肠X线检查,可见空气或钡剂在结肠内逆行受阻呈"杯口"状阴影。

图15-10　肠梗阻X线表现(气液平面)

图15-11　肠梗阻X线表现(胀气肠袢)

(五)处理原则

肠梗阻的处理原则是纠正因梗阻所引起的全身生理功能紊乱和解除梗阻。具体治疗方法应根据肠梗阻类型、程度及患者的全身情况而定。

1. 非手术治疗　适用于单纯性粘连性肠梗阻、痉挛性或麻痹性肠梗阻、肠套叠早期等。其包括禁饮食、胃肠减压、解痉止痛,纠正水、电解质紊乱和酸碱代谢失衡,防治感染和中毒等。如肠套叠发生后48小时以内,全身情况良好,无腹胀,无明显脱水及电解质紊乱者,首选空气灌肠复位。

2. 手术治疗　适用于绞窄性肠梗阻、肿瘤及先天性肠道畸形引起的肠梗阻,以及经非手术治疗无效者。常用的手术方式有粘连松解术、肠套叠或肠扭转复位术、肠短路吻合术、肠切除吻合术、肠造口术等。

【常见护理诊断/问题】

1. 急性疼痛　与肠蠕动增强、肠壁缺血、手术创伤有关。

2. 腹胀　与肠梗阻致肠腔积液、积气有关。

3. 体液不足　与呕吐、禁食、肠腔积液、胃肠减压等有关。

4. 潜在并发症：吸入性肺炎、腹腔感染、肠瘘、肠粘连、感染性休克等。

【护理措施】

（一）非手术治疗及手术前护理

1. 一般护理

（1）体位：患者生命体征稳定时，可采取半卧位，使膈肌下降，有利于呼吸、循环系统功能的改善；如有休克，应改为平卧位，并将头偏向一侧，防止呕吐误吸而导致吸入性肺炎或窒息。

（2）饮食：患者应常规禁饮食。若梗阻解除、肠功能恢复后可进少量流质饮食，忌食易产气的甜食和牛奶等；如无不适，24小时后进半流质饮食。

2. 病情观察　定时测量患者的生命体征，密切观察患者的腹部症状、体征、辅助检查的变化及全身情况。若患者出现下列表现，应警惕可能发生了绞窄性肠梗阻：①腹痛发作急，表现为持续性剧痛伴阵发性加重，呕吐出现早而频繁；②腹膜刺激征明显，体温升高、脉搏增快、血白细胞计数增高；③病情发展快，休克出现早且难纠正；④腹胀不对称，腹部触及压痛性包块；⑤移动性浊音或气腹征阳性；⑥呕吐物、胃肠减压抽出物、肛门排泄物或腹腔穿刺抽出物为血性；⑦腹部X线检查见孤立、胀大的肠袢，位置固定不变，或有假肿瘤状阴影。

3. 治疗配合

（1）胃肠减压：是治疗肠梗阻的重要措施之一，应及早使用。通过胃肠减压吸出胃肠道内的积气积液，减轻腹胀，降低肠腔压力，改善肠壁血液循环，同时减少肠内细菌和毒素，有利于改善局部和全身情况。在胃肠减压期间应观察和记录引流液的颜色、性状和量，如发现血性液体应考虑有绞窄性肠梗阻的可能。

（2）解痉止痛：对腹部绞痛明显的肠梗阻患者，若无肠绞窄，可遵医嘱给予阿托品等抗胆碱类药物解痉止痛，但禁用吗啡类镇痛药，以免掩盖病情。

（3）合理输液：应密切观察并准确记录患者的呕吐量、胃肠减压量及尿量，结合患者的缺水程度、血清电解质和血气分析结果，合理输液，以维持患者的水、电解质和酸碱代谢平衡，积极改善患者全身营养状况。

（4）防治感染：遵医嘱使用有效抗生素，同时注意观察用药效果及药物的副作用。

（5）术前准备：有手术指征者，积极做好术前常规护理。

（二）手术后护理

原则上同急性腹膜炎的手术后护理，但应注意以下几点：

1. 胃肠减压　在肠蠕动恢复前，继续保持有效胃肠减压，注意引流液的颜色和量。

2. 饮食调整　术后禁饮食，通过静脉输液补充营养。当肛门排气后，可拔除胃管，开始进少量流质，若无不适，逐步过渡至软食。原则是少量多餐，禁食油腻，逐渐过渡。

3. 早期活动　术后应鼓励患者早期活动，以利肠功能恢复，防止肠粘连。

（三）心理护理

向患者讲解肠梗阻治疗的方法及意义，介绍手术前后相关知识，消除患者焦虑和恐惧心理，鼓励患者及家属配合治疗。

（四）健康指导

1. 注意饮食卫生，多吃营养丰富易消化吸收的食物，忌暴饮暴食，避免腹部受凉及餐后剧烈运动，保持排便通畅。

2. 术后早期下床活动，防止肠粘连。

3. 出院后若出现腹痛、腹胀、呕吐等不适，及时就诊。

第六节　直肠肛管良性疾病患者的护理

直肠肛管良性疾病主要有痔、肛裂、直肠肛管周围脓肿和肛瘘等。

【护理评估】

（一）痔

痔是直肠下端黏膜下和肛管皮肤下的静脉丛淤血、扩张和迂曲所形成的静脉团，是最常见的肛肠疾病。由于直肠上静脉丛属门静脉系统，且无静脉瓣膜，又位于门静脉系的最低处，静脉回流困难；直肠上、下静脉丛壁薄且位置表浅，缺乏周围组织支持，易于形成静脉扩张。

按痔发生的部位分为内痔、外痔和混合痔。①内痔：位于齿状线上方，由直肠上静脉丛扩张、迂曲而成，表面覆盖直肠黏膜。好发于截石位 3 点、7 点、11 点处。②外痔：位于齿状线下方，由直肠下静脉丛扩张、迂曲而成，表面覆盖肛管皮肤。常由于用力排便时发生皮下静脉丛破裂而形成血栓性外痔。③混合痔：是同一部位的内、外痔融合而形成的痔，兼有内、外痔的共同特点（图 15-12）。

图 15-12　痔的分类

1. 健康史　了解患者的年龄、职业，是否有长期饮酒、好食辛辣等刺激性食物史，是否有肛窦、肛腺慢性感染的病史，是否有长期坐、立、便秘、咳嗽，前列腺增生，盆腔肿瘤等导致腹内压持续增高的因素。

2. 身体状况

（1）内痔：主要表现为便血和痔核脱出。便血的特点是无痛性、间歇性便后出血，便血较轻时为粪便表面附血或便纸带血，重时可出现喷射状出血，长期便血可导致贫血。若发生血栓、感染及嵌顿时，可伴有肛门剧痛。临床上按病情轻重可分为四期（表 15-2）。

表 15-2　各期内痔表现特点

分期	身体状况
Ⅰ期	便时出血,痔核不脱出肛门外
Ⅱ期	便时出血,量大甚至喷射而出;便时痔核脱出,便后自行回纳
Ⅲ期	偶有便血,腹内压增高时痔核脱出,不能自行回纳,需用手托回
Ⅳ期	偶有便血,痔核长期脱出于肛门外,不能回纳或回纳后又立即脱出。

(2)外痔:主要表现为肛管皮下的局限性隆起,多有肛门不适、潮湿,有时伴局部瘙痒。若形成血栓性外痔,则肛门剧痛,排便、咳嗽时加剧。

(3)混合痔:兼有内痔和外痔的临床表现。

(4)直肠肛门检查:内痔直肠指检多无明显发现,肛门镜可见痔核。外痔于体检时可见肛缘皮垂,血栓性外痔时肛门表面有暗紫色硬结,触痛明显。

3. 心理 – 社会状况　因便血且病程迁延时间长,反复发作,患者常产生焦虑、恐惧心理。

4. 处理原则　初期只需调节饮食,保持大便通畅,便后热水坐浴,加强体育锻炼,无须特殊治疗。Ⅰ、Ⅱ期内痔可选用注射疗法、胶圈套扎法;Ⅲ、Ⅳ期内痔及混合痔,行痔核切除术。血栓性外痔经局部热敷、外敷消炎止痛药物后,若疼痛缓解可不手术;对疼痛剧烈的血栓性外痔,可行血栓剥离术。

(二)肛裂

肛裂是齿状线以下肛管皮肤全层裂伤后形成的小溃疡。好发于肛管的后正中线。长期便秘、粪便干结致排便时机械性创伤是肛裂形成的直接原因。

急性肛裂裂口边缘整齐,底浅、呈红色并有弹性、无瘢痕形成。慢性肛裂因反复损伤与感染,裂口边缘增厚纤维化,底部肉芽组织苍白。肛裂常为单发的纵行、梭形溃疡或感染裂口。裂口上端的肛瓣和肛乳头水肿,形成肥大乳头;下端皮肤因炎症水肿及静脉、淋巴回流受阻,形成袋状皮垂突出于肛门外,由于体检时先见此皮垂后见肛裂,故称"前哨痔"。前哨痔、肛裂与肛乳头肥大常同时存在,合称肛裂"三联症"(图15-13)。

图 15-13　肛裂

1. 健康史　了解患者饮食情况及是否有长期便秘史。

2. 身体状况　典型表现为疼痛、便秘、出血。

(1)疼痛:为主要症状。表现为规律性的便时痛和便后痛。排便时因肛管裂伤或溃疡面被撑开、粪块刺激神经末梢，肛管产生烧灼样或刀割样的剧烈疼痛，便后数分钟可缓解。随后因肛门括约肌痉挛性收缩，再度出现持续时间更长的剧痛，便后痛约在 30 分钟到数小时后缓解，直至下次排便再次出现。

（2）便秘：患者由于惧怕疼痛而不敢排便，排便次数减少导致便秘，而便秘又使肛裂加重，形成恶性循环。

（3）出血：排便使溃疡裂隙破损而出血，表现为粪便表面带血或手纸染血。

（4）直肠肛门检查：肛裂患者严禁做直肠指检。肛门视诊：在肛管后正中线可发现溃疡裂隙。有时呈现典型的肛裂"三联症"。

3. 心理－社会状况　由于疼痛、便血，患者出现焦虑和恐惧。

4. 处理原则

（1）非手术治疗：原则是解除括约肌痉挛、止痛、软化大便，促进局部愈合。具体措施为：①肛门坐浴；②口服缓泻剂，保持大便通畅；③扩肛疗法。扩肛疗法时，患者侧卧位，局麻后，润滑双手示指，轻轻插入肛门向两侧扩张，保持 5 分钟，可解除括约肌痉挛，促进溃疡愈合。

（2）手术治疗：适用于经久不愈、非手术治疗无效、症状较重的陈旧性肛裂。手术方法包括：①肛裂切除术，疗效较好，但愈合较慢；②肛门内括约肌切断术，缓解疼痛效果较好，治愈率高，但手术不当可导致肛门失禁。

（三）直肠肛管周围脓肿

直肠肛管周围脓肿是直肠肛管周围软组织或间隙发生的急性化脓性感染及脓肿形成（图 15-14）。绝大部分直肠肛管周围脓肿由肛腺感染引起，少数可继发于外伤、肛裂或痔药物注射治疗等。肛腺开口于肛窦，而肛窦开口向上，便秘、腹泻时易引发肛窦炎并累及肛腺。肛腺形成脓肿后可蔓延至直肠肛管周围间隙，从而形成不同部位的脓肿。直肠肛管周围脓肿破溃或切开后易形成肛瘘。病理过程中，脓肿形成是直肠肛管周围炎症的急性期，而肛瘘则是慢性期。

图 15-14　直肠肛管周围脓肿

1. 健康史　了解患者有无肛周软组织感染、损伤、内痔、肛裂、痔药物注射治疗等病史。

2. 身体状况　直肠肛管周围脓肿所在的部位不同、病情程度有异，身体状况改变亦轻重不同。

（1）肛门周围脓肿：最常见，位置表浅，全身感染症状不明显，以局部症状为主。主要表现为肛周持续性跳痛，局部红肿，压痛明显，脓肿形成可有波动感。

（2）坐骨肛管间隙脓肿：较常见。由于此间隙空间较大，形成的脓肿较大而深。发病时患侧肛周持续性胀痛，逐渐加重，继之为持续性跳痛，排便、行走时疼痛加重，可有排尿困难和里急后重，全身感染中毒症状明显。早期局部体征不明显，后期出现患侧肛周红肿，双臀部不对称。触诊或直肠指检时患侧有深压痛及波动感。

（3）骨盆直肠间隙脓肿：较少见。此间隙空间大且位置深，因此全身感染症状严重而局部症状不明显。早期即出现持续高热、寒战等全身中毒症状。局部仅有直肠坠胀感、便意不尽感等，常伴有排尿困难。会阴部多无异常体征。直肠指检可有深压痛和波动感。

3. 心理 - 社会状况　患者因肛周疼痛而产生焦虑。

4. 处理原则　早期应用抗菌药物、局部理疗、肛门坐浴、口服缓泻剂及对症处理。脓肿形成后及时切开引流。

（四）肛瘘

肛瘘是肛管或直肠远端与肛周皮肤间形成的慢性感染性管道，常为直肠肛管周围脓肿的并发症。由内口、瘘管、外口三部分组成。按瘘管所在的位置分类：①低位肛瘘，瘘管位于肛门外括约肌深部以下；②高位肛瘘，瘘管位于肛门外括约肌深部以上。按瘘管与瘘口的数目分类：①单纯性肛瘘，只存在单一瘘管；②复杂性肛瘘，有多个瘘口和瘘管（图15-15）。

复杂性高位肛瘘
肛门外括约肌深部
单纯性低位肛瘘

图 15-15　肛瘘

1. 健康史　多与直肠肛管周围脓肿的发病和治疗过程有关，要仔细询问患者相关病史；了解患者有无肛门及周围组织损伤史。

2. 身体状况

（1）疼痛：多为隐痛不适。急性感染时，有较剧烈的疼痛。

（2）瘘口排脓：反复自外口溢出少量脓性、血性、黏液性分泌物。当外口阻塞或假性愈合时，瘘管中脓液积存，可引起明显疼痛或形成脓肿，同时可伴有发热、头痛、乏力等全身表现。

（3）肛周瘙痒：分泌物刺激肛周皮肤引起潮湿、瘙痒，久之可形成湿疹。

（4）直肠肛门检查：肛周皮肤可见单个或多个外口，呈红色乳头状突起，压之有少量脓液或脓血性分泌物排出。直肠指检内口处有轻压痛，可触及硬结样内口及条索状瘘管。肛门镜检查，有时可发现内口。

3. 心理 – 社会状况　由于瘘口排出脓液、粪水和气体，加之肛周瘙痒需要搔抓，影响患者日常交往，患者常烦躁、焦虑。

4. 处理原则　肛瘘不能自愈，必须手术治疗。低位肛瘘可行瘘管切开术或瘘管切除术。挂线疗法适用于高位单纯性肛瘘的治疗或高位复杂性肛瘘的辅助治疗，方法为将橡皮筋穿入瘘管内，然后收紧、结扎橡皮筋，使被结扎组织受压坏死，起到慢性切割作用，将瘘管切开；瘘管在慢性"切开"的过程中，底部肉芽组织逐渐生长修复，可防止发生肛门失禁。

【常见护理诊断/问题】

1. 疼痛　与肛管病变、手术创伤有关。
2. 便秘　与惧怕排便时疼痛及饮食中纤维素含量少有关。
3. 尿潴留　与直肠肛周感染、麻醉方式、切口疼痛、肛管内敷料填塞过多有关。
4. 知识缺乏：缺乏直肠肛管疾病相关的防治知识。
5. 潜在并发症：术后创口出血、感染、肛门失禁、肛门狭窄等。

【护理措施】

（一）非手术治疗护理

1. 保持大便通畅　指导患者多饮水，多吃富含纤维素的蔬菜、水果；少饮酒，少吃辛辣、刺激性食物；养成每日定时排便的习惯；适当增加活动量，避免久站、久坐、久蹲。便秘时，轻者可每日服用适量蜂蜜，重者可用液状石蜡等缓泻剂，粪便干结致排便困难者可灌肠通便。

2. 肛门坐浴　是肛管疾病常用的辅助治疗，能增进局部血液循环，既可缓解疼痛，又有利于局部炎症消散、吸收。坐浴盆应保持清洁，使用前消毒。术后第 2 日起，可用 1∶5 000 高锰酸钾溶液 3 000ml 温水坐浴，温度控制在 43～46℃，每日 2～3 次，每次 20～30 分钟，若患者出现头晕不适，应立即停止坐浴。对年老体弱患者要搀扶坐下或起身，以免跌倒。

3. 缓解疼痛　对有剧烈疼痛的患者，可于肛管内注入消炎镇痛的药膏或栓剂。

（二）手术前护理

1. 饮食　术前 3 日进少渣饮食，术前 1 日进流质饮食，术日晨禁食。
2. 肠道准备　术前应排空粪便；必要时术前 1 日口服缓泻剂及肠道杀菌剂，术日晨清洁灌肠；痔患者行灌肠时肛管应轻柔插入，以防引起出血。

3. 皮肤准备　做好手术野皮肤准备，保持肛门皮肤清洁。

4. 直肠肛管检查配合与护理　常用的检查方法有直肠指检和内镜检查。应在专门的检查室中进行或用屏风围起。检查前先向患者说明检查的目的和方法，根据患者的年龄、体质和检查要求，准备检查用物，选择并协助患者摆好体位；检查时嘱患者放松肌肉，慢慢做深呼吸，协助医生，传递用物，对好光源；检查后将各种用物整理归位。

检查的体位：①左侧卧位，患者向左侧卧，左下肢髋膝微屈，右下肢髋膝屈曲各约90°，此体位适用于年老体弱者；②膝胸位，患者屈膝伏卧跪于检查床，两肘屈曲着床，头部伏于枕头，适用于较短时间的检查；③截石位，常用于手术治疗；④蹲位，患者下蹲，用力增加腹压，适用于检查内痔脱出或直肠脱垂（图15-16）。

（1）左侧卧位　　　　　（2）膝胸位

（3）截石位　　　　　（4）蹲位

图15-16　直肠肛管检查体位

检查的记录：直肠肛管病变记录，应先写明何种体位，再用时钟定位法记录病变的部位。如检查时取膝胸位，则以肛门后正中点处为12点，前方为6点；截石位时定位点与此相反（图15-17）。

（三）手术后护理

1. 饮食　适当限制饮食，手术后1～2日以无渣或少渣流质、半流质为主。

2. 卧位　平卧位或侧卧位，臀部垫气圈，以防伤口受压引起疼痛。

3. 病情观察　严密观察血压、脉搏的变化，注意敷料染血情况，警惕发生内出血。

4. 保持排便通畅　直肠肛管手术后一般不控制排便。

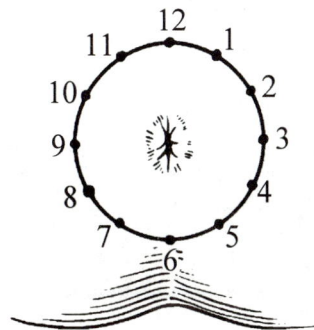

图15-17　肛门检查的时钟定位法（截石位）

手术后2日内口服阿片酊以减少肠蠕动,术后3日内可通过饮食管理等尽量减少粪便形成和排便,以保证手术切口良好愈合。应保持大便通畅,防止用力排便,使伤口裂开。如有便秘,可口服缓泻剂。直肠肛管手术后,一般在7~10日内禁忌灌肠。

5. 换药与坐浴　直肠肛管手术后应保持局部清洁,肛门伤口要每天换药。术后每次排便后,应先坐浴,再换药。

6. 减轻疼痛　术后伤口常因括约肌痉挛或止血纱条的填塞压迫而引起剧烈疼痛,可遵医嘱给予止痛剂。

7. 并发症的护理

（1）尿潴留:术后24小时内,患者可因手术、麻醉、疼痛或不习惯床上排尿等因素而引起尿潴留。若发生急性尿潴留,可采用诱导排尿、针刺等方法,或适当使用止痛剂。在排除出血的情况下,可做局部热敷、起床排尿或拔除肛内填塞的敷料,可缓解括约肌痉挛而有利于排尿。如上述方法均无效时可实施导尿。

（2）创口出血:术后保持大便通畅,密切观察创口情况,一旦创口出现大量渗血,应紧急压迫止血,并报告医生处理。

（3）肛门狭窄:多为术后瘢痕挛缩所致。为防止肛门狭窄,手术后5~10日伤口愈合后,可用示指扩肛,每日一次。

（四）心理护理

稳定患者情绪,耐心讲解疾病治疗和预防的方法,消除患者的不良心理,使患者能积极配合治疗。

（五）健康指导

1. 保持大便通畅　直肠肛管疾病常与便秘有关。鼓励患者多饮水,多吃蔬菜、水果等粗纤维食物,避免辛辣、刺激性食物,不饮烈性酒。每天定时排便,避免在排便时看书报、玩手机等。

2. 保持肛门局部清洁　每日或便后清洗肛门;局部有慢性炎症者坚持肛门坐浴。

3. 适当活动　鼓励患者进行适当的活动,避免久站久坐;指导其坚持做肛门括约肌的收缩舒张运动。

4. 坚持治疗　肛瘘挂线疗法应嘱患者每隔5~7日至门诊收紧药线,直到药线脱落。直肠肛管疾病多为慢性过程,应及时治疗,并耐心坚持至治愈为止。

第七节　结直肠癌患者的护理

工作情景与任务

导入情景:

张先生,62岁。近半年来无明显诱因出现大便次数增多,每日4～5次,为黏液、脓血便,时有排便不尽感及里急后重感,但无腹痛。入院检查,直肠指检触及一表面不光滑肿块,其下界距肛门缘约4cm。内镜检查确诊为直肠癌。拟行直肠癌根治术。

工作任务:

1. 对张先生进行正确的护理评估和护理诊断。

2. 对张先生采取正确的结肠造口护理。

3. 对张先生进行正确的健康指导。

结直肠癌是发生在结肠和直肠的恶性肿瘤。在我国以直肠癌发病率最高,乙状结肠癌次之。近年来,尤其在大城市,结肠癌的发病率明显上升,且有多于直肠癌的趋势。直肠癌中,低位直肠癌多见,约占直肠癌的60%~70%。

【病因及发病机制】

病因尚不清楚,可能与下列因素有关:

1. 饮食与运动 长期摄入高动物脂肪和动物蛋白的食物,少纤维素饮食,缺乏适度的体力活动,导致肠蠕动功能下降,肠道菌群改变,肠道中胆酸和胆盐含量增加,引起和加重肠黏膜损害。

2. 癌前病变 如溃疡性结肠炎、结肠克罗恩病、家族性肠息肉病等,与结直肠癌的发病有较密切关系。

3. 家族遗传史。

【病理】

1. 分类

(1)根据肿瘤的大体形态分类

1)溃疡型,肿瘤向肠壁深层生长并向周围浸润,中央形成较深的溃疡。分化程度较低,转移较早,是最常见的类型。

2)隆起型,肿瘤向肠腔内生长,预后较好。

3)浸润型,肿瘤沿肠壁浸润,易引起肠腔狭窄和肠梗阻,分化程度低,转移早,预后差。

(2)组织学分类较常见的是:①腺癌,占大多数,预后较好;②黏液癌,预后较腺癌差;③未分化癌,预后最差。

2. 临床病理分期 目前常用的是国际抗癌联盟提出的TNM分期法。

(1)T:代表原发肿瘤。原发肿瘤无法评价为T_x;无原发肿瘤证据为T_0;原位癌为T_{is};肿瘤侵及黏膜下层为T_1;侵及固有肌层为T_2;穿透固有肌层至浆膜下层或侵犯无腹膜覆盖的结直肠旁组织为T_3;穿透脏腹膜或侵及其他脏器或组织为T_4。

(2)N:代表区域淋巴结。区域淋巴结无法评价为N_x;无区域淋巴结转移为N_0;1~3个区域淋巴结转移为N_1;4个及4个以上区域淋巴结转移为N_2。

(3)M:代表远处转移。远处转移无法估计为M_x;无远处转移为M_0;有远处转移为M_1。

3. 转移途径　淋巴转移是最常见的转移途径。血行转移多见于肝，其次为肺、骨等。也可直接浸润邻近器官和腹腔种植转移。

【护理评估】

（一）健康史

了解患者年龄、生活习惯，询问患者既往有无溃疡性结肠炎、结肠克罗恩病等病史，以及家族中有无结直肠癌、肠息肉病等病史。

（二）身体状况

结直肠癌患者早期常无症状或症状轻微，随着病程的发展可出现明显的临床表现。排便习惯改变和大便带血是最早出现的症状。依肿瘤生长部位的不同，结直肠癌的临床表现有差异。

1. 结肠癌

（1）排便习惯和粪便性状改变：常是最早出现的症状。多表现为排便次数增多、腹泻或便秘、粪便带脓血或黏液等。

（2）腹痛：也是早期症状之一。常为定位不清的持续性隐痛，发生肠梗阻时则腹痛加剧，甚至出现阵发性绞痛。

（3）肠梗阻：为中晚期症状，多表现为慢性低位不完全性肠梗阻。

（4）腹部肿块：晚期癌肿较大时，可在腹部触及质硬的肿块。

（5）全身表现：出现贫血、消瘦、乏力、低热等，晚期出现恶病质和转移症状。

右半结肠癌：肠腔较大，肿瘤多为隆起型或溃疡型，常以贫血、消瘦、腹部肿块为主要表现。

左半结肠癌：肠腔较小，肿瘤多为浸润型，以肠梗阻、便秘、腹泻、便血等症状为主。

2. 直肠癌

（1）直肠刺激症状：癌肿刺激直肠产生频繁便意，引起排便习惯改变，便前有肛门坠胀、里急后重、排便不尽感。

（2）黏液血便：最常见。癌肿破溃后，可出现大便表面带血及黏液，严重感染时可出现脓血便。

（3）肠腔狭窄症状：肿瘤侵犯致肠腔变窄，初时大便变形、变细，之后可出现不完全性肠梗阻的症状。

（4）转移症状：癌肿侵及膀胱，可出现尿频、尿痛、血尿；侵及骶前神经，可出现骶尾部、会阴部持续性剧痛；发生肝转移时，可有肝大、腹水、黄疸、恶病质等症状。

（三）心理－社会状况

患者除具有恶性肿瘤患者的心理反应外，还会由于疾病症状涉及排泄等个人隐私，而出现较严重的焦虑；患者做结肠造口后，会因自我形象受损而对生活、工作失去信心。

（四）辅助检查

1. 大便隐血试验　可作为普查或高危人群的初筛手段，阳性者应行进一步检查。

2. 直肠指检　是诊断直肠癌最简便有效的方法。可查出癌肿的部位、大小、范围、固定程度、距肛缘的距离及其与周围组织的关系等。绝大多数的低位直肠癌可在直肠指检时触及。

3. 内镜检查　通过纤维结肠镜、乙状结肠镜或直肠镜检查，在直视下取活组织作病理学检查，是确诊结直肠癌最有效、可靠的方法。

4. 影像学检查

（1）钡剂灌肠 X 线检查：是结肠癌的重要检查方法，可显示结肠壁僵硬、皱襞消失、有充盈缺损及小龛影等征象。

（2）B 超和 CT 检查：有助于了解结直肠癌的浸润深度及淋巴转移情况，还可提示有无腹腔种植和肝、肺转移等。

5. 血清癌胚抗原（CEA）测定　用于预后判断和复发监测。术前 CEA 明显升高者，术后复发率较正常者高，预后差。

（五）处理原则

1. 手术治疗　是结直肠癌的主要治疗方法。

（1）结肠癌根治术：根据癌肿部位，可选择右半结肠切除术、横结肠切除术、左半结肠切除术及乙状结肠切除术。

（2）直肠癌根治术：主要的术式包括：①腹会阴联合直肠癌根治术（迈尔斯手术），主要适用于腹膜反折以下的直肠癌，不保留肛门（图 15-18），需在患者的左下腹行永久性结肠造口（人工肛门）；②经腹直肠癌切除术（狄克松手术），是目前应用最多的直肠癌根治术，适用于腹膜反折以上（距肛缘 5cm 以上）的直肠癌，可保留肛门（图 15-19）；③经腹直肠癌切除、近端造口、远端封闭手术（Hartmann 手术），适用于全身情况差，不能耐受迈尔斯手术或因急性肠梗阻不宜行狄克松手术的直肠癌患者。

（3）结肠造口术：适用于急性肠梗阻的结肠癌或晚期直肠癌。

2. 辅助治疗　采用放疗、化疗或中医治疗；也可用电灼、液氮冷冻及激光烧灼等局部治疗。

图 15-18　迈尔斯手术切除范围

图 15-19　狄克松手术切除范围

【常见护理诊断/问题】

1. 焦虑或恐惧　与畏惧癌症、手术、预后及生活方式改变等有关。

2. 营养失调：低于机体需要量　与肿瘤慢性消耗、手术创伤、放疗及化疗反应等有关。

3. 有皮肤完整性受损的危险　与粪便刺激造口周围皮肤有关。

4. 自我形象紊乱　与结肠造口致排便方式改变有关。

5. 知识缺乏：缺乏术前肠道准备及术后造口护理的有关知识。

6. 潜在并发症：术后切口感染、吻合口瘘、造口狭窄、大便失禁等。

【护理措施】

（一）手术前护理

1. 一般护理　鼓励患者高蛋白、高热量、高维生素易消化的少渣饮食。对于贫血、低蛋白血症的患者，应给予少量多次输血、输白蛋白等。对于脱水明显的患者，应纠正水、电解质及酸碱平衡失调，以提高患者对手术的耐受力。

2. 病情观察　观察患者生命体征，注意有无脱水、出血等征象；观察患者腹痛、腹胀及排便情况，了解有无肠梗阻征象。

3. 治疗配合

（1）肠道准备：为术前护理的重点。目的是减少术中污染，防止术后切口感染，以利于吻合口愈合。具体措施：

1）控制饮食：术前3日进少渣半流质饮食，术前1～2日进无渣流质饮食。有肠梗阻者应禁食、补液。

2）清洁肠道：①传统肠道准备法，在术前2～3日口服缓泻剂，如液状石蜡或硫酸镁，以加速排出肠内容物；术前1日晚和术日晨做清洁灌肠，灌肠宜选用细肛管，轻柔插入，禁用高压灌肠，以防癌细胞扩散。②全肠道灌洗法，可免除灌肠造成癌细胞扩散的可能。于术前12～14小时开始口服37℃左右等渗电解质溶液(用氯化钠、氯化钾、碳酸氢钠配置)6 000ml，灌洗全程约3～4小时，引起容量性腹泻，以清洁肠道。年老体弱及心、肾功能障碍或肠梗阻者不宜使用。③口服甘露醇肠道准备法，于术前1日午餐后0.5～2小时内口服5%～10%甘露醇1 500ml。甘露醇在肠道中几乎不吸收，使肠腔内渗透压升高，吸收肠壁水分，使肠内容物剧增，促进肠蠕动，导致腹泻，达到清洁肠道的作用。但甘露醇会被肠道细菌酵解产生易爆气体，故术中使用电刀时应注意，且年老体弱及心、肾功能不全或肠梗阻者禁用。

3）抑制肠道细菌：术前2～3日口服肠道不吸收的抗生素，如新霉素、甲硝唑等，以抑制肠道细菌；由于饮食控制及服用肠道杀菌剂，使维生素K的合成及吸收减少，故患者术前应补充维生素K。

（2）其他准备：直肠癌患者术前2日每晚用1∶5 000高锰酸钾溶液坐浴；女性患者遵医嘱于术前3日每晚冲洗阴道。术日晨放置胃管和导尿管。

（二）手术后护理

1. 一般护理

（1）体位：病情稳定后取半卧位，以利于呼吸和引流。

（2）饮食：禁饮食、持续胃肠减压，静脉补液。术后2～3日肛门排气或结肠造口开放后解除胃肠减压，进流质饮食，术后1周进半流质饮食，2周左右可进普食。食物应选用高蛋白、高热量、富含维生素易消化的少渣饮食。

（3）导尿管护理：术后常规留置导尿管。迈尔斯手术后留置1～2周。

2. 病情观察　密切观察生命体征、切口渗血、渗液及造口血运情况，做好记录，若出现异常，及时通知医生并配合处理。

3. 治疗配合

（1）结肠造口（人工肛门）护理：为术后护理的重点。

1）结肠造口开放前，造口应外敷凡士林或生理盐水纱布，及时更换渗湿的敷料，防止感染；观察肠管有无回缩、出血、坏死等情况。

2）术后2～3日造口开放后，宜取造口侧的侧卧位；用塑料薄膜隔开腹壁切口与造口，以免粪便污染腹壁切口引起感染；及时清理流出的粪便，用温水洗净并消毒造口的皮肤，造口周围皮肤涂氧化锌软膏保护；每次造口排便，以凡士林纱布覆盖外翻的肠黏膜，外盖厚敷料，起到保护作用；1周后造口处伤口基本愈合时，每日扩张造口1次，防止造口狭窄。

3）正确使用造口袋：患者起床活动时，指导并协助患者佩戴造口袋。应注意：①选择袋口合适的造口袋；②造口袋内充满1/3排泄物时，应及时更换。目前常用一次性造口袋。

边学边练

实训十七　结肠造口患者的护理

4）恢复饮食后，应注意多摄入蔬菜、水果，多饮水，避免进食产气性、刺激性、易引起便秘的食物；适当增加活动量，保持排便通畅；若发生便秘，可用液状石蜡或肥皂水经结肠造口行低压灌肠，注意插入造口内的肛管不要超过10cm，以防肠管损伤甚至穿孔。

（2）狄克松术后护理：常有排便次数增多或排便失禁，应指导患者调整饮食，注意饮食卫生；进行肛门括约肌舒缩训练，便后清洁肛门，并涂抹氧化锌软膏以保护肛周皮肤。

（3）引流管护理：术后常放置腹腔引流管，直肠癌根治手术后常规放置骶前引流管，观察并记录引流液的量、颜色、性状等，一般骶前引流管放置5～7日，当引流量少、色清时，方可拔除。直肠癌根治术后常规留置导尿管1～2周。

（4）术后化疗及放疗的护理：参见第九章肿瘤患者的护理。

4. 术后并发症的护理

（1）切口感染：监测患者体温变化及局部切口情况；保持切口清洁、干燥，及时更换敷料；术后常规使用抗生素预防感染；有会阴部切口者可于术后 4～7 日以 1∶5 000 高锰酸钾溶液温水坐浴，每日 2 次；合理安排换药顺序。若发生感染，选用抗菌类敷料或清创。

（2）吻合口瘘：常发生于术后 1 周左右。应注意观察患者有无腹膜炎或腹腔脓肿的表现，有无从切口渗出或引流出稀粪样肠内容物等。有肠吻合口的患者，术后 7～10 日内严禁灌肠，以免影响吻合口的愈合。若发生吻合口瘘，应禁食、胃肠减压、抗感染治疗，必要时再次手术。

（三）心理护理

手术前关心体贴患者，加强沟通，有针对性地疏导不同时期患者的心理问题，鼓励患者及家属正视病情及治疗方式，增强战胜疾病的信心。手术后指导患者正确进行造口的自我护理，适应新的生活方式，积极配合治疗，促进患者身心康复。

（四）健康指导

1. 指导患者及家属合理搭配膳食营养，避免高脂肪、高动物蛋白饮食，多食新鲜蔬菜与水果；积极预防和治疗癌前疾病；对疑有结直肠癌或有家族史及癌前病变者，应行筛选性及诊断性检查。

2. 做好造口护理的健康宣教：①介绍造口护理方法和护理用品；②指导患者出院后每 1～2 周，自戴手套，用示指和中指伸入造口，扩张结肠造口 1 次，持续 2～3 个月；③若发现造口狭窄或排便困难，及时就诊；④指导患者用适量温水定时结肠造口灌洗以训练有规律的肠道蠕动，当患者养成定时排便习惯后，可不戴造口袋，每次排便后用清洁敷料覆盖造口即可。

3. 嘱患者出院后保持营养均衡，定时进餐，避免生、冷、硬及辛辣等刺激性食物，避免进食易产气、易引起便秘的食物。

4. 鼓励患者适量运动和参加一定社交活动，积极适应新的排便方式，有规律的生活，保持心情愉悦。

5. 出院后每 3～6 个月复查 1 次。指导患者坚持术后化疗。

（付立娟）

本章小结

　　本章学习重点是各种胃肠疾病患者的护理评估和护理措施；学习难点是各种胃肠疾病的病因及发病机制、病理生理、身体状况的评估和结肠造口的护理措施；学习过程中应注意归纳、区分各种胃肠疾病的身体状况及护理措施，加强理论联系实际，深刻理解护理工作的程序及治疗配合中的各项护理措施，并在实训中拓展知识的联系，提高团队协作和护患沟通能力，关爱患者，保护患者隐私，维护健康。

思考与练习

1. 李先生，56 岁。高血压数年，近 1 个月来睡眠不佳，排尿困难，体重下降，且有腹部不适感，左侧腹股沟区出现肿块并逐渐增大，可进入阴囊，平卧时肿块消失。诊断为腹股沟斜疝。拟行手术治疗。

请思考：

（1）该患者发生腹股沟斜疝的主要原因是什么？

（2）如何做好术后护理？

2. 张先生，42 岁。从事销售工作，生活无规律，患十二指肠溃疡多年，近日，溃疡疼痛发作并伴呕吐，呕吐物为宿食，量大，不含胆汁，有腐败酸臭味，考虑十二指肠溃疡合并幽门梗阻，行胃大部切除术。术后 2 周，患者进食后约 15 分钟出现上腹饱胀、恶心、呕吐、头晕、心悸、出汗、腹泻等，考虑并发了倾倒综合征。

请思考：

（1）针对患者目前的情况，应如何护理？

（2）胃大部切除术后还有可能出现哪些并发症？

3. 毛先生，50 岁。以上腹部疼痛、食欲缺乏伴呕吐、体重减轻主诉就诊。胃镜检查示胃窦部小弯侧可见一直径 4cm 肿块。

请思考：

（1）针对患者目前的情况，考虑最可能的诊断是什么？

（2）患者护理诊断"营养失调"与哪些因素有关？

（3）如何对该患者进行术后的饮食护理和健康指导？

4. 王先生，21 岁。转移性右下腹痛 1 日，曾呕吐数次，为胃内容物。住院后查体：T 38.3℃，P 90 次/min，R 20 次/min，BP 120/76mmHg，右下腹肌紧张，有明显压痛及反跳痛，以麦氏点处最显著，未触及肿块，血常规检查：WBC 18×10^9/L，中性粒细胞 90%。

请思考：

（1）该患者最可能患的疾病是什么？

（2）最主要的护理诊断是什么？

（3）手术后常见的并发症是什么？如何护理？

5. 李先生，55 岁。昨晚暴饮暴食后出现脐周阵发性腹部绞痛伴呕吐，有轻度腹胀，肛门停止排气排便。查体：腹部可见肠型及蠕动波，脐周有压痛，肠鸣音亢进。患者去年曾做阑尾切除术。诊断为粘连性肠梗阻，拟采取非手术治疗。

请思考：

（1）该患者诊断为粘连性肠梗阻的依据是什么？

（2）非手术治疗时最重要的护理措施是什么？患者应取什么体位？

（3）肠梗阻解除的标志是什么？

6. 王女士，38岁，喜食辛辣食物，近期排便为血便，常见便纸上有血迹，并伴肛门肿块脱出，便后可自行回纳。

请思考：

（1）该患者最可能的疾病诊断是什么？

（2）针对该患者应采取哪些护理措施？

7. 王先生，56岁。腹泻、便秘交替出现，并有脓血便半年余，近期出现腹痛、大便变细。直肠指检：距肛门5cm处触及质地坚硬，表面高低不平的肿块，约3cm×4cm×4cm大小。诊断为直肠癌。拟行手术治疗。

请思考：

（1）直肠癌根治手术方式的选择主要取决于什么？

（2）该患者术前应进行的肠道准备有哪些？

（3）患者直肠癌根治术后3日，应采取哪些主要的护理措施？

第十六章 肝胆胰疾病患者的护理

16章 数字资源

学习目标

1. 具有良好的人文精神和护患交流能力,关爱患者,减轻患者痛苦,维护健康。
2. 掌握肝胆胰常见疾病患者的护理评估与护理措施。
3. 熟悉肝胆胰常见疾病患者的常见护理诊断/问题。
4. 了解肝脓肿患者的护理。
5. 学会护理T管引流的患者。

第一节 门静脉高压症患者的护理

工作情景与任务

导入情景:

张先生十余年前患乙型肝炎,当时治疗未彻底痊愈,因无明显不适,没有引起重视。昨天晚上与朋友聚餐后,出现恶心、呕吐,呕出血性液体约1 000ml,随后排出柏油样大便2次。经120救护车送到医院。体检:体温36.5℃,脉搏110次/min,呼吸16次/min,血压80/60mmHg。贫血貌,胸前可见蜘蛛痣3个,腹壁可见静脉曲张,腹软,肝肋下未触及,脾肋下2cm,移动性浊音阳性。四肢冰冷。根据病情,医生拟对张先生进行手术治疗。

工作任务:

1. 正确对张先生进行术前准备。
2. 手术后对张先生进行饮食指导,预防再出血。

门静脉高压症(portal hypertension)是指门静脉血流受阻、血液淤滞,引起门静脉系统压力增高,继而出现脾大及脾功能亢进、胃底食管下段静脉曲张破裂出血、腹水等一系列表现的疾病。门静脉正常压力为 13～24cmH$_2$O，平均值为 18cmH$_2$O。门静脉高压症患者，压力可增至 30～50cmH$_2$O。

肝炎后肝硬化所致的肝内型门静脉高压症，在我国最为多见。此外，肝外门静脉血栓形成、门静脉先天性畸形和肝门区肿瘤压迫等可造成肝前型门静脉高压症；巴德－吉亚利综合征、缩窄性心包炎及严重右心衰竭等可导致肝后型门静脉高压症。

门静脉压力增高可引起三方面的病理生理变化：

（1）脾大、脾功能亢进：门静脉压力增高，造成脾静脉回流受阻，脾脏充血性肿大，久之脾内纤维组织增生，脾脏破坏血细胞的功能增加，可致不同程度的脾功能亢进。

（2）交通支扩张：门、腔静脉间的交通支扩张，其中，胃底、食管下段交通支曲张最显著。

（3）腹水：肝门静脉系毛细血管滤过压增高、肝硬化使肝内淋巴液回流受阻并从肝表面渗出、肝合成清蛋白减少使血浆胶体渗透压降低、体内醛固酮和抗利尿激素增加等多种因素促成腹水形成。

知识窗

门、腔静脉间的交通支

门静脉系和腔静脉系之间，存在着四个交通支（图 16-1）：①胃底、食管下段交通支；②直肠下端、肛管交通支；③前腹壁交通支；④腹膜后交通支。这些交通支在正常情况下，都很细小，血流量很少；当门静脉高压症时，这些交通支往往开放。

图 16-1　门－腔静脉交通支示意图

【护理评估】

（一）健康史

询问患者有无肝炎、肝硬化、血吸虫病病史；对于门静脉高压症上消化道大出血的患者，注意询问有无劳累、进食坚硬粗糙食物、咳嗽、呕吐、用力排便、负重活动等诱发因素。

（二）身体状况

1. 脾大和脾功能亢进　体格检查可见不同程度的脾大。伴脾功能亢进时，周围血白细胞及血小板减少，红细胞也可减少而致贫血。

2. 呕血和黑便　胃底、食管下段曲张静脉可发生破裂出血，出血量一般较大。患者呕吐鲜红色血液，排出柏油样黑便。由于肝功能损害引起凝血功能障碍及脾功能亢进导致血小板减少等因素，出血常难以自止。严重者，可导致出血性休克。大出血引起肝组织缺氧，容易诱发肝性脑病。

3. 腹水　是肝功能损害的表现。患者出现腹胀、移动性浊音。

4. 其他表现　可有营养不良、肝掌、蜘蛛痣、黄疸及肝功能异常等。

（三）心理–社会状况

门静脉高压症多因病程较长，反复发作，出现不同程度的焦虑；一旦并发急性大出血，往往产生极度恐惧等不良心理。

（四）辅助检查

1. 实验室检查　①血常规：脾功能亢进时，血白细胞、血小板或红细胞计数下降，血红蛋白下降。②肝功能：表现为血清胆红素增高，低蛋白血症，白／球蛋白比例倒置；凝血酶原时间延长。

2. 影像学检查　①食管 X 线钡餐检查：食管充盈时，食管轮廓呈虫蚀样改变；食管排空时，曲张的静脉呈蚯蚓样或串珠状负影。②胃镜检查：能确定静脉曲张程度，是否有胃黏膜病变或溃疡。③ B 超检查：可确定有无肝硬化、脾大和腹水，了解门静脉直径及血流方向。

（五）处理原则

外科治疗主要是预防和控制急性食管胃底曲张静脉破裂出血；解除或改善脾大及脾功能亢进和治疗大量顽固性腹水。根据患者具体情况，采取非手术或手术治疗。

1. 非手术治疗

（1）补充血容量：输血、输液。在预防和纠正休克的同时，有利于止血和预防肝性脑病。

（2）药物止血：使内脏小动脉收缩、减少门静脉血流量，降低门静脉压力；使曲张静脉破裂处形成血栓而达到止血作用。

（3）内镜治疗：采用双极电凝、微波、激光、注射硬化剂和套扎等方法止血。

（4）三腔二囊管压迫止血：通常用于食管、胃底曲张静脉破裂出血，对药物止血或内镜治疗无效的患者。

（5）经颈静脉肝内门体分流术：目前主要用于等待肝移植的患者，其次是内科治疗无效、肝功能差或手术失败的曲张静脉破裂出血患者。

2. 手术治疗

（1）断流术：是在脾切除的同时，阻断门－奇静脉的交通支反常血流，从而控制食管胃底静脉的曲张及破裂出血（图16-2）。

图16-2 贲门周围血管离断术

（2）分流术：选择肝门静脉系和腔静脉系的主要血管进行手术吻合，使压力较高的肝门静脉血分流入腔静脉，从而降低门静脉压力，预防出血。常用手术方式有门－腔静脉分流术、脾－腔静脉分流术、脾－肾静脉分流术、肠系膜上－下腔静脉分流术等（图16-3）。

此外，脾切除术可以矫正脾功能亢进。肝移植是治疗门静脉高压症的最彻底的手术方法。

【常见护理诊断/问题】

1. 恐惧 与大量呕血、便血及病情危重等有关。

2. 体液不足 与胃底、食管下段曲张静脉破裂出血有关。

3. 体液过多 与肝功能损害致低蛋白血症、血浆胶体渗透压降低及醛固酮分泌增加，导致腹水等有关。

4. 营养失调：低于机体需要量 与肝功能损害、胃肠消化吸收功能不良、出血等因素有关。

5. 潜在并发症：低血容量性休克、肝性脑病、静脉血栓形成等。

【护理目标】

1. 患者恐惧减轻，情绪稳定。

2. 患者体液不足能及时得到纠正。

3. 患者腹水消退，体液平衡得到维持。

4. 患者营养不良得到纠正，体重增加。

5. 患者的并发症得到有效防治。

（1）门-腔静脉端侧
    分流术

（2）门-腔静脉侧侧
    分流术

（3）肠系膜上-下腔静脉
    "桥式"分流术

（4）中心性脾-肾静脉
    分流术

（5）远端脾-肾静脉
    分流术

（6）限制性门-腔静脉
    "桥式"分流术

图 16-3　分流术

【护理措施】

（一）心理护理

及时了解患者的心理状态，多给予安慰和鼓励，减轻焦虑、恐惧心理，稳定情绪，帮助患者树立战胜疾病的信心，使之能积极配合各项治疗和护理。

（二）休息与活动

术前保证充分休息，必要时卧床，以降低肝脏的代谢率，减轻肝脏负担，保护肝功能。活动要适度，避免劳累，因劳累可使肝脏病变加重。

（三）加强营养，保护肝功能

根据病情需要，提供适当的饮食指导。肝功能尚好者，宜给高蛋白、高热量、高维生素、低脂饮食；肝功能严重受损者，补充支链氨基酸，限制芳香族氨基酸的摄入；如有腹腔积液，宜低盐饮食，以免加重水、钠潴留；有肝性脑病先兆者，应暂时给予低蛋白饮食；有明显低蛋白血症者，可静脉输入人白蛋白或血浆等；贫血及凝血功能障碍者可输鲜血，肌内注射或静脉滴注维生素 K。在出血性休克及肝性脑病的情况下，遵医嘱及时纠正休克，给予氧气吸入和保肝药物，适当使用肌苷、辅酶 A 等保肝药物，避免使用巴比妥类、盐酸氯丙嗪等有损肝脏的药物。并注意清除肠道内积血，防止肠道内血液在细菌作用下分解产氨，经肠道吸收而导致肝性脑病。可口服硫酸镁溶液导泻或用酸性溶液灌肠，禁用碱性溶液灌肠，以减少氨的吸收，预防肝性脑病。

（四）观察出血倾向，预防上消化道出血

观察患者是否有呕血、黑便现象，及时发现内出血的征兆。避免进食粗糙、干硬、多渣及辛辣食物，饮食不宜过热，少喝咖啡和浓茶，以免损伤食管黏膜而诱发上消化道出血。避免引起腹压升高的因素，如剧烈咳嗽、便秘、用力排便、恶心、呕吐等。

（五）三腔二囊管压迫止血的护理

1. 置管　置管前认真检查三腔二囊管的完好状态，并做好标识。确认插入胃内后，先向胃气囊充气 150～200ml，用止血钳夹住管尾以免空气逸出，轻轻外拉三腔管使胃气囊压迫贲门胃底，在管端系粗纱绳，利用滑轮装置，在管端悬以 0.5kg 重物做牵引压迫。然后抽取胃液观察止血效果，若仍有出血，再向食管气囊充气 100～150ml，同时压迫食管和胃底，胃管连接胃肠减压，持续引流。

2. 置管后

（1）保持有效牵引压迫，床边备气管切开盘和剪刀，若气囊破裂或漏气，气囊可上升阻塞呼吸道，引起呼吸困难甚至窒息。应立即剪断三腔二囊管并将之拉出，以保持呼吸道的通畅。

（2）放置三腔二囊管时间不宜持续超过 3～5 日，以免因长时间压迫食管和胃底黏膜而使其糜烂、坏死。因此，每隔12小时应放气 10～20 分钟，使局部血液循环暂时恢复。

（3）观察止血效果，记录胃肠减压引流液的色泽、量，注意有无新鲜血液流出，若无鲜血且生命体征稳定，说明出血已止，若有鲜血，说明止血失效或发生再出血。

（4）出血停止48～72小时后可考虑拔管。拔管前应先排空食管气囊，再排空胃气囊，继续观察 12～24 小时无再出血后，让患者吞服液状石蜡 30～50ml，缓慢轻巧地拔出三腔二囊管，切忌动作粗鲁，以免拔管时引起大出血。

（六）分流术后护理

为预防分流术后血管吻合口破裂出血，术后取平卧位或 15° 低半卧位；翻身时动作宜轻柔，做好相应生活护理；保持排便、排尿通畅。鼓励早期下床活动。

（七）健康指导

指导患者保持心情愉快；注意休息，避免过度劳累；做好饮食管理，禁忌烟酒和粗糙、干硬、过热及刺激性强的食物；按医嘱使用保肝药物，指导患者及家属了解上消化道出血先兆及应急措施，定期来医院复查。

【护理评价】

患者体液平衡是否得以维持；腹水是否消退；营养是否得到补充；是否发生低血容量性休克、肝性脑病等并发症。

第二节　原发性肝癌患者的护理

原发性肝癌（primary liver cancer）简称肝癌，是指发生于肝细胞和肝内胆管上皮细胞的癌。肝癌是我国常见的恶性肿瘤，东南沿海地区发病率高，好发于40～50岁，男性比女性多见。

肝癌的病因尚未明确，可能与以下因素有关：

（1）肝硬化：肝癌合并肝硬化的发生率比较高。

（2）病毒性肝炎：肝癌患者常有病毒性肝炎后肝硬化的病史，与肝癌有关的肝炎病毒有乙型、丙型和丁型三种。

（3）黄曲霉毒素：肝癌高发地区粮食被黄曲霉毒素污染的程度高于其他地区。

（4）其他：如亚硝胺、饮酒、遗传等因素与肝癌亦有一定关系。

肝癌大体病理形态分为结节型、巨块型和弥漫型三型，结节型最为常见并多伴有肝硬化。按组织学类型可分为肝细胞型、胆管细胞型和混合型，我国绝大多数是肝细胞型（约占91.5%）。

肝癌的转移途径：①血行转移，原发性肝癌血行转移发生早，肝外转移多见于肺，其次为骨、脑等；②淋巴转移；③直接蔓延；④腹腔种植性转移。

【护理评估】

（一）健康史

了解患者有无肝硬化、病毒性肝炎等病史；对原有肝炎和肝硬化的患者，应仔细询问疾病发生、发展情况，有无致癌物质接触史及不良饮食习惯；注意有无家族遗传病史。

（二）身体状况

肝癌早期缺乏特异性症状，随着病情的发展，可出现下列表现：

1. 肝区疼痛　多数患者以此为首发症状，多为持续性钝痛、刺痛或胀痛，夜间或劳累后加重。当肝癌结节发生坏死、破裂时，可引起腹腔内出血和腹膜刺激征等表现。

2. 全身和消化道症状　早期不易引起重视，主要表现为乏力、消瘦、食欲减退和腹胀等。部分患者可伴有恶心、呕吐、发热和腹泻等症状。晚期则出现贫血、黄疸、腹水、下肢水肿、皮下出血及恶病质等。

3. 肝大　为中晚期患者最常见的体征。肝进行性不对称肿大，质地坚硬，边缘不规则，表面凹凸不平，呈大小不等的结节或巨块，可伴有压痛。癌肿位于肝右叶顶部者，可使膈肌抬高，肝浊音界上升。

（三）心理-社会状况

肝癌患者多伴有肝硬化或慢性肝炎病史，长期治疗效果不佳，经济负担较重；加之疼痛和对手术的担心，容易产生焦虑、恐惧、抑郁甚至绝望等心理变化。

（四）辅助检查

1. **血清甲胎蛋白（AFP）测定** 是诊断原发性肝癌常用而又重要的方法。血清 AFP≥400μg/L，持续性升高并能排除活动性肝病、生殖腺胚胎性肿瘤与妊娠等，即可考虑肝癌的诊断。

2. **影像学检查**

（1）B超检查：可显示肿瘤的大小、形态、部位以及肝静脉或门静脉内有无癌栓等，诊断符合率可达 90% 左右。它是目前具有较高诊断价值的非侵入性检查方法，并可作为高危人群的普查手段。

（2）CT、MRI 检查：能明确显示肿瘤的位置、数目、大小及与周围脏器和重要血管的关系，对判断能否手术切除很有价值。

（3）选择性肝动脉造影：诊断正确率可达 95% 左右，对血管丰富的癌肿，其分辨率低限约 0.5cm。

（五）处理原则

早期诊断，早期采用以手术为主的综合治疗，是提高疗效的关键。

1. **手术治疗** 部分肝切除术是目前治疗肝癌首选和最有效的方法。早期治疗效果较好。肝移植术同时切除肿瘤和硬化的肝脏，可获得较好的长期治疗效果。但供肝匮乏，治疗费用较为昂贵，故临床应用较少。

2. **肿瘤消融** 通常在超声引导下经皮穿刺行微波、射频、冷冻、无水乙醇注射等治疗，适用于瘤体较小而又不能或不宜手术切除者，特别是肝切除后早期肿瘤复发者。优点是简便、创伤小，有些患者效果较好。

3. **经肝动脉和／或门静脉区域化疗** 用于治疗不可切除的肝癌或作为肝癌切除术后的辅助治疗。

其他包括放射治疗、中医中药治疗等。

【常见护理诊断／问题】

1. **疼痛** 与癌肿进行性增大、肝包膜张力增加或手术、化疗等有关。
2. **焦虑或恐惧** 与忍受较重的痛苦、担心预后不佳及经济拮据等有关。
3. **营养失调：低于机体需要量** 与厌食、化疗及放疗的胃肠道不良反应及肿瘤消耗有关。
4. **潜在并发症**：肝癌破裂出血、上消化道大出血、肝性脑病等。

【护理措施】

（一）一般护理

1. **改善营养状况** 术前宜给予高热量、高蛋白、高维生素饮食，为患者创造舒适安静的进食环境，增进食欲。必要时遵医嘱给予清蛋白、血浆及全血，纠正营养不良、贫血、低蛋白血症，提高手术耐受力。术后早期给予肠外营养支持，保证热量供给，维持体液平衡。肠蠕动恢复后拔除胃管，给流质饮食，以后酌情改为半流质和普食。

2. 维持体液平衡　对肝功能不良伴腹水者,积极保肝治疗,严格控制水和钠盐的摄入量,准确记录24小时出入量,每日观察、记录体重及腹围变化。

3. 疼痛的护理　帮助患者采取舒适的体位缓解疼痛。遵医嘱给予吗啡等止痛剂,或采用镇痛泵镇痛。

4. 其他护理　术前一般放置胃管,备血。协助完成术前检查和其他相关准备。

(二)病情观察

1. 术前　手术前患者可发生多种并发症,如肝癌破裂出血,应告诉患者尽量避免致癌肿破裂的诱因,如用力排便、剧烈咳嗽等致腹内压骤然增高的动作。加强腹部情况的观察,如患者突然出现腹痛和腹膜刺激征,应高度怀疑肝癌破裂出血,及时通知医生,积极配合抢救。

2. 术后　注意监测体温、脉搏、呼吸、血压等生命体征,保持腹腔引流通畅,严密观察腹腔引流的量和性状,如出现腹腔引流血性液体过多、脉搏明显加快、血压下降等表现,说明有内出血发生,应立即通知医生,及时给予输液、输血、应用止血药物等相应处理。手术后密切观察患者神志情况,注意有无嗜睡、烦躁不安等肝性脑病前驱症状。观察腹腔引流管有无胆汁漏出,注意患者有无腹痛和腹膜刺激征,以判断有无胆瘘发生。肝癌多伴有肝硬化,手术后可因门静脉高压而发生胃底、食管下段曲张静脉破裂出血,出现上消化道出血,应注意观察胃管引流情况。

(三)治疗配合

1. 护肝治疗护理　嘱病人保证充分睡眠和休息、禁酒。遵医嘱采取必要的保肝措施,如补充清蛋白、维生素、血浆、支链氨基酸及护肝药物等,并避免使用对肝脏有损害的药物。

2. 改善凝血功能　合并肝硬化的患者,肝合成的凝血因子减少;门静脉高压者有脾功能亢进时血小板减少,因此,需了解患者的出、凝血时间、凝血酶原时间和血小板计数等,遵医嘱术前3日起补充维生素K,以改善凝血功能,预防出血。

3. 预防肝性脑病　术前3日进行肠道准备,遵医嘱给予患者链霉素或卡那霉素口服,以抑制肠道细菌。手术前晚清洁灌肠,以减少氨的来源,禁用肥皂水灌肠,预防术后肝性脑病的发生。

4. 预防感染　术后遵医嘱常规给予抗生素预防感染;保持腹腔引流通畅是预防腹腔感染的重要措施,应加强对腹腔引流管的护理。

5. 引流管护理　肝手术后可能放置多种引流,应注意妥善固定,防止意外脱出;仔细观察并记录引流液的量和性状;注意无菌操作,及时更换引流接管和引流袋。

6. 经肝动脉和/或门静脉区域化疗的护理

(1)治疗前准备:向患者解释肝动脉插管化疗的目的、方法及注意事项。注意出凝血时间、血常规、肝肾功能及心电图等检查结果。做好穿刺处皮肤准备。

(2)预防出血:术后嘱患者平卧位,穿刺拔管后局部压迫15分钟,再局部加压包扎,穿刺侧肢体伸直制动6小时,绝对卧床24小时防止穿刺处出血。注意观察穿刺侧肢体皮肤的颜色、温度及足背动脉搏动。

（3）导管护理：妥善固定和维护导管；严格遵守无菌原则,每次注药前消毒导管,注药后用无菌纱布包扎,防止发生逆行性感染；为防止导管堵塞,注药后用肝素稀释液冲洗导管。

（4）栓塞后综合征的护理：肝动脉栓塞化疗后,多数患者可出现发热、肝区疼痛、恶心、呕吐、白细胞下降等,称为栓塞后综合征。发热、肝区疼痛、恶心、呕吐等可对症处理；当白细胞计数低于 $4×10^9/L$ 时,应暂停化疗,遵医嘱应用升白细胞药物。

（四）心理护理

了解患者的饮食、睡眠、精神状态,观察其言行举止,分析评估患者的焦虑程度,为其创造一个安静的环境。适当进行手术前指导,介绍成功病例,消除患者的紧张心理,帮助患者树立战胜疾病的信心,使其积极配合治疗及护理。

（五）健康指导

注意防治肝炎；不吃霉变食物；肝癌高危人群,应定期进行体格检查,可行B超检查、AFP普查；指导患者摄入高蛋白、高维生素饮食,以有利于术后康复；指导术后患者适当活动,注意休息；嘱患者坚持术后治疗,定期复查。

第三节　胆道疾病患者的护理

📑 **工作情景与任务**

导入情景：

刘女士,52岁,2天前出现右上腹持续性疼痛,并向右肩背部放射,伴有寒战、发热,尿呈浓茶色样。在当地卫生所输液治疗,不见好转,转入本院。查体：T 39.2℃,P 90次/min,R 23次/min,BP 80/60mmHg。急性病容,反应迟钝,皮肤及巩膜黄染。右上腹压痛,伴轻度反跳痛和腹肌紧张。B超提示胆总管结石。拟行手术。

工作任务：

1. 正确对患者进行护理评估。

2. 手术后,正确进行T管引流的护理。

胆道疾病包括胆石症、胆道感染、胆道蛔虫病以及胆道的肿瘤和畸形等,而以前两者多见。胆道感染可引起胆石症,胆石症可导致胆道梗阻而诱发感染,因此,胆石症和胆道感染之间相互联系,相互影响,互为因果。

一、胆石症患者的护理

胆石症包括发生在胆囊和胆管内的结石，是胆道系统的常见病和多发病，女性发病多于男性。

按胆石组成成分可分为胆固醇结石、胆色素结石和其他结石三种。胆固醇结石以胆固醇为主要成分，质硬，表面多光滑，是由于饮食、代谢等因素，胆汁中胆固醇呈过饱和状态，因而发生沉淀和结晶；胆囊收缩功能紊乱，胆囊内胆汁淤滞也是重要成因。胆色素结石以胆红素为主，其成因与胆道感染、胆道寄生虫、胆汁淤滞等有关。

按胆石所在部位可分为胆囊结石和胆管结石。胆囊结石多为胆固醇结石或以胆固醇为主的混合性结石。胆管结石分为肝外胆管结石和肝内胆管结石，前者多是胆固醇结石或胆色素结石，后者多为胆色素结石。

【护理评估】

（一）健康史

了解患者的年龄、性别及饮食习惯。应注意询问是否出现过胆绞痛，有无上腹部不适；有无胆囊炎和黄疸病史等。

（二）身体状况

1. 胆囊结石　大多数患者可无症状，称为无症状胆囊结石。典型症状为胆绞痛，只有少数患者出现，其他常表现为急性或慢性胆囊炎。饱餐、进食油腻食物后胆囊收缩，或睡眠时体位改变致结石移位并嵌顿于胆囊颈部，胆囊强烈收缩引发胆绞痛。表现为右上腹或上腹部阵发性疼痛，或持续性疼痛阵发性加剧，可向右肩胛部或背部放射。

2. 胆管结石

（1）肝外胆管结石：平时可无症状或仅有上腹不适，当结石阻塞胆管并继发感染时，出现典型的临床表现，即腹痛、寒战高热、黄疸，称为查科（Charcot）三联征。①腹痛：发生于剑突下及右上腹部，多为绞痛，呈阵发性发作，或持续性疼痛、阵发性加剧，可向右肩背部放射，常伴恶心、呕吐。②寒战高热：胆管梗阻继发感染后，胆管内压力增高，细菌和毒素经毛细胆管进入肝窦，再入全身血流引起寒战、高热，体温可高达 39～40℃。③黄疸：为梗阻性黄疸，呈间歇性与波动性。其轻重程度、发生和持续时间取决于胆管梗阻的程度、是否并发感染等因素。出现黄疸时，皮肤瘙痒，可有尿色变深，粪色变浅，胆管完全梗阻时大便呈陶土样。

（2）肝内胆管结石：肝内胆管结石常与肝外胆管结石并存，其临床表现与肝外胆管结石相似。当胆管梗阻和感染仅发生在部分肝叶、段胆管时，患者可无症状，或仅有轻微的肝区和患侧胸背部胀痛。若一侧肝内胆管结石合并感染，而未能及时治疗并发展为叶、段胆管积脓或肝脓肿时，患者由于长时间发热、消耗而出现消瘦、衰弱等表现，部分患者可有肝大、肝区压痛和叩痛等体征。

胆道蛔虫病

胆道蛔虫病是指肠道蛔虫上行钻入胆道引起的一系列临床症状。表现特点为剧烈的腹痛与较轻的腹部体征不相称。主要症状是患者突发性剑突下钻顶样剧烈绞痛，可向右肩背部放射，坐卧不安，大汗淋漓；常伴恶心、呕吐，有时可吐出蛔虫。疼痛可反复发作，持续时间不等，可突然自行缓解，间歇一段时间后又突然再次发作，间歇期内可无任何症状，如同常人。患者体征轻微，可在剑突下或右上腹有轻度深压痛。若继发感染和胆道梗阻时，可出现胆管炎、胰腺炎、肝脓肿的相应症状和体征。

治疗以非手术治疗为主，治疗方法包括：①解痉镇痛，可用阿托品或山莨菪碱，必要时加用哌替啶；②利胆驱虫，可口服食醋、中药乌梅汤，也可经胃管注入氧气驱虫；选择合适的抗生素预防和控制感染。间歇期可用驱虫药驱虫，一般应于清晨空腹或晚上临睡前服用。仅在非手术治疗无效或出现严重并发症时，才考虑手术治疗，即胆总管切开探查、T管引流术。术后继续驱虫治疗，防止复发。

（三）心理-社会状况

胆道疾病患者的症状可反复发作，常使患者焦虑；当症状明显，或被告知手术时，则易产生恐惧感；胆道结石多次手术治疗仍不能痊愈，经济负担加重，可使患者对治疗信心不足，甚至表现出不合作的态度。

（四）辅助检查

1. B超检查　是普查和诊断胆道疾病的首选方法。诊断胆囊结石的准确率接近100%；对肝外胆管结石的诊断准确率80%左右；根据胆管有无扩张、扩张部位及程度，可对黄疸的原因进行定位和定性诊断。在检查前3日禁食牛奶、豆制品、糖类等容易发酵产气的食物；检查前1日晚餐清淡饮食，保障胆囊内胆汁充盈；检查当日空腹，禁食、禁饮，减少胃肠道气体干扰，肠道气体过多或便秘者可事先口服缓泻剂或灌肠。

2. 放射学检查

（1）CT、MRI、磁共振胆胰管成像（MRCP）检查：CT、MRI能清晰显示肝内外胆道扩张的范围和程度，结石的分布、肿瘤的部位和大小等。MRCP对胆道阻塞、狭窄等胆道内异常具有极高的特异性和敏感性。

（2）经皮肝穿刺胆管造影（PTC）：可清楚地显示肝内外胆管病变部位、范围、程度和性质等，必要时可置管引流胆汁。为有创检查，可能发生胆汁漏、出血、脓毒血症等并发症，造影前应注意检查凝血功能。

（3）内镜逆行胰胆管造影（ERCP）：可直接观察十二指肠及乳头部的情况；能收集十二指肠液、胆汁、胰液行实验室检查；通过造影可显示胆道系统和胰腺导管的解剖和病变。

(五)处理原则

1. 胆囊结石　胆囊切除术是治疗胆囊结石的最佳选择,无症状胆囊结石不需积极手术治疗。手术方式包括开腹胆囊切除术和腹腔镜胆囊切除术(LC)。

> **知识窗**
>
> ### 外科腹腔镜手术
>
> 腹腔镜手术是 20 世纪 80 年代开始应用于临床的一项新兴技术,近 20 多年来发展迅速。在我国,腹腔镜胆囊切除术已广泛开展并逐步完善。临床实践证明,腹腔镜胆囊切除术具有手术创伤小,对腹腔内脏器干扰小,术后恢复快,住院时间短等优点;然而也有血管损伤、胆道损伤等严重并发症。除了胆囊切除外,腹腔镜手术还在普通外科有很多应用,如腹腔镜阑尾切除术、疝修补术、高选择性迷走神经切断术、结肠癌切除术、脾切除术、肝囊肿开窗引流术等。

2. 胆管结石

(1)肝外胆管结石:以手术治疗为主,原则为尽量取尽结石,解除胆道狭窄和梗阻,去除感染病灶,通畅引流胆汁,预防结石复发。常用手术方法有:①胆总管切开取石、T 管引流术,为首选方法;②胆肠吻合术,常用的是胆管空肠鲁氏 Y 形吻合(图 16-4)。

(2)肝内胆管结石:无症状的可不治疗,定期观察随访。临床症状反复发作者应手术治疗,最基本的手术方法是胆管切开取石术。

图 16-4　胆管空肠鲁氏 Y 形吻合

【常见护理诊断/问题】

1. 急性疼痛　与胆石嵌顿、奥迪括约肌痉挛等有关。

2. 焦虑　与胆道疾病病情反复发作、对手术的担忧等有关。

3. 潜在并发症:胆瘘、感染性休克、体液代谢失衡等。

【护理措施】

(一)一般护理

1. 体位　患者注意卧床休息,根据病情选择适当的体位,无休克的腹膜炎患者取半卧位。术后早期取平卧位,在血压平稳后取半卧位。

2. 饮食护理　胆道疾病患者对脂肪消化吸收能力低,而且常有肝功能损害,故应给予低脂、高糖、高维生素的易消化饮食。肝功能较好者可给予富含蛋白质的饮食。对病情较重，伴有急性腹痛者或恶心、呕吐者，应禁饮食，注意静脉补液，维持水、电解质和酸碱平衡。

3. 对症护理　黄疸患者出现皮肤瘙痒时，可外用炉甘石洗剂止痒，温水擦浴；高热时物理降温；有腹膜炎者，执行急性腹膜炎的有关护理措施。

4. 手术前护理　做好备皮、药物皮试、配血等必要的术前准备护理。

（二）病情观察

观察并记录患者生命体征；观察腹痛的部位、性质、有无诱因及持续时间，有引流管者，观察并记录引流液的颜色、性状和量。

（三）治疗配合

1. 控制感染　遵医嘱应用抗生素，注意按时用药，观察药物的毒副作用。

2. 解痉止痛　对于胆绞痛发作的患者，遵医嘱给予解痉止痛药物，常用哌替啶、阿托品等；禁用吗啡，因其能使奥迪（Oddi）括约肌痉挛，加重胆道梗阻。

3. T管引流的护理　凡切开胆管的手术，一般都放置T管引流。其主要目的是：①引流胆汁和减压，防止因胆汁排出受阻导致胆总管内压力增高、胆汁外漏而引起胆汁性腹膜炎；②引流残余结石，使胆道内残余结石，尤其是泥沙样结石通过T管排出体外；③支撑胆道，防止胆总管切开处瘢痕狭窄；④经T管溶石或造影等。

在护理应注意以下几个方面：

（1）妥善固定：T管除由皮肤戳口穿出后用缝线固定于腹壁外，一般还应在皮肤上加胶布固定。T管接床边引流袋，连接管不宜太短，防止因翻身、起床活动时牵拉而脱落。

（2）保持引流通畅：病情允许时，鼓励患者下床，活动时引流袋可悬吊于衣服上，位置应低于腹壁引流口高度，防止胆汁逆流而引起感染。注意检查T管是否通畅，避免引流管受压、折叠、扭曲。引流液中有血凝块、絮状物、泥沙样结石时要定时挤捏，防止管道阻塞。必要时可用无菌生理盐水低压冲洗或用50ml注射器负压抽吸。

（3）观察记录胆汁量及性状：注意观察胆汁颜色、性状，有无鲜血、结石及沉淀物。正常胆汁呈深绿色或棕黄色，清亮，无沉渣。颜色过淡或过于稀薄，提示肝功能不佳；混浊表示有感染；有泥沙样沉淀物，说明有残余结石。术后24小时内胆汁引流量一般300～500ml；量少可能因T管阻塞或肝功能衰竭所致，量过多应考虑胆总管下端不通畅。

（4）观察患者全身情况：如患者体温下降，大便颜色加深，黄疸消退，说明梗阻解除，胆汁能顺利进入肠道；否则表示胆管下端尚不通畅。如有发热和腹痛，出现腹膜刺激征，应考虑胆汁渗漏致胆汁性腹膜炎的可能，及时报告医生处理。

（5）拔管：T管一般放置2周左右，如无特殊情况可以拔管。拔管前必须先试行夹闭引流管1～2日，观察患者有无腹痛、发热、黄疸等表现。若出现以上现象，表示胆总管下端仍有阻塞，暂时不能拔管，应开放T管继续引流。必要时可在拔管前行T管造影，了解胆管内情况。拔管后引流口有少量胆汁流出，为暂时现象，可用无菌纱布覆盖，数日后即可愈合。

实训十八　T管引流患者的护理

4. 腹腔镜胆囊切除术（LC）患者的护理

（1）术前准备：LC进路多在脐部附近，术前应做好皮肤准备，特别注意脐周的清洁，以预防感染。LC术中需将二氧化碳注入腹腔，形成人工气腹，保证手术视野清晰，避免损伤周围组织。二氧化碳可弥散入血而导致高碳酸血症，故术前应让患者进行呼吸功能训练，戒烟，避免感冒，防止呼吸道并发症的发生。

（2）术后护理：术后禁食6小时。术后24小时内，饮食以无脂流质、半流质为主，逐步过渡至低脂普食。术后常规给予低流量吸氧，鼓励患者深呼吸及有效咳嗽，促进体内二氧化碳排出，防止高碳酸血症的发生。

（四）心理护理

胆道疾病往往起病急骤，常有剧烈疼痛，严重者有休克等情况，患者常常焦虑不安。护士应根据患者具体心理状况，以亲切的语言予以安慰，适当解释，尽量缓解患者的心理压力，使其主动配合治疗及护理，取得理想的康复效果。

（五）健康指导

1. 指导患者合理饮食，一般选择低脂、高蛋白、高维生素的易消化饮食。

2. 注意自我监测，出现腹痛、发热、黄疸等情况时，及时到医院就诊。

3. 患者带T管出院时，应告之留置T管的目的，指导自我护理。定期复查。穿宽松柔软衣服，防止管道受压；淋浴时，用塑料薄膜覆盖引流管口周围皮肤，以防感染；避免提举重物或过度活动，以免牵拉T管脱出；出现引流异常或管道脱出时，及时就诊。

二、胆道感染患者的护理

胆道感染包括胆囊炎和不同部位胆管炎，分为急性、亚急性和慢性。胆道感染主要因胆道梗阻、胆汁淤滞造成，胆道结石是最主要的原因，胆道反复感染又可促进胆石形成并进一步加重胆道梗阻。可分为：

1. 急性胆囊炎　病理可以分三类。

（1）急性单纯性胆囊炎：炎症初期，病变局限在黏膜层，仅有充血、水肿和渗出。

（2）急性化脓性胆囊炎：病变扩展到胆囊全层，白细胞弥散性浸润，黏膜有散在的坏死和溃疡，胆汁呈脓性，浆膜层有脓性渗出物。

（3）急性坏疽性胆囊炎：病变进一步加重，胆囊内压力持续增高，压迫囊壁导致血运障碍，引起组织坏疽、穿孔和胆汁性腹膜炎。

2. 慢性胆囊炎　急性胆囊炎反复多次发作或长期存在的胆囊结石,使胆囊壁纤维化,结缔组织增生,胆囊萎缩,囊壁增厚,形成慢性胆囊炎。

3. 急性胆管炎　胆管结石造成胆管梗阻和狭窄,使胆汁排出不畅,胆汁淤积,继发感染。胆管组织充血、水肿、渗出,发生急性胆管炎。

4. 急性梗阻性化脓性胆管炎(AOSC)或急性重症胆管炎(ACST)　随着胆管梗阻加重,甚至完全梗阻,腔内压力不断增高,胆管壁糜烂、坏死,胆管内充满脓性胆汁。当其压力过大,胆管内脓性胆汁及细菌逆流进入肝窦,大量细菌和毒素进入体循环引起全身脓毒症或感染性休克,严重者可导致MODS。

【护理评估】

(一)健康史

询问患者的饮食习惯,了解患者有无胆囊结石、胆道蛔虫病及创伤、手术等引起胆囊舒缩功能紊乱的病史。

(二)身体状况

1. 急性胆囊炎　约95%的患者伴有胆囊结石,主要表现:

(1)胆绞痛:多于饱餐、进食油腻食物后发生,疼痛位于右上腹或上腹部,呈阵发性,或者持续性疼痛,阵发性加剧,可向右肩胛部和背部放射。

(2)多伴有恶心、呕吐。

(3)发热。

(4)墨菲(Murphy)征阳性,有时可触及肿大的胆囊。

(5)并发症:急性化脓性和坏疽性胆囊炎可致局限性或弥漫性腹膜炎;脓性胆汁进入胆管和胰管,可致胆管炎或胰腺炎发生。

2. 慢性胆囊炎　其表现常不典型,多数患者有胆绞痛病史,其后有厌油、腹胀、嗳气等消化道症状。体格检查时右上腹胆囊区有轻压痛和不适感。

3. 急性梗阻性化脓性胆管炎(AOSC)　发病急骤,病情进展快,患者除具有腹痛、寒战高热、黄疸等查科三联征的表现外,还可出现休克、中枢神经系统抑制表现,称为雷诺(Reynolds)五联征。

起病初期即出现腹痛、寒战高热,绝大多数患者有较明显黄疸。神经系统症状主要为表情淡漠、嗜睡甚至昏迷;合并休克时也可表现为躁动、谵妄等。体格检查时,患者体温可持续升高达39~40℃,脉搏快而弱,达120次/min以上,血压降低。呈急性病容,可出现皮下瘀斑。剑突下或右上腹有压痛,可有腹膜刺激征。肝大,有压痛和叩击痛;有时可扪及肿大的胆囊。如未给予及时有效的治疗,病情将继续恶化,严重者可在短期内死亡。

(三)心理–社会状况

了解患者对疾病的认知程度,对手术有何顾虑和思想负担;了解家属对患者的关心、支持程度,家庭对手术的经济承受能力。

（四）辅助检查

1. 实验室检查　血常规示白细胞及中性粒细胞比值升高，急性梗阻性化脓性胆管炎白细胞计数可超过 20×10^9/L，肝功能出现不同程度损害。

2. 影像学检查　首选腹部超声检查，急性胆囊炎可显示胆囊增大，胆囊壁增厚；慢性胆囊炎可显示胆囊壁增厚，胆囊排空障碍；急性梗阻性化脓性胆管炎可了解胆道梗阻部位、肝内胆管扩张情况及病变性质等。

（五）治疗要点

1. 急性胆囊炎　非手术治疗方法包括禁食、抗感染、解痉、补液、营养支持、纠正水电解质及酸碱平衡等。大多数患者经非手术治疗缓解后再行择期手术，如病情无缓解，应行急诊手术。

2. 慢性胆囊炎　首选腹腔镜胆囊切除术。

3. 急性梗阻性化脓性胆管炎　多采用胆总管切开减压、T 管引流术。

【常见护理诊断/问题】

1. 疼痛　与炎症反应刺激、结石梗阻、感染、手术创伤有关。

2. 体温升高　与胆道感染、术后炎症反应等有关。

3. 恐惧或焦虑　与胆道疾病反复发作和担心手术及预后有关。

4. 潜在并发症：感染性休克、胆瘘、胆道结石残留、腹腔感染等。

【护理措施】

1. 病情观察　观察腹部疼痛部位及性质，若疼痛加剧或范围扩大，考虑病情恶化；若急性胆管炎患者出现神志淡漠、血压下降，黄疸加深、少尿或无尿提示发生 AOSC，及时报告医师并做相应处理。

2. 维持正常体温　①降温：根据体温升高的程度，采用温水擦浴、冰袋冷疗等物理降温方法；必要时使用药物降温。②控制感染：早期联合应用足量有效的抗生素。

3. 营养支持　禁食和胃肠减压期间，通过肠外营养途径补充能量、氨基酸、维生素、水及电解质，维持和改善营养状况。

4. 其余护理措施及健康指导参见胆石症患者的护理。

（王起越）

第四节　胰腺疾病患者的护理

一、急性胰腺炎外科治疗患者的护理

急性胰腺炎是指胰腺分泌的消化酶在胰腺内被异常激活，对胰腺自身及周围脏器产生消化所引起的炎症性疾病，是一种常见的外科急腹症。按病理变化可分为急性水肿性（轻症）和急性出血坏死性（重症）胰腺炎。前者病情轻，预后好；而后者病情险恶，死亡率高。

胆道疾病是我国急性胰腺炎最常见的病因，占50%以上，称为胆源性胰腺炎。西方国家胰腺炎发病主要与过量饮酒有关，约占60%。暴饮暴食可促使胰液过量分泌，增加发生急性胰腺炎的概率。此外，如腹部损伤、胆道手术、ERCP、高脂血症、高钙血症、十二指肠液反流、药物因素等均可引起急性胰腺炎。少数急性胰腺炎找不到原因，称为特发性胰腺炎。

【护理评估】

（一）健康史

询问患者饮食习惯、有无胆道疾病、过量饮酒、胰管肿瘤或结石、手术或损伤史，特别是胃、胆道等手术，腹部受挤压史及慢性胰腺炎病史，有无行逆行胰胆管造影、服用雌激素、对乙酰氨基酚等用药史。

（二）身体状况

1. 症状

（1）腹痛：为主要和首发症状。常于饱餐或饮酒后突然发作，呈持续性、刀割样剧痛，并阵发性加重。疼痛位于上腹正中或偏左，炎症累及全胰时呈束带状疼痛，并放射至两侧腰背部，以左侧为主。腹痛与进食和体位有一定关系，进食后疼痛加剧，屈曲位疼痛缓解。

（2）腹胀：与腹痛同时存在，是腹腔神经丛受刺激产生肠麻的结果。早期为反射性，继发感染后则由腹膜后的炎症刺激所致。腹膜后炎症越严重，腹胀越明显。

（3）恶心、呕吐：发作早且频繁，呕吐物为胃、十二指肠内容物，呕吐后腹痛不缓解。

（4）发热：早期可有中度发热，38℃左右；胰腺坏死伴感染时，持续性高热是主要症状之一。合并胆道感染时常伴寒战、高热。

（5）其他：多数患者出现水、电解质和酸碱失衡，血钙降低时可出现手足抽搐。部分患者以突然休克为主要表现，早期以低血容量性休克为主，晚期合并感染性休克。胃肠出血时可有呕血和便血，严重者可有DIC表现。

2. 体征

（1）腹膜炎体征：轻型急性胰腺炎压痛多局限于中上腹，常无明显肌紧张；病情严重者压痛明显，并有肌紧张和反跳痛。移动性浊音多为阳性；肠鸣音减弱或消失。

（2）皮下出血：少数严重出血坏死性胰腺炎，外溢的胰液沿组织间隙到达皮下，溶解皮下脂肪使毛细血管破裂出血所致。可在腰部、季肋部和腹部皮肤出现大片青紫色瘀斑称为Grey-Turner征，脐周围皮肤出现蓝色改变称为卡伦征。

（三）心理-社会状况

评估患者及家属对疾病的了解程度。因起病急，病情重，应关注患者有无恐惧、焦虑或死亡威胁感等心理反应；由于病程长、治疗过程复杂、花费较大，需了解患者家庭的经济承受能力和社会支持程度。

（四）辅助检查

1. 实验室检查

（1）血清、尿淀粉酶测定：最常用、最主要的诊断手段。血清淀粉酶在发病后 2～12 小时后开始升高，24 小时达高峰，4～5 日后逐渐降至正常；尿淀粉酶在发病 24 小时开始升高，48 小时达到高峰，1～2 周恢复正常。应注意淀粉酶升高的幅度和病变严重程度不一定成正比。

（2）血钙测定：血清钙降低，主要与脂肪组织坏死后释放的脂肪酸与钙离子结合形成皂化斑有关。血清钙降低的程度能反映病情的严重性和预后。

（3）血糖测定：早期血糖轻度升高，与肾上腺皮质的应激反应、胰高血糖素的代偿性分泌有关；后期血糖升高与胰岛细胞破坏、胰岛素分泌不足有关。

2. 影像学检查　B 超检查为首选检查方法，主要用于胆源性急性胰腺炎。CT 是急性胰腺炎重要的诊断方法，可鉴别是水肿性还是出血坏死性胰腺炎，以及病变部位和范围，有无胰腺外浸润、浸润范围及程度。

（五）处理原则

根据急性胰腺炎的分型、分期和病因选择恰当的治疗方法。非手术治疗目的是减少胰液分泌，防止感染及 MODS 的发生，包括禁食、胃肠减压；补液、防治休克；镇痛、解痉；抑制胰腺分泌；营养支持；抗生素治疗、中药治疗。手术治疗主要用于不能排除其他急腹症，且非手术治疗无效，病情恶化者。最常采用胰腺和胰周坏死组织清除加引流术。

【常见护理诊断／问题】

1. 急性疼痛　与胰腺及周围组织炎症、水肿、出血坏死及胆道梗阻有关。

2. 有体液不足的危险　与炎性渗出、出血、呕吐、禁食等有关。

3. 营养失调：低于机体需要量　与呕吐、禁食和大量消耗等有关。

4. 体温过高　与胰腺坏死、继发感染或并发胰腺脓肿有关。

5. 潜在并发症：休克、MODS、感染、出血、胰瘘、肠瘘、胆瘘。

【护理措施】

（一）一般护理

1. 体位　患者麻醉未清醒前取平卧位，头偏向一侧，以免呕吐物、分泌物吸入导致窒息或并发吸入性肺炎。清醒且血压稳定者，改为半卧位，以利于呼吸和引流。

2. 引流管护理　胰腺炎患者手术后，可带有胃造瘘管、T 形管、空肠造瘘管、胰周引流管、腹腔双套管、导尿管、吸氧管等。应区分每条导管放置的部位及作用，并在导管贴上标签，标注管道名称及放置时间，并与相应的引流装置正确连接固定；分别观察和记录各管引流液的性质和量，定期挤压，防止堵塞，保持引流通畅。

3. 伤口护理　观察伤口敷料是否干燥，有无渗血、渗液，如有渗液及时更换敷料，有渗血时根据出血量做相应处理。

（二）病情观察

观察并记录生命体征，监护24～48小时，病情需要时延长监护时间。维持水、电解质及酸碱平衡，准确记录24小时出入水量。观察腹部体征，了解有无腹痛、腹胀及腹膜刺激征等。

（三）治疗配合

1. 控制疼痛　协助患者膝盖弯曲以缓解疼痛；疼痛剧烈时，诊断明确后给予如山莨菪碱、阿托品等药物，吗啡可引起奥迪括约肌张力增高，需谨慎使用。禁食、持续胃肠减压、使用抑制胰腺分泌的药物可减少胰液分泌及其对胰腺及周围组织的刺激。

2. 营养支持　禁食期间给予肠外营养支持。轻型急性胰腺炎一般1周后可开始进食，重症急性胰腺炎待病情稳定、淀粉酶恢复正常、肠麻痹消失后行肠内营养支持。

3. 并发症护理　术后可能出现腹腔出血、胃肠道应激性溃疡出血、胰瘘、胆瘘或肠瘘等，应定时测量血压、脉搏，观察排泄物、呕吐物和引流液色、量、性状。保持负压引流通畅和引流管周围皮肤清洁、干燥，并涂以氧化锌软膏，防止胰液对皮肤造成腐蚀。

（四）心理护理

急性出血坏死性胰腺炎，因病情凶险，患者容易出现悲观、急躁情绪。应给予更多的关心、体贴和鼓励，帮助患者稳定情绪，使患者树立战胜疾病的信心。

（五）健康指导

告知患者低脂、清淡、易消化饮食，避免暴饮暴食，禁烟酒；积极治疗胆道疾病、高脂血症，消除急性胰腺炎的诱发因素。避免劳累，保持良好心态，避免情绪激动，定期复查。若出现腹部包块、腹痛、腹胀、呕吐等症状，及时就诊。

二、胰腺癌患者的护理

工作情景与任务

导入情景：

李先生，65岁，因上腹隐痛3个月、皮肤巩膜黄染8日入院。患者自患病以来，自觉上腹隐痛、食欲下降、饱胀不适，小便颜色深黄，体重下降6kg。体格检查：T 36.5℃，P 82次/min，R 18次/min，BP 122/76mmHg；腹软，左上腹压痛，无反跳痛，皮肤巩膜黄染。辅助检查：CEA及CA19-9升高；增强CT示胰头部见一肿块，约2.3cm×3.1cm，边界欠清，增强扫描强化不明显。入院诊断：胰头占位。完善术前相关检查后行"胰十二指肠切除术"，手术顺利，术后病理报告为"胰腺中-高分化腺癌"。术后第5日突然出现腹腔引流管引流出血性液体600ml，无呕血及血便，体格检查：T 36.7℃，P 128次/min，R 26次/min，BP 82/46mmHg；腹膨隆，腹肌稍紧张。立即建立静脉通道给予补液、输血、升压等治疗，拟急诊行动脉造影和动脉栓塞术。

工作任务：

（1）该患者目前主要的护理诊断／问题是什么？

（2）针对其护理诊断／问题，如何进行护理？

胰腺癌是一种发病隐匿，进展迅速的消化道恶性肿瘤，其发病率有明显增高趋势。好发于40岁以上，男性多于女性。病理类型以导管细胞腺癌最多见，约占90%，黏液性囊腺癌和腺泡细胞癌较少见。胰腺癌多发于胰腺头部，约占70%～80%，其次为体、尾部，全胰癌较少见。其转移和扩散途径主要为局部浸润和淋巴转移，也可经血行转移至肝、肺、骨、脑等处，亦可发生腹腔内种植。

【护理评估】

（一）健康史

病因尚不清楚，可能与吸烟及遗传因素等有关。应注意询问患者有无吸烟情况及家族史等。

（二）身体状况

1. 上腹疼痛、不适　是胰腺癌常见的首发症状。早期因肿块压迫胰管，导致胰管出现不同程度的梗阻、扩张、扭曲及压力增高，出现上腹隐痛、钝痛或胀痛，伴有上腹不适。中晚期肿瘤侵及腹膜后神经丛时，出现持续性剧烈腹痛，向腰背部放射，严重影响睡眠和饮食。若肿瘤发生在胰体尾部，疼痛部位则在左上腹或脐周，多属于晚期。

2. 消化道症状　患者可出现食欲减退、上腹饱胀、消化不良、腹泻或便秘等症状。部分患者可有恶心、呕吐。晚期癌肿侵及十二指肠，可出现上消化道梗阻或出血。

3. 黄疸　是胰头癌患者最主要的症状，多系肿瘤压迫或浸润胆总管所致，呈进行性加重。肿瘤距胆总管越近，黄疸出现越早。胆道梗阻程度越重，黄疸越深。可伴有皮肤瘙痒、茶色尿和陶土色大便。部分患者表现为无痛性黄疸，黄疸伴有无痛性胆囊增大，对胰头癌具有诊断意义。

4. 消瘦和乏力　随着病程进展，患者在短时期内即可出现明显的消瘦和乏力，同时可伴有贫血、低蛋白血症，晚期可出现恶病质。

5. 腹部肿块　属晚期体征。多数患者可触及肿大的胆囊，肿块位于上腹部，形态不规则，大小不一，质硬，固定，可伴有压痛。

（三）心理－社会状况

患者常有疼痛，特别在夜间为重，严重影响患者的睡眠，易产生焦虑、悲观等情绪；因疾病预后差，常会出现否认、畏惧或愤怒情绪，甚至拒绝接受治疗。

（四）辅助检查

1. 实验室检查　血清生化检查可有血清碱性磷酸酶增高；常有血清胆红素和结合胆红素进行性增高，尿胆红素阳性；胰头癌导致胰管梗阻时，血、尿淀粉酶可出现一过性升高；部分患者血糖增高。免疫学检查可有癌胚抗原及胰胚抗原增高。糖链抗原（CA19-9）

对胰腺癌敏感性和特异性较好,常用于胰腺癌的辅助诊断和术后随访。

2. 影像学检查　B超检查可发现胰腺占位病变,显示胆管、胰管扩张,胆囊肿大等。CT是诊断胰腺癌的重要手段,能清楚显示胰腺形态、肿瘤部位、肿瘤与邻近血管的关系及后腹膜淋巴结转移情况。此外,还可通过MRI、MRCP、ERCP等检查了解胰胆管梗阻部位、性质及扩张程度。

3. 细胞学检查　ERCP检查时收集胰液查找癌细胞,在腹部超声或CT引导下经皮细针穿刺胰腺病变组织进行细胞学检查。

(五)处理原则

手术治疗是治疗胰腺癌最主要的方法。尚无远处转移的胰头癌,均需采取手术切除。根治性手术常用的手术方式为胰头十二指肠切除术(Whipple术)。切除范围包括胰头、远端胃、十二指肠、上段空肠、胆囊和胆总管(图16-5)。还可进行化疗和放疗、介入治疗、基因治疗和免疫治疗等。

图16-5　胰头十二指肠切除范围

知识窗

机器人辅助胰十二指肠切除术

随着机器人手术的日益盛行,机器人胰十二指肠切除术目前已经在国内多家医院开展。根治性胰十二指肠切除术因涉及胰头、胃、十二指肠、胆管等组织器官的切除,手术切除范围较多,同时需要重新建立消化道系统,因此在普通外科属于高难度手术,对于术者的技术操作要求也较高。机器人手术系统的应用,结合了微创技术的手术切口小、视野开阔、操作空间大等优势以及机器人系统独特的精准稳定、操纵灵活、坐位手术模式等优势,不仅为术者带来了极为舒适的手术体验感,同时对于患者的术后恢复也带来了很大的优越性。

【常见护理诊断/问题】

1. 慢性疼痛　与癌肿侵犯周围组织、脏器等有关。

2. 营养失调:低于机体需要量　与食欲下降、肿瘤消耗等有关。

3. 焦虑　与胰腺癌预后差有关。

4. 潜在并发症:术后出血、胰瘘、胆瘘、血糖异常、切口感染等。

【护理措施】

(一)一般护理

1. 营养支持　术前指导患者进食高热量、高蛋白、高维生素、低脂饮食,营养不良者,可经肠内和肠外营养支持。根据需要适当补给全血、血浆或清蛋白等。

2. 对症护理　黄疸伴皮肤瘙痒者，可用止痒药物涂抹，避免指甲抓伤皮肤。瘙痒较重者可使用镇静药和抗组胺药缓解或给予炉甘石洗剂外用。疼痛者给予有效止痛护理。

3. 其他　手术前安置胃管，做好其他常规术前准备的护理。

（二）病情观察

术后密切观察生命体征、腹部体征、伤口及引流情况，准确记录24小时出入水量，必要时检测CVP及尿量。监测血常规、肝肾功能，注意意识和黄疸的变化，注意监测血糖、尿糖和酮体变化。

（三）治疗配合

1. 改善肝功能　术前进行保肝治疗的护理，静脉输注维生素K_1，改善凝血功能。

2. 控制糖尿病　部分胰腺癌患者手术前合并糖尿病。遵医嘱通过调节饮食和注射胰岛素控制血糖，无酮症酸中毒时考虑安排手术。

3. 预防感染　遵医嘱术前3日口服抗生素抑制肠道细菌，术前晚清洁灌肠。术后遵医嘱继续应用抗生素预防感染。

4. 做好引流护理　了解各种引流管的部位和作用，如胃肠减压管、胆道引流管、胰管引流管、腹腔引流管等。注意妥善固定，观察与记录各种引流管每日引流量和引流液的色泽、性状，警惕胆瘘和胰瘘的发生。

5. 并发症的观察与护理　术后可能出现如消化道出血、腹腔内出血、胰瘘、胆瘘、继发性糖尿病、切口感染等，注意做好观察和护理。

（四）心理护理

护士应多与患者沟通，了解其真实感受，有针对性地做好心理护理，使患者能配合治疗和护理，取得最好效果。

（五）健康指导

40岁以上患者，出现持续性上腹痛、腹胀、食欲减退、消瘦，应及时到医院就诊；合理饮食，戒烟酒；患者出院后如出现消化不良、腹泻等，多是由于胰腺切除后，剩余胰腺功能不足所致，适当应用胰酶可减轻症状；出院后按时复诊。

*第五节　肝脓肿患者的护理

肝受感染后形成的脓肿，称为肝脓肿，属于继发性感染性疾病。根据病原菌的不同，分为细菌性肝脓肿和阿米巴性肝脓肿。临床上细菌性肝脓肿较阿米巴性肝脓肿多见。

一、细菌性肝脓肿

细菌性肝脓肿系指细菌引起的肝内化脓性感染，最常见的致病菌为大肠埃希菌和金黄色葡萄球菌，多继发于胆道及肠道感染。全身其他部位的感染，也可因血行播散而形成肝脓肿。另外,当邻近肝的部位发生感染时,细菌可经淋巴系统侵入肝。在开放性肝损伤时,细菌可经伤口侵入肝,引起感染,形成脓肿。

【护理评估】

(一)健康史

评估患者发育营养状况;了解是否患有胆道疾病,有无其他部位感染及肝的开放性损伤等。

(二)身体状况

起病较急,主要表现是寒战、高热、肝区疼痛和肝大。体温常可高达 39～40℃,伴恶心、呕吐、食欲减退和全身乏力。肝区钝痛或胀痛,多为持续性,可伴右肩部牵涉痛,肝大并有压痛,右下胸及肝区有叩击痛。如脓肿在肝前下缘比较表浅的部位时,可伴有右上腹肌紧张和局部明显触痛。肝脓肿巨大,可使右季肋部饱满,有时可见局限性隆起,局部皮肤出现凹陷性水肿。严重患者可出现黄疸。

肝右叶脓肿可破溃而形成膈下脓肿,也可向右胸穿破,形成胸部感染;左叶脓肿偶可穿入心包,发生心包积液;脓肿如向腹腔穿破,则可发生急性腹膜炎。少数情况下,脓肿穿破血管,引起出血,从胆道排出,表现为上消化道出血。

(三)心理-社会状况

由于突然发病,忍受较重的痛苦,担忧预后或经济拮据等原因,患者常有焦虑、悲伤或恐惧反应;发生严重并发症时反应更加明显。

(四)辅助检查

1. 实验室检查 血常规检查可见白细胞计数增高,中性粒细胞可高达 90% 以上,有核左移现象和中毒颗粒。肝功能检查可见血清转氨酶升高。

2. 影像学检查 X 线检查示肝阴影增大,右膈肌抬高和活动受限。B 超能分辨肝内直径 2cm 的液性病灶,并明确其部位和大小。必要时可行 CT 检查。

3. 诊断性肝穿刺 必要时可在肝区压痛最剧烈处或在超声探测引导下施行诊断性穿刺,抽出脓液即可证实为肝脓肿,同时可行脓液细菌培养和药物敏感试验。

(五)处理原则

加强全身支持疗法,应用足量、有效抗生素控制感染。脓肿形成后,可在 B 超引导下穿刺抽脓或置管引流,如疗效不佳应手术切开引流。注意细菌性肝脓肿是严重感染,应早期诊断,及时治疗,以取得良好治疗效果。

【常见护理诊断/问题】

1. 急性疼痛 与炎性介质刺激有关。

2. 体温过高 与感染后细菌毒素吸收有关。

3. 营养失调:低于机体需要量 与进食减少、感染引起分解代谢增加有关。

4. 潜在并发症:急性腹膜炎、膈下脓肿、胸腔内感染、休克。

【护理措施】

（一）一般护理

1. 降温　高热患者及时应用物理降温，必要时遵医嘱进行药物降温。

2. 镇静止痛　遵医嘱应用镇静止痛药物，以减轻疼痛，保证休息。

3. 加强营养　给予高热量、高蛋白、高维生素饮食，改善全身营养状况；必要时少量多次输血和血浆，以纠正低蛋白血症，增强机体抵抗能力。

4. 增加摄水量　高热患者每日至少摄入 2 000ml 液体，以防高渗性缺水，口服不足者应注意加强静脉补液、补钠，纠正体液失衡。

（二）病情观察

加强对生命体征和胸、腹部情况的观察，注意脓肿是否破溃引起急性腹膜炎、膈下脓肿等严重并发症。

（三）治疗配合

1. 应用抗生素护理　遵医嘱给予大剂量、足疗程、联合应用抗生素控制感染；注意用药时间、途径和配伍，观察药物的不良反应。

2. 配合抢救　若发生感染性休克时，配合医生，实施各项抢救护理工作。

3. 引流管护理　患者取半卧位，有利于呼吸和引流；妥善固定引流管，防止意外脱落；每日用无菌生理盐水冲洗脓腔，注意观察引流液的量和性状；及时更换引流袋，注意无菌操作；当每日脓液引流量少于 10ml 时，可拔出引流管，适时换药，直至脓腔闭合。

4. 并发症的护理　注意观察术后有无腹腔创面出血、胆汁漏。术后早期一般不冲洗，以免脓液流入腹腔，术后 1 周左右开始冲洗脓腔。

（四）心理护理

关心、安慰患者，加强与患者的交流和沟通，减轻其焦虑情绪，使之积极配合治疗和护理，取得满意的治疗效果。

（五）健康指导

介绍细菌性肝脓肿防治知识；指导患者遵守治疗、护理要求；解释引流管的意义和注意事项；嘱患者出院后加强营养，定期复查。

二、阿米巴性肝脓肿

阿米巴性肝脓肿是肠道阿米巴病最常见的并发症。发生率约 1.8%～20%。其中 70%～95% 为男性，年龄多在 30～50 岁。阿米巴原虫从结肠溃疡处经门静脉、淋巴管或直接侵入肝内。原虫产生溶组织酶，导致肝细胞坏死，液化的组织和血液形成脓肿。阿米巴性肝脓肿与细菌性肝脓肿的鉴别见表 16-1。

表 16-1 阿米巴性肝脓肿与细菌性肝脓肿的鉴别

鉴别点	阿米巴性肝脓肿	细菌性肝脓肿
病史	有阿米巴痢疾史	常继发于胆道感染或其他化脓性疾病
症状	起病较缓慢、病程较长,可有高热或不规则发热	起病急骤,全身中毒症状明显,有寒战、高热
体征	肝大显著,可有局限性隆起	肝大不显著,多无局限性隆起
脓肿	较大,多为单发,多见于肝右叶	较小,常为多发性
脓液	大多为棕褐色,无臭味,镜检可找到阿米巴滋养体;若无混合感染,涂片和培养无细菌	多为黄白色脓液,涂片和培养可发现细菌
血液化验	白细胞计数可增加;若无混合感染,血细菌培养隐形;血清学阿米巴抗体检测阳性	白细胞计数及中性粒细胞可明显增加,血液细菌培养可阳性
粪便检查	部分患者可找到阿米巴滋养体或包囊	无特殊发现
治疗	抗阿米巴药物治疗,必要时手术	抗生素治疗,必要时手术

（付 杰）

本章小结

　　本章学习重点为门静脉高压、肝癌、胆道疾病、胰腺疾病患者的护理评估和护理措施。学习难点为门静脉高压的病理改变,胆石症与胆道感染的区别与联系。在学习过程中,注意结合肝、胆、胰的解剖与生理知识,理解相关疾病的身体状况、治疗原则和护理措施,提高运用知识解决问题的能力。学会T管引流技术的操作方法及做好T管引流患者的护理措施。

❓ 思考与练习

1. 列出急性胰腺炎患者的主要身体状况。
2. 列出急性胰腺炎患者的主要护理诊断和护理措施。
3. 简述细菌性肝脓肿患者的身体状况。
4. 比较阿米巴性肝脓肿与细菌性肝脓肿的异同。

第十七章 | 外科急腹症患者的护理

17章 数字资源

学习目标

1. 具有与患者及家属进行良好沟通的能力,尊重和关爱患者,认真负责、细致、严谨的职业素养。
2. 掌握急腹症腹痛的特点、外科急腹症患者的护理措施。
3. 熟悉外科急腹症的常见病因、常见护理诊断 / 问题。
4. 学会急腹症患者的护理评估、腹腔穿刺患者的护理。

工作情景与任务

导入情景:

　　李女士患胃病 6 年,今天晚餐后 2 小时突发上腹部剧痛,逐渐波及全腹,伴恶心呕吐 5 次,吐出胃内容物,急诊收住院。体检:体温 36.9℃,脉搏 106 次 /min,呼吸 20 次 /min,血压 100/65mmHg,全腹肌紧张、压痛及反跳痛,右上腹尤为明显。肝浊音界消失,肠鸣音消失。X 线站立位腹部透视:膈下有游离气体。医嘱:腹腔穿刺,立即。

工作任务:

1. 正确对李女士进行护理评估。
2. 正确配合完成腹腔穿刺并做好护理。

　　外科急腹症是指以急性腹痛为主要表现,需要早期诊断和紧急处理的腹部外科疾病。其临床特点是起病急、病情重、发展迅速,病情多变,一旦延误诊断、治疗或护理不当,将会给患者带来严重危害甚至死亡。因此,加强病情观察,及时采取正确的护理措施是十分重要的。

　　引起外科急腹症的常见病因有以下几种:

1. 腹腔内脏器急性炎症　如急性阑尾炎、急性胆囊炎、急性胆管炎、急性胰腺炎等。

2. 胃肠急性穿孔　如胃十二指肠溃疡穿孔、阑尾穿孔、小肠穿孔、胃癌或结直肠癌穿孔等。

3. 空腔脏器梗阻　如胆石症、胆道蛔虫病、肠梗阻、尿石症等。

4. 腹腔内脏器破裂　如急性肝破裂、脾破裂等。

5. 腹腔内血管病变　如肠系膜动脉栓塞等。

知识窗

腹痛的分类

1. 内脏神经痛　由内脏神经感觉纤维传入的疼痛。其特点：定位不精确，感觉模糊，腹腔内脏对刺、割、灼等刺激不敏感，但对牵拉、膨胀、痉挛和缺血等刺激较敏感，多为痉挛、不适、钝痛、灼痛，常伴恶心、呕吐、出汗等。

2. 躯体神经痛　由躯体神经痛觉纤维传入的疼痛。疼痛特点：感觉敏锐，定位准确，可因咳嗽、体位变化而加重，可伴有局部腹肌紧张、压痛及反跳痛等。

3. 牵涉性痛　也称放射痛，是指疼痛不仅出现在病变部位，而且沿受累神经扩展到其支配区的疼痛。

【护理评估】

（一）健康史

1. 了解发病前饮食情况　急性腹痛常与饮食有关，如溃疡病穿孔常发生在饱餐后，急性胆囊炎、胆石症发病常在进油腻食物后，急性胰腺炎多有过量饮酒或暴食史，肠扭转常有饱餐后剧烈运动史。

2. 询问既往疾病史　既往有腹部手术史而出现慢性或急性腹痛，多是粘连性肠梗阻。高血压、高血脂患者在动脉硬化的基础上易发生肠系膜动脉栓塞或血栓形成，导致肠管坏死。

3. 了解月经史　了解患者的月经史，对腹痛的诊断有重要意义。如宫外孕破裂多有停经史。

（二）身体状况

1. 腹痛的部位及范围　腹痛开始的部位或最显著的部位一般就是病变器官的部位，如胃、十二指肠、胆道、胰腺的病变，腹痛大多位于中上腹；但是某些炎症性、梗阻性疾病等早期腹痛的定位常不明确，当刺激波及壁腹膜时，疼痛才转移到病变器官所在部位即转移性腹痛，如急性阑尾炎的转移性右下腹痛。腹痛由一点开始，然后波及全腹者多为实质性脏器破裂或空腔脏器穿孔，如胃十二指肠溃疡穿孔开始出现上腹痛，可很快蔓延至全腹。腹痛的同时其他部位也发生疼痛即牵涉痛，如胆囊炎、胆石症常表现有右肩或右肩胛下角处疼痛,急性胰腺炎可伴左肩痛或左右肋缘至背部疼痛,肾、输尿管结石向下腹部、腹股沟区或会阴部的放射痛等。外伤后腹痛,外力作用处或腹壁擦伤处可能就是损伤脏器所在部位。

2. 腹痛发生的缓急　腹痛起始缓慢并逐渐加重多为炎性疾病。突然发生的腹痛且迅速加重,多见于空腔脏器穿孔或梗阻、腹内脏器扭转或绞窄、实质性脏器破裂等,如溃疡病穿孔、绞窄性肠梗阻、肝破裂等。

3. 腹痛的性质　常可反映腹内脏器病变的类型或性质:①持续性钝痛或隐痛多是腹腔炎症或出血引起,如胆囊炎、脾破裂;溃疡病穿孔可引起化学性腹膜炎而呈刀割样锐痛;持续性胀痛为麻痹性肠梗阻的特征。②持续性疼痛伴阵发性加剧多表示炎症和梗阻并存,如绞窄性肠梗阻早期和胆石症合并感染。③阵发性绞痛是因平滑肌痉挛所致,见于空腔脏器梗阻如机械性肠梗阻、胆石症、输尿管结石等,胆道蛔虫病常表现为剑突下间歇性"钻顶样"剧痛。

4. 腹痛的程度　一般情况下,不同的疾病腹痛程度可有差异。如炎症性刺激腹痛较轻;梗阻性疾病往往表现为剧烈绞痛、辗转不安;绞窄性疾病和消化道穿孔、急性胰腺炎引起的化学性腹膜炎的腹痛剧烈,甚至发生休克。多数疾病的腹痛与病情成正相关,但在阑尾穿孔或腹膜炎导致休克等特殊情况下,腹痛似有减轻,但却是病情恶化的征兆。不同的患者对腹痛的敏感性及耐受性也有差异,如老人和小儿有时病变严重,但腹痛表现不很明显。

5. 腹痛的伴随症状

(1)呕吐:腹痛初起常因内脏神经末梢受刺激而有较轻的反射性呕吐;机械性肠梗阻因肠腔积液与痉挛,呕吐可频繁而剧烈;腹膜炎患者的呕吐,可因肠麻痹所致,亦可因毒素吸收后刺激呕吐中枢所致,一般呈溢出性。幽门梗阻时呕吐物无胆汁;高位肠梗阻可吐出大量胆汁;低位肠梗阻呕吐物有粪臭;绞窄性肠梗阻呕吐物可为血性或咖啡色。

(2)腹胀:腹胀逐渐加重,应考虑低位肠梗阻,或腹膜炎病情恶化而发生了麻痹性肠梗阻。

(3)排便改变:肛门停止排便排气,是肠梗阻典型症状之一;腹腔脏器炎症伴有大便次数增多或里急后重感,考虑盆腔脓肿形成;果酱样血便或黏液血便是肠套叠等肠管绞窄的特征。

(4)发热:腹痛后发热,表示有继发感染。

(5)黄疸:可能系肝胆疾病或继发肝胆病变。

(6)血尿:应考虑泌尿系损伤、结石或感染等。

6. 腹部体征

(1)注意观察腹部形态及腹式呼吸运动,是否出现胃、肠型或蠕动波,有无局限性隆起或腹股沟肿块等。

(2)压痛最明显的部位通常就是病变所在位置。如有腹膜刺激征,应了解其部位、范围及程度,腹膜刺激征的程度常能反映病变的轻重。触及腹部包块时,注意部位、大小、形状、质地、活动度等,并结合其他表现或检查以区别炎性包块、肿瘤、肠套叠或肠扭转、尿潴留等。

（3）移动性浊音表明腹腔内有积液或积血,消化道穿孔时肝浊音界可消失;膈下感染时季肋区叩痛明显。

（4）肠鸣音亢进、气过水声、金属音是机械性肠梗阻的特征;肠鸣音减弱或消失是腹膜炎、麻痹性肠梗阻的特征。

（三）急腹症的鉴别

急腹症的鉴别涉及外科、内科、妇科等许多疾病,而外科急腹症又包括炎症、穿孔、出血、梗阻、绞窄等不同病理情况。护士只有掌握各科疾病急性腹痛特点,才能做好门诊的分诊、接诊工作,才能对住院患者做好及时、准确的病情观察和评估。

1. 内科腹痛特点　①常伴有发热、咳嗽、胸闷、胸痛、气促、心慌、心悸、呕吐、腹泻等症状,但一般先发热或先呕吐,后出现腹痛,或呕吐、腹痛同时发生。②腹痛或压痛部位不固定,程度均较轻,无明显腹肌紧张。③查体或化验、X线、心电图等检查可明确疾病诊断。

2. 妇科腹痛特点　①以下腹部或盆腔内疼痛为主,可向会阴部放射。②常伴有白带增多、阴道流血,或有停经史、月经不规则,或与月经周期有关。③妇科检查可明确疾病诊断。

3. 外科腹痛特点　①一般先有腹痛,后出现发热等伴随症状。②腹痛或压痛部位较固定,程度重。③常可出现腹膜刺激征,甚至休克。④可伴有腹部肿块或其他外科特征性体征及辅助检查表现。常见外科急腹症的临床特点如下:

（1）胃十二指肠溃疡急性穿孔:①有溃疡病史。②突然发生的上腹部持续性刀割样剧痛,很快扩散至全腹。③明显的腹膜刺激征,全腹压痛、反跳痛,肌紧张呈板状,肝浊音界缩小或消失。④立位X线检查可见膈下游离气体。

（2）急性胆囊炎:①常在进油腻食物后发病。②右上腹绞痛,向右肩背部放射。③右上腹有压痛、肌紧张,墨菲征阳性;④B超检查显示胆囊肿大、壁增厚,常可见胆囊结石。

（3）急性胆管炎:典型的症状为查科三联征,即腹痛、寒战高热、黄疸;感染加重引起急性梗阻性化脓性胆管炎时,除查科三联征外,还有休克和神经系统症状,即雷诺五联征。B超可见胆管扩张,多数伴有胆管结石。

（4）急性胰腺炎:①常在暴饮暴食或饮酒后发生,或有胆道疾病史。②突然发生上腹部持续性剧烈疼痛,常向左肩及左腰背部放射。③血、尿淀粉酶增高。④B超和CT检查见胰腺肿大、胰周积液等表现。出血性坏死性胰腺炎可伴有休克症状,腹腔穿刺可抽出血性液体。

（5）急性肠梗阻:①腹痛:突然发生的腹部绞痛,呈阵发性发作。如腹痛加剧呈持续性,可能发生肠绞窄或穿孔。②呕吐:腹痛时常伴恶心呕吐。③腹胀:低位肠梗阻腹胀明显;绞窄性肠梗阻腹胀多为不对称;麻痹性肠梗阻则表现为均匀性全腹胀。④停止排便排气。⑤机械性肠梗阻者肠鸣音亢进，有气过水声或金属音；麻痹性肠梗阻者肠鸣音减弱或消失。⑥X线检查见肠管内多个气液平面等。

（6）急性阑尾炎：典型表现为转移性右下腹痛和右下腹固定压痛。

（7）腹内脏器破裂出血：①有腹部外伤史；②受伤部位突发持续性剧痛；出血量大者可出现休克；③腹腔穿刺可抽出不凝固血液。

（8）肾或输尿管结石：上腹部和腰部钝痛或绞痛，可沿输尿管行径向下腹部和会阴部放射，可伴有呕吐和血尿。

（四）心理－社会状况

外科急腹症由于起病急、病情重、发展迅速，常需急诊手术，患者容易产生焦虑、急躁的心理，表现出无助、不合作，严重的可出现恐惧、绝望。

（五）辅助检查

1. 实验室检查　腹腔内出血患者血红蛋白值、红细胞计数和血细胞比容降低；腹腔内感染患者白细胞计数及中性粒细胞比例升高；泌尿系损伤或结石患者尿液中可有大量红细胞；梗阻性黄疸患者尿胆红素阳性；消化道出血患者粪便隐血试验呈阳性；急性胰腺炎患者血、尿淀粉酶明显升高。

2. 影像学检查

（1）X线检查：消化道穿孔或破裂可见膈下游离气体；机械性肠梗阻时站立位腹部平片可见肠管内多个气液平面，麻痹性肠梗阻时可见肠管普遍扩张；泌尿系结石时腹部可见阳性结石影。

（2）B超检查：是诊断实质性脏器损伤和占位性病变的首选方法，亦可了解腹腔内有无积液、积血及其部位和量；胆石症和尿石症可见结石的高回声及其后方的声影。

（3）CT、MRI检查：对实质性脏器损伤、腹腔内占位性病变及急性坏死性胰腺炎的诊断均极有价值。

（4）血管造影检查：对疑有腹腔内脏损伤、胆道出血或小肠出血及肠系膜血管栓塞的诊断有帮助。

3. 腹腔穿刺　根据所抽出液体的性质（脓性、血性）、颜色深浅、混浊度或涂片显微镜检查、淀粉酶测定结果等，可初步判断急腹症的病因。

🧠 边学边练

实训十九　腹腔穿刺患者的护理

（六）处理原则

1. 非手术治疗　①严密观察生命体征和腹部症状、体征的变化。②禁食，胃肠减压，纠正水、电解质失衡。③解痉及应用抗生素。④动态监测各项辅助检查结果。

2. 手术治疗　①对诊断明确、病情严重的患者应立即手术。②对诊断不明,但腹痛和腹膜炎体征加剧,全身中毒症状严重者,应在非手术治疗的同时,积极做好术前准备,及早手术治疗。

【常见护理诊断/问题】

1. 急性疼痛　与腹腔器官的炎症、穿孔、出血、梗阻、绞窄、破裂等病变有关。

2. 恐惧　与突然发病、剧烈疼痛、紧急手术、担忧预后等因素有关。

3. 体温过高　与腹内器官炎症或继发腹腔感染有关。

4. 体液不足　与限制摄入(禁饮食)和丢失过多(腹腔渗液、呕吐、肠腔积液、胃肠减压等)有关。

5. 潜在并发症:休克、腹腔脓肿等。

【护理措施】

1. 一般护理

(1)体位:一般情况良好,血压稳定无休克,宜取半卧位。

(2)饮食:一般患者入院后都暂禁饮食。对诊断不明确或病情较重者必须严格禁饮食。

(3)其他:做好物理降温、口腔护理、生活护理等。

2. 严密观察病情变化　①定时观察生命体征变化。注意有无脱水等体液紊乱或休克表现。②定时观察腹部症状和体征的变化,如腹痛的部位、范围、性质和程度,有无牵涉性疼痛。腹部检查见腹膜刺激征出现或加重,提示病情恶化。同时注意观察并分析有关伴随症状以及呼吸、心血管、妇科等其他系统相关表现。③动态观察辅助检查结果。④记录24小时出入量。⑤观察有无腹腔脓肿形成。

病情观察或非手术治疗期间,如发现以下情况,应及时与医师联系,考虑手术治疗:①全身情况不良或发生休克。②腹膜刺激征明显。③有明显内出血表现。④经非手术治疗短期内(6~8小时)病情未见改善或趋于恶化者。

3. 治疗配合

(1)胃肠减压:急性肠梗阻和胃肠道穿孔或破裂者必须进行胃肠减压,并保持有效引流。

(2)输液或输血:建立静脉通道,必要时输血。防治休克,纠正水、电解质、酸碱平衡紊乱,纠正营养失调。

(3)抗感染:很多急腹症的病因都与感染有关,使用抗生素可改善病情。遵医嘱使用抗生素,注意给药剂量、时间、途径及配伍禁忌等。

(4)疼痛护理:患者腹痛时,安慰患者,并取半卧位,可使腹肌放松,有助于减轻疼痛。在病情观察期间应慎用止痛剂,对诊断明确的单纯性胆绞痛、肾绞痛等可给解痉剂和镇痛药,凡诊断不明或治疗方案未确定的急腹症患者,应禁用吗啡、哌替啶等麻醉性镇痛药,以免掩盖病情。对已决定手术的患者,为减轻其痛苦,可以适当使用镇痛药。

(5)手术患者的护理:急腹症患者术前一般禁止灌肠,禁止服用泻药,以免造成感染扩散。但蛔虫性肠梗阻患者口服液状石蜡或肠套叠早期灌肠复位等治疗性措施例外。术后护理参考本书第六章第三节手术后患者的护理和相关疾病的术后护理措施。

4. 心理护理 注意倾听患者主诉，安慰、关怀患者。向患者或家属说明病情变化及有关诊治方法、护理措施的意义，使其能很好配合医护工作。

5. 健康指导

（1）告诉患者积极控制急腹症的各种诱因，如消化性溃疡者要正规治疗，定时服药；反复发作粘连性肠梗阻者，应避免暴饮暴食及饱餐后剧烈运动。

（2）告知患者及家属非手术治疗的意义及手术治疗的指征。如疼痛突然中止或加重均提示病情的严重变化（如肠破裂、阑尾穿孔、憩室破裂），须立即手术，以避免病情加重。

（3）加强营养，促进康复；术后注意早期活动，预防肠粘连。

（俞宝明）

本章小结

　　本章重点介绍急腹症患者的护理评估、护理措施和急腹症的鉴别；学习难点在于急腹症患者身体状况评估、急腹症的鉴别和护理措施的掌握；学习过程中应注意急腹症患者病史的采集及身体状况的评估，并借助辅助检查鉴别内、外、妇科急腹症，分析外科急腹症的原因，加强理论联系实际，深刻理解急腹症护理工作的程序及治疗配合中的各项护理措施。

？ **思考与练习**

1. 结合以前学习的各章节内容进行横向比较，找出外科急腹症鉴别的要点。

2. 急腹症患者在非手术治疗期间的"四禁"内容是什么？

3. 应从哪些方面对急腹症患者进行病情观察？

第十八章 │ 周围血管疾病患者的护理

18章 数字资源

1. 具有与患者及家属进行良好沟通的能力，尊重和关爱患者，认真负责、严谨、细致的职业素养。
2. 掌握原发性下肢静脉曲张、血栓闭塞性脉管炎患者的护理措施。
3. 熟悉原发性下肢静脉曲张、血栓闭塞性脉管炎患者的护理评估。
4. 了解原发性下肢静脉曲张、血栓闭塞性脉管炎患者的发病因素。
5. 学会运用护理程序为周围血管疾病患者实施整体护理。

第一节　原发性下肢静脉曲张患者的护理

工作情景与任务

导入情景：

交通警察张叔叔，5 年前开始感觉久站后左下肢酸胀、沉重，踝关节及足背肿胀，休息可减轻，未进行处理。3 个月前左小腿内侧出现溃烂，换药治疗不愈收入院。检查：发现其左下肢浅静脉隆起、蜿蜒迂曲，站立时更明显，踝关节周围肿胀，手指按压有凹陷，左小腿内侧见一大小约 3cm×3cm 的溃疡，Perthes 试验显示深静脉通畅。医嘱：明天上午 8：30 行左大隐静脉高位结扎及主干与曲张静脉剥脱术。

工作任务：

1. 正确进行手术前护理。
2. 正确安置患者术后体位和指导患者术后活动锻炼。

下肢静脉曲张（lower extremity varicose veins）是指下肢因血液回流障碍，导致浅静脉伸长、迂曲而呈曲张状态，常并发小腿慢性溃疡，是外科的一种常见病。分为原发性（单纯性）和继发性（代偿性）两种。

1. 原发性下肢静脉曲张　多见，是指仅涉及浅静脉的曲张。主要原因是先天性静脉壁薄弱、静脉瓣膜缺陷，以及静脉内压力持久升高。

（1）先天性因素：静脉壁薄弱、静脉瓣膜缺陷是全身支持组织薄弱的一种表现，与遗传因素有关。

（2）后天性因素：长期站立工作、久坐少动、重体力劳动、妊娠、盆腔肿瘤、慢性咳嗽、习惯性便秘等，均可加强血柱重力，造成血流由上而下、由深而浅倒流，使缺乏肌肉有力支持的浅静脉逐渐伸长、弯曲、扩张，从而形成静脉瓣膜相对关闭不全，又会加重静脉曲张。

2. 继发性下肢静脉曲张　常继发于深静脉病变，如下肢深静脉因炎症、血栓形成而阻塞，深静脉瓣膜关闭不全；也可继发于其他病变，如盆腔肿瘤等压迫髂外静脉引起下肢静脉曲张。

【护理评估】

（一）健康史

询问患者是否长期站立工作、从事重体力劳动、慢性咳嗽、习惯性便秘等引起腹内压增高史，了解是否晚期妊娠，了解患者有无家族遗传病史。

（二）身体状况

原发性下肢静脉曲张以大隐静脉曲张多见，单独的小隐静脉曲张较少见；以左下肢多见，双下肢可先后发病。

发病早期，患者在长时间站立后感下肢沉重、乏力、小腿酸胀、足部水肿等。可见下肢浅静脉扩张、迂曲呈蚯蚓状；病程较长者，皮肤可发生营养障碍，表现为足靴区皮肤萎缩、脱屑、瘙痒、色素沉着、湿疹等，可伴有血栓性浅静脉炎、小腿慢性溃疡（图18-1）。

图18-1　大隐静脉曲张及小腿慢性溃疡

（三）心理－社会状况

患者因慢性病程、下肢不适、溃疡创面经久不愈，影响正常生活和工作，而产生忧虑、悲伤等心理。

（四）辅助检查

1. 特殊检查

（1）深静脉通畅试验（佩尔特斯试验）：患者站立，待下肢浅静脉明显充盈时，于腹股沟下方扎止血带以阻断浅静脉，嘱患者连续用力做下蹲、站立动作10余次，如果深静脉通畅，充盈的浅静脉程度减轻或消退，表示可以手术；如果深静脉阻塞，则浅静脉充盈更加明显，并有胀痛不适，禁忌结扎代偿曲张的浅静脉。

（2）大隐静脉瓣膜功能试验（Brodie-Trendelenburg test）：患者仰卧，抬高下肢使浅静脉排空，在腹股沟下方扎止血带以阻断大隐静脉；嘱患者站立30秒后松开止血带，仔细观察松开止血带前后大隐静脉充盈情况（图18-2）。如大隐静脉在30秒内不充盈，放松止血带后见迅速由上而下充盈，表示交通支瓣膜功能良好，大隐静脉入股静脉处瓣膜功能不全，可选用大隐静脉高位结扎术；若上述试验在30秒内即充盈，表示交通支的瓣膜功能不全，放松止血带后充盈更为明显，表示交通支的瓣膜和大隐静脉入股静脉处瓣膜功能均不全，须行大隐静脉高位结扎加剥脱术。小隐静脉曲张检查法类同，但止血带应扎于小腿上1/3近腘窝处。

（1）浅静脉排空后
结扎阻断大隐静脉 （2）观察站立后30秒内
大隐静脉充盈情况 （3）观察松开止血带后
大隐静脉充盈情况

图18-2　大隐静脉瓣膜功能试验

（3）交通静脉瓣膜功能试验（Pratt试验）：患者仰卧，抬高下肢，在大腿根部扎止血带。然后从足趾向上至腘窝缠第一根弹力绷带，再自止血带处向下缠第二根弹力绷带。让患者站立，一边向下解开第一根弹力绷带，一边向下继续缚缠第二根弹力绷带，如果在两根绷带之间的间隙内出现曲张静脉，即提示该处有功能不全的交通静脉（图18-3）。

图18-3　交通静脉瓣膜功能试验

2. 影像学检查

（1）下肢静脉造影：可观察下肢深静脉全程是否通畅、静脉的形态和瓣膜的功能以及病变程度，是确定诊断最可靠的方法。

（2）血管超声多普勒检查：可观察瓣膜关闭活动及有无逆向血流。

（五）处理原则

1. 非手术治疗　仅能改善症状。适用于病变局限、症状较轻又不愿手术，妊娠期发病或年老体弱、重要脏器功能不全不能耐受手术者。主要措施：

（1）促进下肢静脉回流：避免久坐、久站，间歇抬高患肢，穿弹力袜或用弹力绷带。

（2）硬化剂注射和压迫疗法：常用 5% 鱼肝油酸钠注入排空的曲张静脉后引起炎症反应使之闭塞，注射后穿弹力袜或缠绕弹力绷带，大腿维持压迫 1 周，小腿维持压迫 6 周左右。

2. 手术治疗　是静脉曲张的根本治疗方法。适用于深静脉通畅、无手术禁忌者。有传统手术和微创疗法。传统手术为大隐或小隐静脉高位结扎及主干与曲张静脉剥脱、结扎功能不全的交通静脉；微创手术有应用激光和射频消融静脉闭合手术、内镜筋膜下交通静脉结扎术、旋切刀治疗等。

3. 慢性溃疡治疗　通过换药控制局部感染后，尽早对曲张静脉手术，术后局部血运情况改善后，溃疡一般很快愈合；如果溃疡仍未愈合，则可切除溃疡，植皮治愈。

【常见护理诊断 / 问题】

1. 活动无耐力　与下肢静脉曲张、血液回流障碍有关。

2. 皮肤完整性受损　与皮肤营养不良、慢性溃疡有关。

3. 潜在并发症：深静脉血栓形成、曲张静脉破裂、血栓性静脉炎。

【护理措施】

1. 一般护理　注意休息，加强营养，抬高患肢，指导患者行走时穿弹力袜或使用弹力绷带，促进静脉回流。穿弹力袜或使用弹力绷带时应注意：

（1）宽度和松紧度适宜。弹力袜的选择必须适合患者腿部周径，穿着时保证平整无皱褶，短袜在膝下 3cm 处结束，长袜应在腹股沟下 3cm 结束；弹力绷带松紧度以不妨碍关节活动并且能扪及动脉搏动为宜。

（2）包扎前应使静脉排空，故以清晨起床前进行为好。

（3）包扎时从肢体远端开始，逐渐向上缠绕。

（4）使用中注意观察肢端的皮肤色泽、下肢肿胀情况。

2. 病情观察　注意观察非手术治疗的效果。手术后注意观察伤口情况及皮下渗血和末梢血液循环，了解弹力绷带的松紧度及有无患肢疼痛等不适，及时发现深静脉血栓形成、血栓性静脉炎等并发症，报告医生并协助处理。

3. 治疗配合

（1）非手术疗法及术前护理：①避免长时间站立，坐时尽量双膝不要交叉，以免压迫腘窝而影响静脉回流。患肢肿胀时，卧床休息并抬高患肢 30°～40°，以利于静脉回流。保持大小便通畅，防止腹内压增高。②并发溃疡者，保持创面清洁，可用等渗盐水或1:5 000 呋喃西林溶液湿敷，手术日晨将溃疡处再换药一次，手术前遵医嘱使用抗生素控制感染。③手术前严格备皮，范围包括腹股沟区、会阴部和整个下肢。若需植皮，还应做好供皮部位的皮肤准备。④注射硬化剂的部位用无菌敷料覆盖、纱布卷包扎压迫，自足踝至注射处近侧穿弹力袜或弹力绷带包扎，立即开始主动活动；大腿部维持压迫 1 周、小腿部 6 周左右。

（2）手术后护理：①卧床休息，下肢抬高 30°，并进行足部伸屈和旋转运动。②术后24 小时鼓励患者下地行走，促进下肢静脉回流，避免深静脉血栓形成，避免过久站立、静坐或静立不动。③手术后将患肢用弹力绷带自足背向大腿方向加压包扎。④及时换药，遵医嘱使用抗生素。

4. 心理护理　与患者沟通，使患者了解静脉曲张的有关知识，消除其顾虑和担忧，积极配合治疗。

5. 健康指导　①避免久站、久坐，坐时避免双膝交叉过久。②休息时适当抬高患肢，指导患者进行适当体育锻炼，增强血管壁弹性。③非手术治疗患者坚持长期使用弹力袜或弹力绷带，手术患者术后宜继续使用 1～3 个月。

边学边练

实训二十　下肢静脉曲张患者的护理

第二节　血栓闭塞性脉管炎患者的护理

工作情景与任务

导入情景：

李先生，吸烟 25 年，每天 30 支左右，在冷库工作 15 年，每天有散步习惯。半年前开始，散步 2km 左右就出现左小腿持续性剧烈疼痛，被迫停下休息，疼痛缓解。近 3 天，左小腿因疼痛无法行走而就诊入院。体检：左小腿皮肤苍白，肌萎缩，足背动脉搏动消失。诊断：左下肢血栓闭塞性脉管炎。医嘱：盐酸哌替啶注射液 50mg，肌内注射，必要时。

工作任务：

1. 给李先生实施正确的止痛措施。

2. 正确对李先生进行健康指导。

血栓闭塞性脉管炎（thromboangitis obliterans 或 Buerger disease），是一种累及血管的

炎症性、节段性和周期性发作的慢性闭塞性疾病。我国北方较多见，好发于青壮年男性。

病因尚不完全清楚，可能与下列因素有关：

（1）外在因素：主要有吸烟、寒冷与潮湿的生活环境，慢性损伤和感染。

（2）内在因素：自身免疫功能紊乱、性激素和前列腺素失调及遗传因素。上述诸因素中，主动或被动吸烟是诱发本病发生和发展的重要原因。病变主要累及四肢中、小动脉，伴行静脉亦常受累，尤其是下肢血管。病变由远端向近端发展，呈节段性分布，两段之间血管比较正常。早期以血管痉挛为主，继而血管内膜增厚并有血栓形成，进一步导致血管完全闭塞。后期，血管壁炎症病变向周围扩展，血管周围纤维组织增生硬化，将动脉、静脉及其周围的神经粘连在一起。在血栓闭塞形成的同时，可有代偿性侧支循环形成，症状可暂时缓解，或周期性加重，最终可造成肢体远端坏疽和溃疡形成。

【护理评估】

（一）健康史

询问患者有无吸烟史，生活、工作环境是否寒冷和潮湿，有无损伤和感染病史。了解患者有无自身免疫功能紊乱、性激素失调及遗传史。

（二）身体状况

本病起病隐匿，进展缓慢，常呈周期性发作，经较长时间后症状逐渐加重。根据肢体缺血程度可分为三期：

1. 局部缺血期　由于动脉痉挛，下肢供血不足，出现肢端发凉、怕冷、小腿部酸痛、足趾有麻木感。尤其是在行走一定距离后，肌肉耗氧增多，代谢增强，但下肢供血不能相应增加，代谢产物聚积，引起刺激性疼痛和肌肉抽搐，被迫停下来，休息几分钟后，局部代谢产物被清除，疼痛等症状可缓解，但再行走后又可发作，这种现象称为间歇性跛行（intermittent claudication），是此期的典型表现。少部分患者可伴有游走性静脉炎，表现为下肢浅小静脉条索状炎性栓塞，局部皮肤红肿、压痛，2 周左右逐渐消失，后又在另一处发生。此期患者足背、胫后动脉搏动明显减弱。

2. 营养障碍期　此期除血管痉挛加重外，还有明显的血管壁增厚及血栓形成，即使休息也不能满足局部组织的血液供应，肢端出现持续性疼痛，尤以夜间为甚，患者不能安睡，常弯腰抱膝而坐，或将下肢置于下垂位，以增加血供，缓解疼痛。这种现象称为静息痛。此期足部和小腿皮肤苍白、干冷、肌肉萎缩、趾甲增厚或脆裂。足背、胫后动脉搏动消失。

3. 组织坏疽期　患肢动脉完全闭塞，供血中断，以致发生干性坏疽，先见于足趾尖端，逐渐累及全趾，甚至足部或更高平面。此后，坏死组织可自行脱落，形成经久不愈的溃疡；当继发感染时，可转为湿性坏疽，患处红、肿、热、痛，流出恶臭脓液，并有全身感染中毒症状。

（三）心理-社会状况

患者可因患肢疼痛及病情逐渐加重丧失劳动能力，严重影响生活而产生忧虑、急躁、悲观情绪；后期因疼痛剧烈，一般止痛剂难以奏效，发生肢端坏疽后须截肢，而对治疗、生活丧失信心；也可由于使用麻醉性镇痛剂，出现药物成瘾。

（四）辅助检查

1. 一般检查 ①跛行距离和跛行时间试验。②皮肤温度测定：双侧肢体对应部位皮肤温度相差 2℃以上，提示皮温降低侧有动脉血流减少。③患肢远端动脉搏动情况：若搏动减弱或不能扪及常提示血流减少。④肢体抬高试验（Buerger 试验）：患者平卧，下肢抬高 45°，3 分钟后若出现麻木、疼痛、足趾和足掌皮肤呈苍白或蜡黄色为阳性；再让患者坐起，下肢自然下垂于床沿，足部皮肤出现潮红或发绀者，提示下肢有严重供血不足。⑤解张试验：通过脊椎麻醉或硬膜外阻滞麻醉，对比麻醉前后下肢的温度变化。阻滞麻醉后皮肤温度升高明显，为动脉痉挛因素；若无明显变化，说明病变动脉已处于严重狭窄或完全闭塞。

2. 特殊检查 超声多普勒、肢体血流图、动脉造影等检查，可明确病变血管的部位、范围、程度和侧支循环等。

（五）处理原则

1. 非手术治疗 防治病变进展，改善和促进下肢血液循环。主要措施：

（1）一般治疗：严禁吸烟，防止受潮、受冷和外伤，肢体保暖但不做热疗，以免组织需氧量增加而加重症状；选择有效的止痛方法，早期患肢进行适度锻炼，促进侧支循环建立。

（2）药物治疗：血管扩张剂能改善血液循环，缓解血管痉挛；低分子右旋糖酐能降低血液黏稠度，改善微循环，防止血栓形成；中医中药活血化瘀；并发感染的患者应用抗生素。

（3）高压氧治疗：提高机体血氧含量，改善组织的缺氧程度。

（4）创面处理：干性坏疽应局部消毒包扎，湿性坏疽容易感染，给予及时换药的同时，应用抗生素预防或控制感染。

2. 手术治疗 目的是重建动脉血流通道，增加肢体血液供应，改善因缺血引起的不良后果。手术方法主要有腰交感神经节切除术、血管重建术、大网膜移植术、分期动－静脉转流术及截肢术。

【常见护理诊断/问题】

1. 慢性疼痛 与动脉痉挛、管腔狭窄或闭塞造成组织缺血有关。
2. 组织完整性受损 与肢端坏死、脱落有关。
3. 焦虑 与久治不愈，对治疗失去信心有关。
4. 知识缺乏：缺乏本病的预防及功能锻炼方法的知识。

【护理措施】

1. 一般护理 指导患者进行患肢适度锻炼，休息和睡眠时头高脚低位，使血液容易灌流至下肢。坐时应避免双膝交叉，防止腘动、静脉受压，阻碍血流。加强营养，提高机体修复能力。

2. 病情观察 定期测皮温并记录，两侧对照，以观察疗效。密切观察患肢远端的皮温、色泽、感觉和动脉搏动等。行抗凝治疗的患者,应注意其出血倾向。

3. 治疗配合　①疼痛的护理:早期患者可遵医嘱给予血管扩张药物及中医中药治疗;中晚期患者疼痛剧烈,常需使用麻醉性镇痛药,应注意成瘾性;疼痛难以解除者可实施患者自控镇痛(PCA)技术。②防治感染:保持足部清洁、干燥,防止组织损伤,湿性坏疽时遵医嘱使用抗生素。③手术后护理:动脉重建术后,患肢平置并制动 2 周,静脉重建术后,患肢抬高 30° 并制动 1 周;卧床期间做足背屈伸运动,以促进局部血液循环。密切观察患肢血运情况,及时发现血管痉挛和继发性血栓形成。

知识窗

患者自控镇痛(PCA)技术的优点

患者自控镇痛(PCA)术,是将一个特制的储药泵通过一条细管道安放在患者身上(硬膜外腔、静脉、皮下),止痛药物经过 PCA 泵以特定的速度持续地将药物泵入人体,起到止痛作用,根据疼痛程度不同可选择不同的泵入速度。镇痛泵上有一个自控按钮,患者疼痛时可自行按压注药。

与传统的肌内注射镇痛药相比,PCA 有明显的优点:① PCA 给药符合药代动力学的原理,更容易维持最低有效血药浓度;②能克服镇痛药药效动力学的个体差异,做到按需给药,减少副作用的发生;③止痛药的使用真正做到及时、迅速,镇痛效果好;④便携式设计,治疗时不受体位及空间的限制。

4. 心理护理　向患者介绍有关血栓闭塞性脉管炎的知识,帮助患者树立信心,消除悲观情绪,积极配合治疗,促进早日康复。

5. 健康指导　①绝对戒烟,以消除烟碱对血管的刺激,提高治疗效果。②保护患肢,避免外伤;注意肢体保暖,但不能局部加温;穿合适的棉质鞋袜,勤更换,以防真菌感染。③指导患者进行 Buerger 运动:平卧,双下肢抬高 45°,维持 2～3 分钟,然后坐起,双足下垂床边 2～5 分钟,同时做足背屈、跖屈和旋转运动,再将下肢平放 5 分钟,如此反复锻炼 5 次,每天数遍。但是在腿部发生溃疡及坏死,有动脉或静脉血栓形成时,不宜做此运动。

(俞宝明)

本章小结　　本章重点介绍原发性下肢静脉曲张、血栓闭塞性脉管炎患者的护理评估和护理措施;学习难点在于原发性下肢静脉曲张的特殊检查方法、弹力绷带的使用方法、血栓闭塞性脉管炎患者身体状况评估和 Buerger 运动方法;学习过程中应结合下肢血管的解剖生理特点,充分认识下肢静脉曲张、血栓闭塞性脉管炎的原因,并做好治疗配合中的各项护理和健康指导。

? 思考与练习

1. 预防下肢静脉血液淤滞的护理措施有哪些?
2. 如何指导患者正确使用弹力绷带或穿弹力袜?
3. 血栓闭塞性脉管炎按肢体缺血程度分析临床各期的特点。

第十九章 │ 泌尿及男性生殖系统疾病患者的护理

19章 数字资源

学习目标

1. 具有良好的职业道德和法律意识,珍视生命,保护隐私,尊重、关心和爱护患者。
2. 掌握泌尿及男性生殖系统常见疾病的身体状况和护理措施。
3. 熟悉泌尿及男性生殖系统常见疾病的常用检查、处理原则和常见护理诊断/问题。
4. 了解泌尿及男性生殖系统常见疾病的病因、病理生理、护理目标和护理评价。
5. 学会正确运用护理程序对泌尿及男性生殖系统常见疾病患者实施整体护理。

第一节 泌尿系统损伤患者的护理

工作情景与任务

导入情景:

学生小李在横穿马路时,一辆小汽车从左侧急速驶来。司机发现后立即急刹,但因速度过快撞到其左腰部。小李倒地并感左腰部疼痛难忍。肇事司机立即送小李至附近医院。入院查体:T 36.5℃,P 90 次/min,R 16 次/min,BP 100/70mmHg,双手擦伤,左腰部红肿,有压痛,表情痛苦,尿呈血红色。CT 检查提示左肾挫伤。医嘱:乳酸钠林格注射液 500ml 静脉滴入,立即。

工作任务:

1. 正确对小李进行护理评估。
2. 对小李做出正确的护理诊断/问题。
3. 指导小李休息,密切观察生命体征、排尿等病情变化。

泌尿系统损伤以男性尿道损伤最多见,肾、膀胱损伤次之,输尿管损伤少见。

【病因病理】

(一)肾损伤

1. 病因

(1)开放性肾损伤:火器或锐器由体表及里到肾脏,进而引起肾脏损伤。

(2)闭合性肾损伤:直接暴力(腰腹部撞击、挤压)或间接暴力(坠跌、扭转、对冲伤)导致肾脏损伤。

(3)医源性损伤:经皮肾穿刺活检、肾造瘘等手术或检查导致肾脏损伤。

2. 病理　根据损伤程度将闭合性肾损伤分为以下四种(图19-1):

(1)肾挫伤:肾包膜和肾盂肾盏黏膜均完整,部分肾实质损伤,形成肾瘀斑和包膜下血肿。如损伤集合系统可出现少量血尿。

(2)肾部分裂伤:裂伤近肾包膜并伴包膜破裂,可形成肾周血肿;裂伤近集合系统并伴肾盂肾盏黏膜破裂,可出现明显血尿。

（1）肾挫伤　　　　（2）肾部分裂伤　　　（3，a）肾周血肿、血尿、尿外渗出

（3，b）肾横断、碎裂　　（4，a）肾蒂血管断裂　　（4，b）肾动脉内膜断裂及血栓形成

图 19-1　肾损伤的类型

🔧 知识窗

血尿与临床

尿液中含红细胞称血尿。根据红细胞含量的不同,血尿可分为镜下血尿和肉眼血尿。

1. **镜下血尿**　新鲜离心尿沉渣每高倍镜视野中红细胞>3个,但肉眼尚不能分辨有无血色。

2. **肉眼血尿**　肉眼可见到尿液呈血色。通常1 000ml尿液中含1ml血液即可呈肉眼

血尿。肉眼血尿分为：①初始血尿，血尿见于排尿的初始阶段，提示膀胱颈或尿道出血；②终末血尿，血尿见于排尿的终末阶段，提示后尿道、膀胱颈部或膀胱三角区出血；③全程血尿，血尿见于排尿的全过程，提示膀胱或上尿路出血。

（3）肾全层裂伤：肾包膜、肾实质、肾盂肾盏黏膜均破裂，可引起广泛的肾周血肿、尿外渗、血尿。肾横断或碎裂时，部分肾组织可出现缺血。

（4）肾蒂血管损伤：肾蒂血管部分或全部撕裂，可导致大出血、休克、肾动脉内血栓形成。

（二）膀胱损伤

1. 病因

（1）开放性膀胱损伤：多见于战伤，膀胱通过伤口与外界相通。

（2）闭合性膀胱损伤：发生率最高，多见于膀胱充盈时，下腹部受暴力撞击、挤压或骨盆骨折移位导致。

（3）医源性膀胱损伤：因膀胱镜检查或手术（如前列腺电切术）引起。

（4）自发性膀胱破裂：有病变的膀胱（如膀胱结核）过度膨胀进而发生破裂。

2. 病理

（1）膀胱挫伤：仅伤及膀胱黏膜或浅肌层，膀胱壁未穿透，无尿外渗，可出现血尿。

（2）膀胱破裂：可分为腹膜外型和腹膜内型 2 种（图 19-2）。①腹膜外型：膀胱壁破裂而腹膜完整，尿液易渗入膀胱周围和耻骨后间隙，可引起盆腔感染。多由膀胱前壁破裂引起，常伴骨盆骨折。②腹膜内型：膀胱壁和腹膜均破裂，膀胱和腹腔相通，尿液可进入腹腔引起腹膜炎。多见于膀胱后壁和顶部损伤。

（三）尿道损伤

尿道损伤多见于男性。男性尿道以尿生殖膈为界，分前后两段。前尿道包括球部和阴茎部；后尿道包括前列腺部和膜部。其中球部和膜部损伤最多见。

1. 病因与分类

（1）前尿道损伤：球部固定在会阴，前尿道损伤多在球部，多由会阴骑跨伤所致。

（2）后尿道损伤：膜部穿尿生殖膈，后尿道损伤多在膜部，多因骨盆骨折所致。

图 19-2　膀胱破裂
①腹膜外型；②腹膜内型。

2. 病理

（1）尿道挫伤：仅尿道黏膜或尿道海绵体部分损伤，阴茎和筋膜完整，有水肿和出血。

（2）尿道裂伤：部分尿道壁断裂，尿道周围有血肿和尿外渗，愈合后可出现瘢痕性尿道狭窄。

（3）尿道断裂：尿道完全离断，断端退缩、分离，引起尿道周围血肿和尿外渗，可致尿潴留。根据断裂部位，可分为：

1）尿道球部断裂：血液和尿液可渗入会阴浅袋，导致会阴、阴囊及阴茎肿胀，甚至向上扩展至下腹壁（图19-3）。

2）尿道膜部断裂：血液和尿液渗入前列腺和膀胱周围，如耻骨前列腺韧带撕裂可使前列腺向后上方移位（图19-4）。

前腹壁浅筋膜
外渗尿液
阴茎浅筋膜
阴茎筋膜
会阴浅筋膜

外渗尿液
尿生殖膈

图19-3　尿道球部破裂及尿外渗范围　　　图19-4　尿道球膜部断裂及尿外渗范围

【护理评估】

（一）健康史

仔细询问受伤的时间、原因、部位、姿势、暴力性质、受伤经过，已采取措施及其效果等。下腹部受伤者还应询问膀胱是否充盈。

（二）身体状况

1. 肾损伤

（1）血尿：多数患者伤后会出现血尿。肾挫伤涉及肾集合系统时可表现为镜下血尿或轻度的肉眼血尿；肾部分裂伤或全层裂伤者血尿明显。血尿轻重与损伤程度并不一致。如血块堵塞尿路，肾蒂断裂，肾动脉血栓形成等情况时，血尿可不明显，甚至无血尿。

（2）疼痛：肾周软组织损伤、肾包膜下血肿形成、出血或尿外渗可引起患侧腰、腹部疼痛。血液、尿液进入腹腔或合并腹内脏器损伤，可出现全腹痛和腹膜刺激征。血块通过输尿管可引起肾绞痛。

（3）腰腹部肿块：血液、尿液进入肾周可形成肿块，有触痛。

（4）休克：严重肾裂伤、肾蒂血管损伤或合并其他脏器损伤者易发生休克。

（5）发热：肾损伤导致血肿、尿外渗继发感染，甚至造成肾周脓肿或化脓性腹膜炎，伴全身中毒症状。

2. 膀胱损伤

（1）腹痛：膀胱轻度挫伤者，仅出现下腹部疼痛；膀胱腹膜外破裂、尿外渗和血肿形成者除下腹痛外还可出现肌紧张和压痛；膀胱腹膜内破裂，尿液进入腹腔可引起急性腹膜炎，腹腔内尿液多者，可出现移动性浊音。

（2）血尿和排尿困难：膀胱轻度挫伤者，血尿较轻且可自行消失；膀胱破裂者尿液进入腹腔或膀胱周围间隙，患者有尿意但不能排尿或仅能排少量血尿。

（3）休克：骨盆骨折引起剧痛、大出血常发生休克。

（4）尿瘘：开放性膀胱损伤体表伤口与膀胱相通可出现尿瘘，如与直肠或阴道相通则可经肛门、阴道漏尿。闭合性膀胱损伤尿外渗感染后破溃也可形成尿瘘。

3. 尿道损伤

（1）尿道出血：有鲜血从尿道外口滴出，为前尿道损伤最常见的症状。后尿道损伤者尿道外口常无流血或仅有少量血尿。

（2）疼痛：前尿道损伤者伤处常有疼痛、压痛和尿痛，可有尿道口和会阴放射痛。后尿道损伤者常有下腹疼痛、局部肌紧张和压痛。

（3）排尿困难和尿潴留：尿道损伤患者因局部水肿、尿道括约肌痛性痉挛、尿道连续性中断或血块堵塞尿道，引起排尿困难或尿潴留。

（4）休克：骨盆骨折引起的后尿道损伤，可引起创伤性、失血性休克。

（5）局部血肿和瘀斑：尿道骑跨伤或骨盆骨折造成尿生殖膈撕裂，可出现会阴、阴囊肿胀、瘀斑和血肿。

（6）尿外渗：前尿道损伤者尿外渗至会阴、阴囊、阴茎，甚至向上扩展至腹壁。后尿道损伤者尿外渗至耻骨后间隙和膀胱周围。

（三）心理-社会状况

损伤后疼痛、血尿、排尿困难等不适导致患者及家属出现焦虑或恐惧的心理。

（四）辅助检查

1. 实验室检查　尿常规可有不同程度血尿。有活动性出血者，血常规可有红细胞计数、血红蛋白值和血细胞比容进行性下降。合并感染者，血常规白细胞可升高，尿常规白细胞阳性。

2. 影像学检查　B超、CT、MRI可显示肾损伤的部位、程度、有无包膜下和肾周血肿等，其中CT是临床肾脏损伤常用检查。X线检查可明确有无骨盆骨折。血管造影和排泄性尿路造影对诊断肾损伤有帮助，但不作为首选。膀胱造影如造影剂漏至膀胱外可确诊膀胱破裂。逆行尿道造影如有造影剂外溢提示该处尿道断裂。

3. 导尿试验　导尿管插入膀胱后，如引出300ml以上清亮尿液者基本可排除膀胱破裂。如无尿液引出或仅少量血尿，则膀胱破裂可能性大；再经导尿管注入无菌生理盐水200～300ml，片刻后再吸出，如吸出量与注入量差异大提示膀胱破裂。

4. 诊断性导尿　试插导尿管，如一次导尿成功说明尿道连续，可留置导尿管。如插入困难说明尿道可能裂伤或断裂,不应反复试插,以免加重损伤和引发感染。

（五）处理原则

1. 肾损伤　部分闭合性肾损伤患者可采用绝对卧床休息、抗休克、抗感染、止血和止痛等非手术治疗。开放性肾损伤和闭合性肾损伤经非手术治疗无好转者应及时手术。

2. 膀胱损伤　膀胱挫伤或膀胱造影显示尿外渗少且症状轻者,经留置导尿7～10日和抗感染治疗可治愈。膀胱破裂伴有出血和尿外渗应尽早手术。

3. 尿道损伤　尿道挫伤者重点做好止血、止痛和防治感染,必要时插入导尿管并留置1周。尿道裂伤者试插导尿管成功并留置2周。前尿道裂伤导尿失败或前尿道断裂者应立即行尿道修补术或尿道吻合术。后尿道断裂者一般行尿道会师复位术。骨盆骨折所致后尿道损伤如发生休克者应先抗休克治疗。

【常见护理诊断/问题】

1. 急性疼痛　与组织损伤、尿外渗、肾包膜下血肿形成、血块堵塞输尿管或尿道等有关。

2. 体液不足　与肾裂伤、肾蒂损伤、骨盆骨折损伤血管、腹膜炎等有关。

3. 排尿障碍　与膀胱破裂、尿道损伤等有关。

4. 潜在并发症:休克、感染、尿道狭窄。

【护理目标】

1. 患者疼痛减轻。

2. 体液恢复正常。

3. 排尿恢复正常。

4. 患者未发生并发症,或并发症得到及时发现和处理。

【护理措施】

（一）一般护理

1. 体位与活动　有休克者采用平卧位或中凹卧位;合并骨折者应妥善固定,减少活动。

2. 饮食　高热量、高蛋白、高维生素饮食促进组织愈合;多饮水,增加尿液排出,防止血块堵塞和减少尿路感染。

（二）病情观察

密切观察生命体征,定期测量体温、脉搏、呼吸、血压。注意尿液颜色、尿量变化,疼痛部位及程度变化,腰腹部包块和腹膜刺激征等变化。必要时动态监测血常规。如经非手术治疗,出现以下情况应及时报告医生并做好术前准备:①生命体征仍未好转;②血尿加重;③腰、腹部包块逐渐增大;④血细胞计数、血红蛋白值和血细胞比容进行性下降。

（三）治疗配合

1. 非手术治疗和术前护理

（1）肾损伤:①快速建立静脉通道,遵医嘱及时补液、使用止血药和抗生素,必要时输血,维持有效循环血量,防治休克。②肾损伤非手术治疗者,绝对卧床休息2～4周,待病情稳定、血尿消失后方可下床活动,过早离床或活动不当可引发再次出血。③有手术指征者,在防治休克的同时积极做好术前准备。

（2）膀胱损伤:①留置导尿管,保持引流通畅,密切观察尿液情况,加强导尿管的护理,导尿管留置7～10天后拔除。②合并骨盆骨折者,应妥善固定,积极防治休克。③鼓励患者多饮水,保持伤口、尿道口干燥、清洁,防治感染。④有手术指征者,尽快做好术前准备。

（3）尿道损伤:①嘱患者勿用力排尿,避免尿外渗。②加强伤口和导尿管护理,鼓励患者多饮水,遵医嘱使用抗生素防治感染。③有手术指征者,尽快做好术前准备。

2. 手术后护理

（1）体位与饮食:麻醉作用消失后,血压平稳者可取半卧位。术后常需禁食,胃肠功能恢复后开始进食,多饮水。

（2）引流管的护理:妥善固定,通畅引流,避免扭曲、受压或脱落,遵守无菌操作,定期消毒和更换引流袋,观察并记录引流情况。

（3）肾脏手术后护理:①密切观察切口引流和尿液的情况。如切口引流管持续引出鲜红的液体、量无减少趋势应警惕内出血,及时报告医生并配合治疗。血尿加重或尿量突然减少,应及时报告医生,查明原因并及时处理。②肾切除者术后需卧床休息2～3天,肾修补术、肾部分切除术或肾周引流术后需绝对卧床休息1～2周。③肾切除者注意输液速度不宜太快,不应使用对肾有毒性的药物。

（4）膀胱及尿道手术后护理:①膀胱造瘘术后,保持引流管通畅,防止逆行感染;观察记录引流情况;保持瘘口周围皮肤清洁、干燥,定期换药。膀胱造瘘管一般留置10天左右。拔管前须先夹管,待患者排尿通畅方可拔管,拔管后用纱布堵塞并覆盖造瘘口。②膀胱修补术后,应留置导尿管或耻骨上膀胱造瘘管,持续引流尿液2周。③尿道修补术后常留置导尿管2～3周,尿道吻合术后需留置3周,留置期间加强导尿管的护理。④尿道会师复位术后均留置尿管,除常规护理外,需有效尿道牵引促进分离的尿道断面愈合。以尿管与人体纵轴呈45°,牵引以0.5kg为宜。牵引2周左右松开,继续留置导尿管1～2周,创伤严重者可适当延长。⑤尿外渗切开引流者,保持引流通畅,密切观察引流情况,及时更换浸湿敷料。如尿外渗致阴囊肿大者抬高阴囊,有利于肿胀的消退。

3. 并发症的防治

（1）休克:肾脏裂伤或膀胱等损伤合并血管破裂者易发生休克。密切观察生命体征,有休克征象者在抗休克同时做好术前准备,及时手术。

（2）感染:严格无菌操作,及时处理血肿和尿外渗,保持伤口干燥、清洁,加强引流管和导尿管护理,遵医嘱使用抗生素等。

（3）尿道狭窄:尿道损伤者易发生尿道狭窄,正确留置导尿管。伤处愈合后配合医生定期施行尿道扩张术(先每周1次,持续1个月后视情况定期扩张)。尿道扩张术后嘱其多饮水;必要时遵医嘱给予止血、抗感染治疗。

（四）心理护理

根据患者的具体情况制订合适的心理护理方案。向患者及家属解释病情和治疗措施，减轻焦虑、恐惧。

（五）健康指导

加强自我保护意识、避免损伤。肾损伤非手术和肾部分切除术者需严格遵守绝对卧床时间；出院后，3个月内不宜从事重体力劳动和剧烈活动。肾切除术者注意保护健肾，防止外伤和禁用肾毒性药物。膀胱损伤者需注意尿外渗和尿瘘形成。尿道损伤者易发生尿道狭窄，需定期行尿道扩张术。

【护理评价】

1. 患者疼痛是否减轻。

2. 体液是否恢复正常。

3. 排尿是否恢复正常。

4. 并发症是否发生或得到及时发现和处理。

第二节　泌尿系统结石患者的护理

工作情景与任务

导入情景：

国庆长假，王叔叔陪儿子去游乐场坐过山车。坐完后感左腰部疼痛，疼痛较轻，以为扭到腰。在回家路上，王叔叔突感左腰部疼痛，呈阵发性加剧，难于忍受，小便呈淡红色。送至急诊科就诊，诊断为左肾结石，拟行体外冲击波碎石治疗。

工作任务：

1. 对王叔叔体外冲击波碎石前、后实施护理。

2. 对王叔叔进行健康宣教。

泌尿系统结石是泌尿外科最常见的疾病之一。根据结石的位置，可分为上尿路结石（肾结石、输尿管结石）和下尿路结石（膀胱结石、尿道结石）。

【病因病理】

（一）病因

1. 代谢异常　①形成尿结石的物质排出增加，如钙、草酸、尿酸或胱氨酸；②尿液pH值改变，如碱性尿易形成磷酸盐沉淀、酸性尿易形成尿酸或胱氨酸结晶；③尿液中抑制晶体形成和聚集物质不足，如枸橼酸、焦磷酸盐；④尿量减少，尿中溶质浓缩易析出。

2. 尿路因素　尿路梗阻、感染、异物可诱发结石形成。

3. 药物因素　①尿中浓度高而溶解度较低的药物，如氨苯蝶啶、磺胺类药物等；②能诱发结石形成的药物,如乙酰唑胺、维生素C、维生素D等。

4. 其他因素　性别、年龄、职业、环境、遗传、饮食习惯、营养状况等。

(二)病理生理

结石多在肾和膀胱中形成,输尿管结石多继发于肾结石,尿道结石多继发于膀胱结石。尿路结石以草酸钙最为多见,磷酸盐、尿酸盐、碳酸盐次之,胱氨酸最少见。上尿路结石多为草酸钙结石,下尿路结石多为磷酸盐结石。

【护理评估】

(一)上尿路结石

1. 健康史　了解患者的年龄、性别、职业、生活和工作环境、饮食和饮水习惯;了解有无相关病史及诊疗情况。

2. 身体状况

(1)疼痛:为最突出的症状。①体积大而活动度小的肾盂、肾盏内结石平时常无明显症状,可有肾区叩击痛,活动后可出现上腹或腰部钝痛。②体积小而活动度大的肾盂结石和输尿管结石易引起肾绞痛,典型表现为阵发性上腹部或腰部剧痛,可沿输尿管行径放射至同侧腹股沟、睾丸或大阴唇,可伴恶心呕吐、面色苍白、冷汗甚至休克。如结石位于输尿管膀胱壁段者,可伴膀胱刺激征。

(2)血尿:结石移动可引起血尿,多为镜下血尿。

(3)其他:结石继发感染时可出现发热、膀胱刺激征。结石梗阻引起肾积水,可出现肾脏体积增大。如双侧上尿路结石梗阻,可引起肾功能损害甚至肾衰竭。

3. 心理-社会状况　肾绞痛、排尿异常、结石复发和手术创伤等常引起患者烦躁不安、焦虑及恐惧。

4. 辅助检查

(1)实验室检查:尿常规可有镜下血尿;伴感染可有脓尿。血液和尿液钙、磷、尿酸等检查有助于分析结石成分。

(2)影像学检查

1)B超:无创,是首选影像学检查,能显示X线阴性结石。

2)尿路平片(KUB):可显示95%以上阳性结石。摄片范围应包括两侧肾脏、输尿管和膀胱。侧位片有助于判断结石的来源。摄片前应做好肠道准备:①摄片前2~3天禁用不透X线的药物,如铋剂、铁剂、钡剂等;②摄片前1天少渣饮食减少粪便形成,服缓泻剂促进肠道排空;③摄片日晨禁食并排便,若排出困难或积气过多,可采用低压灌肠。

3)静脉尿路造影(IVU)检查　又称排泄性尿路造影,静脉注射有机碘造影剂,肾功能好者5分钟即显影,10分钟后显示双侧肾、输尿管和部分充盈的膀胱。该检查可显示尿路形态和了解双侧肾功能,禁用于碘过敏、妊娠、肾功能严重受损者。检查配合:①做好肠道准备(同KUB);②碘过敏试验;③禁食、禁水6~12小时提高尿路中造影剂浓度,造影前排空膀胱防止尿液稀释影响显影效果;④注射造影剂后,密切观察患者,如有异常，及时协助医生处理；⑤摄片后鼓励患者适当多饮水，促造影剂排出。

4）逆行肾盂造影（RP）检查：经膀胱镜行输尿管插管并注入造影剂，造影剂逆尿路上行进而显示输尿管、肾盂、肾盏。此检查在其他方法不能确定结石部位时选用，如静脉造影显影不清或有禁忌者，禁用于急性尿路感染或尿道狭窄者。检查配合：①肠道准备（同KUB）；②严格无菌操作，经膀胱镜行输尿管插管并注入造影剂；③摄片后，鼓励患者多饮水、多排尿，防治尿路感染。

5）CT和MRI：主要用于结石、肿瘤、凝血块的鉴别和了解肾脏有无畸形。

6）放射性核素显像：能显示器官形态和测定功能。如肾图能测定肾小管分泌功能和显示上尿路有无梗阻。

（3）其他检查：①结石成分分析可明确结石的性质，有利于结石防治。②经皮肾镜、输尿管镜等内镜除可明确诊断外，还可用于治疗。

5. 处理原则　解痉止痛、去除梗阻、保护肾功能和预防结石复发。

（1）肾绞痛治疗：肾绞痛是泌尿外科常见急症，需与其他急腹症鉴别。一旦诊断明确可用东莨菪碱、吗啡等药物解痉止痛。

（2）排石治疗：结石直径 <0.6cm、表面光滑、结石以下尿路无梗阻、肾功能基本正常者可给予溶石、利尿、解痉等药物，同时多饮水，适当运动，促进排石。

（3）体外冲击波碎石（ESWL）：通过X线或超声定位，用高能冲击波聚焦后作用于结石，使结石裂解直至细砂，随尿液排出体外。其适用于直径≤2cm 的肾结石及输尿管上段结石；禁用于结石远端尿路梗阻、妊娠、出血性疾病、严重心脑血管疾病等。术后常出现疼痛和血尿。如有结石残留可再次碎石，但间隔需 10～14 天以上，次数不宜超过 3～5 次。

（4）手术治疗：对较大结石以及非手术治疗无效或合并尿路严重梗阻、肾功能不全等患者应尽早手术。目前多数采用内镜手术，如经皮肾镜碎石取石术（PCNL）（图 19-5）、输尿管镜碎石取石术（URL）等，极少数采用肾盂切开取石术、输尿管切开取石术等。

图 19-5　经皮肾镜碎石取石术

（二）下尿路结石

下尿路结石包括膀胱结石和尿道结石，多继发于上尿路结石。原发性膀胱结石多与营养不良、低蛋白饮食等有关；而继发性膀胱结石多与前列腺增生、膀胱异物等有关。尿道结石常见于男性，多位于前尿道。

1. 健康史　了解患者营养和饮食情况，有无上尿路结石、膀胱异物、留置导尿、前列腺增生等病史。

2. 身体状况

（1）膀胱结石：典型表现为排尿突然中断，疼痛放射至远端尿道或阴茎头部，伴排尿困难和膀胱刺激症状。改变体位后,疼痛缓解、可继续排尿。

（2）尿道结石:排尿困难,尿滴沥,尿痛;重者可出现急性尿潴留和会阴部疼痛。

3. 心理－社会状况　排尿困难、疼痛等易使患者烦躁不安,睡眠不佳,焦虑等。

4. 辅助检查

（1）影像学检查:①B超:可发现膀胱或尿道有结石影。②X线检查:能显示绝大多数膀胱或尿道结石。

（2）膀胱尿道镜检查:能直接看到结石,同时可观察膀胱、尿道有无病变。此外,还可用于输尿管插管、膀胱内碎石和取活组织病理检查等(图19-6)。禁用于尿道狭窄、急性膀胱炎和膀胱容量<50ml的患者。检查配合:①检查前应做好解释和说明,消除患者及家属顾虑;②嘱患者排空膀胱,准备用物,清洗会阴;③将患者安置于截石位,协助医生消毒、铺巾、麻醉等,保证光源和膀胱持续灌洗,密切观察患者;④患者检查后常有肉眼血尿和尿道疼痛,嘱多饮水、多排尿,遵医嘱给予止痛、抗炎等药物。如出血多者应留院观察,进行补液和止血等治疗,必要时留置尿管。

图19-6　膀胱尿道镜检查

5. 处理原则

（1）膀胱结石:①膀胱结石<2~3cm者可采用膀胱尿道镜取石或碎石;②结石过大、过硬或合并膀胱、前列腺病变不宜行经膀胱尿道镜取石或碎石者可采用耻骨上膀胱切开取石。

（2）尿道结石:①前尿道结石可在局麻下手法取石,避免尿道切开防止尿道狭窄;②后尿道结石可用尿道探条将结石推入膀胱,再按膀胱结石处理。

【常见护理诊断／问题】

1. 急性疼痛　与结石梗阻、平滑肌痉挛、合并感染等有关。

2. 排尿障碍　与结石梗阻有关。

3. 焦虑与恐惧　与疼痛、排尿异常以及担心手术或预后等有关。

4. 潜在并发症:出血、感染、肾功能不全等。

【护理措施】

（一）一般护理

1. 饮水与活动　嘱患者多饮水,保持每日尿量2 000ml以上可减少结石形成,适当运动和改变体位促进结石排出。

2. 调整饮食　根据结石的性质调整饮食结构可减少结石形成。

（二）病情观察

观察尿液的量、颜色、性状;监测尿常规,注意有无泌尿系感染;观察有无结石排出。

（三）治疗配合

1. **肾绞痛的护理**　嘱患者卧床休息,局部热敷;遵医嘱应用解痉止痛药物,如东莨菪碱、吗啡等。

2. **药物排石的护理**　遵医嘱使用利尿、解痉、排石等药物,并指导患者观察排石情况和收集已排出的结石。嘱患者排尿于玻璃或金属容器,可看到或听到结石排出。用纱布过滤尿液收集排出结石,可用于结石成分分析。

3. **体外冲击波碎石的护理**

（1）碎石前护理:①评估重要脏器和凝血功能;②向患者及家属说明 ESWL 的过程和配合要求,缓解紧张;③碎石前3天忌食产气食物(如肉、蛋、奶等),碎石前1天服缓泻药或灌肠,碎石日晨禁食;④碎石前复查尿路平片,再次确定结石位置。

（2）碎石后护理:①术后卧床休息6小时,如无不良反应可正常饮食,鼓励患者每日饮水3 000ml 以上增加尿量促进结石排出。②肾结石碎石后常采用健侧卧位;结石位于中肾盂、肾盏、输尿管上段者采用头高脚低位;结石位于肾下盏取头低位。如碎石后患者无全身反应和明显疼痛,适当运动、变换体位可促进结石排出。③碎石后可出现血尿、感染和“石街”形成等并发症。暂时性肉眼血尿无需特殊处理,有发热等表现者给予抗感染和对症处理,较大肾结石碎石前留置双J管可预防“石街”形成。④观察结石排出和收集已排出结石(同本节药物排石的护理)。⑤定期复查尿路平片或B超,了解结石排出情况。

4. **手术治疗的护理**

（1）术前护理:①完善术前检查,评估重要脏器和凝血功能。②手术多采用截石位或俯卧位,为减少不适和配合手术,术前可指导患者进行体位练习。③有感染者控制感染,保证手术安全。

（2）术后护理:密切观察生命体征、造瘘口、切口及尿液等的情况。肾实质切开取石或肾部分切除者应绝对卧床休息2周,防止出血。

（3）肾造瘘管的护理:①妥善固定,搬运、翻身、活动时勿牵拉以免脱出;②引流管位置不得高于肾造瘘口,防止逆流引起感染;③通畅引流,保持引流管位置低于肾造瘘口,勿压迫、冲洗、折叠引流管,定期挤压防止堵塞;④观察引流液的颜色、性状和量并做好记录;⑤术后3~5天,引流尿液转清、体温正常,可考虑拔管。拔管前先夹闭24~48小时,无漏尿、腰腹痛、发热等不良反应,经瘘管造影检查证实上尿路通畅后方可拔管。为防止拔管后漏尿,应采用健侧卧位。拔管后3~4天内,嘱患者每2~4小时排尿1次,以免膀胱过度充盈。

（4）双“J”管的护理:①术后指导患者尽早取半卧位,多饮水、勤排尿,勿使膀胱过度充盈而引起尿液反流;②鼓励患者尽早下床活动,但应避免剧烈活动、过度弯腰、突然下蹲等不当活动,防止咳嗽、便秘等使腹内压升高的动作,以免双“J”管滑脱或移位;③双“J”管一般留置4~6周,复查B超或腹部平片确定无结石残留后,在膀胱镜下取出双“J”管;④带管出院期间,如出现无法缓解的膀胱刺激征、尿中有血块和发热等,及时就诊。

（5）并发症的防治：①出血：肾造瘘术后早期引流液为血性尿液，一般1~3天内颜色可转清，无需特殊处理。如术后短时间内引流出大量鲜红液体，应警惕大出血；及时报告医生并嘱患者卧床休息、勿过分紧张。夹闭造瘘管1~3小时、使用止血药、抗生素等。出血停止，生命体征平稳后，重新开放肾造瘘管。②感染：术后出现发热等表现者，遵医嘱使用抗生素，嘱患者多饮水，做好引流管的护理。

（四）心理护理

结石复发率高、治疗方法多，在治疗方案的选择上易出现困扰。护士应耐心解释，取得患者及家属的理解和配合。

（五）健康指导

1. 多饮水　成人24小时尿量应>2 000ml。

2. 饮食调节　①含钙结石者：限制钙的摄入，适当减少奶制品、豆制品、巧克力、坚果等含钙丰富的食物。②草酸盐结石者：限制富含草酸的食物，如浓茶、菠菜、番茄、芦笋、花生等。③尿酸结石者：不宜食用高嘌呤食物，如动物内脏、豆制品、啤酒等。④胱氨酸结石者：限制富含蛋氨酸的食物，如蛋、禽、鱼、肉等；宜增加水果、蔬菜、粗粮等纤维丰富的食物。

3. 特殊预防　①草酸盐结石者：口服维生素B_6可减少草酸盐排出，口服氧化镁可增加尿中草酸盐的溶解度，进而起到预防作用。②尿酸结石者：口服别嘌呤醇和碳酸氢钠，可抑制尿酸结石形成。③甲状旁腺功能亢进者：尽早手术。④长期卧床者：多活动，防止脱钙，减少尿钙排出。⑤有尿路梗阻、感染和异物者：尽早治疗。

第三节　良性前列腺增生患者的护理

📖 工作情景与任务

导入情景：

李大爷，68岁，5年前无明显诱因出现夜尿增多，4~6次/夜，伴尿等待、排尿费力，尿线分叉，尿不尽。昨晚饮酒后排尿困难加重，尿频明显，20余分钟1次，每次尿量少。并逐渐出现下腹部胀痛，现不能自行排尿。查体：T 36.6℃，P 90次/min，R 20次/min，BP 130/80mmHg。医嘱：导尿，立即。

工作任务：

1. 为李大爷实施导尿。

2. 李大爷留置导尿管期间做好导尿管的护理。

良性前列腺增生简称前列腺增生（BPH），是引起老年男性排尿障碍中最常见的一种良性疾病。前列腺增生的病因未明，老龄和有功能的睾丸是目前公认重要因素。

前列腺增生主要发生于前列腺尿道周围的移行带（图19-7）。尿道梗阻程度与前列腺体积增大不成比例，而与增生位置和形态有关（图19-8）。前列腺的平滑肌富含α肾上腺素能受体，激活后可收缩，进而增加尿道的阻力。为克服尿道阻力，膀胱逼尿肌可代偿性增生肥大。失代偿后，膀胱不能完全排空，残余尿增多，可出现充溢性尿失禁或尿潴留，甚至尿液反流、上尿路积水和肾功能损害等（图19-9）。

图19-7　前列腺正常解剖

图19-8　前列腺增生引起尿道及膀胱改变　　图19-9　前列腺增生引起的病理改变

【护理评估】

（一）健康史

了解患者年龄、生活和饮食习惯，有无烟酒等不良嗜好，平时饮水和排尿情况，有无定时排尿或憋尿习惯。有无受凉、劳累、饮酒等诱因。既往有无尿路梗阻、尿潴留、尿失禁、腹外疝等病史。

（二）身体状况

1. 尿频　是前列腺增生最常见的早期症状，夜间更为明显。

2. 排尿困难　进行性排尿困难是前列腺增生最主要的症状。典型表现为排尿延迟、断续、尿线细、尿无力、射程短、终末滴沥、排尿时间延长。

3. 尿潴留、尿失禁　受气候变化、饮酒、劳累、久坐等刺激，前列腺突然充血、水肿可导致急性尿潴留。代偿期，逼尿肌肥大、顺应性降低，发生不稳定收缩后可出现急迫性尿失禁。失代偿期，增加腹内压也很难排尿可导致慢性尿潴留和充溢性尿失禁。

知识窗

尿失禁

尿失禁是尿液不能自主控制而流出，可分以下四种类型：①完全性尿失禁：又称真性尿失禁，指尿液持续从膀胱流出，膀胱空虚。其常见于膀胱颈部和尿道括约肌受损者。②充溢性尿失禁：又称假性尿失禁，指膀胱功能完全失代偿，膀胱过度充盈，当膀胱内压超过尿道阻力时，尿液不断溢出。其常见于各种慢性尿潴留者。③压力性尿失禁：指当腹内压突然增高如咳嗽、打喷嚏、大笑等时尿液不随意地流出。女性多见，特别是多次分娩后或产伤者。④急迫性尿失禁：严重尿频、尿急，膀胱不受控制就开始排尿。其常见于膀胱严重感染。

4. 其他　合并感染或结石有尿频、尿急和尿痛，增生腺体血管破裂可有血尿，长期排尿困难可并发疝、痔、脱肛等，长期尿液反流可引起肾积水、慢性肾衰竭。

（三）心理－社会状况
长期的尿频、排尿困难等易产生烦躁、焦虑，担心手术风险可出现恐惧。

（四）辅助检查
1. 实验室检查　前列腺特异性抗原（PSA）检查，有助于排除前列腺癌。

2. 影像学检查　B超可显示前列腺增生的情况，测定膀胱残余尿量，有无膀胱结石和上尿路积水等。CT和MRI有助于前列腺癌的鉴别。

3. 尿流率测定　可确定尿道梗阻程度。检查时要求排尿量＞150ml，如最大尿流率＜15ml/s表明排尿不畅；如＜10ml/s表明梗阻较严重，有手术指征。

4. 直肠指检　可触及增大的前列腺，表面光滑、质韧而有弹性，边缘清楚，中间沟变浅或消失。

5. 病理检查　其他检查无法排除前列腺癌时，应行前列腺穿刺活检。

（五）处理原则
无明显梗阻者无需处理；梗阻较轻或不能耐受手术者，可采用非手术治疗；梗阻严重、残余尿＞60ml、出现并发症或非手术治疗无效者，可采用手术。

1. 药物治疗　常用药物有 α_1 受体阻滞剂、5α 还原酶抑制剂和植物类药物。

2. 手术治疗　经尿道前列腺切除术（TURP）适用于大多数良性前列腺增生者，是目前最常用的手术方式。

3. 其他疗法　①经尿道激光治疗,如钬激光、绿激光等;②经尿道球囊高压扩张术;③前列腺尿道网状支架;④经直肠高强度聚焦超声(HIFU)等。

【常见护理诊断/问题】

1. 排尿障碍　与膀胱出口梗阻有关。

2. 睡眠型态紊乱　与夜尿次数增多有关。

3. 潜在并发症:经尿道切除综合征(TUR综合征)、出血、尿失禁等。

【护理措施】

(一)一般护理

1. 饮食　进食易消化,营养丰富,含粗纤维的食物,防止便秘;鼓励患者白天多饮水、勤排尿、不憋尿。

2. 预防急性尿潴留　避免受凉、过度劳累、饮酒、便秘、久坐等,减少急性尿潴留发生。

3. 安全防范　夜尿频繁者,嘱患者睡前少喝水,床边备便器。起床如厕时应有人陪护,以防跌伤。

(二)病情观察

除观察排尿情况外,应注意有无慢性疾病,心、肝、肾、肺等重要脏器的功能。药物治疗者,应注意药物不良反应,加强血压等监测。手术治疗者,应加强监测,密切观察生命体征和各重要脏器功能。

(三)治疗配合

1. 急性尿潴留的护理　突发急性尿潴留者应及时留置导尿管或膀胱造瘘管,并做好管道护理。

2. 药物治疗的护理　①α₁受体阻滞剂:有头晕、直立性低血压副作用应睡前服用,改变体位宜慢,预防跌倒。②5α还原酶抑制剂:一般服药3月后方起效,停药后易复发,应坚持服药。

3. 手术治疗的护理

(1)术前护理:①老年人常合并慢性病,术前应检查重要脏器功能评估手术风险;②慢性尿潴留者应先留置导尿管引流尿液,改善肾功能;③尿路感染者遵医嘱使用抗生素控制感染;④术前指导患者正确咳嗽、有效排痰,术前晚灌肠。

(2)术后护理

1)一般护理:①术后多先平卧,生命体征平稳、无特殊不适和活动性出血后改半卧位。②卧床期间,指导患者在床上适当活动,预防下肢静脉血栓形成和压疮。下床后,应加强陪护,防止意外损伤。③术后6小时,无恶心呕吐即可进食,先流质,1~2天后无腹胀,可恢复正常饮食。留置尿管期间鼓励患者多饮水,勤排尿,预防感染。

2)导尿管的护理:术后利用导尿管的水囊压迫前列腺窝和膀胱颈,预防出血。①妥善固定:取无菌小纱布缠绕导尿管并打一活结置入尿道外口,将纱布结往尿道口轻推,直至压迫尿道外口；将导尿管固定于大腿内侧，稍加牵引，防止因坐起或肢体活动致水囊移位，影响压迫止血效果。②保持引流通畅：防止导尿管受压、扭曲、折叠。③清洁会阴：用碘伏擦洗尿道外口，每天2次。④拔管：TURP术后5～7天尿色清亮即可拔除导尿管；耻骨上前列腺切除术后7～10天后可拔除导尿管；膀胱造瘘管留置10～14天后拔除。

3）膀胱冲洗的护理：术后用生理盐水持续膀胱冲洗3～5天，可防止血凝块形成导致尿管堵塞。适用于长期留置导尿管、前列腺或膀胱手术后等患者。常用的冲洗液有生理盐水、0.02%呋喃西林、0.02%乳酸依沙吖啶（雷佛奴尔）、3%硼酸、抗生素溶液等。冲洗方法分密闭式（图19-10）和开放式。①冲洗液温度：保持在25～30℃，可防止膀胱痉挛。②冲洗速度、次数及冲洗液量应根据病情而定。一般尿色深则快，尿色浅则慢；每日冲洗2～3次；每次冲洗液量一般不超过100ml，膀胱手术后每次冲洗液量不超过50ml。③确保通畅，如不畅可采用挤捏导尿管、加快冲洗速度、增大冲洗压力、调整位置和抽吸等方法。④密切观察并准确记录尿量、冲洗量和排出量。如血尿颜色在冲洗中加深，应警惕活动性出血，及时通知医生并协助处理。

图19-10　密闭式膀胱冲洗

边学边练

实践二十一　膀胱冲洗

4）膀胱痉挛的护理：前列腺切除术后逼尿肌功能紊乱、导管刺激、血块堵塞等可诱发膀胱痉挛。表现为尿意强烈、肛门坠胀、下腹痉挛、膀胱冲洗液流速减慢甚至逆流，冲洗液血色加深，尿道及膀胱区疼痛难忍等。护理：①及时安慰，缓解患者紧张和焦虑；②保持膀胱冲洗液温度适宜，可用热毛巾湿热敷会阴部；③减少气囊/尿管囊内液体；④保持尿管引流通畅；⑤遵医嘱给予解痉镇痛药。

（3）并发症的防治

1）经尿道电切综合征（TUR syndrome）：行TURP的患者术中持续冲洗，大量的冲洗液被吸收后，血容量急剧增加，出现稀释性低钠血症。患者可在几小时内出现烦躁、恶心、呕吐、抽搐、昏迷，严重者可出现肺水肿、脑水肿、心力衰竭等，称为经尿道电切综合征，简称TUR综合征。①应密切观察病情，定期监测血清电解质变化；②一旦出现，立即吸氧、减慢输液速度，遵医嘱使用利尿剂、脱水剂，静滴3%氯化钠注射液纠正低钠血症。

2）出血：前列腺切除术后出血多与导尿管水囊移位未能有效压迫前列腺窝有关。指导患者正确下床活动，预防便秘和避免用力排便，术后早期禁灌肠或肛管排气，以预防出血。

3）尿失禁：术后尿失禁与尿道括约肌功能受损、膀胱逼尿肌功能紊乱、膀胱出口梗阻等有关，多为暂时性。可行膀胱区和会阴部热敷、针灸；鼓励患者进行提肛和膀胱功能训练。

（四）心理护理

长期睡眠不好、手术风险、长期服药等给患者及其家属增加心理负担。术后疼痛、尿失禁、出血等不适可使患者及家属紧张和焦虑。应有针对性实施心理疏导，减轻其心理负担。

（五）健康指导

避免受凉、饮酒、劳累等诱发急性尿潴留。术后 1~2 个月内避免久坐、负重、剧烈活动等，防止出血和急性尿潴留。溢尿者，做提肛训练，以尽快恢复尿道括约肌功能。前列腺经尿道切除术后 1 个月内、经膀胱切除 2 个月内避免性生活。患者术后性生活可出现逆行射精，少数可出现阳痿，先心理干预，查明原因后针对性治疗。

第四节　泌尿系统肿瘤患者的护理

泌尿系统肿瘤多为恶性，我国最常见是膀胱癌，其次是肾肿瘤。欧美多为前列腺癌。

1. 膀胱癌　绝大多数为移行细胞乳头状癌，少数为鳞癌或腺癌。多见于膀胱侧壁、后壁、三角区和顶部。根据浸润深度，将 T_{is}、T_a 和 T_1 期称为非浸润性膀胱癌；T_2 及以上称为肌层浸润性膀胱癌（图 19-11）。

图 19-11　膀胱癌局部浸润情况

2. 肾肿瘤　多为恶性。①肾癌：起源于肾小管，多为透明细胞癌，一般为单发，成人多见，瘤体为类圆形，外有包膜，可向内浸润破坏肾盂、肾盏引发血尿（图 19-12）。②肾盂癌：起源于肾盂黏膜，多为移行细胞乳头状癌（图19-13）。③肾母细胞瘤：又称肾胚胎瘤或维尔姆斯瘤，发生于胚胎性肾组织，是小儿最常见的恶性肿瘤。

图19-12　肾癌病理改变　　　　　　　　图19-13　肾盂癌病理改变

【护理评估】
（一）健康史

膀胱癌与吸烟、长期接触β-萘胺、联苯胺、4-氨基双联苯、膀胱结石、慢性膀胱炎等有关。肾癌可能与吸烟、肥胖、高血压、饮食和职业暴露（如芳香族类化合物）、遗传等有关。

（二）身体状况

1. 血尿　间歇性无痛性肉眼全程血尿是泌尿系肿瘤主要症状。膀胱癌最早和最常见的症状是血尿。肾盂癌早期可出现血尿。肾癌出现血尿表明已侵犯肾盂、肾盏。

2. 疼痛　随着肿瘤生长，肾包膜紧张或压迫腰肌等易出现腰部钝痛或隐痛。肾脏肿瘤出现血尿者，血块通过输尿管发生嵌顿时可出现肾绞痛。

3. 肿块　膀胱癌晚期，在下腹部耻骨上区可触及肿块、质硬，排尿后不消退。肾脏肿瘤瘤体较大时，腰腹部可触及肿块。腹部肿块是肾母细胞瘤最常见也是最重要的表现，常在给小儿洗澡或更衣时发现。

4. 膀胱刺激征　膀胱癌晚期因肿瘤坏死、溃疡或并发感染常出现尿频、尿急和尿痛。

5. 排尿困难或尿潴留　膀胱三角区、膀胱颈部肿瘤或肿瘤坏死物易堵塞膀胱出口，造成排尿困难甚至尿潴留。

6. 其他　可有发热、高血压、血沉增快、贫血、体重减轻、恶病质等。肿瘤发生转移时，可出现相应的表现。

（三）心理-社会状况

肿瘤早期大多无明显表现，随着病情加重，出现疼痛、肿块，一旦确诊为肿瘤常使患者产生恐惧甚至绝望。

（四）辅助检查

1. 实验室检查　尿常规可了解有无血尿和尿路感染，血常规可明确有无贫血、感染。

2. 影像学检查　①B超：是目前泌尿系肿瘤常用的检查方法。②X线检查：尿路平片可显示肾的形态，静脉尿路造影可显示肾盂、肾盏、输尿管和膀胱内壁的情况。③CT和MRI：除直接观察肿瘤大小、形态，还可了解肿瘤浸润情况。

3. 其他检查　①尿细胞学检查：收集尿沉渣，如能找到脱落的肿瘤细胞，有助于泌尿系肿瘤的诊断。②膀胱镜检查：能直接观察膀胱内情况，对可疑组织可进行活检，同时还可进行治疗。

（五）处理原则

目前肿瘤治疗多以手术为主，化疗、放疗等其他治疗为辅的综合治疗。膀胱肿瘤可行经尿道电切、膀胱部分切除和膀胱全切术，膀胱全切术后须行尿流改道和膀胱替代（常用回肠或结肠）。此外，膀胱内灌注化疗，可减少膀胱肿瘤复发。肾癌、肾盂癌、肾母细胞瘤目前最主要的治疗方法是根治性肾切除。

【常见护理诊断／问题】

1. 焦虑与恐惧　与血尿、疼痛、肿块、手术和肿瘤愈后等有关。
2. 营养失调：低于机体需要量　与长期血尿、肿瘤消耗、手术创伤等有关。
3. 体象紊乱　与膀胱全切、尿流改道术后排尿方式改变有关。
4. 潜在并发症：出血、感染、尿瘘、尿失禁等。

【护理措施】

（一）一般护理

1. 休息与活动　多休息，保证充足的睡眠，适当运动，提高抵抗力。

2. 饮食与营养　给予高热量、高蛋白、高维生素、易消化的饮食，改善就餐环境和尽量满足患者口味促进食欲，改善营养状况。胃肠功能障碍者可经静脉途径给予营养支持。严重贫血者可输血。鼓励患者多饮水，稀释尿液，减少膀胱刺激和血块堵塞。

（二）病情观察

观察生命体征和血尿、疼痛、肿块、膀胱刺激征和排尿困难等主要表现。手术治疗者，除生命体征外，重点观察引流和排尿情况，警惕并发症的发生，一旦发现及时报告医生。

（三）治疗配合

1. 术前护理　做好术前准备。膀胱癌拟行膀胱全切肠管代膀胱手术者，按肠管切除术要求做好肠道准备。尿流改道给患者带来诸多不便，应做好解释并得到患者及家属支持。

2. 术后护理

（1）体位与活动：①麻醉作用消失，生命体征平稳，膀胱肿瘤术后多采用半卧位，肾肿瘤术后可采用健侧卧位或半卧位；②无明显禁忌者尽早下床活动，肾部分切除术后需绝对卧床1～2周。

（2）饮食护理：高热量、高蛋白、高维生素和易消化饮食。膀胱癌根治术后防止便秘影响新膀胱功能，摄入足够含钠溶液预防盐丢失综合征。

（3）引流管的护理：膀胱全切、尿流改道术后引流管较多，应做好标识妥善固定，保持引流通畅。输尿管支架一般术后10～14天拔除；代膀胱造瘘管术后2～3周经造影新膀胱无尿瘘及吻合口狭窄后可拔除；原位新膀胱术后留置导尿管待新膀胱容量＞150ml后方可拔除；盆腔引流管一般术后3～5天拔除。

（4）代膀胱冲洗：因肠黏液易导致管道堵塞，术后第3天开始应行代膀胱冲洗，每日1～2次，黏液多者可适当增加。患者取平卧位，注射器抽吸温度为36℃的生理盐水或5%碳酸氢钠溶液30～50ml，从代膀胱造瘘管低压缓慢注入，然后开放导尿管引出冲洗液。如此反复多次，至冲洗液澄清为止。

（5）造口护理：①密切观察腹壁造口血运，如有异常立即报告医生；②及时清空集尿袋，保持造口周围皮肤清洁、干燥，必要时涂抹氧化锌软膏；③鼓励患者尽可能养成定时排尿习惯，最终达到不佩戴集尿袋。

（6）膀胱灌注化疗的护理：①灌注前4小时禁饮，排空膀胱；②消毒后置入导尿管，将化疗药物或卡介苗（BCG）溶于30～50ml的生理盐水，经导尿管注入膀胱；③药物需在膀胱内保留0.5～2小时，协助患者每15～30分钟变换体位1次，分别取俯、仰、左、右侧卧位；④灌注后嘱患者大量饮水，降低药物浓度，减轻对尿道的刺激。

（四）心理护理

根据患者的病情及心理状况，采取相应措施，尽可能消除焦虑和恐惧。膀胱全切术后众多管道及尿流改道，易产生恐惧和交往障碍。应耐心解释和疏导，帮助患者调整不良心理，积极面对和配合治疗。

（五）健康指导

膀胱部分切除的患者，术后定期膀胱灌注化疗，减少复发。膀胱全切的患者，指导正确更换尿袋、做好造口的自我护理和加强新膀胱功能锻炼。定期复查。

（凌志杰）

本章小结

本章重点介绍泌尿系统损伤、泌尿系统结石、良性前列腺增生和泌尿系统肿瘤患者的护理评估和护理措施；学习难点在于泌尿系统损伤、结石、良性前列腺增生和泌尿系肿瘤术后护理措施；学习过程中应加强知识迁移，积极联系医学基础和临床实际，强化工作流程，训练临床思维，提高分析问题与解决问题的能力。

? 思考与练习

1. 联系肾损伤病理类型解释各种肾损伤的身体状况。
2. 如何对尿石症患者进行饮食指导？
3. 前列腺增生患者突发急性尿潴留应如何护理？
4. 膀胱癌患者保留膀胱手术后如何预防肿瘤复发？

第二十章 │ 运动系统疾病患者的护理

20章 数字资源

学习目标

1. 具有健康的体质、良好的心理素质和较好的医护团队合作能力,关心、爱护患者,减轻患者痛苦,维护健康。
2. 掌握骨折、关节脱位、化脓性骨髓炎、骨肿瘤患者的护理评估和护理措施。
3. 熟悉骨折、关节脱位的病因、分类和临床表现;颈椎骨折、脊髓损伤、腰椎间盘突出症患者的护理评估和护理措施。
4. 了解骨折的概念、影响骨折愈合的因素、脊柱骨折的主要护理要点;产伤骨折与产瘫患儿的护理评估。
5. 学会对骨折和关节脱位患者的固定、搬运及护理方法。

工作情景与任务

导入情景:

建筑工人小王,27 岁,在工地上干活时不慎被铁架砸伤左大腿,即感疼痛,不能活动,被工友送至医院。查体见左大腿中段明显肿胀、畸形,纵向叩击痛阳性,左足背动脉扪及搏动。医嘱:左股骨正侧位 X 线检查,立即。

工作任务:

1. 正确对小王进行搬运。
2. 正确对小王进行护理评估。
3. 对小王实施正确的护理措施。

运动系统疾病是指发生在骨、关节、肌肉、韧带、肌腱、软骨以及营养和支配它们的血管、神经的疾病。这些疾病主要影响人的活动,给患者的日常生活、工作、劳动、学习带来一定的困难,严重时造成肢体残疾。护理患者时,要充分调动患者及家属的积极性,使其共同参与疾病的治疗、护理,使患肢功能得到最大程度的恢复,以提高患者的生存质量。

第一节 骨折患者的护理

一、概 述

骨折(fracture)是指骨的完整性和/或连续性中断。可由创伤和骨骼疾病所致。

(一)分类

1. 根据骨折原因分类

(1)创伤性骨折

1)直接暴力:骨折发生在受力的部位(图20-1),多为横断骨折和粉碎骨折。

图 20-1 直接暴力引起骨折

2)间接暴力:骨折发生在远离暴力作用的部位(图20-2),多为斜形骨折、螺旋形骨折、压缩性骨折。

图 20-2 间接暴力引起骨折

3)牵拉暴力:当肌肉猛烈收缩,牵拉其附着处的骨质,使其发生骨折。

4)疲劳应力:伤力较弱,但长期反复作用于骨的某个部位,导致骨折,如长途行军所致的第2、3跖骨颈骨折。

（2）病理性骨折：骨质被肿瘤、结核、骨髓炎等疾病破坏，在轻微外力作用下即可导致骨折。

2. 根据骨折端是否与外界相通分类　可分为闭合性骨折和开放性骨折。闭合性骨折者皮肤黏膜完整，细菌不易侵入骨折端。开放性骨折者皮肤黏膜的完整性破坏，骨折端与外界相通，易发生感染。

3. 根据骨折的程度及形态分类

（1）不完全性骨折：骨折后，骨的完整性或连续性仅有部分破坏中断。如颅骨、肩胛骨及长骨的裂缝骨折，儿童的青枝骨折等均属不完全性骨折。

（2）完全性骨折：骨折后，骨的完整性或连续性完全中断，多见于管状骨。根据骨折线的方向和形态可分为横形骨折、斜形骨折、螺旋形骨折、粉碎性骨折、T形骨折、嵌插骨折、压缩骨折、凹陷性骨折和骨骺分离等（图20-3）。

（1）横形骨折　（2）斜形骨折　（3）螺旋形骨折　（4）粉碎性骨折　（5）T形骨折

图20-3　完全性骨折示意图

4. 根据骨折处的稳定性分类

（1）稳定性骨折：骨折端不易移位或复位固定后不易发生再移位者，如裂缝骨折、青枝骨折、横形骨折、嵌插骨折等。

（2）不稳定性骨折：骨折端易移位或复位固定后易发生再移位者，如斜形骨折、螺旋形骨折、粉碎性骨折等。

5. 根据骨折时间长短分类　分为新鲜骨折和陈旧骨折，3周以内为新鲜骨折，3周以上为陈旧骨折。

（二）骨折愈合

1. 骨折愈合过程　根据组织学和细胞学的变化，通常将骨折的愈合过程可分为三个阶段（图20-4）

（1）血肿机化期：这一过程持续2～3周才能初步完成，骨折断端形成纤维连接，断端附近骨内外膜处形成骨样组织。

（2）原始骨痂形成期：一般需 4～8 周。断端处逐渐形成内骨痂、外骨痂、桥梁骨痂、环状骨痂和腔内骨痂，这些骨痂不断钙化加强，当其达到足以抵抗肌收缩及剪力和旋转力时，则骨折达到临床愈合。患者可拆除外固定，进行功能锻炼，逐渐恢复日常活动。

（3）骨痂改造塑型期：原始骨痂逐渐被改造成为永久骨痂，具有正常的骨结构。骨髓腔可再通，恢复骨的原形，此时可进行正常的劳动。这一过程成人大约需要 1～2 年。

（1）骨折后血肿形成　　　　　（2）血肿逐渐机化；
骨内、外膜开始形成骨样组织

（1）膜内化骨及软骨内　　　　（2）膜内化骨及软骨内
化骨过程逐渐完成　　　　　　　化骨过程基本完成

（1）外骨痂、内骨痂、环状骨痂及腔内骨形成后的立体剖面示意图　　（2）骨痂塑造形已完成

图20-4　骨折愈合过程

2. 影响骨折愈合因素　骨折的愈合过程可受多种因素的影响而致愈合延迟、不愈合或畸形愈合。影响骨折愈合因素有全身因素、局部因素和治疗因素。全身因素有年龄、发育、营养及健康状况等；局部因素有骨折的类型和数量、引起骨折的原因、骨折部位血运情况、周围软组织损伤程度、神经功能障碍、感染、软组织的嵌入；治疗因素有过度牵引、复位不及时或复位不当、固定不妥、手术操作不当、过早或不当的康复治疗。

临床应用

骨折临床愈合标准

①局部无压痛及纵向叩击痛；②局部无异常活动；③X线片显示骨折处有连续性骨痂，骨折线已模糊；④拆除外固定后，上肢能向前平举1kg重物持续达1分钟；下肢不扶拐能在平地步行3分钟，并不少于30步；连续观察2周骨折处不变形。

（三）骨折临床表现

1. 一般表现　可有肿胀、瘀斑或出血、疼痛和压痛、功能障碍等表现。

2. 特有体征

（1）畸形：骨折段移位使患肢外形发生改变，有短缩、成角、弯曲等畸形。

（2）反常活动：在没有关节的部位发生了类似关节样的反常活动。

（3）骨擦音或骨擦感：骨折端相互摩擦产生的声音或感觉。

不能为了检查特有体征而刻意搬动患肢，不可故意反复检查，以免加重周围组织特别是血管和神经的损伤。

（四）骨折并发症

骨折的并发症较多，早期并发症有休克、血管损伤、神经损伤、脂肪栓塞、骨筋膜隔室综合征、内脏损伤等；晚期并发症有坠积性肺炎、压疮、下肢深静脉血栓、感染、损伤性骨化、创伤性关节炎、关节僵硬、急性骨萎缩、缺血性骨坏死、缺血性肌挛缩等。尤其需要重点关注的并发症如下：

1. 休克　严重创伤，骨折引起大出血或重要器官损伤所致。患者有休克征象时，应积极止血、输液，有重要脏器损伤时及时处理。

2. 神经、血管损伤　骨折端刺破神经或压迫神经，使其支配肢体的感觉减退或消失，肌力减退，肢体运动功能障碍，生理反射减弱或消失。邻近的血管被骨折端刺破或压迫，使其肢体远端血液循环障碍，出现皮肤苍白、发凉、脉搏减弱或消失、肢体坏死。搬运患者时注意避免继续损伤，出现肢体远端血液循环障碍，报告医生处理。

3. 骨筋膜隔室综合征　最多见于前臂和小腿闭合性骨折。是由于骨折时出血、水肿，导致骨筋膜隔室内的压力增高，压迫血管造成急性缺血。主要表现是局部剧烈疼痛、肿胀、皮肤张力增高、有时可见到水疱，肢体呈微屈曲状态，被动伸展剧痛，远端动脉搏动减弱或消失。骨筋膜隔室综合征处理不当可导致缺血性肌挛缩等严重并发症。

4. 感染　多见于开放性骨折，细菌进入伤口内，引起化脓性骨髓炎或脓毒症。

5. 关节僵硬　骨折和关节损伤最为常见的晚期并发症。患肢长时间固定，静脉和淋巴回流不畅，关节周围组织中浆液性渗出和纤维蛋白沉积，发生纤维粘连，并伴有关节囊和周围肌挛缩，致使关节活动障碍。及时固定和积极进行康复治疗是预防和治疗关节僵硬的有效方法。

（五）辅助检查

1. 实验室检查　血常规检查可了解失血情况及骨折是否合并感染；尿常规检查可了解有无泌尿系损伤。

2. 影像学检查　所有骨折和可疑骨折的患者都要行X线正侧位平片检查，以明确骨折的程度及类型，判断治疗的效果及骨折愈合情况等。CT、MRI检查可以帮助了解结构复杂的骨折和其他组织的损伤，如脊柱骨折引起脊髓损伤的情况。

（六）处理原则

骨折的治疗原则是复位、固定和功能锻炼。复位有手法复位、手术复位、牵引复位。固定方法有外固定和内固定，外固定包括小夹板、石膏、外固定架、牵引固定（皮牵引、骨牵引、牵引带牵引）等；内固定包括螺丝钉、钢板、髓内针等。功能锻炼分为三个阶段，早期（1~2周）主要是使固定肢体中的肌肉做等长收缩，中期（2周~2个月）开始肌肉的等张收缩，即骨折上、下关节活动，后期（2个月以后）是康复的关键时期，骨折已达临床愈合标准,去除外固定,在抗阻力下进行全面锻炼。此外,内外用药(主要是用活血化瘀的药物)对骨折愈合有一定的促进作用。

二、常见四肢骨折患者的护理

常见的四肢骨折有肱骨髁上骨折、桡骨下端骨折、股骨颈骨折等。

【护理评估】

(一)健康史

了解患者的年龄、外伤经过,既往有无骨骼疾病史,如肿瘤炎症等。明确外力作用的时间、方式、性质和程度。了解患者受伤时的体位和环境,伤后立即发生的功能障碍及其发展情况,急救处理的经过等。

(二)身体状况

1. 肱骨髁上骨折　是指肱骨干与肱骨髁的交界处发生的骨折。多发生于 10 岁以下儿童,主要由间接暴力引起,可分为伸直型和屈曲型两种,以伸直型多见。主要表现手掌着地受伤后肘部出现疼痛、肿胀、皮下瘀斑,肘部后突处于半屈位。肘后三角关系正常。可有骨擦音、反常活动等;可伴有正中、桡、尺神经损伤,表现为手的感觉、运动功能障碍。可致肱动脉挫伤或受压,发生血管痉挛致前臂缺血,出现剧痛、手部皮肤苍白、发凉、麻木,被动伸指疼痛,桡动脉搏动减弱或消失,严重者可造成前臂缺血性肌挛缩(爪形手)等表现(图 20-5)。

图 20-5　前臂缺血性肌挛缩——"爪形手"畸形

2. 桡骨下端骨折　是指距桡骨下端关节面 3cm 以内的骨折。伸直型骨折(柯莱斯骨折)最多见,多为腕关节处于背伸位、手掌着地、前臂旋前时受伤。骨折的远端向桡、背侧移位,近端向掌、尺侧移位。临床表现为伤侧腕关节肿胀、疼痛、活动受限,侧面呈"餐叉状"畸形,正面呈"枪刺刀状"畸形(图 20-6)。

3. 股骨颈骨折　股骨颈骨折多发生于中、老年人,与骨质疏松导致的骨质量下降有关。股骨颈血供较差,尤其头下型骨折又造成血管损伤,不愈合率高,易发生股骨头缺血性坏死。按骨折的部位分为头下型骨折、经颈型骨折、基底部骨折。患者跌倒后髋部疼痛，移动患肢时疼痛更明显，不能站立或行走，患肢呈现轻度屈髋屈膝、内收、外旋、短缩畸形。大粗隆上移，髋部有压痛，纵向叩击痛阳性。

（1）"餐叉状"畸形　　　　（2）"枪刺刀状"畸形
图 20-6　柯莱斯骨折畸形示意图

（三）心理–社会状况

患者的心理状态取决于损伤的范围和并发症的发生，了解患者及其家属对骨折的心理反应、认知情况和对骨折复位后治疗情况及康复知识的了解。了解患者的家庭经济情况和社会支持系统。

（四）辅助检查

骨折部位 X 线检查可以显示骨折和移位情况，血尿便常规及 B 超检查可了解相关组织损伤和失血情况。

（五）处理原则

1. 肱骨髁上骨折　手法复位：肘部肿胀轻、桡动脉搏动正常者可行手法复位石膏托固定。持续骨牵引：肘部肿胀严重，已有张力性水疱者，受伤时间较长，末梢血供良好者可行尺骨鹰嘴牵引，肿胀消退后再行手法复位石膏托固定。手术治疗：手法复位失败或伴有血管、神经损伤者可行切开复位交叉克氏针内固定手术。

2. 桡骨下端伸直型骨折　手法复位外固定：手法复位在牵引下进行，复位后背侧面用石膏托或特制小夹板固定腕关节于旋前、屈腕、尺偏位，2 周后更换石膏，固定在功能位，固定期间，进行肌肉舒缩运动，拆除石膏后，进行功能锻炼。切开复位内固定：有手术指征者应切开复位，用松质骨螺钉或钢针固定。

3. 股骨颈骨折　持续皮牵引适用于无明显移位的外展嵌插骨折。一般持续皮肤牵引 6～8 周，保持患肢中立位。牵引期间注意股四头肌踝关节的功能锻炼，3 个月后考虑扶拐下地行走，但患肢不负重，6 个月后弃拐行走；手法复位内固定，对于内收型骨折和有移位的骨折应尽早给予复位，经皮多枚骨圆针或加压螺纹钉内固定术；人工股骨头置换术适用于 60 岁以上的老人，股骨头下骨折有明显移位或旋转者。

人工关节置换术

人工关节置换术是采用生物相容性与机械性能良好金属或非金属材料制成的假体置换被疾病或损伤所破坏的关节，达到切除病灶、消除疼痛、恢复活动与功能的一种关节成形术。临床上常用的有人工髋关节置换术、人工膝关节置换术等。

【常见护理诊断/问题】

1. 急性疼痛　与骨折、肢体肿胀、感染等有关。
2. 躯体活动障碍　与疼痛、制动、外固定有关。
3. 潜在并发症：感染、骨筋膜隔室综合征、关节僵硬等。

【护理目标】

1. 患者疼痛得到缓解。
2. 逐渐消除能在不影响固定的前提下得到有效的活动。
3. 未发生感染等并发症，积极配合医疗与护理。

【护理措施】

（一）现场急救护理

1. 抢救生命　骨折患者出现呼吸心脏停搏、休克、大出血、窒息、张力性或开放性气胸时，配合医生或独立进行现场急救，包括人工呼吸、胸外按压、压迫止血、给氧、输液等处理。注意观察呼吸、脉搏、血压、神志情况，并做详细记录。

2. 处理伤口　伤口用无菌敷料或现场最为清洁的布类进行包扎，以压迫止血和避免伤口进一步污染；伤口出血用绷带加压包扎，不能止血时可用止血带止血，使用止血带止血时，注意标明止血带的使用时间，每40~60分钟放松1次。如果骨折端外露，远端肢体动脉搏动减弱，可沿肢体方向稍作牵拉，使压迫解除，但不能使骨折端复位，以免细菌侵入。

3. 妥善固定　固定是骨折急救的重要措施。凡疑有骨折者均应按骨折处理。用简单的方法做骨折肢体的固定，最好用小夹板固定，也可现场取材，如树枝、木棍、木板等。必要时可利用人体进行固定，上肢用纱布绷带固定于躯干上，下肢用纱布绷带固定于健侧，以达到防止继续损伤、减轻疼痛、便于搬运的目的。

4. 搬动转运　经过简单的现场处理后，快速将患者送往附近医院进行治疗。转运患者应选用合适的转运工具，如救护车等。

（二）一般护理

1. 卧床护理　骨折患者常需要长时间卧硬板床。对长期卧床者，定时协助翻身、按摩、沐浴、洗头、剪指甲、更衣等，做好口腔及皮肤护理；保持病室环境和床单整洁，空气新鲜,增加患者舒适感;指导患者深呼吸,预防下肢静脉血栓形成以及呼吸系统等并发症。

2. 饮食护理　给患者提供高蛋白、高热量、富含维生素饮食,多吃水果、蔬菜,以防便秘;长期卧床者易发生骨质脱钙,应多饮水,预防泌尿系结石形成。

(三)病情观察

1. 生命体征　创伤严重者观察体温、脉搏、呼吸、血压。

2. 肢端血运状况　患肢末梢皮肤的色泽、温度,了解有无肿胀、青紫、感觉异常及肢体运动障碍情况;对比双侧肢体的周径,评估患肢肿胀程度,是否发生骨筋膜隔室综合征。

3. 伤口情况　对于开放性损伤或手术者,观察伤口渗血情况;观察伤口有无红、肿、热、痛、流脓等感染迹象。

(四)治疗配合

1. 小夹板固定患者的护理　小夹板固定是利用小夹板在适当部位加固定垫,绑在骨折部位肢体的外面,外扎横带,以固定骨折。护理时注意:①协助医生选择大小、型号合适的小夹板,准备衬垫物及固定垫。②夹板固定松紧适度,夹板固定的布带能上下可移动1cm或两块夹板之间能容纳成人一横指。③抬高患肢,促进血液循环,减轻肿胀和疼痛。④门诊患者,需告知亲属及患者,如果出现末梢肿胀、青紫、麻木、疼痛、活动障碍、脉搏减弱或消失,及时返院复诊;前3天每日来院复查一次,随着肿胀的加重或减轻,可能出现固定过紧或过松,以便及时调整。⑤定期拍X线片,以便了解骨折有无移位,避免发生畸形愈合,影响外观和功能。⑥指导患者进行功能锻炼。

2. 牵引患者护理　向患者及其亲属介绍牵引的意义、目的、步骤、注意事项,以取得其配合。牵引肢体局部皮肤必须用肥皂水和清水擦洗干净,去除油污。必要时剃毛,行颅骨牵引时,应剃除全部头发。了解药物过敏史。准备好牵引用物。牵引操作过程中,摆好并维持患者患肢位置,协助医生麻醉、做牵引。操作后保持有效牵引,应注意:①皮牵引时胶布、绷带有无松脱,扩张板位置是否正确;若出现移位,应及时调整。颅骨牵引时,每日检查牵引弓,并拧紧螺母,防止牵引脱落。②保持有效牵引,牵引绳不可随意放松,也不应有其他外力作用,以免影响牵引力。牵引重锤应保持悬空,牵引重量不可随意增减或移去,以免影响骨折的愈合。③保持对抗牵引力量。颅骨牵引时,应抬高床头;下肢牵引时,应抬高床尾15～30cm。若身体移位、抵住了床头或床尾,应及时调整,以免失去了牵引作用。④骨牵引患者,应保持牵引针孔周围皮肤清洁,在针孔处滴75%乙醇,每日2次,预防感染;针孔局部血痂不要随意清除,针孔处有分泌物时,用棉签拭去,严格消毒,以防痂下积脓;在搬动患者或转换体位时,避免牵引针左右移动,如发现牵引针偏移,及时报告医生,切不可随意推拉牵引针。⑤每日测量肢体长度,两侧对比,防止牵引力量不足或过度牵引。⑥告知患者和亲属牵引期间始终保持正确位置,以达到有效牵引。

3. 石膏固定患者的护理

(1)准备工作:向患者及亲属解释说明石膏固定的必要性。解释操作过程中石膏散热属正常现象,并告知患者肢体关节必须固定在功能位或所需的特殊体位,中途不能随意变动，以取得患者配合。做好石膏固定处的皮肤准备：用肥皂水及清水清洁皮肤并擦干；有伤口者更换敷料；发现皮肤异常应记录并报告医生。准备一盆温水（35～40℃）；根据固定范围的大小，选择适合的石膏卷并折叠；将准备好的石膏卷平放并完全浸没在水中，待其停止冒气泡，完全浸透后，两手持石膏卷两头取出，并向中心轻挤，以挤出过多水分。

（2）协助包扎：石膏绷带固定的类型分为石膏托固定和石膏管型固定。在石膏固定处的皮肤表面覆盖一层衬垫以防局部受压形成压疮。石膏托固定时，应注意用手掌托起石膏，切忌用手指捏、提，协助医生使用纱布卷轴绷带将石膏托妥善固定好；石膏管型固定时强调石膏绷带自肢体近端向远端包扎，松紧度适中，每圈压前一圈的1/3。暴露肢体末端，便于观察血运、感觉及运动。修整石膏边缘，伤口处开窗，以便日后换药。

（3）加速石膏凝固：石膏从硬固到完全干固需24～72小时；应创造条件加快干固，可适当提高室温或用灯泡烤灯、红外线照射烘干。但应注意石膏传热，温度不宜过高，以防灼伤。潮湿的石膏容易断裂和变形，需要搬运时，用手掌平托石膏固定的肢体，维持肢体的位置，避免石膏折断。

（4）保持石膏清洁、干燥：石膏污染时可用布蘸洗涤剂擦拭，清洁后立即擦干，避免浸湿。及时更换断裂、变形或严重污染的石膏。

（5）石膏切开与更换：肢体肿胀时，为防止血管和神经受压，可将石膏切开。切开时注意全层切开以充分减压和避免伤及皮肤。石膏管型固定后，若因肢体肿胀消退或肌萎缩而失去固定作用时，应予重新更换，以防骨折错位。

（6）石膏拆除：拆除石膏管型前向患者解释拆除的过程及感觉，协助医生保护肢体，拆除后石膏下的皮肤一般有一层暗褐色的痂皮或死皮、油脂等，其下的新生皮肤较为敏感，避免搔抓，可用温开水清洗后，涂抹护肤霜。

石膏固定患者的常见并发症有压疮、失用性骨质疏松和关节僵硬、化脓性皮炎、骨筋膜隔室综合征、石膏综合征等。骨筋膜隔室综合征的预防方法是包扎不要过紧，密切观察，及时发现，迅速减压；石膏综合征多由于大型石膏或包扎过紧，导致患者呼吸费力，进食困难，胸部发憋，腹部膨胀，预防方法为包扎石膏时适当留有余地，食量不要过多，上腹开窗等。

4. 手术患者的护理

（1）手术前护理：重点是皮肤准备，术前2～3天每日用肥皂水彻底清洗手术区皮肤，用75%乙醇消毒后用无菌布单包扎手术区，手术早晨重新消毒后更换无菌巾包扎，送手术室。开放性骨折，给予紧急处理后，进行清创术，遵医嘱注射TAT以及抗生素。

（2）手术后护理：制动、抬高患肢以促进血液循环，减轻水肿；遵医嘱使用有效的抗生素预防感染。

（五）心理护理

骨折患者及亲属的心理变化比较复杂，多与患者进行交流，耐心听取患者诉说，同情患者的心理感受，针对性地消除患者产生焦虑的因素。

（六）健康指导

告知患者出院后继续康复治疗的方法和意义；向患者和亲属详细说明有关夹板、石膏或外固定器的应用和护理知识；指导患者使用轮椅、步行辅助物，提高患者自我照顾的能力；告知患者若出现肢体肿胀或疼痛明显加重，骨折远端肢体感觉麻木、肢端发凉，夹板、石膏或外固定器械松动等，应立即到医院复查并评估功能康复的情况。

【护理评价】

1. 患者的疼痛是否消失。

2. 是否能在有效固定下适度活动，生活得到照顾。

3. 感染等并发症是否发生，若发生是否及时发现并得到有效控制。

三、脊柱骨折及脊髓损伤患者的护理

脊柱骨折（facture of the spine）又称脊椎骨折，是一种较严重且复杂的创伤性疾病，其发病率约占全身骨折的 5%～6%。脊髓损伤（spinal injury）是脊柱骨折的严重合并症，常导致截瘫，造成患者终身残疾，还会继发其他系统并发症，危及患者生命。

【病因与分类】

（一）病因

脊柱骨折绝大多数由间接暴力引起，少数因直接暴力所致。脊髓损伤是脊柱骨折的严重并发症，由于椎体的移位及碎骨块突入椎管内，使脊髓或马尾神经产生不同程度的损伤。受伤平面以下感觉、运动、反射完全消失，括约肌功能完全丧失，称完全性脊髓损伤。部分丧失称不完全性脊髓损伤，以胸腰段最多见。脊髓损伤最常见的原因是闭合性钝性外伤。

（二）分类

1. 脊柱骨折的类型

（1）根据暴力作用的方向分类：①屈曲型损伤，较常见，多发生于胸腰段交界处的椎骨。②伸直型损伤，极少见，如椎弓骨折合并椎体向后脱位。③屈曲旋转型损伤，可发生椎间小关节脱位。④垂直压缩型损伤，可引起胸、腰椎粉碎压缩骨折或寰椎裂开骨折。

（2）根据损伤的程度和部位分类：①胸腰椎骨折与脱位，包括椎体单纯压缩骨折、椎体粉碎压缩骨折和椎骨骨折脱位。②颈椎骨折与脱位，包括颈椎半脱位、颈椎椎体骨折、颈椎脱位及寰枢椎骨折与脱位。③附件骨折，常与椎体压缩骨折合并发生，如关节突骨折，椎板、椎弓根、横突和棘突骨折等。

（3）根据骨折的稳定性分类：①稳定型骨折，指单纯压缩骨折，不超过椎体原高度的1/3，骨折无移位。②不稳定型骨折，损伤较为严重，复位后容易移位。

2. 根据脊髓损伤的程度和部位分类

（1）脊髓震荡：脊髓遭受强烈震荡损伤后脊髓有暂时性功能抑制，立即发生弛缓性瘫痪。它是脊髓损伤中最轻的一种。

（2）脊髓挫伤与出血：是脊髓的实质性破坏，脊髓内部可有出血、水肿、神经细胞破坏和神经传导纤维束的中断。

（3）脊髓断裂：脊髓的连续性中断。可为完全性或不完全性脊髓断裂。不完全性常伴有挫伤，又称挫裂伤，完全性断裂预后极差。

（4）脊髓受压：骨折移位、椎体滑脱、碎骨块和破裂的椎间盘突入椎管内，直接压迫脊髓，使脊髓产生一系列的脊髓损伤的病理变化。

（5）马尾神经损伤：表现为受伤平面以下出现弛缓性瘫痪。

【护理评估】

（一）健康史

了解患者受伤的时间、暴力的性质方向和大小、作用部位，受伤时的体位、抢救措施、伤情变化、搬运方法及所用工具等。了解以往患者健康状况及应用药物情况。

（二）身体状况

1. 脊柱骨折　受伤局部疼痛、肿胀、畸形、棘突间隙加宽及局部有明显触痛、压痛和叩击痛，脊柱活动受限。胸腰段损伤时，有后突畸形。

2. 脊髓损伤

（1）脊髓震荡：损伤平面以下的感觉、运动、反射及括约肌的功能完全丧失。在数分钟或数小时内可完全恢复。属最轻微的脊髓损伤，无组织形态学病理变化。

（2）脊髓挫伤、出血与受压：表现为受伤平面以下单侧或双侧同一水平的感觉、运动、反射及括约肌的功能全部暂时消失或减弱。其预后取决于脊髓挫伤程度、出血量及受压程度及解除压迫的时间。

（3）脊髓圆锥损伤：会阴部表现为皮肤鞍区感觉障碍，大小便失禁、尿潴留和性功能障碍，双下肢感觉和运动功能正常。

（4）脊髓断裂：损伤平面以下的感觉、运动、反射及括约肌功能完全丧失。

（5）马尾神经损伤：损伤平面以下弛缓性瘫痪，有感觉及运动功能障碍，括约肌功能丧失，肌张力降低，腱反射消失。

脊髓胸腰段损伤使下肢的感觉与运动产生障碍，称为截瘫。

知识窗

截瘫指数

估计瘫痪程度常以截瘫指数来衡量，截瘫指数由运动、感觉和内脏括约肌功能（大小便）障碍程度来决定，一般分为 0、1、2 三个级，0 表示功能正常，1 表示部分功能丧失，2 表示功能完全丧失。将此三项的级别相加所得到的数值，则为截瘫指数。从截瘫指数可以大致反应脊髓损伤的程度、发展情况等，还可以比较治疗效果。

（三）心理–社会状况

了解患者对功能失调的感性认识和对现况的承受能力；患者及其家属对疾病治疗的态度；患者心理状况的改变程度等。

（四）辅助检查

1. X线检查　可显示椎体损伤情况，如压缩、粉碎及移位等。

2. CT、MRI检查　可显示脊髓受压、椎管内软组织情况等。

（五）处理原则

1. 挽救生命　优先处理危及生命的损伤，如颅脑、胸腹腔脏器损伤或休克等。

2. 急救搬运　最好采用脊柱板或担架，门板甚至木板也可。先使伤员双下肢伸直，木板放在伤员一侧，三人用手将伤员平托至木板上，或二三人采用滚动法，使伤员保持平直状态，呈一整体滚动至木板上（图20-7）。切忌用一人抬头，一人抬脚或用搂抱的搬运方法。一般胸椎和腰椎骨折采用三人搬运法，颈椎骨折采用四人搬运法，其中一位固定头部，使头和躯干保持一致，避免扭曲损伤颈髓，导致高位截瘫。

（1）滚动法　　　　　（2）平托法

图 20-7　脊柱骨折患者正确搬运方法

3. 胸腰椎骨折

（1）单纯压缩型骨折：①椎体压缩不到1/3或年老体弱不能耐受复位及固定者，可仰卧于硬板床上，骨折部位垫厚枕，使脊柱过伸，3天后开始锻炼腰背肌，第3个月开始可稍微下地活动，但以卧床休息为主，3个月后开始逐渐增加下地活动时间；②椎体压缩超过1/3的青少年和中年受伤者，可采用两桌法或双踝悬吊法复位（图20-8）。复位后石膏背心固定3个月。

（2）爆裂型骨折：①无神经症状且证实无骨折片挤入椎管者，可采用双踝悬吊法复位；②有神经症状和有骨折片挤入椎管者，不宜复位，需手术去除突入椎管的骨折片及椎间盘组织，再做植骨和内固定术。

4. 颈椎骨折

（1）稳定型颈椎骨折：轻者可用颌枕带悬吊卧位牵引复位（图20-9），有明显压缩脱位者，采用持续颅骨牵引复位。牵引重量3～5kg，复位并牵引2～3周后用头胸石膏固定3个月。

（1）两桌复位法　　　　　　　　（2）双踝悬吊复位法

图 20-8　胸、腰椎骨折的复位方法

图 20-9　颌枕带悬吊卧位牵引

（2）爆破型骨折：有神经症状者，原则上应早期手术切除碎骨片、减压、植骨及内固定。但若有严重并发伤，需待病情稳定后手术。

5. 脊髓损伤　及早稳定脊柱，合适的固定，可以防止因损伤部位的移位而产生脊髓的再损伤；及早解除脊髓压迫，是保证脊髓功能恢复的关键；同时应用激素、脱水利尿药物减轻脊髓水肿，尽早应用高压氧治疗效果较好。

【常见护理诊断/问题】

1. 躯体活动障碍　与疼痛及神经损伤有关。

2. 有体温异常的危险　与脊髓损伤、自主神经功能紊乱有关。

3. 有皮肤完整性受损的危险　与活动、感觉障碍和长期卧床有关。

4. 知识缺乏：缺乏有关功能锻炼的知识。

5. 潜在并发症：压疮、泌尿系感染、肺感染、失用综合征等。

【护理目标】

1. 患者最大限度恢复肢体功能。

2. 患者体温恢复正常。

3. 患者未发生压疮。

4. 患者能够掌握有关功能锻炼的知识，能有计划地进行功能锻炼。

5. 患者未发生并发症或及时被发现，得到了有效的治疗和护理。

【护理措施】

（一）维持呼吸功能

1. 观察患者的呼吸型态、频率、深浅，听诊肺部呼吸音，以了解有无呼吸困难及呼吸道梗阻。遵医嘱持续或间断吸氧，以增加血氧饱和度。

2. 患者床旁应备好各种急救药品和器械，如呼吸兴奋药、氧气、气管切开包、人工呼吸器、电动吸引器等。

3. 鼓励患者定时进行深呼吸及有效咳嗽训练，以利于肺部膨胀和排痰。教会患者使用呼吸训练器的方法，每2~4小时锻炼1次，用后注意评估效果。

4. 指导协助患者每2小时翻身1次，轻柔叩击胸背部，便于痰液排出。对于痰液黏稠者，可给予雾化吸入，使痰液稀释。必要时，用吸引器吸痰，或经气管镜吸痰，以保持呼吸道通畅，防止感染。

5. 用呼吸机辅助呼吸的患者，应监测动脉血气分析，以作为调整各项参数的依据。

6. 高位颈髓损伤的患者，应早期进行气管切开，减少呼吸道梗阻和防止肺部感染。气管切开的患者应按气管切开术后常规护理。

（二）病情观察

1. 在伤后48小时内应严密观察患者的生命体征，防止低血压和心动过缓的出现。尤其是在翻身或吸痰后，注意观察患者心血管和呼吸的反应。

2. 在伤后24小时内，严密观察患者的感觉、运动、反射等功能有无变化，观察病情有无加重或减轻，如有变化立即通知医生。

3. 留置导尿管，监测尿量，准确记录每日出入量。

4. 维持体温正常　严密监测体温变化，颈部脊髓损伤时，由于自主神经系统功能紊乱，对周围环境温度的变化，失去调节和适应的能力，患者常出现高热（40℃以上），或低温（35℃以下），体温异常是病情恶化的征兆。高温时应用物理降温法，如使用冰袋冷敷、乙醇擦浴、冰水灌肠，同时调节环境温度，降低室温、通风散热等；低温时应注意对患者进行保暖，如加盖毛毯，关闭门窗，升高室温等。

（三）生活护理

1. 增强自理能力　及时进行康复治疗，教会患者如何自行完成进食、穿衣、沐浴等基本活动，以提高患者独立生活的能力；损伤后完全丧失行走能力必须依靠拐杖及轮椅者，应掌握拐杖及轮椅的使用技巧。

2. 训练规律排便　排便训练，要求患者每天固定时间排便：如无禁忌，应摄足够的液体，每天至少2 000ml，以利于排便；增加膳食纤维的摄入，如粗粮、粗纤维蔬菜、新鲜水果等，以刺激肠蠕动；必要时，可应用栓剂或缓泻剂进行治疗。便秘者可沿结肠方向从右向左做腹部按摩，每日2~3次，以促进肠蠕动和肠内容物移动。如2~3天未排便时，可给予缓泻剂，必要时灌肠。对6~7天未排便的患者，其粪便常不易排出，可戴手套，手指涂润滑剂将干粪块掏出。

3. 促进规律排尿　仔细观察并记录尿量、颜色及清晰度,定期检查腹部体征,评估患者膀胱功能受损情况。急性期后,应用诱导方法刺激排尿,如听流水声,会阴部热敷,腹部按摩膀胱等。损伤初期,应留置尿管,持续引流尿液并记录尿量,以防膀胱过度膨胀。2~3周后改为每4~6小时开放1次尿管,或白天每4小时导尿1次,晚间6小时导尿1次,以防膀胱萎缩。

(四)并发症的护理

1. 压疮　脊髓损伤的患者,因长期卧床,皮肤感觉减弱或消失,自主神经功能紊乱导致局部缺血,身体的骨隆突处易发生压疮且极难愈合。防治措施:每2~3小时翻身1次,以减轻局部压迫。保持床单清洁、整齐无折叠;保持皮肤干燥并定期按摩;对已经形成的压疮且面积较大、组织坏死较深者,应按外科原则处理创面。

2. 泌尿系感染　脊髓损伤的患者因膀胱功能障碍、尿潴留、长期留置尿管或液体摄入不足等,易发生泌尿系感染。防治措施:①保持会阴部清洁。②尿潴留和排尿失禁的患者,应留置尿管,插导尿管时,需严格无菌操作,保持尿管引流通畅。③损伤早期,留置尿管应持续开放,使膀胱排空,减少感染发生的机会;2~3周后,应夹闭导尿管,每4~6小时开放1次,使膀胱充盈,以训练膀胱的自主节律性,避免膀胱萎缩。④长期留置尿管者,要防止导尿管发生阻塞或引流不畅,导致逆行感染。⑤膀胱冲洗:长期留置导尿管的患者,必要时进行膀胱冲洗,以冲出膀胱内积存的沉渣。⑥鼓励患者多饮水,每日争取饮水3 000ml,使排尿每日在1 500ml以上,以利于尿液的稀释,避免结石形成。

3. 肺部感染　鼓励患者定时进行深呼吸及有效咳嗽训练,定时翻身、拍背,以利于痰液排出。痰液黏稠时,给予超声雾化吸入,雾化液中加入庆大霉素、α糜蛋白酶、地塞米松等,以达到抗感染、稀释痰液的目的。每日2~3次,每次15~20分钟。对于年龄较大,分泌物多,且不易排出者,应早期行气管切开术,以防肺部感染。另外注意保暖,避免因受凉而诱发上呼吸道感染。

(五)心理护理

应关心体贴患者,随时了解患者及其家属的心理变化和情绪波动,帮助患者最大限度的自理,保持患者自尊感,增强自信心。

(六)健康指导

指导患者按计划进行功能锻炼;指导患者进行排尿、排便训练;教会患者正确起坐和使用轮椅;教会患者及家属皮肤护理及预防压疮的方法。

【护理评价】

1. 患者是否最大限度地恢复肢体功能。

2. 患者是否体温维持在正常范围,无高热或低温等现象。

3. 患者是否皮肤完整无损伤。

4. 患者是否掌握有关功能锻炼的知识,能有计划进行功能锻炼。

5. 患者是否发生压疮、泌尿系感染、肺感染、失用症。

四、骨盆骨折患者的护理

骨盆骨折（pelvic fracture）约占全身骨折的 1.5%，常合并静脉丛和动脉大量出血，以及盆腔内脏器的损伤。

【病因】

骨盆骨折多由强大的直接暴力挤压骨盆所致。年轻人骨盆骨折主要是由于交通事故和高处坠落引起，老年人最常见的原因是跌倒。

【护理评估】

（一）健康史

了解患者受伤的时间、暴力的性质方向和大小、作用部位，受伤时的体位、抢救措施、伤情变化、搬运方法及所用工具等。了解以往患者健康状况及应用药物情况。

（二）身体状况

1. 症状　患者髋部肿胀、疼痛，不敢坐起或站立，多数患者存在严重的多发伤。有大出血或严重内脏损伤者可有休克早期表现。

2. 体征

（1）骨盆分离试验与挤压试验阳性：检查者双手交叉撑开两髂嵴，骨折的骨盆前环产生分离，如出现疼痛即为骨盆分离试验阳性。检查者用双手挤压患者的两髂嵴，伤处出现疼痛为骨盆挤压试验阳性。在做上两项检查时偶尔会有骨擦感。

（2）肢体长度不对称：用皮尺测量胸骨剑突与两髂前上棘之间的距离，骨盆骨折向上移位的一侧长度较短。也可测量脐孔与两侧内踝尖端的距离。

（3）会阴部瘀斑：是耻骨和坐骨骨折的特有体征。

（三）心理-社会状况

骨折引起的疼痛、行动障碍等，常使患者表现出忧虑、失眠、烦躁、情绪异常。

（四）辅助检查

X线和CT检查能直接反映是否存在骨盆骨折及其类型。

（五）处理原则

首先处理休克和各种危及生命的合并症，再处理骨折。

1. 非手术治疗

（1）卧床休息：骨盆边缘骨折、骶尾骨骨折应根据损伤程度卧床休息 3~4 周，以保持骨盆的稳定。

（2）复位与固定：不稳定型骨折可用骨盆兜悬吊牵引、髋人字石膏、骨牵引等方法达到复位与固定的目的。

2. 手术治疗

（1）骨外固定架固定术：适用于骨盆环两处骨折患者。

（2）切开复位钢板内固定术：适用于骨盆环2处以上骨折患者，以保持骨盆的稳定。

【常见护理诊断/问题】

1. 组织灌注量不足　与骨盆损伤、出血等有关。

2. 排尿和排便型态异常　与膀胱、尿道、腹腔内脏器或直肠损伤有关。

3. 有皮肤完整性受损的危险　与骨盆骨折和活动障碍有关。

4. 躯体活动障碍　与骨盆骨折有关。

【护理目标】

1. 患者组织灌注量得以改善。

2. 患者排尿和排便型态正常。

3. 患者未发生皮肤受损。

4. 患者躯体活动正常。

【护理措施】

1. 补充血容量和维持正常的组织灌注

（1）观察生命体征：骨盆骨折常合并静脉丛及动脉出血，出现低血容量性休克。应注意观察患者的意识、脉搏、血压和尿量，及时发现和处理血容量不足。

（2）建立静脉输液通路：及时按医嘱输血和补液，纠正血容量不足。

（3）及时止血和处理腹腔内脏器损伤：若经抗休克治疗和护理仍不能维持血压，应及时通知医师，并协助做好手术准备。

2. 维持排尿排便通畅

（1）观察：注意患者尿量、色泽及有无排尿困难，有无腹胀和便秘。

（2）导尿护理：对于尿道损伤致排尿困难者，予以留置导尿，并加强尿道口和导尿管的护理，保持导尿管通畅。

（3）饮食：鼓励患者多食富含膳食纤维食物、新鲜水果和蔬菜，多饮水，以利大便通畅。

（4）通便：明显便秘的患者，可根据医嘱给予开塞露等通便。

3. 皮肤护理

（1）保持个人卫生清洁：注意卧床患者的皮肤护理，保持皮肤清洁、健康和床单平整干燥，按时按摩受压部位，防止发生压疮。

（2）体位：协助患者更换体位，骨折愈合后方可向患侧卧位。

【护理评价】

1. 患者是否组织灌注量得以改善。

2. 患者是否排尿和排便型态正常。

3. 患者是否未发生皮肤受损。

4. 患者是否躯体活动正常。

第二节 关节脱位患者的护理

组成关节的各骨面失去正常的对合关系称为关节脱位。

【病因】

1. 创伤 外来暴力作用于正常关节引起的脱位,多发生于青壮年,是脱位最常见的原因。

2. 病理改变 由于关节疾病导致关节结构发生病变,骨端遭到破坏,不能维持关节面正常的对合关系。

3. 先天性关节发育不良 胚胎发育异常导致关节先天性发育不良,出生后即发生脱位且逐渐加重。

4. 习惯性脱位 创伤性脱位后,关节囊及韧带松弛或在骨附着处被撕脱,使关节结构不稳定,轻微外力即可导致再脱位,如此反复,形成习惯性脱位。

【分类】

1. 按脱位程度分类 分为全脱位与半脱位。前者指关节面对合关系完全丧失,后者指关节面对合关系部分丧失。

2. 按脱位发生的时间分类 分为新鲜性脱位与陈旧性脱位。脱位发生在 2 周以内称新鲜性脱位;关节脱位发生在 2 周以上称陈旧性脱位。

3. 按脱位后关节腔是否与外界相通分类 分为开放性脱位和闭合性脱位。开放性脱位者脱位关节腔与外界相通;闭合性脱位患者局部皮肤完好,脱位处不与外界相通。

【护理评估】

(一)健康史

了解受伤的经过,暴力的大小、性质、受伤部位、受伤的时间及治疗情况;了解有无其他疾病病史。

(二)身体状况

1. 一般表现 关节疼痛、肿胀、局部压痛,关节功能障碍。

2. 专有表现 畸形、弹性固定、关节腔空虚。

(1)肩关节脱位:在关节脱位中最为多见,多由间接暴力所引起。可分为前脱位、后脱位、下脱位和盂上脱位四种类型,以前脱位多见。主要表现为患肩疼痛、肿胀、功能障碍,弹性固定,功能受限,常用健手托扶患侧前臂。三角肌塌陷,呈"方肩"畸形(图 20-10),关节盂空虚,在关节盂外可触及肱骨头。杜加斯征(Dugas sign,也称搭肩试验)阳性:患侧手掌搭于健侧肩上时,肘部不能紧

方肩畸形 →

图 20-10 肩关节前脱位,方肩畸形

贴胸壁；如果肘部紧贴胸壁，患侧手掌不能搭于健侧肩上。

（2）肘关节脱位：发生率仅次于肩关节脱位，好发于10~20岁青少年，多为运动损伤。肘关节脱位多由间接暴力所引起，根据脱位的方向可分为后脱位、侧方脱位和前脱位，以后脱位多见（图20-11）。主要表现为肘部疼痛、肿胀、活动障碍，畸形，弹性固定于半屈位，患者以健手托住患侧前臂。肘后空虚，可摸到凹陷，尺骨鹰嘴明显向后突出，肘后三角失去正常关系。

側位观　　　　　　正位观

图20-11　肘关节后脱位合并桡侧脱位畸形

（3）髋关节脱位：发生率较低，只有在强大的暴力作用和特殊姿势下才能导致脱位，往往同时合并骨折。按股骨头脱位后的位置可分为后脱位、前脱位和中心脱位（图20-12），其中以后脱位最为常见主要表现为患侧髋关节疼痛，主动活动功能丧失，被动活动时引起剧痛。髋关节后脱位时，患侧下肢呈屈曲、内收、内旋和短缩畸形，臀后隆起，可触及脱位的股骨头。髋关节前脱位时，患侧下肢呈外展、外旋和屈曲畸形。

（1）后脱位　　　　（2）前脱位　　　　（3）中心脱位

图20-12　髋关节脱位典型畸形

（三）心理－社会状况

脱位后关节疼痛、功能障碍以及关于预后等的忧虑，常使患者产生焦虑和烦躁情绪。

（四）辅助检查

X线检查可了解脱位的程度、类型、是否合并骨折；必要时CT检查进一步了解是否合并有骨折及骨坏死。

（五）处理原则

关节脱位治疗的原则是复位、固定、功能锻炼。对于新鲜的闭合性脱位，采用手法复位外固定。对于开放性脱位及早进行清创缝合，复位固定。对于陈旧性脱位、手法复位失败或合并有关节内骨折者应切开复位内固定。

1. 肩关节脱位　一般在局麻下行手法复位，常用手牵足蹬法（Hippocrates法）及悬垂法（Stimson法）。少数手法复位失败者采用手术切开复位。复位后可用长臂石膏托将关节固定于内收、内旋位，屈肘90°，患侧前臂用三角巾悬吊于胸前，一般固定3周左右。固定期间须活动腕部与手指，解除固定后，鼓励患者主动进行肩关节各方向活动的锻炼。

2. 肘关节脱位　尽早手法复位，对于手法复位失败者及超过3周的陈旧性肘关节脱位应施行切开复位。复位后用长臂石膏托固定肘关节于屈曲90°位，前臂用三角巾悬吊于胸前，一般固定2～3周。在固定期间即开始肌肉的伸缩锻炼，如伸掌、握拳、手指屈伸等活动，同时在外固定保护下做肩、腕关节活动。解除固定后应尽早练习肘关节屈、伸和前臂旋转活动。

3. 髋关节脱位　髋关节脱位后，最好于24小时在麻醉下行手法复位，常用的复位方法有提拉法（Allis法）和悬垂法（Stimson法）。对于闭合复位失败者应采用手术切开复位加内固定。复位后置下肢于外展中立位，持续皮肤牵引或穿丁字鞋固定患肢2～3周。制动早期，应鼓励患者进行患肢股四头肌的等长收缩锻炼，2～3周后开始活动关节，4周后可扶拐下地，3个月内患肢不能负重。

【常见护理诊断／问题】

1. 急性疼痛　与关节脱位及关节周围软组织损伤有关。
2. 躯体移动障碍　与脱位后关节功能障碍及伤肢固定有关。
3. 潜在并发症：周围神经、血管损伤等。

【护理目标】

1. 患者主诉疼痛症状缓解。
2. 患者脱位关节活动能力得到改善。
3. 患者未出现血管及神经损伤，若发生能被及时发现和处理。

【护理措施】

（一）急症护理

开放性脱位，积极做好清创前的准备，及时配合医生实施清创术。闭合性脱位，及时配合医生进行复位、固定。固定期间做好常规的护理工作。

（二）非手术治疗的护理及手术前的护理

1. 病情观察　观察局部肿胀和血肿情况，复位后症状和体征是否消失，有无再脱位的危险。复位后病情有无好转，如感觉、运动、反射是否正常，末梢血运有无改变，动脉搏动是否正常。

2. 治疗配合

（1）解除疼痛：及时复位，妥善固定，必要时遵医嘱使用止痛剂。

（2）固定：复位后保持有效的固定。

（3）体位：抬高患肢，以利于静脉回流，减轻肿胀。关节脱位经手法复位后，应注意保持患肢于关节的功能位。

3. 心理护理　了解患者的心理反应，正确引导患者正视疾病。给予解释安慰，减轻紧张心理，使其树立起战胜疾病的信心，配合治疗和护理。

（三）手术后的护理

1. 病情观察　手术后密切观察生命体征，直至平稳。观察伤口有无渗血，渗血的量和速度；观察肢体远端动脉搏动情况，有无肿胀；观察肢体远端的感觉和运动情况，了解神经是否损伤。

2. 治疗配合　伤口出血较多，协助医生包扎止血；伤口有感染迹象，及时进行换药，必要时遵医嘱使用有效的抗生素。

（四）健康指导

向患者讲述复位后固定、防止习惯性脱位的重要性。指导患者进行正确的功能锻炼：在固定期间，非固定关节进行关节的活动锻炼，固定关节进行肌肉舒缩活动。在外固定解除后逐渐地进行肢体功能的主动锻炼，防止肌肉萎缩及关节粘连。肩关节脱位主要锻炼前屈、后伸、旋转、环转、上举等功能；肘关节脱位主要锻炼屈、伸功能；髋关节脱位主要锻炼屈、伸、内收、外展、负重、行走功能。

【护理评价】

1. 患者是否疼痛缓解或得到有效控制。

2. 患者是否关节功能恢复，自理能力改善。

3. 患者是否发生血管、神经损伤，若发生能及时发现并进行治疗和护理。

（邹　亮）

第三节　化脓性骨髓炎患者的护理

化脓性骨髓炎是化脓性细菌引起的骨膜、骨皮质和骨髓组织的炎症。按病程发展分为急性骨髓炎和慢性骨髓炎；感染途径主要有血源性感染、邻近感染灶和创伤后感染，以急性血源性化脓性骨髓炎最常见。

引起化脓性骨髓炎的主要原因是细菌入侵,多见于抵抗力低下的儿童,好发于长骨的干骺端,以胫骨近端和股骨远端最常见。最常见的致病菌是溶血性金黄色葡萄球菌,其次是乙型溶血性链球菌。基本病理变化是脓肿、骨质破坏、骨吸收和死骨形成,同时出现反应性骨质增生。早期以骨质破坏为主,晚期以死骨形成为主。

【护理评估】

(一)健康史

了解患者发病前身体其他部位有无感染和受伤史,采取过哪些治疗措施,治疗效果如何。既往有无药物过敏史和手术史等。

(二)身体状况

1. 急性血源性骨髓炎　本病起病急骤,出现寒战、高热,体温达39℃以上。有明显的毒血症状。患儿可烦躁不安、惊厥。严重时发生昏迷或感染性休克。患处持续性剧痛及深压痛,患肢活动受限。当骨膜下脓肿形成或已进入软组织中,患肢局部红、肿、热、痛或有波动感。脓肿可穿破皮肤形成窦道。

2. 慢性骨髓炎　在病变不活动阶段可以无症状,骨失去原有的形态,患肢增粗变形,缩短畸形,局部皮肤色素沉着,窦道口肉芽组织突起。当患者抵抗力降低时可以导致急性发作,表现为发热,患肢疼痛,局部软组织红、肿、热及压痛,窦道口排出脓液和死骨。

(三)心理-社会状况

儿童患者因疾病疼痛的折磨、活动受限及学习中断而影响身心健康和成长;患者亲属会因突如其来的打击产生焦虑和担心;慢性骨髓炎因病程长,反复发作,行动不便以及对预后的担心常会使患者及亲属产生绝望的情绪反应。

(四)辅助检查

1. 实验室检查

(1)血液检查:急性期血液中白细胞计数明显增高,中性粒细胞比值可占90%以上。

(2)细菌学检查:血液细菌培养阳性;排出脓液应作细菌培养及药物敏感试验,以供治疗时选择敏感的抗生素。

2. 影像学检查

(1)X线检查:早期X线表现不明显。发病2周后可出现病骨干骺端散在的虫蚀样骨质破坏,密质骨破坏变薄,亦可见密度很高的死骨形成。

(2)CT、MRI检查:CT可以较早发现骨膜下脓肿及死骨。MRI有助于早期发现骨组织炎性反应。

3. 局部分层穿刺　抽出脓液可以确诊。

(五)处理原则

1. 急性骨髓炎　非手术治疗应早期、联合、足量应用抗生素。患肢制动并固定于功能位,预防关节挛缩畸形及病理性骨折。给予全身支持疗法。若早期应用抗生素治疗

48～72 小时仍不能控制感染，应尽早手术。手术方式有钻孔引流或开窗减压两种，于骨腔内放置 2 根引流管作持续冲洗引流。

2. 慢性骨髓炎　以手术治疗为主，其原则是清除死骨和炎性肉芽组织、消灭无效腔和切除窦道。慢性骨髓炎急性发作时不宜行病灶清除，仅行脓肿切开引流。

【常见护理诊断/问题】

1. 体温过高　与急性化脓性细菌产生的毒素被吸收有关。

2. 急性疼痛或慢性疼痛　与炎症刺激及骨髓腔内压力增加有关。

3. 躯体活动障碍　与疼痛及患肢制动有关。

4. 潜在并发症：病理性骨折、脓毒血症等。

【护理措施】

（一）一般护理

1. 体位　全身麻醉未清醒时采取去枕平卧位，头偏向一侧，以防误吸。术后因行连续冲洗与吸引，需卧床休息，定时协助患者翻身，防止压疮发生。

2. 饮食　高蛋白、高热量、高维生素、富含纤维饮食，多吃水果和蔬菜。高热期间，给予流质或半流质饮食。

3. 其他　降温、输液同时加强生活护理。

（二）病情观察

观察生命体征及局部红、肿范围变化，了解治疗效果；观察畸形、反常活动判断是否出现病理性骨折；测量肢体的周径，了解骨骼增粗变形情况；观察邻近关节运动度，了解关节强直情况；观察并记录引流液及灌洗液的量及性状。

（三）治疗配合

1. 控制体温　高热者给予物理降温，必要时遵医嘱给予药物降温。

2. 控制感染　遵医嘱选用敏感而有效的抗生素。体温正常后，应继续使用抗生素 3 周，以巩固疗效。

3. 全身支持　遵医嘱补液，纠正水、电解质紊乱及酸碱平衡失调。遵医嘱少量多次输新鲜血液或血浆，以提高患者的机体抵抗力、纠正贫血、低蛋白血症。

4. 缓解疼痛　抬高患肢以利静脉回流，减轻肿胀或疼痛；限制患肢活动，必要时用石膏托或皮牵引固定于功能位，以缓解肌痉挛，解除疼痛，防止患肢畸形，防止发生病理性骨折；搬动肢体时，应协助支托上、下关节，动作轻柔，避免压迫患处，加重疼痛。

5. 灌洗引流的护理　应保持冲洗、引流通畅。滴入管应高出床面 60～70cm，以 1 500～2 000ml 抗生素溶液作连续 24 小时滴注；引流瓶应低于患肢 50cm，以利引流（图 20-13）。冲洗期间，密切观察并记录冲洗液的量、颜色、性状。若出入量差额较大时，提示有管道的堵塞，应调整引流管位置，加大负压吸引力或加压冲洗，以冲出管道内的阻塞物。引流管一般放置 3 周，当体温正常、引流通畅、引流液连续三次培养阴性即可拔除引流管。

图 20-13　骨腔内闭合冲洗吸引法塑料管的放置

（四）心理护理

护理人员应关心患者及其亲属，尤其是小儿更需要同情和关爱。骨髓炎的脓性引流液常因有恶臭味使患者自尊受损，耐心向患者解释，同时可以促进室内空气流通、使用空气清新剂等减少患者不安。

（五）健康指导

1. 加强饮食营养，提高机体抵抗力，防止疾病复发。

2. 慢性骨髓炎易复发，出院后应注意自我观察，定期复诊。

3. 告知患者每日进行肌肉的等长收缩练习及关节的被动活动或主动活动，避免患肢功能障碍。

4. 指导患者使用拐杖、助行器等辅助器材，减轻患肢负重防止发生病理性骨折。

第四节　颈肩痛与腰腿痛患者的护理

引起颈肩痛、腰腿痛的主要疾病包括颈椎病和腰椎间盘突出症。

一、颈椎病患者的护理

颈椎病（cervical spondylosis）是因颈椎间盘退行性变及其继发性改变，刺激或压迫相邻脊髓、神经、血管等组织而表现出的一系列临床症状和体征。颈椎病主要分为神经根型、脊髓型、椎动脉型及交感神经型四型，以神经根型最常见。

【病因病理】

1. 颈椎间盘退行性变　是最基本的原因。退行性变引起颈椎之间不稳定、骨质增生与椎间盘突出，导致椎间孔与椎管狭窄，刺激与压迫神经根、脊髓及椎动脉。

2. 损伤　急性损伤加重已退行性变的颈椎和椎间盘损害而诱发颈椎病；慢性损伤加速颈椎退行性变过程。

3. 颈椎发育性椎管狭窄　颈椎先天性椎管狭窄基础上的轻微退行性变，都可出现压迫症状。

【护理评估】

（一）健康史

了解患者的年龄、职业等情况，其职业是否与头颈部的频繁活动或长期伏案工作有关。有无颈部损伤史、伤后治疗及康复情况。

（二）身体状况

根据受压或刺激的组织不同，临床上将颈椎病分为以下几种类型：

1. 神经根型　此型最常见。由于颈椎退行性变压迫或牵拉脊神经根所致。主要表现为与脊神经根分布区相一致的感觉、运动及反射障碍。其典型表现为颈肩痛、前臂桡侧痛、手的桡侧三指痛。检查颈部活动受限，颈肩部有压痛；相应的神经根支配区出现感觉异常、肌肉萎缩；腱反射早期活跃，中后期减退或消失。臂丛神经牵拉试验阳性（Eaten test）：检查者一手扶患侧颈部，一手握患腕，向相反方向牵拉，此时因臂丛神经被牵张，刺激已受压神经根而出现放射痛。椎间孔挤压试验阳性（spurling test）：患者端坐，头后仰并偏向患侧，检查者用手掌在其头顶加压，出现颈痛并向患手放射。

2. 脊髓型　此型最严重。因颈椎退行性变导致脊髓受压。上肢表现有手部麻木，活动不灵，精细活动障碍，握力减退；下肢无力、麻木，步态不稳，有踩棉花样感觉，足尖拖地；躯干有紧束感；随着病情加重出现大小便功能障碍，可发生自上而下的上运动神经元性瘫痪；腱反射亢进，巴宾斯基征阳性，髌阵挛、踝阵挛阳性。

3. 交感神经型　表现为交感神经兴奋或抑制。兴奋症状有头痛或偏头痛、视物模糊、畏光、眼窝胀痛，心率增快，耳鸣、听力障碍，多汗。抑制症状有头昏、眼花、流泪、心动过缓、血压下降等。

4. 椎动脉型　眩晕是主要症状，转动头部时眩晕加重。有时出现猝倒，是本型特有症状。视觉障碍表现为弱视或失明、复视，短期可恢复。

（三）心理－社会状况

颈椎病症状复杂，反复发作，患者常因此焦虑或烦躁。

（四）辅助检查

1. 颈椎 X 线检查　正、侧位片可见颈椎病变，椎间隙狭窄或增生，颈椎生理前凸减少、消失或反常；斜位片可见椎间孔变形、缩小；过伸、过屈位片可见颈椎不稳。

2. CT、MRI 检查　可见椎间盘突出，椎管、神经根管狭窄及脊髓、脊神经受压情况。

（五）处理原则

颈椎病的处理原则：改善受压，减轻症状，促进循环。

1. 非手术治疗　神经根型、交感神经型和椎动脉型颈椎病主要行非手术治疗,包括牵引、理疗、应用颈托、药物治疗等。

2. 手术治疗　目的是使脊髓和神经得到充分减压,获得颈椎稳定性。常用手术方式有颈椎间盘切除、椎间植骨融合、前路侧方位减压、椎管成形术等。

【常见护理诊断/问题】

1. 疼痛　与炎症、神经根受刺激或压迫、交感神经兴奋、椎动脉供血不足等有关。

2. 焦虑　与担心治疗效果不佳、手术风险较大有关。

3. 躯体活动障碍　与脊髓受压或术后活动受限有关。

【护理措施】

(一)术前护理

1. 一般护理

(1)体位:自由体位,避免长久静坐。椎动脉型颈椎病避免头颈急速旋转,以防猝倒。

(2)饮食:高热量、高蛋白、丰富维生素与粗纤维食物,多饮水,以预防便秘。

2. 病情观察　观察牵引效果,头颈痛的变化,肢体运动和感觉改变。观察药物疗效及副作用。

3. 治疗配合

(1)牵引治疗:常用颌枕带牵引,适用于脊髓型以外的各型颈椎病。取坐位或卧位,头微屈。牵引重量2~6kg,每次0.5~1小时,每日1~2次,15天为一疗程,牵引后症状加重者,应改用其他方法。

(2)应用颈托:适用于慢性病例,能限制颈椎过度活动,不影响患者行动。

(3)物理治疗:可加速炎性水肿消退和松弛肌肉,如超短波、红外线热疗等。

(4)遵医嘱用药:非甾体抗炎药、肌肉松弛剂及镇静剂等均属对症治疗药物,但长期使用可产生一定副作用,故宜在症状剧烈、严重影响生活及睡眠时才短期交替使用。

(5)推拿按摩:对缓解肌肉紧张、改善局部血液循环有一定效果,但对脊髓型颈椎病易导致脊髓损伤,因而要禁用。

4. 心理护理　由于病程长,手术风险较大,患者及家属均担忧预后,恐惧手术,应做好心理疏导,使其有充分的思想准备,从而增强信心,配合治疗。

(二)术后护理

1. 一般护理

(1)体位:平卧位或半卧位,颈部两侧置沙袋或佩戴颈围,松紧适度,搬动患者或翻身时切勿旋转颈部。

(2)其他:做好自理能力缺陷患者的生活护理、皮肤护理、呼吸道护理、大小便护理。

2. 病情观察　密切观察生命体征,如有病情变化,及时报告。

3. 伤口护理

(1)观察颈部敷料有无被渗血湿透,一旦湿透及时更换敷料。

（2）观察颈部组织有无肿胀，检查颈部软组织张力情况。

（3）观察呼吸情况，注意患者是否感到憋气、呼吸困难，因出血达到一定量时，局部肿胀压力增高而气管受压。

（4）妥善固定引流管，保持引流通畅，勿扭曲受压；记录引流物量、性质。

4. 并发症的预防和护理

（1）呼吸困难：是前路手术后最危急的并发症，一般多发生在术后 1~3 天；主要原因有切口内出血、喉头水肿压迫气管等。患者一旦出现呼吸困难、烦躁、发绀，应立即通知医生，并做好气管切开及再次手术的准备。

（2）其他常见并发症：有脊髓、神经损伤、植骨块移位、脱落、切口感染、肺部感染、压疮等，术后应注意观察，以便及时发现问题并处理。

5. 心理护理　向患者讲解治疗护理措施，关心患者，使其增强战胜疾病的信心，配合治疗。

（三）健康指导

（1）鼓励患者生活自理：病情许可时，帮助和指导患者做颈部功能锻炼，逐渐加大活动范围，促进恢复自理能力。

（2）选择正确睡眠姿势：枕头宜选用透气性好、松软适宜的材料，中间低两头高，长度以超过肩宽 10~16cm，高度以头颈部枕后 10cm 高为宜，睡姿以保持颈胸腰自然屈曲，髋膝略屈曲为佳。

（3）避免颈部受伤：长期伏案工作者应间歇远视以缓解颈部肌肉慢性劳损，乘车时应抓好扶手，系好安全带，以防急刹车扭伤颈部。

二、腰椎间盘突出症患者的护理

腰椎间盘突出症（lumbar disc herniation）是因腰椎椎间盘变性、纤维环破裂、髓核组织突出刺激或压迫马尾神经或神经根引起的一系列症状和体征的疾病，是腰腿痛最常见的原因。其好发于 L_4~L_5 和 L_5~S_1。可分为膨隆型、突出型、脱垂游离型、施莫尔结节及经骨突出型。腰椎间盘退行性变和损伤是腰椎间盘突出症的主要原因。

【护理评估】

（一）健康史

了解有无腰部急性或慢性损伤史，了解受伤经过及诊疗情况，排除结核病史；了解有无其他部位的肿瘤，治疗经过及疗效。

（二）身体状况

1. 腰痛　是最早出现的症状。多为持久性钝痛，弯腰负重、咳嗽、打喷嚏、长时强迫体位时加重，休息后可减轻；腰痛向下肢放射。

2. 坐骨神经痛　约 95% 的患者出现坐骨神经痛，多为单侧。早期为痛觉过敏或钝痛，逐渐加重，放射至臀部、大腿后外侧、小腿外侧至足跟部或足背，严重者相应区域感觉迟钝或麻木。咳嗽、打喷嚏等增加腹内压的行为都可使腿痛加重。腿痛重于腰痛是椎间盘突出症的重要表现。

3. 马尾综合征 突出的髓核或脱垂的椎间盘组织压迫马尾神经，出现大小便功能障碍，鞍区感觉异常。

4. 腰椎检查 生理曲度变直或侧凸，是一种为减轻疼痛的姿势性代偿畸形。腰部活动受限，其中以前屈受限最为明显。腰部及骶棘肌痉挛，棘间及椎旁1cm处多有压痛，压痛可沿坐骨神经放射。

5. 直腿抬高试验及加强试验阳性 为神经根受刺激表现。

6. 神经系统检查 下肢感觉异常，小腿痛触觉减退，肌力下降，踝反射减弱或消失；马尾神经受压时肛门反射减弱或消失。

（三）心理－社会状况

患者病程较长，呈慢性过程，时轻时重，迁延不愈，给生活和工作带来不便，患者常焦虑或抑郁。

（四）辅助检查

1. X线检查 一般摄腰椎正、侧位。正位片可见腰椎侧弯，侧位片可见生理前凸减少或消失，椎间隙狭窄。也可用来鉴别有无结核、肿瘤等骨病。

2. CT和MRI检查 可显示髓核突出、压迫神经根的部位和程度。

3. 肌电图检查 有助于腰椎间盘突出的诊断，并可以推断神经受损的节段。

（五）处理原则

早期症状较轻，通常采用非手术治疗，治疗措施包括卧床休息、骨盆牵引、理疗和推拿按摩、应用腰围、皮质激素硬膜外注射、髓核化学溶解法。症状较重时可采取手术治疗，常用手术有椎板切除术和髓核摘除术或经皮穿刺髓核摘除术等。

【常见护理诊断／问题】

1. 疼痛 与髓核压迫引起的炎症有关。

2. 躯体活动障碍 与疼痛、肌肉痉挛有关。

3. 知识缺乏：缺乏腰椎间盘突出预防及功能锻炼的知识。

【护理措施】

（一）一般护理

1. 体位与休息 急性期应严格卧硬板床休息，3～4周后多数可好转，起床活动时须戴腰围，以防扭伤加重。卧床期间坚持深呼吸和四肢肌肉关节的功能锻炼，以促进血液循环，预防肺内感染及肌肉萎缩。

2. 饮食 卧床期间给予易消化与吸收的食物，多饮水，以防泌尿系发生感染。

3. 其他 卧床患者注意皮肤、呼吸道、大小便的护理。

（二）病情观察

牵引期间，观察牵引是否有效，牵引带有无松动，疼痛是否减轻。手术后观察生命体征，切口出血情况，引流液的性质和量。

（三）治疗配合

1. 骨盆牵引　牵引增宽椎间隙，促进突出物回缩，减轻对神经根的刺激或压迫。牵引重量根据个体差异在7~15kg，抬高床足做反牵引，共2周。孕妇、高血压和心脏病患者禁用。

2. 理疗和推拿　可缓解肌痉挛，对部分早期病例有较好的效果。

3. 佩戴腰围　术后一般卧床2周后，可戴腰围下床活动。

4. 引流护理　手术后放置引流管的患者，保持引流通畅，及时更换引流瓶。一般引流管于术后24~48小时拔除。

5. 换药　手术后保持切口敷料清洁干燥，及时进行换药。

6. 指导腰背肌功能锻炼　腰背肌功能锻炼有利于增加脊柱的稳定性，应指导患者进行锻炼。非急性期患者及手术后恢复期均可进行。术后第7天即可开始，用五点支撑法，1~2周后改为三点支撑法（图20-14）。循序渐进，逐渐增加次数。但腰椎有破坏性改变、内固定物植入、感染性疾患、年老体弱及心肺功能不佳者不宜进行腰背肌锻炼。

（1）五点支撑法　　　　　（4）上肢及头后伸

（2）三点支撑法　　　　　（5）下肢及腰后伸

（3）四点支撑法　　　　　（6）整个身体后伸

图20-14　腰背肌锻炼仰卧法和俯卧法

（四）心理护理

向患者解释手术的必要性和重要性，病情加重的原因，常用的非手术治疗方法及注意事项，使患者解除焦虑心理。

（五）健康指导

1. 传播知识　教会患者及家属有关腰腿痛的防治知识。

2. 腰背肌训练　应循序渐进加强腰背肌功能训练，以增加脊柱的稳定性。

3. 正确姿势　指导正确坐、卧、立、行和劳动姿势，以减少急、慢性损伤发生的机会。

*第五节　骨肿瘤患者的护理

发生在骨内或起源于各种骨组织成分的肿瘤，以及由其他脏器恶性肿瘤转移到骨骼的肿瘤统称为骨肿瘤。可发生于骨组织（骨膜、骨和软骨）及骨附属组织（骨的血管、神经、脂肪、纤维组织等），病因不明。男性多于女性。按来源可分为原发性和继发性，来自于骨组织及其附属结构者称为原发性；来自于其他组织的恶性肿瘤者称为继发性。按组织学可分为良性骨肿瘤和恶性骨肿瘤。良性骨肿瘤生长较慢，预后良好，以骨软骨瘤多见。恶性骨肿瘤发展迅速，容易发生转移，死亡率高，以骨肉瘤多见。

【护理评估】

（一）健康史

了解患者的年龄、性别、发育、营养状况；了解生活与工作环境以及与放射性物质接触情况；有无癌前病变和其他器官的肿瘤；家族中有无类似疾病发生。

（二）身体状况

有些肿瘤平时表现不被人发现，一旦发生病理性骨折和功能障碍时才被发现。

1. 肿块　恶性骨肿瘤肿块发展迅速，表面可有皮温增高和浅静脉怒张。良性骨肿瘤生长缓慢，通常被偶然发现。

2. 疼痛　是恶性骨肿瘤的最常见、最主要症状。早期疼痛较轻，可以忍受，呈间歇性疼痛。随着病程的进展，疼痛逐渐加剧且呈持续性，以夜间疼痛为重。

3. 浸润、压迫症状　压迫神经和血管，可使神经支配范围内的运动、感觉、反射、自主神经功能障碍。侵犯到邻近关节，关节出现肿胀、疼痛、功能障碍。侵犯压迫脊髓，出现压迫部位以下截瘫。转移到其他器官，出现相应功能障碍。

4. 病理性骨折　恶性骨肿瘤和骨转移瘤的常见并发症。

（三）心理-社会状况

骨肿瘤患者对于预后、手术、康复知识了解很少，害怕手术，害怕肢体缺如，引起焦虑心理；担忧残疾、化疗、放疗引起的自我形象改变、对生活丧失信心，产生悲观绝望心理。

（四）辅助检查

1. 影像学检查

（1）X线检查：①良性骨肿瘤具有界限清楚、密度均匀的特点，骨皮质因膨胀而变薄，但仍保持完整，无骨膜反应。②恶性肿瘤的病灶多不规则，呈虫蛀样或筛孔样，密度不均，界限不清，溶骨现象较明显，骨质破坏、变薄、断裂、缺失。原发性恶性肿瘤常出现骨膜反应，如骨肉瘤其形状可呈日光放射状及Codman三角。

（2）CT、MRI检查：可更清楚地显示肿瘤的范围，识别肿瘤侵袭的程度，以及与邻近组织的关系。

2. 生化检查 溶骨性的肿瘤，血钙浓度增高。成骨性的肿瘤，如骨肉瘤，血中碱性磷酸酶明显升高。男性酸性磷酸酶升高，要注意前列腺癌发生骨转移。尿液中出现本-周蛋白，要考虑浆细胞性的骨髓瘤。

3. 病理学检查 病理学检查是骨肿瘤的确定性诊断检查。骨肿瘤的病理学检查主要是活组织检查。

（五）处理原则

良性肿瘤以手术切除为主。手术方式有刮除植骨术和外生性骨肿瘤切除术。

恶性肿瘤治疗多采用以手术为主，化学治疗、放射治疗和生物治疗为辅的综合治疗。手术方式有保肢治疗和截肢术。保肢手术切除范围包括肿瘤实体、包膜、反应区及其周围部分正常组织。截肢术应严格掌握手术适应证，同时也应考虑术后假肢的制作与安装。

【常见护理诊断/问题】

1. 焦虑 与肢体功能障碍和对预后担忧有关。

2. 慢性疼痛 与肿瘤浸润和压迫神经有关。

3. 潜在并发症：病理性骨折、关节脱位。

【护理措施】

（一）一般护理

1. 体位与休息 患肢置于舒适的体位，关节保持功能位，必要时进行固定、制动。对无法休息和睡眠的患者，应注意改善环境，必要时睡前给予适量的镇静止痛药物，以保证患者的休息。

2. 饮食 肿瘤的消耗较大，化疗、放疗的副作用，使患者的营养低下，应合理供给高蛋白、高能量、高维生素、高纤维饮食，必要时进行肠外营养。

3. 皮肤护理 卧床患者及时翻身、拍背、局部按摩，保护皮肤，防止压疮发生。加强放疗患者的皮肤护理，防止发生糜烂和溃疡。

（二）病情观察

1. 非手术及手术前观察 注意局部有无疼痛、肿胀和畸形。如果疼痛、畸形明显，可能是病理性骨折，及时报告医生采取相应措施。患者如有体温升高，胸痛、咳嗽、呼吸困难或有神经系统表现时，应警惕肺、脑转移。

2. 手术后观察　手术后密切观察体温、脉搏、呼吸、血压,直至生命体征平稳。观察伤口有无出血,出血量的多少;伤口有无红、肿、热、痛等感染迹象。观察引流管的引流情况,如通畅程度、引流量和引流液性状。远端肢体有无肿胀、感觉有无障碍、运动反射有无异常等。截肢后注意有无髋、膝关节挛缩,有无幻肢痛。

（三）治疗配合

1. 协助检查　骨肿瘤患者需要做许多诊断性检查,耐心向患者及其家属解释检查的目的、意义、检查过程、注意事项,减轻患者及家属的焦虑心理,使其主动配合。

2. 手术前准备　详见本章第一节中的骨折手术前的准备。

3. 放射治疗与化学治疗配合　护理参考第九章肿瘤患者的护理中放射治疗的化疗和化学治疗的护理。

4. 缓解疼痛　采取舒适的体位;分散患者的注意力;必要时遵医嘱使用镇痛剂,采用三级镇痛,详见本书第九章肿瘤患者的护理。

（四）心理护理

了解患者的心理变化,给予安慰和心理支持,消除恐惧和焦虑,正视肢体的缺如、放化疗的副作用,保持乐观的人生态度,积极配合医护治疗。

（五）健康指导

根据患者的情况制订功能锻炼计划,使用各种助行器。锻炼协调性、平衡性,最大程度地促进患者的生活自理能力。出院后继续坚持放疗和化疗,定期门诊检查,防止复发。

功能锻炼:对骨质无破坏的良性肿瘤,伤口愈合后,即可进行功能锻炼;对骨质有破坏或恶性肿瘤切除术后,均需固定,固定期间进行肌肉舒缩锻炼,固定解除后进行功能锻炼;截肢术后,鼓励患者利用辅助设备(如轮椅、拐杖、吊架等)进行功能锻炼,早期下床活动,保持平衡,为安装假肢做好准备。

*第六节　产伤骨折与产瘫患儿的护理

产伤骨折是指分娩过程中因胎位不正,牵拉不当及其他难产所引起的骨折。产瘫是指在分娩时胎儿发生严重的窒息,大脑细胞因缺氧发生变性坏死,导致姿势异常和运动障碍,同时伴有智力发育迟滞。产伤性骨折愈合较快,如不及时发现,将发生畸形愈合。产瘫重在预防,及早诊断及早治疗,对患儿的预后有较重要的意义。

【护理评估】

（一）健康史

了解分娩情况,有无早产、难产;有无产程延长,胎儿宫内窒息;是否施行胎头吸引、产钳钳夹;小儿出生后有无窒息、青紫,有无哭声,哭声的大小,肢体有无畸形、触痛、运动及其程度如何;新生儿的发育是否正常;是否治疗,效果如何。

（二）身体状况

1. **骨折表现**　新生儿啼哭不止，肢体出现肿胀，活动患肢时啼哭加剧，10~14 天骨折愈合，出现肢体畸形愈合。

2. **产瘫表现**　产瘫表现较多，大体可分为五型：

（1）痉挛型：主要表现为骨骼肌张力增高，睡眠时消失。常出现单侧瘫、双侧瘫、四肢瘫。表现为马蹄内翻足畸形，伸屈关节时有折刀样感。患侧腱反射亢进，病理反射阳性，髌阵挛、踝阵挛阳性。智力发育正常或低下。

（2）不随意运动型：以不自主的无意识的运动为特点。不自主的频繁运动、挤眉弄眼、坐卧不稳。检查时肌力正常，肌张力降低，发育迟缓，反射正常。常合并呼吸障碍、听力障碍。

（3）共济失调型：表现为躯体平衡障碍、肌张力低下、运动发育迟缓，可伴有眼球震颤和语言障碍。

（4）强直型：临床表现类似痉挛型，但症状更严重。全身肌张力增高，呈强直状，肢体表现为角弓反张，智力低下。

（5）混合型：同时出现两种以上类型的表现。

（三）心理－社会状况

对于患儿的姿势畸形、运动障碍、智力低下，使家长心理产生沉重的思想负担；家长担心治疗效果不理想，费用较大，表现出焦虑、烦躁等反应。

（四）辅助检查

1. **X 线检查**　主要了解有无骨折及治疗效果如何。

2. **CT、MRI 检查**　了解大脑发育情况。

3. **脑电图检查**　通过脑电变化来判断大脑损伤程度。

（五）处理原则

产伤骨折及时复位、固定，可完全恢复功能。产瘫重在预防，采取综合措施治疗，包括对症治疗、针灸、理疗、手术治疗。手术治疗的原则是减少痉挛，恢复和平衡肌力，矫正肌肉挛缩畸形，为功能恢复创造条件。

【常见护理诊断/问题】

1. **有受伤害的危险**　与智力低下、运动障碍有关。

2. **焦虑**　与患儿姿势畸形、其家长担心治疗效果有关。

3. **知识缺乏**：患儿家长缺乏智力训练、语言训练、运动训练和防止畸形的知识。

【护理措施】

（一）一般护理

1. **怀孕期间护理**　进行孕期教育，宣传有关孕期的保健知识，避免有害因素侵袭孕妇及胎儿；按期进行胎位检查，对于胎位不正者，及时进行矫正；在医生的指导下进行适当的锻炼，增强体力，使分娩能顺利进行。

2. 分娩期护理 当进入分娩期时,准确测量产道大小,判断是否顺产,决定是否剖宫产;严密注意产程、胎儿心率,如有产程延长、心率改变,及时报告医生采取有效措施;尽量减少胎头吸引、产钳牵拉,牵拉肢体时切勿用力过猛,造成损伤。

(二)病情观察

密切观察新生儿肢体活动及啼哭,有无肿胀、畸形,以判断有无骨折;观察出生后皮肤的色泽、肢体的活动、自主呼吸、哭声的大小,以判断有无窒息及严重程度;随着小儿的生长发育,观察其姿势、运动、语言、智力,是否有发育障碍。

(三)治疗配合

当痉挛发作时,遵医嘱使用肌松剂,如左旋多巴、多巴丝肼、苯海索,此类药物应避免长久或过量使用,以免造成运动功能低下;如有癫痫发作时,遵医嘱应用地西泮、苯妥英钠;遵医嘱使用促进脑神经代谢性药物,如 γ- 氨基酸、谷氨酸、维生素 B、吡拉西坦。

(四)心理护理

介绍治疗方法、治疗目的、治疗中的不良反应、并发症,消除患者家属的紧张、焦虑情绪,积极配合治疗。

(五)健康指导

做好孕期保健,定期门诊检查;指导患者家属对患儿进行训练,包括智力训练、语言训练、运动训练,尽量恢复其功能;指导患者家属对婴儿肌肉痉挛者,采用轻柔手法牵引,矫正畸形,对于较大儿童,采用支具矫正畸形,以恢复功能。

（肖　凯）

本章小结 本章重点介绍骨折、关节脱位、骨肿瘤、颈肩痛与腰腿痛的概述及护理评估、护理措施和急救护理原则;学习难点在于运动系统疾病患者的身体状况评估和护理措施的掌握;学习过程中应注意归纳不同部位骨折和脱位的区别及其相应的临床表现,加强理论联系实际,深刻理解运动系统疾病外科护理工作的程序及治疗配合中的各项护理。

❓ 思考与练习

1. 8 岁女童,不慎跌倒时以手掌撑地,倒地后自觉右肘部剧烈疼痛,大哭,被立即送往医院。查体:右肘部肿胀,可见上臂成角畸形,肘后三角关系正常,不敢用右手取物。医生初步诊断:右肱骨髁上骨折。

请问:

（1）该患儿的护理评估要点是什么?

（2）主要的护理诊断是什么？

（3）如何对患儿进行石膏固定的护理？

（4）对该患儿的观察重点是什么？

2. 8岁男童，急性化脓性骨髓炎已3个月，胫骨中上段有4cm长整段死骨，周围少许包壳，有瘘道流脓，近3天脓液减少，发热39℃，局部红肿。

请问：

（1）该患者发病的原因是什么？

（2）如何进行治疗配合？

（3）应采取哪些护理措施？

3. 张女士，30岁，车祸后造成截瘫，现在下肢肌肉瘫痪，感觉减退，大小便失禁。

请问：

（1）其截瘫指数是多少？有何临床意义？

（2）其并发症主要有哪些？如何进行护理？

第二十一章 | 皮肤病与性传播疾病患者的护理

21章 数字资源

21章

学习目标

1. 具有良好的职业道德、法律意识和较好的护患交流能力,尊重患者,保护患者隐私,关爱患者,减轻患者痛苦。
2. 掌握常见皮肤病与性传播疾病患者的护理措施。
3. 熟悉皮肤的结构、功能,常见皮肤病、性传播疾病患者的护理评估。
4. 了解皮肤病、性传播疾病的病因、分类及常见的护理诊断/问题。
5. 学会对常见皮肤病、性传播疾病患者进行护理评估,熟练掌握指导患者正确使用外用药的方法。

第一节 概　述

皮肤是人体最大的器官,覆盖于身体表面,在口、鼻、肛门、尿道口、阴道口等处与黏膜交接。成人皮肤总面积约为 $1.5 \sim 2m^2$,总重量约占体重的16%。皮肤厚度约 $0.5 \sim 4mm$(不含皮下组织),其厚度因年龄、部位不同而异,以后枕、项、臀部和掌、跖部的皮肤最厚,眼睑、外阴、乳房处皮肤最薄。皮肤表面有很多沟嵴形成的皮纹,以指(趾)末节掌面最明显,称指(趾)纹,其形状各不相同,且终生不变,所以常用于身份识别。皮肤颜色主要与种族、年龄、性别、部位有关,另外还受生活环境、健康状况等影响。

【皮肤的结构和功能】

(一)皮肤的结构

皮肤由表皮、真皮和皮下组织构成,其间除毛发、汗腺、皮脂腺、指(趾)甲等皮肤附属器外,还有丰富的血管、淋巴管、神经、肌肉等结构(图21-1)。

1. 表皮　表皮为复层鳞状上皮,主要由角质形成细胞、黑素细胞、朗格汉斯细胞等构成。①角质形成细胞:具有合成角蛋白的功能,由深至浅依次为基底层、棘层、颗粒层、

图 21-1 皮肤解剖结构模式图

透明层、角质层。②黑素细胞：其功能是产生黑素,保护细胞核免受辐射损伤。日光照射可促进黑素的生成。黑素的量决定皮肤颜色的深浅。③朗格汉斯细胞：能清除和吞噬来自于角质层和真皮层的变应原物质,在皮肤的迟发型过敏反应、同种异体皮肤移植免疫和免疫监视等方面均起着重要作用。表皮借基底膜与真皮相连接。

2. 真皮 位于表皮和皮下组织之间,属于致密结缔组织,由纤维、基质和细胞构成,分为浅、深两层。①浅层为较薄的乳头层,其内含有丰富的毛细血管、毛细淋巴管、游离的神经末梢和触觉小体。②深层为网状层,内有交织成网的胶原纤维束和弹性纤维,使皮肤具有较强的韧性和弹性。真皮内有各种皮肤附属器、血管、淋巴管、神经和肌肉。

3. 皮下组织 又称浅筋膜,位于真皮下方,由疏松结缔组织和脂肪小叶构成,内含有汗腺、血管、淋巴管和神经等,其厚度随个体、年龄、性别、部位和营养状况不同而异,具有保温、缓冲、贮能、参与体内脂肪代谢等作用。

4. 皮肤的附属器 包括毛发、皮脂腺、汗腺和甲等。①毛发：除掌跖、唇、龟头、阴蒂、小阴唇等处外,毛发遍及全身。②皮脂腺：能分泌和排泄皮脂,润泽毛发和皮肤。当青春期面部皮脂腺分泌旺盛且导管阻塞时,可形成粉刺。③汗腺：分大汗腺和小汗腺。大汗腺主要分布于腋窝、肛周、外阴等处,若排出的分泌物被细菌分解,即产生臭味,如腋臭。其分泌主要受性激素影响,青春期分泌较为旺盛。小汗腺遍布全身,有分泌汗液和调节体温的作用。④甲：由甲板、甲根、甲床、甲母组成。指甲每日生长约 0.1mm。

5. 皮肤的血管、淋巴管、神经和肌肉 ①血管：主要有皮下、真皮下、乳头下三个血管丛。②淋巴管：起源于真皮乳头层毛细淋巴管,在乳头下层及真皮深部分别汇合成浅、深淋巴管网,经皮下组织随血管走行,并汇入局部淋巴结,最后被吞噬处理或引起免疫反应。③神经：皮肤含有丰富的感觉神经和运动神经,前者来自脑脊神经,能感受痛觉、温度觉、触觉、压觉和痒觉;后者来自交感神经的节后纤维,支配皮肤血管、汗腺和立毛肌。④肌肉：皮肤的肌肉主要是平滑肌和横纹肌。

（二）皮肤的生理功能

皮肤是人体的第一道屏障，能接受来自外界的各种刺激，具有吸收、分泌排泄、保护、感觉、调节体温、代谢、免疫等功能。

1. 屏障功能　完整的皮肤是一道天然的屏障，不仅具有耐受物理性、化学性刺激的能力，还可阻止外界生物性有害物质的侵入，防止体内组织液的外渗，具有重要的保护作用。

2. 感觉功能　皮肤有丰富的神经末梢，能感受外界的各种刺激，使人体产生痛觉、温度觉、触觉、压觉和痒觉等，并做出相应反应。

3. 体温调节功能　在体温调节中枢的控制下，皮肤通过辐射、对流、蒸发、传导等方式达到散热或保温。

4. 吸收功能　正常皮肤由于角质层的屏障作用，吸收能力很弱。但当皮肤受损时，吸收能力明显增强，这是皮肤病外用药物治疗的理论基础。吸收作用的强弱，与药物性质、浓度、剂型、使用范围、部位、年龄等有关。

5. 分泌和排泄功能　主要是通过大小汗腺和皮脂腺来完成。小汗腺的分泌主要受体内外温度的影响，通过汗液分泌来调节体温，同时通过汗液排泄部分代谢废物。皮脂腺受各种激素的调节，排出的皮脂有润泽毛发和保护皮肤的作用。

6. 代谢功能　参与水、电解质、蛋白质、糖、维生素和脂肪类的代谢。皮下脂肪为人体提供必要的能量；表皮内 7- 脱氢胆固醇经紫外线照射后可生成维生素 D_3，对防治骨质疏松有一定作用。

7. 免疫功能　皮肤免疫系统是人体免疫系统的重要组成部分，该系统由角质形成细胞、朗格汉斯细胞、淋巴细胞、内皮细胞、肥大细胞和巨噬细胞组成。其同样具有免疫系统的防御功能、自稳功能和免疫监视功能。

【病因与分类】

皮肤病的病因复杂，对皮肤病发生有影响的包括一般因素、内在因素和外在因素。①一般因素：年龄、性别、职业、季节、个人卫生及社会因素等。②内在因素：精神因素（如精神紧张、情绪激动、劳累）、内分泌及代谢改变（如月经紊乱、妊娠、糖尿病）、慢性感染病灶（如扁桃体炎、慢性胆囊炎）、遗传因素等。③外在因素：物理性（如日光、食物、吸入物等）、化学性（如化妆品、肥皂、合成纤维、染料等）和生物性因素，其中化学性因素最常见。

皮肤病种类繁多，按照病因及发生机制可分为感染性皮肤病（如真菌性、细菌性、病毒性）、变态反应性皮肤病（如接触性皮炎、湿疹、荨麻疹、药疹等）、其他皮肤病及性传播疾病（如梅毒、淋病、尖锐湿疣、生殖器疱疹、非淋菌性尿道炎、艾滋病等）。

【常见表现】

1. 自觉症状　亦称主观症状，是患者自己感觉到的症状，包括局部和全身症状。局部症状主要有瘙痒、疼痛、烧灼、麻木感和蚁行感等，瘙痒是皮肤病最常见的自觉症状，其轻重程度与皮肤病的性质、严重程度和患者的个体感觉能力的差异性有关。可轻可重,可持续性、阵发性或间断性发作,范围可为局限性或泛发性。某些皮肤病还伴有畏寒、发热、乏力、食欲减退、关节疼痛等全身症状。

2. 他觉症状　亦称皮损或皮疹,是指可以看得到或摸得着的皮肤及黏膜损害,其性质和特点是诊断皮肤病的基础。一般分原发性和继发性两种,但有时两者不能截然分开,如脓疱疮的原发性皮损为脓疱,但继发于丘疹或水疱而产生的脓疱则属于继发性皮损。另一方面,在疾病的发展过程中,各种皮疹不断演变,如湿疹中红斑可发展为丘疹、水疱,水疱破裂后形成糜烂,干燥后形成痂,炎症消退后形成鳞屑等。

(1)原发性皮损:为皮肤病病理变化直接产生的最原始的皮肤损害,不同的皮肤病一般都有不同的原发性皮损,准确地识别原发疹对皮肤病和性传播疾病的诊断和鉴别诊断具有特别重要的价值。常见的皮肤原发性皮损有斑疹(红斑、出血斑、色素沉着斑、色素减退或脱失斑)、丘疹、斑块、风团、结节、水疱、血疱、脓疱、囊肿等。

(2)继发性皮损:由原发性皮损演变而来或因搔抓、治疗不当引起。常见的继发性皮损有鳞屑、糜烂、浸渍、溃疡、痂、瘢痕、抓痕、萎缩、皲裂、苔藓样变。

【辅助检查】

某些检查结果对诊断具有一定的参考价值,如斑贴试验可以发现致敏物,细菌学检查可以找到致病菌,活组织病理学检查可以作为肿瘤和银屑病确诊的依据,免疫荧光检查可以发现未知的抗原或抗体。

【处理原则】

皮肤病的治疗原则是病因治疗和对症治疗相结合。主要治疗方法有全身疗法、局部疗法、物理疗法和手术治疗。①全身疗法,即内用药物疗法,常用的药物有抗组胺类药、糖皮质激素、抗生素、抗真菌药、抗病毒药、维生素和免疫抑制剂等;②局部疗法,即外用药物疗法,通过局部应用不同剂型的有效药物以发挥镇静、止痒、安抚、收敛、润滑、腐蚀等作用而使皮损消退;③物理疗法,包括电疗(电烙、电凝)、光疗(红外线、紫外线、激光)、冷冻疗法、放射治疗等。

1. 皮肤病外用药物种类　皮肤病外用药物种类繁多,其常用外用药物的种类、作用及代表药物见表21-1。

表21-1　外用药物的种类、作用及代表药物

种类	作用	代表药物
清洁剂	清除渗出物、鳞屑、痂皮和残留药物	生理盐水、3%硼酸溶液、液体石蜡
保护剂	保护皮肤、减少摩擦和缓解刺激	滑石粉、氧化锌粉、炉甘石、淀粉
止痒剂	减轻局部痒感	5%苯唑卡因、焦油制剂、糖皮质激素
角质促成剂	促进表皮角质层正常化,收缩血管、减轻渗出和浸润	2%～5%煤焦油或糠馏油、3%水杨酸、3%～5%硫黄、0.1%～0.5%蒽林软膏

种类	作用	代表药物
角质剥脱剂	使过度角化的角质层细胞松解脱落	5%～10%水杨酸、0.01%～0.1%维A酸
收敛剂	凝固蛋白质、减少渗出、抑制分泌、促进炎症消退	0.2%～0.5%硝酸银、2%明矾液
腐蚀剂	破坏或去除增生的肉芽组织或赘生物	30%～50%三氯醋酸、5%～20%乳酸
抗细菌剂	杀灭或抑制细菌	3%硼酸溶液、0.1%雷夫奴尔、2%莫匹罗星
抗真菌剂	杀灭或抑制真菌	2%～3%克霉唑、2%酮康唑、1%特比萘芬
抗病毒剂	抗病毒	3%～5%阿昔洛韦、5%～10%疱疹净
杀虫剂	杀灭疥螨、虱、蠕形螨	5%～10%硫黄、1%γ-666、2%甲硝唑
遮光剂	吸收或阻止紫外线穿透皮肤	5%二氧化钛、5%～10%对氨基苯甲酸
脱色剂	减轻色素沉着	3%氢醌、20%壬二酸
维A酸类	调节表皮角化、抑制表皮增生和调节黑素代谢等作用	0.025%～0.05%全反式维A酸霜、0.1%他扎罗汀凝胶
糖皮质激素	抗炎、止痒、抗增生	醋酸氢化可的松、曲安奈德

2. 皮肤病外用药物剂型　皮肤病外用药物剂型有溶液、粉剂、软膏、糊剂等,其组成、作用、适应证见表21-2。

表21-2　外用药物的剂型

剂型	组成	作用	适应证
溶液	药物溶解于水	清洁、散热、消炎、吸收	急性皮炎和湿疹有大量渗液
粉剂	干燥粉末状药物	干燥、保护、散热、收敛	急性、亚急性皮炎,无渗液
洗剂	不溶于水的粉剂与水混合	同粉剂	同粉剂
油剂	不溶性药粉与植物油混合	润滑、保护、消炎	亚急性皮炎有鳞屑、结痂
酊剂	不挥发药物的酒精溶液	消炎、杀菌、止痒	慢性皮炎,瘙痒症
醑剂	挥发药物的酒精溶液	消炎、杀菌、止痒	慢性皮炎,瘙痒症

剂型	组成	作用	适应证
糊剂	含25%～50%粉剂的软膏	保护、收敛、消炎、止痒	皮炎、亚急性湿疹渗出少量者
乳剂	油和水经乳化而成并加入各种药物,有水包油型(霜)和油包水型(脂)两种	保护、软化痂皮、消炎止痒	无渗液的各期皮炎
软膏	药物加入油脂基质中混匀	保护、润滑、软化痂皮、消炎止痒,穿透力强	神经性皮炎、慢性湿疹
硬膏	药物溶于或混于黏着性基质中并涂布于裱褙材料上	阻止皮肤水分蒸发,使角质软化,利于药物吸收,使用方便,作用持久	慢性皮炎无渗液者

第二节　变态反应性皮肤病患者的护理

工作情景与任务

导入情景:

林阿姨在超市买了一盒染发剂,回家自己染发后出现面部红斑、肿胀、头皮瘙痒,她自行捣碎草药外敷,后来出现水疱、大量渗液、瘙痒加重,有灼热感,来院就诊。诊断为接触性皮炎。医嘱:10%葡萄糖酸钙10ml,静脉推注,立即;氯雷他定10mg,口服,立即;3%硼酸湿敷,立即。

工作任务:

1. 指导患者正确的使用外用药。
2. 指导患者正确护理皮损。
3. 对患者正确进行健康指导。

变态反应性皮肤病是皮肤病的常见病和多发病,常见的有接触性皮炎、湿疹、荨麻疹、药疹。

(一)接触性皮炎

接触性皮炎(contact dermatitis)是皮肤或黏膜接触某些物质后,在接触部位发生的急性或慢性炎症反应。

按接触物的来源可分为动物性(如皮革、毛类、羽绒制品、昆虫毒毛及分泌物等)、植物性(如花粉、油漆等)和化学性(如化妆品、化学药物、化工原料及产品、农药及镍铬汞等重金属盐类等）三大类，其中化学性接触物是引起接触性皮炎的主要原因。接触性皮炎分为原发刺激性和变态反应性两种。原发刺激性是接触物本身具有强烈的刺激性或毒性（如强酸、强碱），任何人接触都可发生皮炎；变态反应性是接触物质本身并无强烈刺激性，少数有过敏体质的人在首次接触后，经 4～20 天的潜伏期，当再次接触时即可发生超敏反应性炎症，属于Ⅳ型即迟发型变态反应。

（二）湿疹

湿疹（eczema）是由多种内外因素引起的真皮浅层和表皮炎症反应。

病因比较复杂，一般认为是由多种内、外因素相互作用所引起的迟发型变态反应。个体的过敏性体质是发病的主要原因，与遗传有关，常见的诱因有神经精神因素、内分泌及代谢改变、慢性感染病灶、日光、食物、吸入物及某些化学物质等。

（三）荨麻疹

荨麻疹（urticaria）又称风疹块，是机体受内外因素刺激导致皮肤黏膜小血管扩张及渗透性增加而出现的一种局限性水肿反应。

荨麻疹病因和发病机制复杂，以变态反应为主，多数属Ⅰ型变态反应，少数为Ⅱ型或Ⅲ型。常见的诱因有食物（以鱼、虾、蟹、蛋、海鲜最常见）、药物（见药疹）、感染（细菌、病毒、寄生虫）、昆虫叮咬、吸入物（如花粉、动物皮屑、羽毛）、物理性刺激、精神紧张、遗传等。

（四）药疹

药疹（drug eruption）又称药物性皮炎，是指药物通过各种途径进入人体后，引起皮肤、黏膜的炎症反应，严重者可累及机体其他系统，药疹是药物不良反应的一种表现形式。

任何药物在一定条件下都可能引起药疹，变态反应是药疹的主要发生机制，其次毒性作用、光感作用及药物直接诱导炎症介质的释放，酶缺陷或抑制均可导致药疹。过敏性体质是产生药疹最重要的原因，不同个体对药物反应的敏感性差异较大，同一个体在不同时期，对药物的敏感性也不同，过敏反应程度与药物剂量无一定的相关性。

临床上引起药疹的常见药物：

（1）异种血清制剂及疫苗：如破伤风抗毒素、狂犬病疫苗、蛇毒免疫血清等。

（2）抗生素类：以青霉素、头孢类最多见。

（3）磺胺类。

（4）解热镇痛药：以吡唑酮类、水杨酸类较常见。

（5）安眠镇静药及抗癫痫药：如苯巴比妥、苯妥英钠等。

（6）中药：如板蓝根、穿心莲注射液等。

【护理评估】

（一）健康史

应详细询问患者皮损发生的时间、部位、先后顺序，有无全身症状，治疗经过及疗效。患者是否有可疑致敏物质接触史，既往有无类似症状发生，疑为药疹者要了解患者近期的药物应用史。

（二）身体状况

1. 接触性皮炎　一般起病较急，好发于面部、颈部、手、前臂等接触部位，皮损形态单一，表现为红斑、丘疹、丘疱疹、水疱、大疱，甚至发生组织坏死。患者可有不同程度的瘙痒、烧灼感或疼痛，少数可有畏寒、发热、头痛等全身症状。该病有一定的自限性，去除病因并经适当处理后1~2周痊愈。但如再次接触过敏原可再发。

2. 湿疹　根据病程分为急性、亚急性、慢性三种类型。急性湿疹以丘疱疹为主的多形性皮损、对称泛发、易渗出、剧痒为特点；亚急性湿疹以丘疹、鳞屑、痂、少量渗出为特征；慢性湿疹以皮损局限、肥厚、苔藓化为主，病程可迁延数月或数年。急性湿疹与接触性皮炎的鉴别见表21-3。

表21-3　急性湿疹与接触性皮炎的鉴别

鉴别要点	急性湿疹	接触性皮炎
病因	复杂，不易寻找	常有致敏物或刺激物接触史
发病部位	对称、泛发	常限于接触部位
皮损特点	皮损多形，易渗出，境界不清	皮疹形态较单一，境界清楚
自觉症状	剧烈瘙痒	瘙痒、灼痛
病程	常迁延复发	去除病因，适当处理即可较快痊愈

3. 荨麻疹　典型表现为时隐时现的风团和剧痒，持续数分钟至数小时后消退，不留痕迹，但此起彼伏。少数患者可伴腹痛、腹泻、恶心呕吐、发热，严重者可伴有心慌、烦躁、甚至血压降低等过敏性休克症状。病程一般1~2周，若反复发作达2个月以上则为慢性。

知识窗

特殊类型荨麻疹

①皮肤划痕症：又称人工荨麻疹，表现为用手或钝器划过皮肤后，沿划痕出现条状隆起，伴瘙痒，不久后可自行消退。②寒冷、热、日光、压力、震颤性荨麻疹：表现为接触寒冷或温热物体、日光照射、压力或震动刺激后，产生风团或斑块状水肿。③胆碱能性荨麻疹：主要由于运动、受热、情绪紧张、进食热饮或含乙醇饮料后，躯体深部温度上升，促使乙酰胆碱作用于肥大细胞而发病。表现为受刺激后数分钟出现风团，直径为2~3mm，周围有红晕，常散发于躯干上部和上肢，互不融合，自觉剧痒；有时仅有剧痒而无皮损，可于0.5~1小时内消退。以1:5 000乙酰胆碱作皮试或划痕试验，结果阳性。

4. 药疹　其特点：①有一定的潜伏期，初次用药后 4～20 天（平均 7～8 天），再用此药在 24 小时内发病。②皮疹多样，常见的有固定性红斑型、荨麻疹型、麻疹样或猩红热样、大疱性表皮松解型、剥脱性皮炎型等。固定性红斑型药疹最多见，皮疹为红色圆形斑，表面可形成水疱或大疱，愈合后可留下色素沉着，复发时在同一部位反复出现同样皮疹，但范围扩大。③伴有发热、瘙痒，停用致敏药物后症状很快消退。严重者可伴有高热及心、肝、肺、肾、造血系统功能损害，甚至可出现过敏性休克。

（三）心理－社会状况

了解患者的情绪，对疾病的认识和态度，有无焦虑、顾虑、恐慌等异常心理。评估患者家属对患者的态度及对疾病的认识。

（四）辅助检查

1. 斑贴试验　是诊断接触性皮炎最简单可靠的方法。试验时间选择在皮损治愈后或接近治愈时进行，使用物品的浓度以不发生刺激为度，试验的部位常在前臂内侧或背部。

2. 药物过敏试验　分体内和体外过敏试验，其中体内试验有皮肤过敏试验、药物激发试验。

3. 皮肤划痕试验　用钝器划擦皮肤，所划之处出现风团者为阳性，可诊断为荨麻疹。

（五）处理原则

1. 接触性皮炎　查找病因，脱离接触，对症处理，避免再次接触。

2. 湿疹　去除病因，消炎、止痒，避免过度搔抓、烫洗。

3. 荨麻疹　抗过敏和对症治疗，但应争取做到对因治疗。急性荨麻疹发生喉头水肿、呼吸困难及休克时，必须立即抢救。

4. 药疹　停用可疑致敏药，促进体内致敏药排泄，应用抗过敏药或解毒药，预防和控制继发感染，加强全身支持。

【常见护理诊断/问题】

1. 皮肤完整性受损　与皮肤破损有关。

2. 睡眠型态紊乱　与夜间皮肤剧痒有关。

3. 焦虑　与瘙痒明显、病情反复发作有关。

4. 潜在并发症：休克、感染、肝肾功能障碍等。

【护理措施】

（一）一般护理

1. 饮食护理　指导患者多吃新鲜的瓜果蔬菜，食物宜清淡富含营养，避免鱼、虾、蟹等动物蛋白。禁浓茶、咖啡、烟酒及辛辣刺激性食物等。

2. 生活护理　保持皮肤清洁、干燥、完整；不要用碱性强的洗涤剂和沐浴液，避免热水烫洗；选择柔软、宽松的棉质类内衣；避免搔抓，防止感染；对长期卧床患者要定时翻身，预防压疮。

3. 口腔护理　口腔黏膜有破溃或感染者，每日用 2% $NaHCO_3$ 溶液漱口。

4. 严格消毒隔离　对于重症药疹患者严格遵循无菌原则和消毒隔离制度,如患者单独安排病房,病房内每天紫外线消毒1次,接触患者时穿隔离衣等。

(二) 病情观察

及时观察皮损进展情况、轻重程度,特别是对于病情急、泛发性荨麻疹和重症药疹,要密切观察病情变化,每天定时测体温、脉搏、呼吸、血压,记录24小时液体出入量,对心、肝、肾等器官和造血系统的功能异常,应及时报告医生。

(三) 对症护理

1. 瘙痒的护理　①给患者解释瘙痒的原因和搔抓的弊端,避免皮肤直接接触羊毛和化纤织物;②维持凉爽的环境,减少被盖与衣物,给予温水或凉水浴,局部使用冷湿敷等措施可使微血管收缩,减轻瘙痒不适;③注意瘙痒的部位和程度,观察患者抓痒的时间、方式,分散患者对痒的注意力,必要时安排一些有兴趣的活动;④必要时遵医嘱用止痒的药水、乳霜或油膏,施行治疗性药浴,以减轻瘙痒;遵医嘱使用抗组胺药、镇静催眠药、10% 葡萄糖酸钙,必要时睡前可加大剂量;晚间睡眠前可嘱患者戴手套,避免无意搔抓。

2. 皮损的护理　及时清洁创面,有毛发的部位应剪去毛发;有大疱时用消毒空针抽去疱液;有脓疱时用消毒剪刀剪去疱壁,并遵医嘱选择外用药物涂敷。

3. 急救护理　对泛发性荨麻疹出现过敏性休克征象时,应立即让患者平卧,解开衣领,保持呼吸道通畅,并迅速建立静脉通路,配合医生实施心肺复苏。对重症药疹遵医嘱立即停用一切可疑致敏药物,及时抢救,减少并发症,护理时严格执行消毒隔离制度,及时观察皮损的变化,保持创面清洁干燥,及时清除坏死上皮,抽尽大疱内液体。

(四) 用药护理

1. 指导患者正确使用外用药,若出现糜烂、渗出或继发感染迹象时,应遵医嘱局部涂擦抗生素软膏。

2. 长期使用内用药者,应随时注意观察药物的不良反应。服用抗组胺药和镇静催眠药者,应避免从事高空及驾驶等工作,以免发生意外。

3. 为预防药疹的发生,用药前需仔细询问药物过敏史;避免滥用药物;采取安全的给药途径;对过敏体质者尽量选用致敏性较低的药物;加强用药后观察,避免药物交叉过敏。

🧠 临床应用

外用药物的使用方法

1. 涂药法　①粉剂:可用棉球蘸粉或纱布包粉后撒布,每日 3～4 次。②洗剂:使用前先摇匀,用药刷蘸药外涂,每日数次。③糊剂或软膏:将药物均匀涂于纱布上,贴敷于患处包扎固定。④乳剂:将药物涂抹于皮损处,轻轻用力按摩直至其消失。

2. 湿敷法　是用 4～6 层纱布蘸药汤敷患处来治疗疾病的一种方法。有抑制渗出、收敛止痒、消肿止痛、控制感染、促进皮肤愈合等作用。临床常应用于急性湿疹、皮炎有肿胀、水疱、大疱性及糜烂渗出性皮肤病患者。

边学边练

实训二十四　皮肤病外用药的使用方法及护理

（五）心理护理

关心和同情患者，注意他们的心理反应，介绍疾病的有关预防保健知识，解释精神因素对治疗的直接影响，消除患者各种顾虑和烦躁，帮助患者树立信心，积极配合治疗和护理。

（六）健康指导

1. 积极寻找致病因素，避免接触已知的致敏因素。已确诊为药疹者，应记入病历并嘱患者牢记致敏药物，不得再用或自行滥用药物。

2. 指导患者多吃新鲜的瓜果蔬菜，清淡饮食，生活规律，避免刺激性饮食。

3. 注意个人卫生，经常保持皮肤清洁与干燥，贴身内衣选质地柔软的棉质衣服。

4. 药疹患者疾病后期表皮有大片脱落时，告诫患者勿强行剥脱。

第三节　感染性皮肤病患者的护理

感染性皮肤病主要由细菌性皮肤病、病毒性皮肤病、真菌性皮肤病及动物性皮肤病组成，常见的有脓疱疮、浅部真菌病、带状疱疹、疥疮。

脓疱疮：中医称黄水疮。多为金黄色葡萄球菌感染，也可为溶血性链球菌或两者混合感染，传染性强，可接触传染。流行于夏秋季节，2～7 岁儿童多见，好发于暴露部位。

浅部真菌病：是真菌侵犯表皮、毛发、甲板而引起的一种皮肤病，又称皮肤癣菌病，简称癣。根据感染部位不同，分为头癣、体癣、股癣、手足癣、甲癣及花斑癣等。通过直接或间接接触被污染的用物而感染。气候温暖炎热、环境潮湿多汗更有利于本病的发生。

带状疱疹：由水痘-带状疱疹病毒感染引起的一种急性炎症性皮肤病。成年人多见，好发于春秋季节。患者初次感染后，该病毒持久地潜伏于脊髓后根神经节的神经元内，当宿主的免疫功能降低时发病。外伤、感染、过度劳累、全身疾病、放疗、化疗等也可诱发本病。患者愈后可获得较持久的终身免疫，极少复发。

疥疮：主要是由人型疥螨引起的接触传染性皮肤病，易在家庭和集体宿舍内传播流行。疥疮好发于冬季，传染性很强，主要通过同卧、握手等直接接触传染，少数为间接传染，如使用患者的被褥或衣服等。

【护理评估】

（一）健康史

评估患者的卫生习惯、生活环境和工作环境，详细询问有无瘙痒性皮肤病，皮损出现的时间、部位和先后顺序，有无发热、疼痛、局部淋巴结肿大等。

（二）身体状况

1. 脓疱疮

（1）寻常型脓疱疮：最常见，多为金黄色葡萄球菌和/或乙型溶血性链球菌感染引起，传染性很强，多在学龄前儿童中流行。皮损好发于暴露部位，如面部、口鼻周围及四肢。病变开始为点状红斑，迅速出现水疱，很快变为脓疱，周围绕以红晕，疱破后迅速干涸结成黄色厚痂，愈后不留瘢痕。患者自觉瘙痒，附近的淋巴结可肿痛。重者可有发热等全身症状，少数可发生败血症或急性肾小球肾炎。

（2）大疱性脓疱疮：主要由金黄色葡萄球菌感染引起，多见于较大的儿童，好发于面部、四肢和躯干。皮疹排列成环状，初起为散在性大疱，疱壁薄，周围红晕不明显，数日后松弛，脓液呈上清下浊的半月状，脓液干涸后结黄色痂皮，不易剥离，愈后有色素沉着。一般无全身症状。

发生于新生儿称新生儿脓疱疮，此外，还有葡萄球菌性烫伤样皮肤综合征、深脓疱疮等特殊类型。

2. 浅部真菌病

（1）头癣：可分为黄癣、白癣、黑点癣3种。①黄癣，农村儿童多见，以蝶形黄癣痂、永久性秃发和萎缩性瘢痕为特点。毛发干枯无光泽、易折断而导致永久性秃发和萎缩性瘢痕。可有轻度瘙痒，皮损处有鼠臭味。②白癣，是目前最常见的头癣，城市儿童多见，以白色鳞屑斑（母斑）和病发周围有白色菌鞘（子斑）为特征。病发长出头皮数毫米即折断（称高位断发）。自觉有轻度瘙痒。至青春期由于皮脂分泌增多而自愈，不留瘢痕。③黑点癣，较少见，儿童和成人都可发病，典型的损害为头皮散在性斑片，不融合，表面有灰白色鳞屑斑。头发长出头皮即折断（称低位断发），呈黑点状。自觉不同程度瘙痒。病程慢性，愈后留有点状瘢痕和局灶性脱发。

（2）手足癣：常见于成年人，在浅部真菌病中发病率最高。手足癣患者多数是先患足癣，经搔抓传染到手部引起手癣。手足癣的皮损大致相同，依皮损表现可分为浸渍糜烂型、水疱鳞屑型、角化过度型，可同时或交替出现，或以某一型为主。有不同程度的瘙痒。①浸渍糜烂型：最常见于足癣，趾间皮肤由于潮湿、汗液的浸渍，变软发白，起皱，表皮剥脱后露出红色糜烂面，剧痒，有奇臭，易继发细菌感染并发淋巴管炎、淋巴结炎、丹毒和蜂窝织炎。②水疱鳞屑型：反复出现深在性厚壁半透明小水疱，成群或散在分布，数天后疱液吸收，呈衣领状脱屑，瘙痒明显。③角化过度型：散发红斑、丘疹，角化过度致皮肤增厚，粗糙、脱屑、干燥，冬季易发生皲裂。一般无瘙痒，有皲裂时感疼痛。

（3）体癣和股癣：初为红斑、水疱逐渐向四周离心性扩展，中心部位皮损逐渐消退，边缘呈堤状隆起，可有少许鳞屑。皮损排列成环状，界限清楚，自觉瘙痒。股癣多发生于腹股沟内侧及臀部，皮损形态与体癣相同，久病者皮肤增厚或苔藓样变，常有色素沉着。

（4）甲癣：多继发于手足癣。表现为甲板增厚变脆，表面高低不平，甲下鳞屑堆积，呈灰白色或灰褐色虫蛀样损害。一般无自觉症状，若继发感染可引起甲沟炎。

（5）花斑癣：中医又称汗斑或紫白癜风，青壮年男性多见，好发于前胸、腋窝和背部。皮损初起是以毛囊口为中心的细小斑点，表面有细薄鳞屑，境界清楚。邻近皮损可相互融合成斑片，可呈灰白至黄棕色不等，有时多种颜色共存，状如花斑。自觉轻度瘙痒，夏季多汗时症状加重，传染性小。

3. 带状疱疹　多数患者出现皮疹前 1～4 天有全身乏力、食欲减退、低热及患部皮肤感觉过敏或神经痛等前驱症状，继而患部出现红斑或丘疱疹，沿神经分布，呈带状排列，互不融合，为单侧，一般不超过体表正中线。数天后疱液吸收干涸，结痂，不留瘢痕，病程约 2～3 周。少数严重患者可遗留顽固性神经痛。

知识窗

特殊类型及部位的带状疱疹

1. 顿挫型带状疱疹，患者仅表现为红斑和丘疹而无水疱。

2. 泛发型带状疱疹，皮损广泛，且全身症状严重，见于年老体弱或恶性肿瘤患者。

3. 眼部带状疱疹，病毒侵犯三叉神经眼支，患者除剧烈头痛外，可发生溃疡性角膜炎、全眼球炎或脑炎，可致失明或死亡。

4. 肌阵挛性小脑协调障碍，也称拉姆齐－亨特综合征（Ramsay-Hunt syndrome），因膝状神经节受累而影响面神经的运动和感觉纤维导致面瘫、耳痛、外耳道疱疹。

4. 疥疮　好发于皮肤薄嫩处，如指缝、腕部、下腹部、股内侧等部位，除婴幼儿外，一般不侵犯头面、掌跖等处，多对称分布。皮损为米粒大小的丘疹、丘疱疹及灰白色线状隧道，丘疹为正常肤色或淡红色。自觉奇痒，夜间尤甚。男性长期患病或病情严重时可在阴囊、阴茎、龟头等部位出现直径 3～5mm 的暗红色疥疮结节。搔抓过度可出现湿疹样变或继发脓皮病、淋巴结炎。

（三）心理-社会状况

评估患者的精神状态，有无焦虑、恐慌等异常心理，评估家属及周围人群对患者的态度和对疾病的认识。

（四）辅助检查

1. 脓疱疮患者行脓液培养可找到病原菌。

2. 浅部真菌感染患者取病发、鳞屑或甲屑在显微镜下检验，可发现真菌的菌丝和孢子。也可做真菌培养和荧光检查。

3. 带状疱疹患者刮取物涂片可找到多核巨细胞和包涵体, 疱液可分离出病毒。

4. 疥疮患者在新鲜丘疱疹内刮取物直接显微镜检查可发现疥虫或虫卵。

（五）处理原则

根据不同的病因选择有效的抗生素、抗真菌药物、抗病毒药物、杀虫剂, 保持局部清洁、干燥, 防止并发症。

【常见护理诊断 / 问题】

1. 皮肤完整性受损　与皮肤感染有关。

2. 自我形象紊乱　与皮损在身体暴露部位, 影响美观有关。

3. 急性疼痛　与水痘－带状疱疹病毒侵犯神经节及相应神经节段的皮肤有关。

4. 潜在并发症: 感染、肾炎、脓毒症等。

【护理措施】

（一）一般护理

做好饮食和皮肤护理; 严格执行消毒隔离措施, 防止交叉感染; 眼部带状疱疹应注意加强眼部护理, 防止发生病毒性角膜炎。

（二）病情观察

密切观察皮损的发生发展和变化, 根据病情监测体温、血压、外周血象、尿液的变化, 及时发现可能出现的并发症。

（三）对症护理

1. 高热的护理　监测体温变化, 保持病房环境温度适宜, 给予物理或药物降温。

2. 疼痛的护理　操作时动作轻柔、迅速, 以减轻患者恐惧感和疼痛; 指导患者分散注意力、进行适当的文体活动, 以减轻患者疼痛、促进睡眠; 遵医嘱给予镇静、止痛、神经营养药和理疗等措施。

3. 瘙痒的护理　告知患者不可用力搔抓, 避免因搔抓破溃引起继发感染, 瘙痒严重者遵医嘱睡前使用镇静止痒药物。

（四）用药护理

1. 疥疮患者的用药护理　疥疮患者遵医嘱外用 10%～20% 硫软膏（小儿用 5%）、5% 三氯苯醚菊酯霜或 10%～25% 硫磺苯甲酸苄酯乳膏。先用热水及肥皂洗澡, 然后搽药, 先搽皮损部位, 再搽遍全身（头面部除外）, 每天早、晚各 1 次, 连用 3～4 天, 搽药期间不洗澡、不换衣, 第 4 天晚彻底洗澡, 并更换衣被。用药 2 周后如发现新疹需重复一疗程。

2. 头癣患者的用药护理　采用"服、搽、洗、剃、消"等综合措施, 连续 2 个月。

（1）服: 遵医嘱口服伊曲康唑或特比萘芬, 治疗过程中定期检查肝功能, 如有异常应及时停药。

（2）搽: 用 2% 碘酊、1% 联苯苄唑溶液或霜剂、10% 硫软膏等涂搽患处, 每日一次。

（3）洗: 每天用热水、硫黄皂洗头一次。

（4）剃: 每周剃发一次, 剃下的头发、鳞屑、痂皮应焚烧。

（5）消：对患者用过的毛巾、衣服、帽子、枕巾、被褥及理发工具等应消毒处理，以防再感染。

3. 手足癣患者的用药护理　坚持正规治疗，不得自行停药，在皮损消退后仍需继续用药2周，以防复发。内服抗真菌药物时，应注意恶心、腹痛等副作用，每月需检查肝功能及血常规一次。

（五）心理护理

充分体谅患者因外形改变造成的心理压力，指导患者根据当前身体状况，调整生活及工作方式。同时向患者强调耐心、正规的治疗，增强患者彻底治愈疾病的信心。

（六）健康指导

1. 养成良好的生活习惯，注意个人卫生，勤洗澡，勤换衣，保持皮肤清洁与干燥。

2. 指导患者在治疗的同时，应将衬衣、鞋袜、帽子等用开水浸泡、清洗、日晒等处理，内衣、被褥应勤洗勤晒。

3. 幼儿园、学校若发现脓疱疮、疥疮患者，应做好消毒隔离措施，防止交叉感染。

4. 向患者及家属讲明疾病的发病原因、传染途径，不与他人共用浴巾、拖鞋、擦脚巾。

第四节　其他皮肤病患者的护理

其他皮肤病很多，本节主要介绍银屑病和神经性皮炎。

银屑病又称牛皮癣，是一种以银白色成层鳞屑的丘疹或斑丘疹为特征的慢性炎症性皮肤病，春重夏轻，病程慢性，易于复发。目前认为是由多种因素引起的表皮细胞增殖加速、角化不全及炎症反应。遗传、感染、内分泌及代谢障碍、免疫功能异常等与发病密切相关。此外，情绪紧张、精神创伤、外伤、手术、环境、饮食等均可诱发或加重本病。

神经性皮炎又称慢性单纯性苔藓，是一种以阵发性剧痒和皮肤苔藓样变为特征的慢性炎症性皮肤病。以青壮年多见，夏重冬轻，病程慢性，常迁延不愈或反复发作。其发病一般认为系大脑皮质兴奋和抑制功能失调所致。精神紧张、焦虑、抑郁、局部刺激以及饮酒或辛辣食物等均可诱发或加重病情。

【护理评估】

（一）健康史

评估患者的生活环境和工作环境，详细询问皮损出现的时间、部位，有无瘙痒及加重或诱发的因素等。

（二）身体状况

1. 银屑病　根据银屑病特征分寻常型、脓疱型、关节病型、红皮病型四种。

（1）寻常型银屑病：最常见。好发于头部、四肢伸侧面，呈对称分布。其基本损害为多层银白色鳞屑性斑丘疹，轻轻刮去表面鳞屑后，露出一层淡红发亮的半透明薄膜，称为薄膜现象。再刮去此薄膜则可见小的出血点，称为点状出血现象（奥斯皮茨征）。银白色鳞屑、薄膜现象和点状出血现象是寻常型银屑病的三大临床特征，具有诊断价值。甲损害时，甲板呈顶针样凹陷。自觉有不同程度的瘙痒。按病情发展可分为进行期、稳定期（或静止期）、消退期三期。

（2）脓疱型银屑病：基本损害为无菌性小脓疱，不破，自行干涸、脱屑，屑下又出现脓疱，如此反复。其分为泛发性和局限性两种，以局限性多见，限于掌跖部，指（趾）甲也可受累变形增厚，一般无全身症状；泛发性常伴发热、关节痛等全身症状。

（3）关节病型银屑病：男性多见。除皮损外，同时伴关节肿痛，类似类风湿关节炎，大小关节均可发病，以手、腕、足等小关节为多见。

（4）红皮病型银屑病：多因局部处理不当所致，皮损特点为全身皮肤弥漫性潮红、肿胀、浸润、表面大量糠秕样鳞屑。常伴发热、畏寒等全身不适。反复发作，预后不佳。

2. 神经性皮炎　初起时局部皮肤阵发性剧痒，无皮疹发生。因搔抓或摩擦等机械性刺激可出现丘疹，并迅速融合成片，皮纹加深，皮嵴隆起，呈苔藓样变。有局限性和播散性两种，以局限性最常见。局限性多见于青壮年，好发于摩擦部位，如颈后侧、眼睑、肘窝、腘窝、腰骶部、外阴等部位；播散性多见于中老年人，对称泛发于全身。

（三）心理 - 社会状况

因慢性病程，易于复发，有不同程度的瘙痒、皮损等引起身体不适和自我形象紊乱，患者易出现焦虑、烦躁、悲观、抑郁等心理。

（四）辅助检查

银屑病可进行血常规、X 线检查，类风湿因子检测及皮损处的活组织病理学检查等。

（五）处理原则

1. 银屑病　尚无特效疗法。首先解除患者精神负担，避免各种诱发因素。一般不系统使用糖皮质激素、免疫抑制剂等。急性期避免外用刺激性强的药物。局限性银屑病以外用药物治疗为主，如外用糖皮质激素霜剂或软膏、维生素 D_3 衍生物（卡泊三醇）、维 A 酸类软膏、角质促成剂或剥脱剂等，皮损广泛严重时给予综合治疗。

2. 神经性皮炎　避免各种刺激，切断瘙痒→搔抓→瘙痒的恶性循环。瘙痒剧烈或外用药效果欠佳者可联合应用抗组胺药，也可于睡前加用镇静催眠类药物，严重者用普鲁卡因封闭。局部可用各种糖皮质激素软膏或维 A 酸（维甲酸）软膏，封包疗效更佳。

【常见护理诊断 / 问题】

1. 皮肤完整性受损　与皮肤出现鳞屑改变有关。

2. 自理能力下降　与关节活动障碍有关。

3. 睡眠型态紊乱　与瘙痒难忍有关。

4. 焦虑　与病情反复发作，外表形象改变和长期不愈有关。

【护理措施】

（一）一般护理

注意饮食和皮损护理，减少沐浴次数，并在洗澡水中加入少许油脂，以润滑皮肤。尽量减少对皮肤的刺激,避免搔抓。冬季适当保暖,避免寒冷刺激,选择无刺激性且可以保暖的衣服。指导银屑病患者进行患关节的功能锻炼,制订训练计划,每天规律地进行肢体活动,以维持关节活动度,预防因关节活动障碍而导致自理能力下降。

（二）用药护理

1. 服药期间注意药物的毒副作用,并定期检查血尿常规、肝功能等。

2. 每次用药前应先沐浴,将鳞屑洗去,以提高药效。急性期首次用药应从低浓度小面积开始,皮损范围较大时,可分批分区用药,防止药物吸收过多而中毒。注意观察,发现皮肤不良反应立即停用,糖皮质激素类药宜选择两种交替使用。

（三）心理护理

加强与患者的沟通,做好耐心细致的解释工作,增强患者信心,保持良好的精神状态,积极配合治疗和护理。

（四）健康指导

1. 耐心指导患者掌握局部及全身用药的方法,按时用药,不随意增减剂量,不滥用药物,若出现异常情况,应及时就诊。

2. 指导患者去除诱发因素,如消除精神创伤,生活、饮食规律,防止过度劳累和外伤,控制上呼吸道感染,治疗感染病灶。

3. 保持皮肤清洁,注意个人卫生,选择透气良好的棉质衣服,避免一切不良的刺激。

第五节　常见性传播疾病患者的护理

性传播疾病(STD)简称性病,指主要通过性接触、类似性行为及间接接触传播的一组传染性疾病,不仅引起泌尿生殖系统病变,还可侵犯其所属淋巴结,甚至可以通过血行播散侵犯全身各重要组织和器官。性病严重危害身心健康,给个人、家庭和社会带来极大影响。

我国《性病防治管理办法》规定的性病包括梅毒、淋病、生殖道沙眼衣原体感染、尖锐湿疣、生殖器疱疹和根据疾病危害程度、流行情况等因素,确定需要管理的其他性病。

淋病:由淋病双球菌引起的泌尿生殖系统化脓性感染,多由不洁性行为引起,极少数可通过被淋病患者分泌物污染的衣裤、被褥、毛巾、浴盆等间接感染,新生儿可通过患淋病孕妇的产道而被感染引起淋菌性结膜炎。淋病患者是主要的传染源。淋球菌是一种革兰氏阴性菌,离开人体后不易生存,在60℃环境下1分钟内死亡,完全干燥环境中1～2小时死亡,对一般消毒剂敏感。

梅毒:由梅毒螺旋体引起的一种慢性全身性传染病,早期主要侵犯皮肤、黏膜,晚期可侵犯全身各组织、器官。主要通过性接触和血液传播,其次通过母婴传播、间接接触、接吻、握手、哺乳等感染。人体感染梅毒螺旋体后至发病,大约2～3周。感染1～2年内传染性最强,4年以上者基本无传染性。梅毒螺旋体系厌氧微生物,离开人体不易生存。

不耐温,但耐寒力强。干燥、阳光、肥皂水和一般消毒剂很容易将梅毒螺旋体杀死。

尖锐湿疣:由人乳头瘤病毒(HPV)感染引起的皮肤黏膜良性增生性疾病,发病率仅次于淋病。主要通过性接触而传播,少数可通过日常生活用品如内裤、浴巾、浴盆而间接接触感染,与尖锐湿疣患者性接触后是否发病还取决于机体免疫功能,尤其是细胞免疫功能。HPV主要感染上皮组织,易在潮湿温热环境下生存繁殖,对冷冻、干燥和乙醚耐受性强。

【护理评估】

(一)健康史

应详细询问患者有无不洁性交史以及应用过血液制品,了解患者的发病经过、诊治过程及疗效,同时了解患者家属的发病情况。

(二)身体状况

1. 淋病　临床上有20%男性和60%的女性感染后无明显症状。潜伏期2～10天,平均3～5天。

(1)男性淋病:以急性化脓性尿道炎为主,初起尿道口瘙痒、灼痛、红肿,分泌物稀薄逐渐变为黄色黏稠脓液,清晨时分泌物可糊住尿道口,称"糊口现象"。有尿频、尿急、尿痛症状,可引起前列腺炎、精囊炎、附睾炎、膀胱炎等并发症。严重时出现腹股沟淋巴结肿大及发热、头痛、乏力等全身症状。若病情超过2个月,即进入慢性期,此时症状缓解,但仍可有尿道口痒感,排尿时烧灼感,尿流变细分叉,排尿无力等症状。慢性期可因饮酒或性行为等刺激而急性发作。

(2)女性淋病:症状较轻,易被漏诊或误诊,但却是主要的传染源。先有尿道炎,表现为尿频、尿急、尿痛、尿道口红肿及脓性分泌物,后为宫颈炎,表现为白带增多,呈脓性,宫颈糜烂、会阴坠胀、下腹痛。可引起盆腔炎、子宫内膜炎、输卵管炎等造成不孕或宫外孕。

幼女淋菌性外阴、阴道炎,多为与患淋病的父母同床睡觉、共用毛巾、浴具等间接感染引起,少数因性虐待所致。表现为外阴红肿、疼痛、阴道有脓性分泌物及尿频、尿急等,外阴有烧灼感。

(3)非性器官淋病:①新生儿淋菌性结膜炎,为出生时通过患淋病母亲的产道而感染,表现为结膜充血、水肿,有大量脓性分泌物,严重时角膜溃疡、穿孔,导致失明。②淋菌性咽炎,主要见于口交者,表现为咽部红肿、吞咽疼痛和咽部脓性分泌物。③淋菌性直肠炎,主要见于肛交者,表现为排便疼痛和里急后重感。

2. 梅毒　根据传染途径不同,可将梅毒分为后天(获得性)梅毒和先天(胎传)梅毒;根据感染时间(以2年为界),分为早期(一期、二期)梅毒和晚期(三期)梅毒。

(1)后天梅毒:①一期梅毒,主要表现为单个无痛性硬下疳和硬化性淋巴结炎。一般无全身症状,传染性极强。②二期梅毒,主要表现为梅毒性玫瑰疹。除有皮肤黏膜损害外,可伴有全身症状,也可有骨、内脏、眼的损害。传染性强。③三期梅毒,主要表现为梅毒性树胶肿和结节性梅毒疹,还可累及心血管和神经系统。传染性弱或无传染性。

（2）胎传梅毒：孕妇体内的梅毒螺旋体经胎盘及脐静脉进入胎儿体内所致。胎传梅毒分为早期胎传梅毒和晚期胎传梅毒。①早期胎传梅毒：多为2岁内患儿。患儿往往早产，营养不良，消瘦，皮肤干燥脱水，呈老人貌，哭声低弱嘶哑。肛门、口周线状皲裂及呈放射状糜烂，可有梅毒性鼻炎、骨损害、淋巴结肿大及脾大等表现。②晚期胎传梅毒：一般多在2岁以后发病。皮疹与后天三期梅毒疹相似，出现哈钦森三联征有诊断意义，表现为间质性角膜炎、神经性耳聋、半月形门牙（即哈钦森齿）。

（3）潜伏梅毒：有梅毒感染史，无临床症状或临床症状已消失，梅毒血清阳性，脑脊液检查正常，无阳性体征。

3. 尖锐湿疣　潜伏期1~8个月。好发于外生殖器及肛门附近的皮肤黏膜湿润区，同性恋者好发于肛周及直肠。典型的皮损表现为乳头状、菜花状或鸡冠状增生物，呈白色、粉红色或污灰色，表面渗出糜烂甚至继发感染，可有恶臭。多数患者无明显症状，少数可有瘙痒、灼痛或性交不适等。

（三）心理－社会状况

了解患者和家属对性病的发生、发展、传播方式及防治方法的知晓程度。由于性病传染的特殊性，加之担心社会舆论及家庭和睦等，成年患者可出现羞愧、自责、自卑、焦虑等心理反应。还应了解家属对患者的态度和支持程度。

（四）辅助检查

1. 细菌培养　尿道或宫颈分泌物涂片检查发现革兰氏阴性双球菌。淋球菌培养阳性是诊断淋病的重要依据。

2. 梅毒螺旋体检查　为最简便、可靠的检查方法，早期梅毒患者皮损标本中可查见梅毒螺旋体。梅毒血清学检查，为诊断梅毒的必需检查，对潜伏期梅毒更为重要，一期梅毒呈阳性，二期强阳性，三期弱阳性。脑脊液检查可用于诊断神经性梅毒。

3. 醋酸白试验　对诊断尖锐湿疣有意义，在可疑皮损处外涂5%醋酸3~5分钟，肛周皮肤处15分钟，若局部变为白色即为阳性。

（五）处理原则

1. 淋病　选用对淋病双球菌敏感的抗生素，一般首选头孢曲松钠或大观霉素，及时、规律、全程、足量用药。鼓励患者多饮水，并及时排尿。对淋菌性眼结膜炎在治疗的同时，均需用生理盐水每隔1小时冲洗1次，冲后再用1%四环素眼膏或1%硝酸银溶液滴眼。

2. 梅毒　首选青霉素类药物，青霉素过敏者优先选择头孢曲松钠，四环素类和大环内酯类疗效较青霉素差，通常作为青霉素过敏者的替代治疗药物。及早、足量用药，尽可能避免心血管梅毒、神经梅毒及严重并发症的发生，性伴侣应同时接受治疗。

3. 尖锐湿疣　以局部去除疣体为主。外用5%咪喹莫特乳膏、0.5%鬼臼毒素酊、5%氟尿嘧啶乳膏等。可酌情选用激光、冷冻、电灼、微波等物理治疗。疣体巨大者，可采用手术切除。有较高的临床复发率，为防止复发，在局部治疗的基础上可选用各种免疫调节剂，如干扰素、聚肌胞、转移因子等，也可采用抗病毒药物，如阿昔洛韦或伐昔洛韦等。

【常见护理诊断/问题】

1. 皮肤或组织完整性受损　与皮损引起的溃疡有关。

2. 焦虑　与对本病缺乏了解，担心预后及社会舆论导致心理负担或担心传染给他人有关。

3. 知识缺乏：缺乏性病传播和防治的知识。

【护理措施】

（一）一般护理

1. 常规护理　在治疗期间忌酒、浓茶、咖啡及刺激性食物等，鼓励患者多饮水，并及时排尿，保持皮肤黏膜清洁。

2. 严格执行消毒隔离制度　患者使用过的用物如衣服、毛巾、便桶、浴盆等应进行消毒，避免与他人混用。

知识窗

吉海反应

吉海反应是梅毒患者初次接受高效抗梅毒螺旋体药物治疗4小时后，由于梅毒螺旋体被迅速杀死并释放出大量异种蛋白，引起机体发生的急性变态反应。患者表现为不同程度的发热、寒战、头痛、乏力等流感样症状，并伴有梅毒症状和体征的加剧，严重者可危及生命。为防止吉海反应，可遵医嘱在治疗前一日或同时给予泼尼松5mg，口服，每日4次，连续4天，抗组胺药对吉海反应无效。

（二）用药护理

1. 密切观察患者的疗效、毒副反应及是否耐药，一旦发生不良反应或耐药，应及时报告医生处理。

2. 合理掌握涂药的次数及面积，激光或冷冻治疗后，应保持创面干燥，避免摩擦或其他刺激。

（三）心理护理

尊重患者的人格，保护患者的隐私，凡与疾病有关的交谈及患病部位的检查、治疗和护理等，均应安排在能让患者感到安全的环境中进行。关心和体贴患者，鼓励患者倾诉心理感受，帮助患者丢下思想包袱，克服心理障碍，积极配合治疗。鼓励患者勇敢地面对生活，积极参与各项社会活动。

（四）健康指导

1. 消除传染源　患者是性病的主要传染源，要早期发现患者，并向患者讲解疾病的传播途径、发病过程、临床特征和防治措施。治疗期间应避免性生活，注意采取消毒隔离措施，性伴侣须同时接受治疗。

2. 阻断传播途径　告知患者要有良好的性道德观,洁身自爱,避免婚外不洁性生活,注意个人卫生与防护等,并推广使用安全套。严禁使用不洁的血液制品或生物制品,严禁重复使用一次性无菌用品和器械。

3. 保护健康人群　加强保护第二代的宣传,让患者、家属及全社会了解性病的危害性。梅毒患者治愈后才能结婚或怀孕,梅毒孕妇应积极正规治疗,为了保护下一代的健康,在有条件的地区,应做 HIV 检测。

4. 定期随访　告知患者定期复查以判断疗效。梅毒患者治疗后第一年每 3 个月复查一次,以后每半年复查一次,连续 2~3 年,若检查结果均正常,则视为彻底治愈,停止复查。淋病患者治疗结束 2 周后,无性病接触史的情况下,符合下列标准者可视为治愈:①症状体征全部消失;②尿常规检查阴性;③治疗结束后第 4 天和第 8 天,做分泌物涂片和培养,两次均为阴性;④以后每月复查一次,共 3 次均为阴性。

（高　辉）

本章小结

　　本章重点介绍常见皮肤病和性病患者的护理评估和护理措施;学习难点在于不同的皮肤病和性病的病因、皮损特点、治疗原则等护理评估和护理措施的掌握;学习过程中应注意归纳、区分各种皮肤病和性病的病因及其相应的身体状况,加强理论联系实际,深刻理解和掌握皮肤病和性病的护理措施。

? **思考与练习**

1. 皮肤病主要的治疗方法有哪些?
2. 如何鉴别急性湿疹与接触性皮炎?
3. 银屑病的临床表现及分型有哪些?
4. 如何做好性病的健康指导?

附　录

实 训 指 导

实训一　外科体液代谢失衡患者的护理

【实训目的】

1. 具有良好的职业道德、细致严谨的工作作风,关爱患者,维护患者健康。

2. 熟练掌握液体疗法护理要点。

3. 学会对外科体液失衡患者进行护理评估,提出主要的护理诊断/问题,初步拟定护理计划。

【组织形式】

案例分析、分组讨论、教师指导

【资源准备】

案例资源:患者,男,36 岁,体重 60kg。腹痛、腹胀、呕吐 5 天,近 2 天上述症状加重,呕吐频繁。体检:T 36.6℃,P 95 次/min,R 18 次/min,BP 100/80mmHg。口渴、尿少、口唇及舌较干燥,眼窝凹陷,心肺检查未见异常。血清钠 142mmol/L,血清钾 4.1mmol/L。讨论:

1. 该患者出现了哪种类型的体液代谢失衡?依据是什么?

2. 患者当前主要的护理诊断/问题有哪些?

3. 针对该患者目前的情况如何制订护理计划?

【方法与过程】

1. 仔细阅读案例,评估患者的病情,明确护理问题。

2. 分组讨论,针对问题拟定护理计划。

3. 各组学生代表发言,其他学生发表意见。

4. 教师归纳总结、补充拓展。

5. 根据讨论结果,完成实训报告。

【实训报告】

1. 写出患者的护理评估要点。

2. 列出患者目前主要的护理诊断/问题。

3. 写出患者的护理计划。

【实训评价】

1. 采用教师评价、小组互评与学生自评相结合的方法。

2. 以学生在案例讨论中的表现以及完成实训报告的情况等方面进行综合评价。

3. 正确对外科体液代谢失衡患者进行护理评估、提出主要的护理诊断／问题、制订正确的护理计划以及是否具有团队协作精神是本次实训评价的重点内容。

（杨　环　董全斌）

实训二　外科休克患者的护理

【实训目的】

1. 具有良好的职业道德和法律意识、较好的团队协作能力；具有健康的体质、健全的人格和良好的心理素质，珍视生命，关爱患者。

2. 熟练掌握扩容疗法的护理要点。

3. 学会对外科休克患者进行护理评估，提出主要的护理诊断／问题，初步拟定护理计划。

【组织形式】

案例分析、分组讨论、教师指导。

【资源准备】

案例资源：王先生，45 岁，车祸后 2 小时，120 急救入院。表情痛苦，神情紧张，面色苍白；查体：肢体湿冷，左大腿变形，中段外侧伤口可见骨折断端，有活动性出血，BP 95/70mmHg，P 106 次 /min，呼吸急促。讨论：

1. 该患者是否发生了休克？若有，诊断依据是什么？

2. 当前主要的护理诊断／问题有哪些？

3. 首要的护理措施是什么？

4. 护士针对该患者目前的情况如何制订护理计划？

【方法与过程】

1. 仔细阅读案例，评估患者的病情，明确问题。

2. 分组讨论，初步得出问题的答案。

3. 每组学生代表发言，其他学生发表意见。

4. 教师指导、归纳总结、反馈指导。

5. 根据讨论结果，完成实训报告。

【实训报告】

1. 写出对患者进行护理评估的要点。

2. 列出患者目前主要的护理诊断。

3. 制订出对患者的护理计划。

【实训评价】

1. 采用教师评价、小组互评与学生自评相结合。

2. 案例讨论中的表现以及完成实践报告等情况进行综合评价。

3. 正确对休克患者进行护理评估、提出主要的护理诊断／问题、制订护理措施以及团队协作是本次实训评价的重点内容。

（李　勇　杨　环）

实训三　麻醉患者的护理

【实训目的】

1. 具有良好的职业道德，重视护理伦理，保护患者隐私。

2. 熟练掌握麻醉后患者的护理要点。

3. 学会对麻醉患者进行护理评估，提出主要的护理诊断／问题，初步制订护理计划。

【组织形式】

案例分析、分组讨论、教师指导。

【资源准备】

案例资源：李先生，65 岁，在全身麻醉下行"甲状腺癌切除术"。术后意识尚未恢复，P 95 次/min，BP 120/90mmHg，呼吸急促，有鼾声，之后出现鼻翼扇动、三凹征。讨论：

1. 患者目前出现什么危机状态？原因可能有哪些？

2. 该患者当前主要的护理诊断／问题有哪些？

3. 根据患者当前主要的护理诊断拟定护理计划。

4. 麻醉后患者护理观察中应注意哪些问题？

【方法与过程】

1. 仔细阅读案例，评估患者的病情，明确问题

2. 分组讨论，初步得出问题的答案

3. 各组学生代表发言，其他学生发表意见

4. 教师归纳总结、补充拓展

5. 根据讨论结果，完成实训报告

【实训报告】

1. 写出该患者的护理评估要点。

2. 列出患者目前主要的护理诊断／问题。

3. 制订出患者的护理计划。

4. 写出麻醉后患者的护理观察内容。

【实训评价】

1. 采用教师评价、小组互评与学生自评相结合的方法。

2. 从学生在案例讨论中的表现以及完成实训报告情况等方面进行综合评价。

3. 正确对麻醉患者进行护理评估并提出主要的护理／问题诊断、制订患者的护理计划以及团队协作精神是本次实训评价的重点内容。

（杨　环　曹洪容　梁丽芹）

实训四　常用手术器械、物品的识别和应用

【实训目的】

1. 具有健康的体质、良好的心理素质、严格的无菌观念、严谨的工作作风。

2. 学会识别常用手术器械及使用方法、传递配合。

【组织形式】

教师讲解、集中示教;学生分组实训、自评互评;教师指导、归纳总结、反馈指导。

【过程与方法】

实训 准备	护士	着装整洁,符合手术室工作要求,剪指甲、洗手
	用物	手术刀、剪刀、血管钳、镊子、持针钳、组织钳、卵圆钳、布巾钳、直角钳、肠钳、胃钳、缝针、缝线、牵开器、吸引器
	环境	室内清洁、空气清新
识别 手术 器械	手术刀	用途:切开或解剖组织,刀柄可用于钝性分离 分为:刀柄和刀片两部分
	手术剪	用途:剪线;分离、解剖和剪开组织。有直、弯等形状 分为: (1)组织剪:用于沿组织间隙分开剥离和剪开、剪断组织 (2)线剪:用于剪线、引流物、敷料等
	血管钳	用途:手术中止血、分离组织、协助缝合、夹持敷料等,又称止血钳。有直、弯、直角、弧形等形状 分为: (1)蚊式止血钳:精细手术的止血和分离 (2)普通止血钳:手术常用器械,用于止血、分离组织 (3)有齿止血钳:夹持较厚、易滑脱、其内有重要血管的组织,以防止大出血
	手术镊	用途:夹持、稳住或提起组织 分为: (1)有齿镊:夹持较坚韧的组织,如皮肤、筋膜等 (2)无齿镊:夹持脆弱或娇嫩的组织,如血管、神经、黏膜
	持针钳	用途:夹持缝针缝合组织,也叫持针器 分为: (1)粗头持针钳:持力大,多用于夹持较大缝针,固定牢靠 (2)细(尖)头持针钳:对缝针损伤小,用于夹持细小缝针
	各种钳 类器械	(1)卵圆钳:又名环钳、海绵钳,分有齿、无齿两种。有齿纹的多用于夹持纱布块、棉球等作皮肤消毒用,或用于夹持传递无菌物品。无齿纹的多用于夹提胃、肠等脏器 (2)组织钳:又名爱丽斯(Alice)钳,对组织损伤小,用于钳夹、牵引软组织、阑尾系膜等 (3)布巾钳:用于钳夹固定各种手术巾单,也用于牵拉骨或其他坚韧组织 (4)直角钳:用于体腔深部手术游离血管、胆道等组织,以及牵引物的向导 (5)肠钳:用于夹闭肠道断端 (6)胃钳:用于钳夹胃以利于胃肠吻合,齿槽为直纹且较深,组织不易滑脱

	缝合针	用途:缝合组织 分为: (1)圆针:损伤小,缝合血管、神经、肌肉、内脏等软组织 (2)三角针:易于穿透坚韧组织,用于缝合皮肤、韧带、软骨、瘢痕等组织
	手术用线	用于缝合组织和结扎血管。分为可吸收线和不吸收线两大类
	牵开器	用途:又称拉钩,用于牵开组织,显露手术野 分为: (1)直角拉钩:牵开腹膜 (2)爪形拉钩:牵开头皮和肌腱 (3)S形拉钩:牵开内脏
	探针	探查窦道、伤口和管腔
	刮匙	刮宫、刮除坏死组织和炎性细胞
	吸引器	组成:吸引头、橡皮管、玻璃接头、吸引瓶及动力部分 用途:吸除手术区的血液、渗出物、脓液、空腔脏器内容物、冲洗液等,使手术野清晰,减少污染概率
手术器械的使用与传递	手术刀	(1)持法(实训图4-1):①执弓式;②执笔式;③握持式;④反挑式 (1)执弓式　　(2)执笔式 (3)握持式　　(4)反挑式 实训图4-1　手术刀的持法 (2)传递(实训图4-2) (1)直接传递　　(2)间接传递 实训图4-2　手术刀的传递

手术剪	（1）持法（实训图 4-3） 实训图 4-3　手术剪的持法 （2）传递（实训图 4-4） 实训图 4-4　手术剪的传递
血管钳	（1）持法（实训图 4-5） 实训图 4-5　血管钳的持法 （2）传递（实训图 4-6） 实训图 4-6　血管钳的传递

手术镊	（1）持法（实训图 4-7） 实训图 4-7　手术镊的持法 （2）传递（实训图 4-8） 实训图 4-8　手术镊的传递
持针钳	（1）持法（实训图 4-9） 实训图 4-9　持针钳的持法 （2）传递（实训图 4-10） 实训图 4-10　持针钳的传递

实训后处理	用物处理	清点、清洁器械,分类整理、打包
总体要求		1. 加强无菌观念及爱伤保护意识、职业防护意识的培养
		2. 实训过程中态度认真,爱护器械,轻拿轻放,无损坏

【注意事项】

1. 手术时根据实际需要,选择合适的刀柄和刀片。刀柄与刀片应分开存放和消毒。刀片应用持针器夹持安装,切不可徒手操作,以防割伤手指。传递手术刀时,不可将刀刃朝向术者传递以免造成损伤。

2. 使用手术剪时不能用组织剪代替线剪,以免损坏剪刀。

3. 血管钳不宜夹持皮肤、脏器及较脆弱的组织,以免造成损伤。

4. 操作动作要轻稳,不可损坏器械。

【实训评价】

1. 采用教师评价、小组互评与学生自评相结合。

2. 从学生实践主动性、识别能力、器械应用掌握程度等方面进行综合评价。

3. 无菌观念、正确识别与使用熟练程度是本次实践评价的重点内容。

（杨　环　曹洪容　梁丽芹）

实训五　手术人员的无菌准备

【实训目的】

1. 具有健康的体质、健全的人格、良好的心理素质和医护团队协作能力。

2. 熟练掌握手术人员无菌准备的操作原则。

3. 学会手术人员手臂消毒、穿无菌手术衣、戴无菌手套的方法。

【组织形式】

教师讲解、集中示教;学生分组实训、自评互评;教师指导、归纳总结、反馈指导。

【过程与方法】

实训前准备	护士	更换洗手衣裤、拖鞋、戴医用手术帽、口罩;上衣下摆扎入洗手裤中,衣袖卷至上臂中段,自己衣服不外露;帽子遮盖全部头发,口罩遮盖口鼻;修平指甲,摘去手臂所有饰品,手部皮肤无破损及感染
	用物	洗手用物:消毒软皂或洗手液、无菌手刷、无菌小毛巾、外科手消毒液
		穿手术衣用物:无菌手术衣包,无菌手套
	环境	(模拟)手术室环境
操作过程	外科手消毒	洗手:将双手及前臂用洗手液或肥皂按"七步洗手法"洗手,流水冲净
		刷手:无菌手刷蘸消毒皂液或取3～5ml洗手液于刷毛上→刷双手(顺序:指尖→指间→手掌→手背→腕部)→刷双前臂→刷双上臂至肘上10cm。刷洗1遍时间3min

		冲洗:指尖向上流水冲净手臂;换无菌手刷,同法进行第2、3遍刷洗,共约10min
		擦手:抓取无菌小毛巾中心部位→拭干双手→对折无菌小毛巾呈三角形→底边置腕顶角向手→另一只手拉对角旋转式抹擦至上臂下1/3处(不得回擦)→提起无菌小毛巾翻折内面向外→方法相同擦另一侧前、上臂
		消毒:取外科手消毒液→同刷手顺序搓擦双手至上臂下1/3→待药液自行挥发至干燥→按上法重复再消毒一遍→拱手姿势进入手术间
	穿无菌手术衣	取衣:从已打开的无菌衣包内取无菌手术衣至空旷处→看清衣服上下和正反
		打开衣服:双手提起衣领的两角→正面朝外打开手术衣
		穿衣:将手术衣轻轻上抛→双手顺势同时插入袖筒→两臂向前平伸→抖衣至肩处
		系带: ①对开式手术衣:巡回护士在背后协助系好衣领后带→穿衣者双前臂交叉将腰带递向前外侧→系带者接带并系好(递带者与接带者的手不能接触) ②全遮盖式手术衣:戴无菌手套→松开腰带→将腰带一端提起→巡回护士用无菌钳接衣带→绕穿衣者一周→交衣带给穿者自系左右两端于腰前
	戴无菌手套	闭合式:穿手术衣时双手不伸出袖口→右手隔衣袖取左手手套放在左手袖口上→手套指端朝向手臂且各手指相互对应→右手将手套边反翻向左手背→左手五指张开伸进手套→同法戴右手套
		开放式:打开手套袋→涂滑石粉→捏住手套口的翻折部→取出手套→调整手套使掌心相对拇指向前→左手捏住右手套反折部显露手套口→戴入右手→已戴手套的右手4指伸入左手套反折部并显露手套口→戴入左手→右手折压紧左袖口→翻回左手手套反折部盖住袖口→同法盖右袖口→无菌盐水冲净手套外面滑石粉
		协助他人戴手套法:已戴手套者双手拇指外展→其余手指插入手套反折部并撑开手套→被戴手套者五指稍用力向下伸入手套→已戴手套者将手套上提并将手套反折部翻转包裹袖口→同法戴另一只手套
操作后处置	脱手术衣及手套	他人帮助脱手术衣法:术者双手抱肘,由巡回护士将手术衣肩部向肘部翻转,再向手的方向拉扯脱下手术衣,手套的腕部也随之翻转于手上
		自行脱手术衣法:左手抓住手术衣右肩向下拉,使衣袖翻向外,同法拉下手术衣左肩,脱下手术衣,使衣里外翻
		脱手套法:戴手套的手抓取另一手手套外面,翻转脱下;已脱手套手的拇指伸入另一手套的里面,翻转脱下
总体要求	1. 严格执行无菌技术操作原则	
	2. 操作熟练,流程合理,动作规范,保证安全	
	3. 操作全过程态度认真,严谨细致	

【注意事项】

1. 外科手臂消毒

（1）刷手前仔细检查手部皮肤有无破损，修剪指甲，不佩戴饰物及皮肤纹饰等。

（2）刷手和消毒时均应按双手、双前臂、双上臂至肘上10cm三区域交叉刷洗，同一遍刷洗中不可上下来回刷；特别注意刷净指甲缘、甲沟和指蹼等皱褶处。

（3）冲洗时，保持肘关节于最低位，避免前臂部的水流向手部。

（4）擦过肘部的毛巾不可再擦手部，以免污染。使用后的刷子、毛巾等，应放在指定的容器中，一用一消毒。

（5）消毒手臂毕，应保持拱手姿势，手臂不可下垂和接触未经消毒的物品。

（6）使用外科高效手臂消毒剂时，消毒剂的取液量、揉搓时间及使用方法亦可根据产品使用说明，采用冲洗手消毒法或免冲洗手消毒法。

2. 穿无菌手术衣

（1）认清衣服的上下和正反面，注意勿碰触其他物品。

（2）穿无菌手术衣必须在手术间内比较空旷的地方进行，避免两臂过度外展或过高上举。穿遮盖式手术衣时，必须先带好无菌手套，方可接取腰带。

（3）穿好手术衣后，肩以上、背部、腰以下均视为污染区不可接触。如手术不能立即开始，应将双手插入胸前特制的衣袋中，并选择手术间内较空旷处站立等待。若发现手术衣有破损、潮湿，须立即更换。

3. 戴无菌手套

（1）未戴手套的手不能接触手套外面，已戴手套的手不能接触未戴手套手。

（2）协助他人戴无菌手套时，应先自己戴好手套，并避免接触其皮肤。

（3）手套的上口要严密地包套在手术衣袖外。

（4）无菌手套应选择大小合适，手术过程中如手套破损须立即更换。

【实训评价】

1. 采用教师评价、小组互评与学生自评相结合。

2. 从学生实践主动性、无菌观念、操作技能、团队协作等方面进行综合评价。

3. 无菌操作原则、操作流程正确熟练、团队协作是本次实践评价的重点内容。

（杨　环　曹洪容　梁丽芹）

实训六　常用手术体位的安置、手术区皮肤消毒及铺巾、器械台管理和手术配合

【实训目的】

1. 具有健康的体质、良好的心理素质和医护团队协作能力。

2. 熟练掌握操作的无菌原则。

3. 学会常用手术体位的安置、手术区消毒、无菌巾铺法、器械台管理和手术配合。

【组织形式】

教师讲解、集中示教；学生分组实训、自评互评；教师指导、归纳总结、反馈指导。

【过程与方法】

实训前准备	护士	巡回护士:穿手术室专用服装,戴专用手术帽、口罩
		器械护士:穿无菌手术衣、戴无菌手套、戴专用手术帽、口罩
	用物	各种软垫、衬垫、固定带、无菌手术敷料包、器械包
	环境	手术室环境,室温、光线适宜
操作过程	常用手术体位的安置	仰卧位:患者仰卧,头部垫软枕;中单固定两臂于体侧,膝下放一软枕;固定带固定膝部,足跟部放软垫保护
		侧卧位:患者90°健侧卧,头下垫头圈,腋下垫腋垫(距腋窝约10cm);四个支架分别固定于两乳之间、两肩胛骨之间、耻骨联合、腰骶部,支架与受压皮肤之间用海绵垫保护,暴露手术野;双上肢伸直固定于托手架上;上腿屈曲,下腿伸直,两腿间垫软枕;固定髋部及膝部
		俯卧位:患者俯卧于手术台上,头侧向一边或使口鼻部位置于头托空隙处;上肢半屈,置于头旁;胸部、耻骨及髂嵴垫软垫,两腿胫前横置软垫;小腿呈微曲状态,腿带固定腘窝部
		膀胱截石位:患者仰卧,臀部位于手术床尾部摇折处,臀下垫软枕;两腿套腿套并屈膝、屈髋置于腿架上,两腿间角度为60°~90°,高度以患者腘窝自然屈曲下垂为准;腘窝部垫软枕,约束带固定
		半坐卧位:手术床后仰15°,头端摇高75°,足端摇低45°;患者屈膝半坐,头与躯干依靠在手术台上;两臂用中单固定于体侧
	手术区皮肤消毒	核对:再次核对手术部位,检查消毒区皮肤情况
		递消毒物品:将盛有浸蘸消毒液敷料的消毒弯盘与环钳递给手臂消毒后(未戴手套)的第一助手
		消毒:第一助手夹持消毒敷料对手术区域皮肤进行消毒,范围包括手术切口周围15~20cm的区域;第一遍消毒由手术区中心开始(如为感染伤口或肛门区手术,则自手术区外周涂向感染伤口或会阴、肛门处),向周围皮肤无盲区涂擦消毒液,待干后换敷料钳同法消毒第二遍
	铺无菌巾	递手术巾:器械护士将无菌手术巾折边1/3;第1、2、3块无菌巾的折边朝向第一助手,第4块无菌巾的折边朝向器械护士自己,按顺序传递给第一助手
		铺手术巾:第一助手接过折边的无菌巾→距离切口3cm处铺巾→先铺切口的下方→上方(或对侧)→对侧(或上方)→操作者自身侧→器械护士递布巾钳→布巾钳夹固定手术巾交角处→第一助手再次消毒手臂并穿无菌手术衣→戴无菌手套
		铺手术中单:器械护士递中单并配合展开(先铺脚端,后铺头端)
		铺手术洞单:器械护士拿取剖腹单辨明方向→单孔对切口、短端向头、长端向下肢放置于切口上→递对侧端与术者手中→向上方展开剖腹单→头端盖过麻醉架→向下方展开盖过器械托盘

器械台管理和手术配合	打开包布	手术区皮肤消毒前,由巡回护士将无菌包放于器械台上,用手打开第一层包布,用持物钳打开第二层包布;器械护士刷手后,用手打开第三层包布
	铺巾	器械台面上铺无菌巾共4~6层,无菌单垂下台面不少于30cm
	整理	器械护士穿好无菌手术衣、戴无菌手套后,整理器械台;用物分类、定位放置
	清点	手术开始前与巡回护士清点器械及物品数目
	配合手术	准确传递手术所需器械和物品;及时收回用过的器械,擦净血迹,保持器械干净;保持器械台清洁、整齐、有序
	核对	手术关闭体腔前,皮肤缝合后,再次与巡回护士认真清点、核对手术使用的所有器械、物品数目
操作后处置	患者	术后擦净患者身上的血迹,协助包扎伤口
	器械	确认数量无误后,用多酶溶液浸泡15min,初步处理后送消毒供应中心集中处理,不能正常使用的器械做好标识及时更换
	护士	由他人帮助或个人自行脱下手术衣和手套
总体要求	1. 严格执行无菌技术操作原则	
	2. 操作熟练,流程合理,动作规范,保证患者及自身安全	
	3. 操作过程态度认真,严谨细致	

【注意事项】

1. 常用手术体位的安置

(1)保证患者的舒适和安全;充分暴露手术部位,减少不必要的暴露。

(2)体位安置和固定要保证呼吸和循环通畅。肢体托垫妥当,防止神经、血管受压和关节、肌肉损伤。

2. 手术区皮肤消毒

(1)蘸消毒液量不可过多,一般从切口中心向四周涂擦,但肛门或感染伤口手术,应由外周涂向肛门或感染伤口。

(2)已经接触污染部位的药液纱布不应再返回擦清洁处皮肤。

(3)对婴儿、面部皮肤、口腔、肛门、外生殖器等部位,不能用碘酊消毒,应选用刺激性小的消毒剂。

3. 铺无菌巾

(1)递巾时器械护士的手不可接触接巾者的手臂及未消毒的物品。

(2)铺巾顺序原则:先铺相对不洁区(如会阴部、下腹部),最后铺靠近操作者的一侧。已经铺好的手术巾不得随意移位,如果必须移动少许,只能向外移动,不能向切口部位内移,否则须更换手术巾。

(3)手术区周围一般要求有4~6层无菌单,大小适合。布单一经水或血浸湿,即失去无菌隔离的作用,应另加无菌单保护无菌区。

4. 器械台管理和手术配合

(1)铺器械台的无菌单应下垂台缘>30cm,台缘下为污染区,不可将器械、物品置于其外缘;凡垂落台缘以下的器械或物品视为污染,不可再用或向上拉提;无菌台面如浸湿,应加铺无菌巾,以保持无菌效果。

（2）小件物品如刀片、线卷、针盒、注射器等，应妥善保管，避免丢失；及时清理器械台上的物品，保持器械台清洁、整齐、有序；及时供应手术所需，保证手术顺利进行。

【实训评价】

1. 采用教师评价、小组互评与学生自评相结合。

2. 从学生实践主动性、操作技能、人文关怀与团队协作等方面进行综合评价。

3. 严格执行无菌操作原则、操作正确与熟练程度、对患者的人文关怀是本次实践评价的重点内容。

（杨　环　曹洪容　梁丽芹）

*实训七　手术区皮肤准备

【实训目的】

1. 具有良好的职业道德、细致严谨的工作作风，尊重、关爱患者，保护患者隐私，维护患者健康。

2. 熟练掌握手术区皮肤准备的护理措施。

3. 学会手术区皮肤准备的操作方法。

【组织形式】

教师讲解、集中示教；学生分组实训，互为患者角色扮演；教师指导、归纳总结、反馈指导。

【过程与方法】

实训前准备	护士	着装整洁，剪指甲、洗手，戴口罩
	患者	评估患者疾病情况及手术部位；向患者说明手术区皮肤准备的目的；解释操作过程中配合及注意事项
	用物	治疗盘内放一次性备皮刀、弯盘、换药碗（内盛软皂液或滑石粉）、软毛刷、纱布、棉签、75%乙醇、手电筒、中单、毛巾、脸盆、温水
	环境	病室关闭门窗、调节室温、屏风遮挡
备皮操作	核对解释	核对患者信息及手术部位；向患者解释，取得合作
	铺巾暴露	铺中单于床上→暴露备皮区→检查手术区域皮肤完好情况
	清洁	用温水及皂液擦洗局部皮肤
	剃毛	软毛刷蘸取皂液（或滑石粉）→涂擦备皮区域→左手持纱布绷紧皮肤→右手持备皮刀顺毛发生长方向分区剃净毛发→片片相连不留盲区→随时用纱布清除刀内过多毛发
	检查	手电筒照射备皮区，水平视线检查毛发是否剃尽、有无刮破皮肤
	除垢洁肤	毛巾浸温水清洗、擦干局部皮肤；脐部用乙醇棉签清除脐窝污垢
操作后处置	患者安置	整理患者衣物，协助取舒适卧位
	用物处理	用物分类处理
	记录	洗手、取下口罩，记录（时间、部位、有无划伤等）
总体要求	1. 严格执行操作规程	
	2. 操作熟练，动作轻柔，保证患者安全	
	3. 操作过程中注意沟通，保护患者隐私，体现人性化服务	

1. 注意保暖，备皮时尽量少暴露患者；擦洗皮肤时不浸湿衣服、被褥。

2. 操作时动作平稳、轻柔，避免划伤皮肤。如有划伤应记录并通知医生。

3. 根据手术部位要求，保证备皮范围正确。

4. 四肢手术者，入院后应每日用温水浸泡手足 20 分钟，并用肥皂水刷洗，剪去指（趾）甲和已浸软的胼胝；颅脑手术者，术前 3 天剪短头发，并每天洗头一次（急症例外），术前 2 小时剃净头发并洗头，戴清洁帽子。

【实训评价】

1. 采用教师评价、小组互评与学生自评相结合。

2. 从学生实践主动性、操作技能、人文关怀与沟通礼仪等方面进行综合评价。

3. 操作正确与熟练程度、对患者的人文关怀是本次实践评价的重点内容。

（杨　环　曹洪容　梁丽芹）

实训八　急性破伤风患者的护理

【实训目的】

1. 具有较好的护患沟通能力，关爱患者，减轻患者痛苦，维护健康。

2. 熟练掌握破伤风患者的护理方法。

3. 学会对急性破伤风患者进行护理评估，提出主要的护理诊断 / 问题，初步制订护理计划。

【组织形式】

案例分析、分组讨论、教师指导

【资源准备】

案例资源：刘先生，42 岁，因全身肌肉阵发性痉挛伴头痛、头晕 1 天入院。患者 1 周前在田间劳动时左脚被铁钉刺伤，在当地卫生院给予简单清创处理。现在感到全身乏力、头晕、头痛、咀嚼无力，背部、胸部肌肉较僵硬，患者全身肌肉强直性收缩、阵发性痉挛，呼吸急促，呼吸道分泌物多。查体：T 38.6℃，P 95 次 /min，R 20 次 /min，BP 124/80mmHg。神志清楚，苦笑面容，颈项强直。心肺未发现异常，腹肌紧张，全腹无压痛和反跳痛，肠鸣音正常。左足底有 1 伤口，直径约 0.5cm，局部红肿，挤压时有脓液流出。辅助检查：血常规示 WBC 14×10^9/L，中性粒细胞 82%。讨论：

1. 该患者出现了什么类型的感染？依据是什么？

2. 该患者当前主要的护理诊断 / 问题有哪些？

3. 根据患者当前主要的护理诊断制订护理计划。

【过程与方法】

1. 仔细阅读案例，评估患者的病情，明确问题

2. 分组讨论，初步得出问题的答案

3. 各组学生代表发言，其他学生发表意见

4. 教师归纳总结、补充拓展

5. 根据讨论结果，完成实训报告

1. 写出该患者出现的感染类型和依据。

2. 列出该患者受伤后免于患病应采取的处理措施。

3. 列出患者目前主要的护理诊断 / 问题。

4. 写出患者的护理计划。

【实训评价】

1. 采用教师评价、小组互评与学生自评相结合的方法。

2. 从学生在案例讨论中的表现及完成实训报告的情况等方面进行综合评价。

3. 正确对破伤风感染患者进行护理评估并提出主要的护理诊断 / 问题、急性破伤风的预防和护理方法以及团队协作精神是本次实训评价的重点内容。

（杨　环　曹洪容　梁丽芹）

实训九　清创与换药技术

【实训目的】

1. 具有良好的职业道德，保护患者隐私，关爱患者，减轻患者痛苦，维护健康。

2. 熟练掌握清创及换药技术操作中的无菌原则。

3. 学会换药技术的操作方法、清创的步骤与配合。

【组织形式】

医院见习、教师讲解、集中示教；学生分组实训，自评互评；教师指导、归纳总结、反馈指导。

【过程与方法】

实训前准备	护士	着装整洁，剪指甲、洗手，戴口罩
	患者	核对患者信息、评估伤情；向患者说明清创和换药的目的；告知患者操作过程中配合要点及注意事项；安慰患者，缓解紧张情绪
	用物	换药车、清创包、无菌换药包（治疗碗 2 个、镊子 2 把）、肥皂液、生理盐水、3% 过氧化氢药液、药液湿敷纱条、无菌纱布敷料、胶布、乙醇、碘伏和生理盐水棉球、治疗巾、弯盘、无菌手套、污物桶等
	环境	首选换药室。若床旁换药，须病室清洁、空气清新、光线明亮，适当遮挡保护隐私
操作过程	清创技术	清创前准备：向患者解释清创目的及术中配合；根据损伤部位和程度选择麻醉方式
		清洗消毒伤口：术者戴手套→无菌纱布覆盖伤口→清除伤口周围毛发及污物→肥皂水清洗伤口周围皮肤→等渗盐水冲洗 2～3 遍→去除伤口纱布→分别用生理盐水和 3% 过氧化氢溶液反复交替冲洗伤口→无菌纱布拭干伤口周围皮肤
		清创：术者更换无菌手套→常规消毒→铺无菌巾→仔细检查伤口→去除血凝块、异物、失活和已游离组织→修剪创面和边缘→冲洗干净伤口各层→严格止血
		修复组织：更换手套和器械→重新消毒铺单→缝合伤口（酌情放置引流物）→覆盖固定敷料→包扎伤口

		核对及解释：核对患者信息，评估伤口情况；向患者解释换药目的，以取得合作
		准备：打开换药包→夹取适量药液棉球及无菌敷料至换药碗内→置患者舒适体位并暴露伤口→铺治疗巾于伤口下→弯盘放至伤口旁
		揭除外层敷料：一只手轻按伤口敷料→另一只手由两边向伤口松开胶布→用手沿伤口方向揭除外层敷料→污染敷料内面向上放弯盘
	换药技术	揭除内层敷料：左手持镊取生理盐水棉球→递于右手镊（两镊勿碰触）→右手镊浸湿伤口内层敷料解除粘连→右手镊顺伤口方向揭除内层敷料→内、外层敷料污面相对放置弯盘内
		清洁消毒：左手镊取碘伏或乙醇棉球→右手镊接取棉球并消毒伤口周围（清洁伤口：由内到外；污染伤口：由外到内）→伤口内盐水棉球清洁
		伤口盖敷料：伤口选择合适药液纱条外敷→用镊子夹持敷料（光面向下，毛面向上）盖住伤口→加外层敷料（毛面向下，光面向上）盖住内层敷料
		固定：胶布粘贴固定→粘贴方向与身体长轴垂直、间隔分配均匀
操作后处置	患者	清创后或换药室换药后将患者送回病房，床旁换药后协助患者取舒适体位，告知注意事项
	用物	用物分类处理，传染性伤口敷料焚毁；器械先浸泡消毒后清洗擦干后重新打包灭菌
	护士	护士洗手、脱口罩、记录
总体要求		1. 严格执行无菌技术操作原则
		2. 操作熟练，流程合理，动作轻柔，保证安全
		3. 操作全过程注意沟通，体现人性化服务

【注意事项】

1. 换药前应了解当日所有需换药的患者，根据伤口情况安排换药顺序，先清洁伤口、再污染伤口、后感染伤口。

2. 换药操作中注意事项

（1）换药碗内放置药液棉球和敷料时应注意分隔，以防互相渗透。

（2）严格执行"双手执镊操作法"，即换药碗内的2把镊子，1把用于接触伤口，另1把用于从换药碗里夹取无菌物品，传递物品时两镊不可接触，操作中两镊不可互换。

（3）伤口覆盖适当大小和厚度的敷料，敷料大小以不暴露伤口并达伤口外3cm为宜；固定敷料的胶布在粘贴时，应与伤口或肢体的长轴垂直。

3. 伤口的评价及用药

（1）缝合伤口：若针眼稍发红，为缝线反应，乙醇纱布湿敷即可；针眼处脓疱，用干棉球拭去脓液后涂碘伏；若伤口红、肿、热、痛，有波动感，则应拆线引流。

（2）浅表肉芽创面：①健康肉芽鲜红，呈致密细小颗粒，触之易出血，只需用盐水棉球拭去分泌物后，外敷等渗盐水纱布或凡士林纱布；②生长过度的肉芽高出创面，应将其剪平后盐水棉球压迫止血或以 10% 硝酸银烧灼后生理盐水湿敷；③水肿肉芽苍白、肿胀，触之不易出血，可用高渗盐水纱条湿敷；④感染的肉芽创面色暗红、肿胀，表面有分泌物或脓苔，若脓液稀薄量多，用 0.1% 依沙吖啶湿敷，若脓液稠厚且坏死组织较多，应清洁创面后用优锁纱布湿敷。

【实训评价】

1. 采用教师评价、小组互评与学生自评相结合的方法。
2. 从学生实践主动性、操作技能、人文关怀与沟通礼仪等方面进行综合评价。
3. 严格执行无菌操作原则、操作流程规范、对患者实施人文关怀是本次实践评价的重点内容。

（杨　环　高　茹　周兰兰）

实训十　绷带包扎技术

【实训目的】

1. 具有良好的职业道德和团队协作精神，保护患者隐私，关爱患者，减轻患者痛苦，维护健康。
2. 熟练掌握绷带的基本包扎方法和注意事项。
3. 学会身体不同部位外伤绷带包扎技术的应用；多头带的包扎方法和应用。

【组织形式】

教师讲解、集中示教；学生分组实训，自评互评；教师指导、归纳总结、反馈指导。

【过程与方法】

实训准备	护士	衣帽整齐、举止端庄大方、洗手
	患者	核对患者信息、评估伤情；向患者和家属解释绷带包扎的目的、配合要点及注意事项；安慰患者，缓解紧张情绪
	用物	敷料、胶布、各种型号绷带、胸腹带、四头带、丁字带、剪刀、污物桶、别针等
	环境	换药室或病室；室内清洁、光线明亮，适当遮挡
包扎操作过程	环形包扎	方法：伤处盖敷料→第 1 周绷带盖住敷料斜形缠绕→第 2 周完全盖住前周做环形缠绕→将第 1 周绷带斜出圈外角折回圈内→再重复环形缠绕 2~3 圈→固定（别针、胶布或打结固定） 用途：用于绷带包扎的起始及终止时；或用于伤口局限的手、腕、额等处的包扎
	螺旋形包扎	方法：伤处敷料固定→环形缠绕 2~3 圈起始→后圈盖住前圈的 1/2~2/3 螺旋状缠绕上升→环形结束并固定 用途：用于上臂、大腿、躯干、手指等径围相近部位包扎
	螺旋反折形包扎	方法：伤处敷料固定→环形缠绕起始→螺旋形上升并每周反折成等腰三角形→每次反折处需对齐以保持美观→环形结束并固定 用途：用于包扎径围不一致的小腿及前臂等处伤口
	蛇形包扎	方法：伤处敷料固定→环形缠绕起始→每周之间留空隙互不遮盖斜形缠绕向上→环形结束并固定 用途：用于由一处迅速延伸至另一处时或临时简单固定

"8"字形包扎	**方法**：伤处敷料固定→环形缠绕起始→按"8"字的书写径路交叉缠绕→末端胶布或别针固定	
	用途：用于包扎有角度部位的伤口，如肘、膝关节、腹股沟、肩、足跟、足背、手掌、手指等处	
回返形包扎	**方法**：伤处敷料固定→环形缠绕起始→自头顶或残肢端正中来回向两侧回返→直至包没头顶或残肢端→末端环形结束并固定	
	用途：用于包扎头顶或残肢端	
多头带包扎	胸带包扎：患者平卧→侧翻身法将胸带平铺于患者上背处→将两肩带从颈旁两侧拉下置于胸前→左右两人齐用力由下向上交叉包扎横带→在胸正中处打结或以别针固定	
	腹带包扎：患者平卧→将腹带一侧的带脚卷起→从患者腰下递至对侧→对侧一人接过并将带角拉直→两人齐用力将包腹布紧贴腹部压紧→左右带角拉紧依次交叉重叠包扎→创口在上腹部时由上向下包扎，创口在下腹部时由下向上包扎→在中腹部打结或以别针固定	
	丁字带包扎：形如"T"状，用于包扎会阴或肛门部位；横带绕腰部打结，竖带从背后经会阴向前系于横带上	
	四头带包扎：将绷带的两头剪开即成四头，常用于包扎下颌、枕、额等处	
操作后处置	患者	包扎后协助患者取舒适体位，讲明注意事项
	用物	用物分类处理，污物入污物桶
	护士	护士洗手、脱口罩、记录
总体要求	1. 严格执行无菌技术操作原则	
	2. 操作熟练，流程合理，动作轻柔，保证安全	
	3. 操作全过程注意沟通，体现人性化服务	

【注意事项】

1. 包扎时协助患者取舒适体位、扶托肢体并保持功能位；依伤情选择绷带型号。

2. 包扎部位要清洁、干燥；若有伤口，须先换药再包扎；肢体骨隆突处或凹陷处，如腋下、腹股沟、内外踝等处，应置衬垫保护后再行包扎。

3. 四肢包扎应自远心端开始，指（趾）外露，以便观察血液循环及神经功能；包扎时绷带运行应紧贴身体，用力均匀、松紧适度、动作轻快，避免触碰伤口。

4. 包扎结束后，固定处的结应避开伤口和骨隆突处，打在肢体的外侧。包扎要求牢固、舒适、整齐、美观。

【实训评价】

1. 采用教师评价、小组互评与学生自评相结合的方法。

2. 从学生实践主动性、操作技能、人文关怀与沟通礼仪等方面进行综合评价。

3. 在实训中工作认真、细致、操作方法正确规范、对患者实施人文关怀是本次实践评价的重点内容。

（杨　环　高　茹　周兰兰）

实训十一　颅脑损伤患者的护理

【实训目的】

1. 具有良好的职业道德和医护团队协作能力，珍视生命，关爱患者，维护健康。

2. 熟练掌握脑损伤患者护理措施。

3. 学会降低颅内压、脑脊液外漏患者的护理操作。

【组织形式】

教师讲解、集中示教；学生分组实训，自评互评；教师指导、归纳总结、反馈指导。

【过程与方法】

实训前准备	护士	着装整洁，洗手，戴口罩
	患者	核对患者信息、评估伤情；向患者解释操作过程中配合要点及注意事项；安慰患者，缓解紧张情绪
	用物	吸氧管、冰袋、温度计、生理盐水、碘伏和乙醇消毒液、剪刀、干棉球（签）、大纱布块、无菌巾、手电筒、口咽通气管、弯盘、换药碗
	环境	病室清洁、温暖舒适、遮挡患者
操作过程	降低颅内压护理	1. 一般护理　平卧位→抬高床头15°～30°→清理呼吸道分泌物或置口咽通气管→吸氧→饮食或补液（液体入量<2 000ml/d）→加床挡防跌伤→防止颅内压骤升（休息、呼吸道通畅、避免剧烈咳嗽和便秘、控制癫痫发作等）
		2. 观察病情 （1）意识：用格拉斯哥量表（GCS）评定睁眼、语言、运动反应→记录 （2）瞳孔：分开上下眼睑→手电照射和移除光源→观察瞳孔变化→记录 （3）生命体征：先测呼吸→测脉搏→测血压→判断有无库欣（Cushing）反应→测体温→物理降温→记录 （4）肢体活动：测病变对侧肢体肌力→测双侧肢体自主活动力→测有无阳性病理征→记录
		3. 治疗配合（可口述） （1）脱水疗法：① 20%甘露醇250ml静脉滴注，15～30min滴完，2次/d；②利尿剂，如呋塞米20mg静脉注射 （2）激素治疗：应用地塞米松，可改善毛细血管通透性 （3）亚低温冬眠疗法：患者置单人病室→遵医嘱滴冬眠药物30min后→物理降温（头部戴冰帽或在体表大血管处放置冰袋）→使体温每小时下降1℃→至肛温32～34℃（腋温31～33℃）→观察记录生命体征→维持2～3d→先停物理降温→再停冬眠药物→加盖被毯自然复温

		4. 更换脑室引流袋护理
		（1）准备：核对解释→铺无菌巾于引流管与袋连接处下方→检查一次性引流袋并打开备用
		（2）更换引流袋：止血钳夹住脑室引流管近端→打开敷料并消毒连接处→垫纱布将引流管与引流袋分离→引流袋置污物桶→纱布包裹引流管末端→戴无菌手套→消毒管口约 3cm→连接引流袋
		（3）妥善固定：无菌纱布包裹接口处并胶布固定→脱手套→引流管开口高于侧脑室平面 10～15cm 固定引流袋→打开止血钳→撤治疗巾并垫另一块无菌巾于患者头下
		（4）引流护理与拔管：调整引流袋高低以控制引流量和速度（<500ml/d）→阻塞时严格消毒管口接无菌注射器向外轻抽吸→拔管时先夹闭引流管防止逆流→拔管后加压包扎
	脑脊液外漏护理	1. 核对解释　核对患者信息，评估伤情；解释护理目的，取得合作
		2. 体位　平卧位，抬高床头 15°～30°（维持至脑脊液停止 3～5d）；昏迷患者取侧卧位
		3. 清洁　头下垫铺无菌巾→弯盘放置头侧→生理盐水棉球清洁外耳道→清洁鼻腔→清洁口腔（棉球不可过湿）→剪去患侧耳后头发→碘伏或乙醇棉签消毒外耳道
		4. 观察并记录脑脊液流出量　取干棉球并撕松软→放置于耳、鼻孔口处→随湿随换并记录→以 24h 棉球数估算漏出量→防止脑脊液逆流（禁止做耳鼻道填塞、冲洗、滴药、置管；避免擤鼻涕、打喷嚏、咳嗽、用力排便等）
操作后处置	患者	安置患者、讲明注意事项
	用物	用物分类处理；器械清洗擦干后浸泡消毒；换药碗、弯盘清洗后打包灭菌
	护士	洗手、脱手套、取口罩、记录
总体要求		1. 严格执行无菌技术操作原则
		2. 操作熟练，流程合理，动作轻柔，保证安全
		3. 操作全过程注意沟通，体现人性化服务

【注意事项】

（1）颅内压骤然增高患者，输液速度不可过快，液体摄入量 <2 000ml/d；防止情绪激动、咳嗽、便秘、负重等使颅内压骤然增高的因素，预防脑疝。

（2）脑室引流管应高出侧脑室平面 10～15cm，严格执行无菌操作，防止逆行感染。

（3）脑脊液外漏护理做到

四禁：禁止做耳、鼻道填塞；禁止冲洗；禁止药物滴入；禁止做腰穿。

三不：不擤鼻涕；不打喷嚏；不剧烈咳嗽。

二要：要绝对卧床；要抬高床头 15°～30°。

一抗：配合抗生素治疗预防感染。

【实训评价】

1. 采用教师评价、小组互评与学生自评相结合的方法。

2. 从学生实践主动性、操作技能、人文关怀与沟通礼仪等方面进行综合评价。

3. 严格执行无菌操作原则、实施降低颅内压及脑脊液外漏护理操作流程规范、对患者实施人文关怀是本次实践评价的重点内容。

（杨　环　侯碧凤）

实训十二　甲状腺功能亢进外科治疗患者的护理

【实训目的】

1. 具有良好的职业道德和护患交流能力，尊重患者人格，保护患者隐私，减轻患者痛苦，维护健康。

2. 学会对甲亢患者进行术前护理评估、术后并发症的观察和护理，提出主要的护理诊断／问题，并拟定护理措施。

【组织形式】

教师讲解案例、集中指导；学生分组讨论；教师归纳总结、反馈指导。

【资源准备】

案例资源：王女士，35岁。甲状腺肿大2年，近半年来性情急躁，心悸，怕热、多汗，食欲亢进，明显消瘦，伴有突眼。体检：P 116次/min，BP 130/80mmHg，弥漫性甲状腺肿，质地柔软，随吞咽上下移动，可闻及血管杂音，双手震颤。诊断为原发性甲状腺亢进，拟行甲状腺大部切除术。讨论：

1. 该患者目前主要的护理诊断／问题有哪些？

2. 如何根据基础代谢率评估甲状腺亢进程度？

3. 术前药物准备的护理措施有哪些？

4. 如何为该患者制订术后的护理计划？

【方法与过程】

1. 仔细阅读案例，评估患者的病情，明确任务。

2. 分组讨论，提出完成任务的方案。

3. 每组学生代表发言，其他学生补充。

4. 教师指导、归纳总结、反馈指导。

5. 根据讨论结果，完成实训报告。

【实训报告】

1. 列出患者目前主要的护理诊断／问题。

2. 写出该患者的甲亢程度。

3. 列出该患者术前药物准备的护理措施。

4. 制订术后的护理计划。

【实训评价】

1. 采用教师评价、小组互评与学生自评相结合。

2. 案例讨论中的表现、小组学习成果展示以及完成实训报告等情况进行综合评价。

3. 正确对甲亢患者进行护理评估、提出主要的护理诊断／问题、术前用药、术后并发症的护理以及团队协作是本次实训评价的重点内容。

（杨　环　李　杰）

实训十三　乳房自我检查

【实训目的】

1. 具有良好的职业道德和护患沟通能力,尊重患者人格,保护患者隐私,关爱患者,维护健康。
2. 熟练掌握乳房自我检查的操作方法。
3. 学会并能指导患者正确进行乳房自我检查。

【组织形式】

教师讲解、集中示教;学生分组实训,自评互评;教师指导、归纳总结、反馈指导。

【过程与方法】

实训前准备	护士		向患者说明乳房自我检查的目的;告诉患者乳房自我检查过程中的操作要点及注意事项
	患者		两侧乳房充分显露
	用物		穿衣镜、椅子、床等
	环境		光线明亮、温暖舒适、安静安全,必要时准备屏风或床帘以适当遮挡
操作过程	视诊(镜前检查)	体位	立位前提下,分别取三种体位(两臂下垂、双臂高举过头、双手叉腰且两肘努力向后)进行观察
		项目	乳房大小和形状:观察两侧乳房的形状、大小和位置是否对称,有无局限性隆起或凹陷,乳房浅表静脉是否扩张
			乳头:观察两侧乳头是否在同一水平,有无乳头内陷或牵向病变侧,并注意乳头、乳晕有无糜烂
			乳房皮肤:观察乳房皮肤有无发红、水肿及"橘皮样"改变
	触诊	体位	取平卧或侧卧位,肩下垫一小枕,被检侧手臂置于枕后,尽量放松肌肉使被检乳房平铺在胸壁
		手法	实施检查一侧手示指、中指、环指并拢,用指腹在对侧乳房上进行环形触摸,要有一定的压力
		顺序	外上象限(包括腋尾部)→外下→内下→内上象限→乳晕区→拇指及示指轻轻挤捏乳头→检查腋窝→同法触诊对侧乳房
		项目	乳房肿块:发现乳房肿块后,应注意肿块位置、大小、硬度、表面是否光滑、边界是否清楚以及活动度。良性肿瘤的边界清楚,表面光滑,活动度大。恶性肿瘤的边界不清,质地硬,表面不光滑,活动度小
			乳头溢液:非哺乳期内,用拇指和示指轻挤乳头或双手合拢,环握乳房,用掌根适当用力挤压,检查乳头有无液体溢出以及液体的性质
			腋窝淋巴结:扪查两侧腋窝有无肿大的淋巴结
操作后处置			整理衣物,用物归位,记录检查结果
总体要求			操作规范,动作轻柔。操作过程注意尊重护理对象人格,保护其隐私

1. 检查时间宜在月经周期的 7～10 天，或月经结束后 2～3 天进行，以免经前乳腺增生影响检查效果。已经绝经的女性应选择每个月固定的一日检查。

2. 采用手指掌面而不是指尖做触诊，勿用手指抓捏乳房组织，否则会将捏到的乳腺组织误认为肿块，同时切忌重按乳房。

【实训评价】

1. 教师评价、小组互评与学生自评相结合。

2. 从学生实践主动性、操作技能、人文关怀与沟通礼仪等方面进行综合评价。

3. 操作正确与熟练程度、对患者的人文关怀是本次实践评价的重点内容。

（杨　环　杨春晖）

实训十四　乳腺癌患者术后功能锻炼

【实训目的】

1. 具有良好的职业道德、法律意识和较好的护患交流能力，尊重患者人格，保护患者隐私，珍视生命，关爱患者，维护健康。

2. 熟练掌握乳腺癌患者术后患肢功能锻炼的护理方法。

3. 学会并能指导乳腺癌患者术后正确进行患肢功能锻炼。

【组织形式】

教师讲解、集中示教；学生分组实训，自评互评；教师指导、归纳总结、反馈指导。

【过程与方法】

实训前准备	护士	向患者说明术后患肢功能锻炼的意义和重要性，并讲解术后功能锻炼的时机、阶段及注意事项	
	患者	已接受术后功能锻炼的护理要求，并做好锻炼的准备	
	用物	墙壁刻度标志、运动辅助设施（因地制宜）等	
	环境	温暖舒适、安静安全	
操作过程	卧床期间功能锻炼	期限	术后 1～3d
		次数	3～4 次 /d，4～5 遍 / 次
		方法	术后 24h 内：活动腕和手→屈腕→握拳 术后 1～3d：患者自己健侧上肢或他人协助患肢→屈肘→伸臂→过渡到肩关节小范围前屈、后伸运动（前屈＜30°、后伸＜15°）
	下床活动期功能锻炼	期限	从拔除引流管，患者开始下床活动至出院
		次数	3～4 次 /d，20～30min/ 次
		方法	术后 4～7d：坐起，用患侧手洗脸、刷牙、进食，触摸对侧肩部及同侧耳朵 术后 1～2 周：以肩关节为中心前后摆臂，不外展肩关节→术后 10d 切口缝线拆除，做抬高患侧上肢练习→手指爬墙运动→梳头练习

			（1）抬高患侧上肢练习：将患侧肘关节伸屈，手掌置于对侧肩部，直至患侧肘关节与肩平
			（2）展肘运动：将患侧手掌置于颈后，开始时头低位，逐渐达抬头挺胸位
			（3）手指爬墙运动：每日标记高度，逐渐递增幅度，直至患侧手指能高举过头
			（4）梳头：患侧手越过头顶梳对侧头发、摸对侧耳朵
			（5）扩大肩关节活动范围：患手高举过头，做转绳、拉绳、展肘、推墙运动
出院后患肢功能锻炼	意义		使患侧上肢及肩关节的功能逐渐恢复正常；要求在术后1～2月能完全恢复肩部运动，基本达到抬举自如的程度
	方法		可重复做以上的各项练习，努力自行完成日常生活活动，如刷牙、洗脸、梳头、吃饭、扫地、提轻物等
实训后处置			整理衣物，用物归位
总体要求			患肢功能锻炼应注意按照不同阶段做适应性活动，循序渐进，避免过度疲劳，适可而止

【注意事项】

1. 卧床期间的功能锻炼忌做肩关节上抬外展活动，可用三角巾固定，以避免术侧上肢过早外展；术后7天内不上举，10天内不外展肩关节；不要以患侧肢体支撑身体，以免皮瓣移位而影响愈合。上肢锻炼的目标以患侧的手绕过头顶能摸到对侧的耳垂。

2. 出院后患肢功能锻炼应逐渐增加活动量。对有特殊情况者，应酌情减少锻炼时间或次数，但不可停止练习。

【实训评价】

1. 教师评价、小组互评与学生自评相结合。

2. 从学生实践主动性、积极性、操作技能、人文关怀与沟通礼仪等方面进行综合评价。

3. 操作正确与熟练程度、对患者的人文关怀是本次实践评价的重点内容。

（杨 环 杨春晖）

实训十五　胸膜腔闭式引流患者的护理

【实训目的】

1. 具有良好职业道德和护患沟通能力，关爱患者，减轻患者痛苦，维护健康。

2. 熟练掌握胸腔闭式引流患者的护理措施。

3. 学会胸腔闭式引流管的护理方法。

【组织形式】

教师讲解、集中示教；学生分组实训，自评互评；教师指导、归纳总结、反馈指导。

【过程与方法】

实训前准备	护士	着装整洁,剪指甲、洗手,戴口罩
	患者	评估患者病情及心理状态;向患者说明胸腔闭式引流的目的;告诉患者操作过程中的配合要点及注意事项;安慰患者,缓解紧张、焦虑情绪
	用物	治疗车、治疗盘、治疗巾、消毒水封瓶、换药碗(内装无齿镊二把,碘伏棉球,纱布一块)血管钳2把,外用生理盐水,胶布、别针、弯盘、无菌手套
	环境	病室清洁、空气清新、室温适宜
更换引流瓶	核对及解释	核对医嘱及患者信息;向患者解释,取得合作
	观察	仔细观察引流管的水柱波动情况;观察局部有无皮下气肿、伤口渗血、渗液情况
	检查	检查一次性胸腔闭式引流装置的有效期及包装是否完好,连接是否准确、紧密
	接引流瓶	1. 将500ml生理盐水倒入打开的引流瓶中→使长管位于水面下3~4cm→安装好引流瓶瓶塞→将长管上端与橡皮引流管连接紧密→短管上端用无菌纱布包裹 2. 协助患者取半卧位 3. 将治疗巾铺于胸腔引流管下方→用2把血管钳双向夹闭胸腔引流管近端→弯盘置于胸腔引流管与闭式引流瓶接口下方→戴无菌手套→消毒后分离接口处→连接胸腔引流管与新闭式引流瓶→无菌纱布保护接口处→引流装置放置于胸腔引流口水平面下方60~100cm处→撤除弯盘和治疗巾→脱无菌手套→松开血管钳→嘱患者深吸气后咳嗽→观察水封瓶中水柱波动情况
	固定	妥善固定,整理用物
引流期间护理	保持引流通畅	引流装置正确安装,保证接口处密封良好;定时挤捏引流管
	保持无菌	定时更换引流瓶和引流接管,操作过程中严格遵守无菌原则
	观察记录	观察记录引流液的量和性质,密切观察长玻璃管内水柱波动情况
拔管	评估	病情好转,呼吸困难消失;X线检查示肺膨胀良好,引流瓶内无气体逸出或引流液量明显减少且颜色变淡
	准备	护士洗手、戴口罩,准备用物
	拔管	核对、解释→安置患者于半卧位→夹闭引流管→嘱患者深吸气后屏气→迅速拔除引流管→凡士林纱布和敷料覆盖引流处伤口并包扎固定
操作后处置	用物处理	用物分类处理,妥善处理一次性胸腔闭式引流装置
	记录	洗手、取口罩、记录
总体要求		1. 严格执行无菌技术操作原则 2. 操作熟练,流程合理,动作轻柔,保证安全 3. 操作全过程注意沟通、礼仪,体现人性化服务

1. 严格无菌操作,水封瓶每日更换。
2. 保持引流管道的密闭性;定期检查引流管接口处,避免脱落。
3. 注意观察胸壁引流口处敷料是否保持清洁、干燥,一旦渗湿应及时更换。
4. 置管 48～72 小时后,若引流瓶内无气体逸出或引流液量明显减少且颜色变淡,24 小时引流液
<50ml 或脓液<10ml,X 线检查示肺膨胀良好,患者无呼吸困难,即可拔除引流管。

【实训评价】

1. 采用教师评价、小组互评与学生自评相结合。
2. 从学生实践主动性、积极性、操作技能、人文关怀与沟通礼仪等方面进行综合评价。
3. 操作正确与熟练程度、对患者的人文关怀是本次实践评价的重点内容。

（杨　环　余　峰）

实训十六　胃肠减压患者的护理

【实训目的】

1. 具有良好职业道德和护患沟通能力,关爱患者,减轻患者痛苦,维护健康。
2. 熟练掌握胃肠减压患者的护理措施。
3. 学会胃肠减压的护理操作方法。

【组织形式】

教师讲解、集中示教;学生分组实训,自评互评;教师指导、归纳总结、反馈指导。

【过程与方法】

实训前准备	护士	着装整洁,剪指甲、洗手,戴口罩
	患者	核对患者信息、评估病情;向患者说明胃肠减压的目的、减压过程中的配合要点及注意事项;安慰患者,缓解患者紧张、焦虑情绪
	用物	治疗盘内放置物品(治疗巾、弯盘、治疗碗、止血钳、无菌手套、纱布、胃管或双腔管、20ml 或 50ml 注射器)、负压吸引器或电动胃肠减压器、液体石蜡、棉签、胶布、听诊器、别针等
	环境	病室清洁、空气清新、调节室温
插胃管护理操作	核对及解释	核对患者信息,解释操作目的和配合方法
	检查物品	胃管是否通畅,减压装置是否有效,各管道连接正确
	插胃管	安置体位→润滑胃管→插胃管→检查胃管在胃内→连接负压引流装置→妥善固定并安置患者
胃肠减压期间护理	负压吸引	维持有效负压在 -6.6kPa,电动胃肠减压器负压不应超过 -6.67kPa
	饮食及用药	减压期间禁饮食,停用口服药;胃管内注药,夹管并暂停减压 1h
	引流管护理	为防止阻塞,每 4h 用生理盐水冲洗胃管 1 次;引流瓶(袋)及引流接管应每日更换 1 次并妥善固定;观察记录引流液的量和性质

	更换胃肠减压器	患者取半卧位或平卧位→减压器与胃管连接处铺无菌巾→戴一次性手套→置弯盘于连接处→夹闭胃管→将胃管和减压器接头分离→注射器接胃管确定通畅→撤除旧减压器置污物桶内→脱手套置污物桶→消毒双手→检查新减压器性能→连接新减压器与胃管→纱布包裹连接处→妥善固定→打开管夹→观察引流
	嘱咐患者	鼓励患者深呼吸;禁食,口干时可用清水或温盐水漱口;翻身或活动时防止管道扭曲、连接处脱落;不可自行调节负压
拔胃管护理操作	评估	病情好转,腹胀消失;肠蠕动(肠鸣音)恢复,肛门排气
	准备	护士洗手、戴口罩,准备物品
	拔管	核对解释→减压器与胃管连接处铺无菌巾→戴一次性手套→置弯盘于连接处→分离减压器与胃管→捏闭胃管末端→嘱患者深吸气后屏气→缓慢外拉胃管→估计管头近咽喉部时迅速拔出胃管→边拔边盘曲胃管并脱下手套一同放于弯盘内→清洁鼻腔→整理用物
操作后处置	用物处理	用物分类处理,妥善处理胃肠减压装置
	记录	护士洗手、取口罩、记录
总体要求	1. 严格执行无菌技术操作原则	
	2. 操作熟练,流程合理,动作轻柔,保证安全	
	3. 操作全过程注意沟通、礼仪,体现人性化服务	

【注意事项】

（1）插管时动作轻稳,以免损伤黏膜;插管过程中如果患者发生呼吸困难、发绀等症状,应立即拔出胃管,略休息后再重新插入。

（2）减压过程中,患者不能自行调节负压;观察引流液并记录24小时引流总量;留置胃管期间严格禁食并做好口腔护理。

（3）保持管道通畅,下床活动时打开连接并夹闭胃管;引流不畅时,可用生理盐水反复冲洗胃管,直至通畅。

（4）长期留置胃管者,普通胃管每周更换一次,硅胶胃管每月更换一次;引流瓶(袋)及引流接管应每日更换一次。

【实训评价】

1. 采用教师评价、小组互评与学生自评相结合。

2. 从学生实践主动性、操作技能、人文关怀与沟通礼仪等方面进行综合评价。

3. 操作正确与熟练程度、对患者的人文关怀是本次实践评价的重点内容。

（杨 环 侯碧凤）

实训十七 结肠造口患者的护理

【实训目的】

1. 具有良好职业道德和护患沟通能力,保护患者隐私,关爱患者,减轻患者痛苦,维护健康。
2. 熟练掌握结肠造口患者护理措施。
3. 学会结肠造口护理操作方法。

【组织形式】

教师讲解、集中示教;学生分组实训,自评互评;教师指导、归纳总结、反馈指导。

【过程与方法】

实训前准备	护士	着装整洁,剪指甲、洗手,戴口罩
	患者	核对患者、评估心理状态、造口类型;向患者说明结肠造口的目的;告诉患者结肠造口的护理方法、配合要点及注意事项;安慰患者,缓解紧张、焦虑情绪
	用物	造口测量尺、造口袋、洗手消毒液、两个脸盆内分别置两条小毛巾、40℃温水、剪刀、纸巾、手套、弯盘、治疗巾、氧化锌软膏、人工肛门袋、0.5%碘伏、消毒棉签
	环境	病室清洁、温暖舒适、空气清新、适当遮挡
结肠造口护理操作	核对及解释	携用物至床旁,核对患者信息;向患者解释操作目的和配合方法
	暴露铺巾	屏风遮挡→患者取半卧位或平卧位→暴露造口部位→治疗巾垫于身下→弯盘放于造口袋前紧贴皮肤处→造口袋尾端放于弯盘内
	去除造口袋	戴手套→一只手轻按皮肤→另一只手由上向下取下造口袋→观察造口袋内容物→置污物桶
	清洁造口及周围皮肤	纸巾擦除造口周围排泄物→温水环形擦洗清洁造口周围皮肤→换另一脸盆和毛巾清洁造口黏膜→脱手套→洗手
	观察	观察造口颜色及造口周围皮肤情况
	测量造口大小	用造口测量尺测量造口大小→封闭新造口袋尾端→根据大小用剪刀裁剪造口袋底盘(比造口约大 1~2mm)→手指摩擦柔化剪裁口边缘→将修剪的造口袋与造口比对合适
	粘贴底板	造口袋尾端置弯盘→除去底盘粘胶→底盘口置于造口由下向上紧密粘贴→由外向内压紧底盘使充分粘贴→撤去弯盘和治疗巾
	嘱咐患者	忌食生冷辛辣及易产气食物;防止便秘,避免过分使用腹内压;衣着宽松舒适;指导患者造口自护(示指戴手套或指套,涂液状石蜡,轻插入造口至第2指关节处,在内停留 5~10min,每天一次,保持造口直径 2~2.5cm 为宜)
操作后处置	安置患者	整理患者衣物及床单位,协助取舒适体位
	用物处理	用物分类处理,污物入污物桶
	记录	护士洗手、取口罩,记录(排泄物量、性状、造口及周围皮肤情况)

总体要求	1. 严格执行无菌技术操作原则
	2. 操作熟练，流程合理，动作轻柔，保证安全
	3. 操作全过程注意沟通、礼仪，体现人性化服务

【注意事项】

1. 术后2~3天造口开放，取造口侧卧位，造口周围皮肤涂氧化锌软膏；为防止造口狭窄，手术一周后每日扩张造瘘口一次，出院后造瘘口每1~2周扩张一次，持续3个月。

2. 清洁造口周围皮肤的小毛巾与清洁造口黏膜的毛巾勿混用，以免交叉感染。

3. 裁剪造口袋的底盘口与造口大小应合适，过大污染皮肤，过小易损伤黏膜。

4. 造口袋与皮肤粘贴要紧密，以免造成周围皮肤污染。

【实训评价】

1. 采用教师评价、小组互评与学生自评相结合。

2. 从学生实践主动性、操作技能、人文关怀与沟通礼仪等方面进行综合评价。

3. 操作正确与熟练程度、对患者的人文关怀是本次实践评价的重点内容。

（杨　环　李　勇）

实训十八　T管引流患者的护理

【实训目的】

1. 具有良好职业道德和护患沟通能力，关爱患者，减轻患者痛苦，维护健康。

2. 熟练掌握T管引流患者护理措施。

3. 学会T管引流护理操作方法。

【组织形式】

教师讲解，集中示教；学生分组实践，自评互评；教师指导，归纳总结，反馈指导。

【过程与方法】

实训准备	护士	着装整洁，剪指甲，洗手，戴口罩
	患者	核对患者，评估其疾病情况；向患者说明T管引流过程中配合要点及注意事项；安慰患者，缓解紧张、焦虑情绪
	用物	治疗盘、无菌引流袋、纱布、胶布、线剪、乙醇棉球、碘伏棉球、棉签、快速消毒洗手液、血管钳、治疗巾、弯盘、标签、手套、医嘱本、出入量记录本等
	环境	病室环境清洁，温度适宜；保护患者隐私，适当遮挡
更换引流袋	核对及解释	携用物至床旁，核对患者信息；向患者解释操作目的和配合方法
	体位	协助患者取平卧位或半卧位，暴露T管及右侧腹壁
	评估引流情况	注意T管周围敷料是否清洁、干燥，周围皮肤是否正常，胆汁的颜色、量和性状，检查引流是否通畅

	夹闭引流管，取下引流袋	取治疗巾铺于T管与引流袋连接管的下方→弯盘置引流管接头处→血管钳夹闭T管→戴一次性手套→将T管与引流袋分离→引流袋置污物桶→脱手套置污物桶
	消毒及连接	消毒双手→检查新引流袋并拧紧出口→消毒T管连接处2～3cm→连接T管与新引流袋→无菌纱布包裹接口处→胶布固定→打开夹T管的血管钳→引流袋固定于床边→贴标签注明引流袋更换的时间→保持引流通畅→患者取舒适体位
	T管引流期间护理	保持T管外敷料干燥；T管周围皮肤涂氧化锌软膏；观察记录腹部体征、黄疸、引流液的情况；堵塞时，从上向下挤捏引流管，无菌盐水缓慢冲洗，禁止用力推注
拔管操作	评估	术后10～14d；无发热、黄疸消退、胆汁引流减少；T管造影胆道通畅，持续引流24h以上；夹闭引流管1～2d，无腹痛、发热、黄疸
	拔管	治疗巾平铺于患者腹部右侧→揭除敷料→暴露T管腹壁口→戴无菌手套→碘伏棉球消毒2遍→线剪拆除固定T管的缝线→轻轻转动T管并拔出→碘伏棉球消毒管口处皮肤2遍→无菌凡士林纱布填塞窦道→外敷无菌纱布→胶布固定
	观察	注意观察患者引流口有无胆汁渗出、体温变化及腹部症状与体征
操作后处置	安置患者	协助患者取舒适体位，整理床单位
	用物处理	用物分类处理，污物入污物桶；妥善处理其他用物
	记录	护士洗手、取口罩，记录（胆汁的颜色、量和性状等）
总体要求	1. 严格执行无菌技术操作原则	
	2. 操作熟练，流程合理，动作轻柔，保证安全	
	3. 操作全过程注重人文关怀，体现人性化服务	

【注意事项】

1. 注意保护T管周围皮肤，如有胆汁渗漏，可用氧化锌软膏涂擦保护。
2. 妥善固定，操作时避免牵拉，以防T管脱落。
3. T管拔除后，局部伤口一般1～2天会自行封闭。如有胆汁渗漏，嘱患者取左侧卧位，及时换药。
4. 需带管出院者，教会患者或家属固定、消毒、更换引流袋的方法及有关注意事项。

【实训评价】

1. 采用教师评价、小组互评与学生自评相结合的方法。
2. 从学生实践主动性、操作技能、团队配合、人文关怀、实践报告等方面进行综合评价。
3. 操作正确与熟练程度、无菌观念及对患者的人文关怀是本次实训评价的重点内容。

（杨 环 付 杰）

实训十九 腹腔穿刺患者的护理

【实训目的】

1. 具有与患者及家属进行良好沟通的能力,尊重和关爱患者,认真负责、细致、严谨的职业素养。
2. 熟练掌握腹腔穿刺患者护理措施。
3. 学会腹腔穿刺护理操作方法。

【组织形式】

教师讲解、集中示教;学生分组实训,自评互评;教师指导、归纳总结、反馈指导。

【过程与方法】

实训前准备	护士	着装整洁,剪指甲、洗手,戴口罩
	患者	核对患者、评估其疾病情况;与医生一起向患者说明腹腔穿刺的目的、意义;取得患者的合作,并签署腹腔穿刺同意书
	用物	(1)常规消毒治疗盘1套 (2)腹腔穿刺包(弯盘、治疗碗、小药杯、止血钳、镊子、5ml注射器、6号及7号针头、腹腔穿刺针、洞巾、纱布、棉球、培养瓶等)一个 (3)其他用物:无菌手套、20ml注射器、50ml注射器、无菌长橡皮管(70~80cm)、0.5%~2%碘伏消毒液、腹带、皮尺、盛腹水容器及化验单、2%利多卡因10ml、棉签、胶布
	环境	病室清洁、空气清新、光线与温度适宜
操作与护理	核对及解释	核对患者姓名、性别、年龄、床号、住院号、疾病名称等信息。将备好的用物携至床旁,用屏风遮挡患者;再次向患者解释腹腔穿刺的目的;协助患者排空尿液,以免刺伤膀胱;告诉其在腹腔穿刺过程中的配合要点,以取得合作
	体位准备	根据病情,安排适当的体位,如平卧位或半卧位。协助患者解开上衣,松开腰带,暴露腹部,背部铺好腹带,腹下部垫好橡皮布及治疗巾
	协助确定穿刺部位	(1)脐与髂前上棘连线中、外1/3交界点 (2)脐与耻骨联合连线的中点上方1cm,偏左或右1~1.5cm处 (3)经脐水平线与腋前线相交处
	协助消毒	打开穿刺包,协助医生常规消毒已选定的穿刺部位
	协助穿刺及留取标本	戴口罩及无菌手套,铺无菌洞巾,协助医生进行局部麻醉。配合医生行腹腔穿刺,穿刺成功后协助固定针头及留取标本。穿刺完毕,局部碘伏消毒,覆盖无菌纱布,胶布固定
穿刺后处置	整理床单位	测量腹围,束紧腹带,协助患者平卧,整理床单位
	用物处理	用物分类处理,污物入污物桶
	记录	详细记录腹水量、性质、颜色,及时送检
	术后观察	注意观察患者有无不适;随时观察穿刺部位有无渗液、渗血;观察穿刺部位皮肤有无红肿等感染迹象。如有渗液,可用纱布加压或用蝶形胶布固定

总体要求	1. 严格执行无菌技术操作规程，防止感染
	2. 配合操作熟练，流程合理，动作轻柔，保证安全
	3. 操作全过程注重人文关怀，体现人性化服务

【注意事项】

1. 穿刺中的注意事项

（1）穿刺点应视病情需要而定，不能在腹部手术瘢痕部位或肠袢明显处穿刺。

（2）少量腹水进行诊断性穿刺时，穿刺前嘱患者先侧卧于拟穿刺侧3~5分钟。对腹水量多者，进行腹腔穿刺时，应先将其腹壁皮肤向下、向外牵拉，然后穿刺，拔针后可使皮肤针孔与腹肌针孔错开，以防腹水沿针眼外溢。

（3）术中应密切观察患者面色、脉搏、呼吸和血压等，如有头晕、出汗、心悸、气短、恶心、脉搏增快及面色苍白，发生晕厥、休克时应立即终止放液，并予以输液、扩容等对症治疗。

（4）大量放腹水，应在放液前测量体重、血压、脉搏。大量放液速度不可过快，液量不宜过多（初次放液不宜超过3 000ml），因大量放腹水可能引起电解质紊乱，血浆蛋白大量丢失。血性腹水留取标本后应停止放液。随着腹水的流出，将腹带自上而下逐渐束紧，以防腹内压骤降而发生虚脱或休克。

2. 穿刺后的注意事项

（1）术后嘱患者平卧，注意使穿刺针孔位于上方，以免腹水继续漏出。询问患者有无不适。大量放腹水后，需束多头腹带以防腹压骤降。

（2）腹带不宜过紧，以免造成呼吸困难。

（3）术后穿刺处如有腹水外溢，可用蝶形胶布粘贴，及时更换敷料，防止伤口感染。

（4）大量放液者，应卧床休息8~12小时，并密切观察病情变化。

（5）诊断性穿刺针头不宜过细，否则易得假阴性结果。

【实训评价】

1. 采用教师评价、小组互评与学生自评相结合的方法。

2. 从学生实践主动性、操作技能、人文关怀与沟通礼仪等方面进行综合评价。

3. 操作正确与熟练程度、无菌观念及对患者的人文关怀是本次实践评价的重点内容。

（俞宝明）

实训二十　下肢静脉曲张患者的护理

【实训目的】

1. 具有与患者及家属进行良好沟通的能力，尊重和关爱患者，认真负责、严谨、细致的职业素质。

2. 学会下肢静脉曲张患者的评估方法，能初步运用护理工作程序，进行观察评估，提出主要护理诊断/问题，制订相应的护理计划，实施护理措施，评价护理结果。

【组织形式】

案例分析、分组讨论、教师指导。

案例资源：李先生，56 岁，农民，因"右侧下肢静脉曲张 10 年"入院。自述 10 年前久站后右侧小腿酸胀，皮下静脉迂曲隆起，未做处理。此后缓慢加重，近来发现右侧大腿也出现静脉迂曲隆起，活动耐力明显减弱，今收住院治疗。体检：T 36.5℃，P 80 次 /min，R 20 次 /min，BP 112/76mmHg。神志清楚，心肺腹未发现异常，右下肢静脉曲张，站立时明显，小腿下段及踝部皮肤萎缩、变薄、光亮，右踝关节周围有色素沉着。深静脉通畅试验（－），大隐静脉瓣膜功能试验（＋），交通静脉瓣膜功能试验（－）。讨论：

1. 引起本病的主要原因是什么？

2. 该患者能否行大隐静脉高位结扎及主干与曲张静脉剥脱术？为什么？

3. 该患者目前有哪些主要的护理诊断 / 问题？

4. 如何进行术后护理和健康指导？

【方法与过程】

1. 仔细阅读案例，评估患者的病情，明确问题。

2. 分组讨论，初步得出问题的答案。

3. 每组将讨论结果进行展示，回答他组同学提问。

4. 教师指导、归纳总结、反馈指导。

5. 根据讨论结果，完成实训报告。

【实训报告】

1. 写出对患者进行护理评估的要点。

2. 列出该患者目前主要的护理诊断 / 问题。

3. 拟订该患者的护理计划。

【实训评价】

1. 采用教师评价、小组互评与学生自评相结合的方法。

2. 从学生在案例讨论中的表现以及完成实训报告情况等方面进行综合评价。

3. 对患者的正确护理评估、提出的主要护理诊断 / 问题、制订的护理措施以及团队合作精神是本次实训评价的重点内容。

（俞宝明）

实训二十一　膀胱冲洗患者的护理

【实训目的】

1. 具有细致严谨的工作作风和良好的职业道德，尊重、关心和爱护患者，保护患者隐私，减轻患者痛苦，维护健康。

2. 熟练掌握膀胱冲洗患者的护理措施。

3. 学会膀胱冲洗的护理操作方法。

【组织形式】

教师讲解、集中示教；学生分组实训，自评互评；教师指导、归纳总结、反馈指导。

【过程与方法】

实训前准备	护士	着装整洁,剪指甲、洗手,戴口罩
	患者	核对患者,评估病情;告知患者冲洗过程中配合要点及注意事项;安慰患者,缓解紧张、焦虑情绪
	用物	治疗盘内放置物品(30℃左右无菌生理盐水500ml、一次性输液器、Y形无菌接头、无齿血管钳、一次性垫巾、碘伏、棉签、弯盘、无菌手套、无菌尿袋)
	环境	关闭门窗,屏风遮挡,保护隐私
操作流程	解释、准备冲洗液	核对解释→平卧位→输液瓶装冲洗液悬挂于输液架→调节输液瓶距床面约60~100cm→观察导尿管引流情况
	暴露、铺巾、分离接头	暴露导尿管接口处→下铺垫巾和弯盘→无齿血管钳夹闭导尿管→夹闭集尿袋→戴手套→垫无菌纱布分离尿袋与导尿管→纱布包裹导尿管接头置弯盘→集尿袋置污物桶
	连接冲洗装置	另取一块无菌纱布置于垫巾上→消毒导尿管接口置于新无菌纱布上→打开并检查Y形无菌接头→分别连接导尿管、集尿袋、输液器
	冲洗膀胱	关闭集尿袋→松开导尿管止血钳→打开输液器→调节冲洗速度80~100滴/min→观察冲洗情况及患者反应→冲洗液滴入约100ml后夹闭输液器→开放集尿袋排空膀胱
	反复冲洗	关闭集尿袋→开放输液器→滴入约100ml冲洗液→夹闭输液器→开放集尿袋→反复冲洗3~4遍→撤连接管→消毒导尿管→连接新集尿袋→妥善固定尿袋→脱手套→撤用物
	整理	观察患者反应;协助患者取舒适体位;整理患者衣物、床单位及用物
操作后处置	用物处理	用物消毒处理,污物分类处理
	记录	护士洗手、取口罩,记录(患者反应、冲洗液的量和色等)
操作总体要求	1. 严格执行无菌技术操作原则	
	2. 操作熟练,流程合理,动作轻柔,保证安全	
	3. 操作全过程注重人文关怀,体现人性化服务	

【注意事项】

1. 严格执行无菌操作,防止医源性感染。

2. 冲洗时若患者感觉不适,应当减缓冲洗速度,必要时报告医生遵医嘱停止冲洗。密切观察,若患者感到剧痛或者引流液中有鲜血时,应当立即通知医生。

3. 冲洗时,冲洗液瓶内液面距床面约60~100cm,以便产生一定的压力,有利于液体流入,冲洗速度根据流出液的颜色进行调节,一般为80~100滴/min;若滴入药液,须在膀胱内保留15~30分钟后再引流出体外,或者根据需要延长保留时间。

4. 气候寒冷时,冲洗液应加热至25~30℃,以防冷水刺激膀胱,引起膀胱痉挛。

5. 冲洗过程中注意观察引流是否通畅。

【实训评价】

1. 采用教师评价、小组互评与学生自评相结合的方法。

2. 从学生实践主动性、操作技能、团队配合、人文关怀与沟通礼仪、实训报告等方面进行综合评价。

3. 操作正确与熟练程度、无菌观念、对患者的人文关怀是本次实训评价的重点内容。

（杨　环　凌志杰）

实训二十二　骨折患者的固定与搬运

【实训目的】

1. 具有健康的体质，良好的心理素质和医护团队协作能力；有同情心和认真负责的态度，爱护患者，减轻患者痛苦，维护健康。

2. 熟练掌握骨折患者搬运、固定和牵引患者的护理方法。

3. 学会主动配合医生进行石膏固定、小夹板固定、皮牵引操作。

【实训方法】

教师讲解、集中示教；学生分组实训，自评互评；教师指导、归纳总结、反馈指导。

【过程与方法】

实训前准备	护士	着装整洁，剪指甲、洗手	
	患者	核对患者信息，协助取舒适体位；向患者说明石膏、小夹板、皮牵引固定或搬运的目的、配合要点和注意事项；安慰患者，缓解紧张、焦虑情绪	
	用物	搬运患者：担架或推车，干净床单和被套	
		小夹板固定：小夹板、捆扎带、纯棉毛巾、衬垫	
		石膏固定：卷轴石膏、卷轴绷带、脱脂棉、脸盆、温水、石膏剪、石膏刀、平整的木板	
		牵引：保安刀、10cm宽的胶布、卷轴绷带、牵引绳、牵引架、滑轮装置、牵引砝码、各种牵引带	
	环境	病室清洁、空气清新、调节室温	
操作流程	协助小夹板固定护理	选择合适夹板→骨突及凹陷处加垫→固定夹板→检查松紧度→观察患肢远端感觉及血运→抬高肢体→随肿胀程度及时调节固定松紧度→固定2周内做X线检查了解有无移位→指导功能锻炼	
	协助石膏固定护理	协助石膏固定	向患者及其家属说明石膏固定的重要性、不适和注意事项→清洗患肢皮肤（去除血迹及异物）→骨突处加垫→石膏固定范围内垫棉衬→肢体置于功能位或固定所需体位→准备一盆温水（35~40℃）→泡入石膏绷带并挤水→协助石膏包扎固定（用手掌扶托肢体石膏型，禁手指捏提）→露出远端指（趾）→伤口处开窗→加速石膏凝固（未干时勿硬物压迫、活动关节、搬动患者）
		石膏固定后护理	抬高患肢，观察患肢远端感觉及血运
			石膏型日常维护：伤口及时换药、皮肤瘙痒可用乙醇涂擦勿搔抓；保持石膏清洁、干燥，有污染可用毛巾蘸肥皂及清水擦洗，擦洗时水不可过多，以免石膏软化变形
			指导功能锻炼：拆除石膏固定温水清洗皮肤，涂保护霜

	牵引术前准备	清洗患肢皮肤、剃去汗毛		
	牵引术中配合	准备牵引物品→摆放患者体位→协助医生麻醉做牵引		
协助牵引护理	牵引术后护理	设置对抗牵引：抬高床头或床尾15~30cm		
		保持有效牵引：滑轮运动灵活，不放松、改变重量和牵引方向；皮牵引注意胶布无滑移和松脱		
		观察记录：观察患肢远端感觉、血运，记录患肢长度变化，与健侧对比，防止过度牵引		
		骨牵引针孔护理：每日针孔处滴70%乙醇1~2滴；避免牵引针左右移位；针孔处血痂不随意清除		
		做好皮肤护理：注意保暖，经常清洗、按摩		
		指导功能锻炼：鼓励活动固定肢体各关节和全身其他关节；可在床架上悬挂拉手，以便患者起卧活动		
骨折患者的搬运	上肢骨折：小夹板固定后→双手扶住患者患肢→协助患者坐起、站立行走到推车或床旁→平卧或坐位			
	下肢骨折：临时固定后→一人扶住患侧下肢→其余人扶肩、臀平抬患者放于推车或床上			
	脊柱骨折：3人搬运法。3人分别托扶患者的后背、腰臀及双下肢部位，协调动作，平稳置于硬板上，保持脊柱中立位			
	颈椎骨折：4人搬运法。3人分别托扶患者的后背、腰臀及双下肢部位，另一人用双手牵引头部，使颈椎维持中立位，平置患者于硬板上；颈下垫一小枕，头颈两侧填塞沙袋或布团，限制头颈活动			
操作后处置	安置患者	协助患者取舒适体位，抬高患肢，观察肢端感觉、血运情况；指导患者做石膏内或小夹板内肌肉舒缩运动；指导患者和家属固定或牵引术后注意事项		
	用物处理	用物分类处理，污物入污物桶		
	记录	护士洗手、记录		
总体要求	操作熟练，流程合理，动作轻柔，保证安全			
	操作全过程注意沟通、礼仪，体现人性化服务			

【注意事项】

（一）骨折外固定注意事项

1. 石膏固定

（1）在石膏未干以前勿活动关节或搬动患者，注意勿使石膏折断或变形，用手掌托起石膏，忌用手指捏压。

（2）抬高患肢，以减轻肢体肿胀；注意有无受压症状，随时观察指（趾）端血运、皮肤颜色、温度、感觉情况。

（3）保持石膏的干燥与清洁。石膏外固定期间，应遵照医嘱定期门诊复诊及功能锻炼。

2. 小夹板固定

（1）固定用的夹板长短、宽窄要适当，应能将骨折处上下两个关节都固定。

（2）简易夹板要用绷带或软布包缠后再用，夹板的两端、骨突部和空隙处要用棉花或软布垫好，以防局部受压。

（3）夹板固定松紧适度。绑缚带应先绑在骨折处的上下端，然后分别绑上下关节，结打在肢体的外侧。

（4）四肢骨折固定时要露出指（趾）端，以便观察肢体的血液循环情况。

（二）搬运患者注意事项

1. 搬动时，动作应轻柔、稳准、用力得当。

2. 脊柱骨折搬动时，避免扭曲、折叠、坐起、站立行走。

【实训评价】

1. 采用教师评价、小组互评与学生自评相结合。

2. 从学生实践主动性、操作技能、团队配合、人文关怀与沟通礼仪等方面进行综合评价。

3. 操作正确与熟练程度、对患者的人文关怀是本次实践评价的重点内容。

（杨　环　肖　凯　邹　亮）

实训二十三　关节损伤患者的护理

【实训目的】

1. 具有与患者及家属进行良好沟通的能力，尊重和关爱患者，认真负责、严谨、细致的职业素质。

2. 学会肩关节脱位患者的评估方法，能初步运用护理工作程序，进行观察评估，提出主要护理诊断／问题，制订相应的护理计划，实施护理措施，评价护理结果。

【组织形式】

案例分析、分组讨论、教师指导。

【资源准备】

案例资源：患者，女性，60岁，行走时摔伤致左肩疼痛且活动障碍1小时。患者伤后神志清楚，无恶心呕吐，无皮肤活动出血及四肢麻木。由救护车送来我院。查体：一般情况好，神志清楚，BP 130/85mmHg，P 94次／min，心肺腹（－）。专科情况：左肩部呈方肩畸形，活动时疼痛加剧，可及弹性固定。左上肢皮肤感觉正常，桡动脉搏动良好，肘关节、腕关节活动好。辅助检查：血常规示 Hb 132g/L，WBC 7.8×10^9/L，血小板 202×10^9/L。

现在需要及时评估病情，明确护理问题和护理目标，制订恰当的护理计划，实施有效护理。

【方法与过程】

1. 仔细阅读案例，评估患者的病情，明确问题

2. 分组讨论，初步得出问题的答案

3. 每组将讨论结果进行展示，回答他组同学提问

4. 教师指导、归纳总结、反馈指导

5. 根据讨论结果，完成实训报告

1. 写出对患者进行护理评估的要点。
2. 列出该患者目前主要的护理诊断/问题。
3. 拟订该患者的护理计划。

【实训评价】

1. 采用教师评价、小组互评与学生自评相结合的方法。
2. 从学生在案例讨论中的表现以及完成实训报告情况等方面进行综合评价。
3. 对关节损伤患者的正确护理评估、提出的主要护理诊断/问题、制订的护理措施以及团队合作精神是本次实训评价的重点内容。

（杨　环　肖　凯　邹　亮）

实训二十四　皮肤病外用药的使用方法及护理

【实训目的】

1. 具有良好的职业道德和较好的护患交流能力，尊重患者，保护患者隐私，关爱患者，减轻患者痛苦。
2. 熟练掌握皮肤病外用药物的使用方法、步骤及注意事项。
3. 学会湿敷的基本操作方法

【组织形式】

教师讲解、集中示教；学生分组实训，自评互评；教师指导、归纳总结、反馈指导。

【过程与方法】

实训前准备	护士	仪表端庄，态度和蔼，着装整洁，剪指甲，洗手，戴口罩
	患者	核对患者，向患者说明湿敷的目的；告诉患者湿敷过程中配合要点及注意事项；给患者取舒适合理的体位，暴露湿敷部位，注意保暖，保护患者隐私；安慰患者，缓解患者紧张、焦虑情绪，能够理解与配合
	用物	治疗盘、药液及容器、敷布（纱布）、镊子（两把）、水温计、治疗碗、橡胶单、中单、碗盘、治疗卡、笔、备屏风（必要时）
	环境	病室清洁，光线充足，温度适宜，按需遮挡
操作流程	核对	核对医嘱和治疗单 核对患者信息（患者姓名、年龄、病室、床号、住院号、疾病名称、患病部位等信息）
	评估及解释	评估患者的主要症状、临床表现、既往史、药物过敏史、湿敷部位的皮肤情况、体质及心理状况；向患者解释湿敷的原因、作用，以取得合作；告知可能出现的不适，有不适要及时报告
	步骤	摆放体位→暴露部位→配制药液→浸透敷布→夹取敷布→敷盖皮损→密切观察→清洁皮肤→整理用物→护理记录

操作后处置	整理	用物分类处理
	记录	护士洗手、取口罩、记录
操作总体要求	1. 严格执行无菌技术操作原则	
	2. 操作熟练,流程合理,动作轻柔,保证安全	
	3. 操作全过程注意沟通、礼仪;注意保护患者隐私,体现人性化服务	

【注意事项】

1. 外用药的使用

(1)使用原则:①不同的皮损应选择不同的药物剂型。②根据病因、病理变化和自觉症状等选用合适的药物。

(2)注意事项:①药物的浓度应适宜,一般从低浓度到高浓度,范围从小到大。②性质从温和到强烈,刺激性强的药物不应用于嫩皮区(如颜面部、乳房、会阴等)和婴幼儿皮肤。③根据皮损的性质和治疗需要采用不同的用药方法。④注意药物的不良反应,一旦发生应立即停药并报告医生做适当处理。

2. 湿敷法

(1)严格掌握湿敷的适应证和禁忌证。

(2)注意保持药液的温度和湿度,防止烫伤或受凉;湿度以不滴水为宜,以免弄湿患者的衣物和床单。

(3)根据皮损的范围和程度,注意敷布大小适宜,时间充分,每次湿敷约30~60分钟。

(4)严格执行无菌操作,防止交叉感染。

(5)操作过程中密切观察皮肤反应,如出现苍白、红斑、水疱、痒痛或破溃等症状时,立即停止湿敷,报告医师,配合处理。

【实训评价】

1. 采用教师评价、小组互评与学生自评相结合。

2. 从学生实践主动性、操作技能、团队配合、人文关怀与沟通礼仪、实训报告等方面进行综合评价。

3. 操作正确与熟练程度、无菌观念、对患者的人文关怀是本次实训评价的重点内容。

(杨 环 高 辉)

教学大纲（参考）

一、课程性质

外科护理是中等卫生职业教育护理专业一门重要的专业技能核心课程。本课程的主要内容是外科领域患者的临床护理、预防保健以及促进人群健康所必需的专业基本知识、基本理论和基本技能。本课程的任务是使学生掌握外科常见疾病的病因、临床表现、治疗要点和护理常规，并能熟练地运用护理程序对患者进行整体护理。本课程的先修课程包括解剖学基础、生理学基础、药物学基础、健康评估等课程，同步课程包括护理学基础、内科护理、妇产科护理、儿科护理等课程，后续课程包括护理技术综合实训、急救护理技术等。

二、课程目标

通过本课程的学习，学生能够达到下列要求：

（一）职业素养目标

1. 具有良好的职业道德，重视护理伦理，自觉尊重护理对象的人格，保护护理对象的隐私。

2. 具有良好的法律意识和医疗安全意识，自觉遵守有关医疗卫生的法律法规，依法实施护理任务。

3. 具有良好的人文精神，珍视生命，关爱护理对象，减轻其痛苦，维护其健康。

4. 具有较好的护患交流与医护团队合作能力。

5. 尊重护理对象的信仰，理解护理对象人文背景及文化价值观念。

6. 具有从事护理工作的健康体质、健全人格，良好的心理素质和社会适应能力。

（二）专业知识和技能目标

1. 掌握外科常见病的护理评估、护理措施，掌握外科常见急危重症的救护原则和方法，能配合医师对外科急危重症患者进行抢救，具有初步管理手术室和配合常见手术的能力，能运用外科疾病预防保健知识和人际沟通技巧，向个体、家庭及社区提供保健服务，开展健康教育。

2. 熟悉手术室基本工作内容，熟悉外科常见病的处理原则和护理问题。

3. 了解外科有关疾病的概念。

4. 培养学生的继续学习能力，以获取不断更新的专业新知识、新技术。

5. 熟练掌握外科护理技能操作，能在现代护理观的指导下应用护理程序去认识、思考、计划并实施各种对外科疾病患者的护理工作；并能对患者展开健康教育和卫生保健指导等工作。

三、教学时间分配

教学内容	学时数		
	理论	实训	合计
一、绪论	1		1
二、外科体液代谢失衡患者的护理	3	2	5
三、外科患者营养代谢支持的护理	2		2
四、外科休克患者的护理	2	2	4
五、麻醉患者的护理	1	1	2
六、围手术期患者的护理	2	6	8

教学内容	学时数		
	理论	实训	合计
七、外科感染患者的护理	2	2	4
八、损伤患者的护理	4	2	6
九、肿瘤患者的护理	2		2
十、颅脑疾病患者的护理	2	2	4
十一、颈部疾病患者的护理	2	2	4
十二、乳房疾病患者的护理	2	4	6
十三、胸部疾病患者的护理	4	2	6
十四、急性腹膜炎与腹部损伤患者的护理	2	2	4
十五、胃肠疾病患者的护理	8	2	10
十六、肝胆胰疾病患者的护理	5	3	8
十七、外科急腹症患者的护理	2	2	4
十八、周围血管疾病患者的护理	2	2	4
十九、泌尿及男性生殖系统疾病患者的护理	6	2	8
二十、运动系统疾病患者的护理	6	4	10
二十一、皮肤病与性传播疾病患者的护理	4	2	6
总计	64	44	108

四、教学内容和要求

单元	教学内容	教学要求	教学活动参考	参考学时	
				理论	实训
一、绪论	（一）外科护理的内容与外科护理课程的性质		理论讲授 媒体演示	1	
	1. 外科护理的内容	了解			
	2. 外科护理课程的性质	了解			
	（二）外科护理的发展	了解			
	（三）外科护士应具备的素质	熟悉			
	（四）外科护理的学习目标和方法				
	1. 明确学习目标	熟悉			
	2. 理解外科护理课程的理念	熟悉			
	3. 注重理论联系实际	熟悉			
	4. 重视综合职业能力的培养	熟悉			

单元	教学内容	教学要求	教学活动参考	参考学时	
				理论	实训
二、外科体液代谢失衡患者的护理	（一）体液的正常代谢		理论讲授 媒体演示 角色扮演 情景教学 案例教学	3	
	1. 体液的组成及分布	熟悉			
	2. 体液平衡及调节	熟悉			
	（二）水、电解质代谢失衡患者的护理				
	1. 水、钠代谢失衡患者的护理	掌握			
	2. 钾代谢失衡患者的护理	掌握			
	3. 其他电解质代谢失衡	了解			
	（三）酸碱代谢失衡患者的护理				
	1. 代谢性酸中毒患者的护理	掌握			
	2. 代谢性碱中毒患者的护理	熟悉			
	3. 呼吸性酸中毒患者的护理	了解			
	4. 呼吸性碱中毒患者的护理	了解			
	实训一　外科体液代谢失衡患者的护理	学会	案例分析		2
三、外科患者营养代谢支持的护理	（一）概述		理论讲授 媒体演示 角色扮演 情景教学 案例教学	2	
	1. 外科患者的代谢特点	了解			
	2. 外科患者的营养需求	了解			
	3. 营养支持途径	熟悉			
	（二）营养代谢支持患者的护理	掌握			
四、外科休克患者的护理	（一）概述	掌握	理论讲授 媒体演示 情景教学 案例教学 讨论	2	
	（二）失血性休克患者的护理	掌握			
	（三）感染性休克患者的护理	掌握			
	实训二　外科休克患者的护理	熟练掌握	案例分析		2
五、麻醉患者的护理	（一）概述	了解	理论讲授 媒体演示 情景教学 案例教学	1	
	（二）麻醉前患者的护理	掌握			
	（三）麻醉后患者的监测与护理	掌握			
	实训三　麻醉患者的护理	学会	案例分析		1

单元	教学内容	教学要求	教学活动参考	参考学时	
				理论	实训
六、围手术期患者的护理	（一）手术前患者的护理	掌握	理论讲授	2	
	（二）手术室护理工作		媒体演示		
	1. 手术室设施与设备	了解	角色扮演		
	2. 手术室管理	了解	情景教学		
	3. 手术室常用手术器械与物品	了解	案例教学		
	4. 患者及手术人员的准备	熟悉	讨论		
	5. 手术室护士主要岗位与配合	掌握	教学录像		
	（三）手术后患者的护理	掌握			
	实训四　常用手术器械、物品的识别和应用	熟练掌握	临床见习技能实训		6
	实训五　手术人员的无菌准备	学会			
	实训六　常用手术体位的安置、手术区皮肤消毒及铺巾、器械台管理和手术配合	学会			
	*实训七　手术区皮肤准备	学会			
七、外科感染患者的护理	（一）概述	了解	理论讲授	2	
	（二）浅部组织细菌性感染患者的护理	熟悉	媒体演示		
	（三）手部急性化脓性感染患者的护理		角色扮演		
			情景教学		
	1. 甲沟炎和脓性指头炎患者的护理	熟悉	案例教学		
	2. 急性化脓性腱鞘炎、滑囊炎和手掌深部间隙感染患者的护理	熟悉			
	（四）全身性外科感染患者的护理	掌握			
	（五）特异性感染患者的护理				
	1. 破伤风患者的护理	熟悉			
	*2. 新生儿破伤风患者的护理	了解			
	*3. 气性坏疽患者的护理	了解			
	实训八　急性破伤风患者的护理	学会	案例分析		2

单元	教学内容	教学要求	教学活动参考	参考学时	
				理论	实训
八、损伤患者的护理	（一）概述	了解	理论讲授	4	
	（二）创伤患者的护理	掌握	媒体演示		
	（三）烧伤患者的护理	掌握	角色扮演		
	*（四）冻伤患者的护理	了解	情景教学		
	*（五）咬伤患者的护理		案例教学		
	1. 犬咬伤患者的护理	了解	讨论		
	2. 毒蛇咬伤患者的护理	了解	教学录像		
	实训九　清创与换药技术	学会	技能实践		2
	实训十　绷带包扎技术	学会	临床见习		
九、肿瘤患者的护理	（1）病因与病理	熟悉	理论讲授	2	
	（2）护理评估	掌握	媒体演示		
	（3）常见护理诊断/问题	熟悉	角色扮演		
	（4）护理目标	了解	情景教学		
	（5）护理措施	掌握	案例教学		
	（6）护理评价	了解	讨论		
	附：常见体表良性肿瘤	了解			
十、颅脑疾病患者的护理	（一）颅内压增高患者的护理	掌握	理论讲授	2	
	（二）颅脑损伤患者的护理		媒体演示		
	1. 头皮损伤患者的护理	熟悉	角色扮演		
	2. 颅骨骨折患者的护理	熟悉	情景教学		
	3. 脑损伤患者的护理	掌握	案例教学		
	（三）颅内肿瘤患者的护理	了解	讨论		
	实训十一　颅脑损伤患者的护理	学会	案例分析		2
十一、颈部疾病患者的护理	（一）甲状腺功能亢进外科治疗患者的护理	掌握	理论讲授	2	
	（二）单纯性甲状腺肿患者的护理	掌握	媒体演示		
	*（三）甲状腺肿瘤患者的护理	了解	角色扮演		
	*（四）常见颈部肿块患者的护理	了解	情景教学		
			案例教学		
			讨论		
	实训十二　甲状腺功能亢进外科治疗患者的护理	学会	案例分析		2

单元	教学内容	教学要求	教学活动参考	参考学时	
				理论	实训
十二、乳房疾病患者的护理	（一）急性化脓性乳腺炎患者的护理	掌握	理论讲授 媒体演示 角色扮演 情景教学 案例教学 讨论	2	
	（二）乳腺增生症患者的护理	掌握			
	（三）乳腺癌患者的护理	熟悉			
	（四）乳房良性肿瘤患者的护理				
	1. 乳腺纤维腺瘤患者的护理	熟悉			
	2. 乳腺导管内乳头状瘤患者的护理	熟悉			
	实训十三　乳房自我检查	熟练掌握	技能实训 临床见习		4
	实训十四　乳腺癌患者术后功能锻炼	熟练掌握			
十三、胸部疾病患者的护理	（一）胸部损伤患者的护理		理论讲授 媒体演示 角色扮演 情景教学 案例教学 讨论	4	
	1. 肋骨骨折患者的护理	熟悉			
	2. 气胸患者的护理	掌握			
	3. 血胸患者的护理	熟悉			
	（二）脓胸患者的护理	掌握			
	（三）肺癌患者的护理	掌握			
	（四）食管癌患者的护理	掌握			
	实训十五　胸膜腔闭式引流患者的护理	学会	临床见习 技能实践		2
十四、急性腹膜炎与腹部损伤患者的护理	（一）急性腹膜炎患者的护理	掌握	理论讲授 媒体演示 讨论	2	
	（二）腹部损伤患者的护理	掌握			
	实训十六　胃肠减压患者的护理	熟练掌握	临床见习 技能实践		2
十五、胃肠疾病患者的护理	（一）腹外疝患者的护理	掌握	理论讲授 媒体演示 讨论	8	
	（二）胃十二指肠溃疡外科治疗患者的护理	掌握			
	（三）胃癌患者的护理	掌握			
	（四）急性阑尾炎患者的护理	掌握			
	（五）肠梗阻患者的护理	掌握			
	（六）直肠肛管良性疾病患者的护理	熟悉			
	（七）结直肠癌患者的护理	掌握			
	实训十七　结肠造口患者的护理	熟练掌握	临床见习 技能实践		2

单元	教学内容	教学要求	教学活动参考	参考学时	
				理论	实训
十六、肝胆胰疾病患者的护理	（一）门静脉高压症患者的护理	掌握	理论讲授 案例教学 多媒体演示 讨论	5	
	（二）原发性肝癌患者的护理	掌握			
	（三）胆道疾病患者的护理				
	1. 胆石症患者的护理	掌握			
	2. 胆道感染患者的护理	掌握			
	（四）胰腺疾病患者的护理				
	1. 急性胰腺炎外科治疗患者的护理	掌握			
	2. 胰腺癌患者的护理	掌握			
	*（五）肝脓肿患者的护理				
	1. 细菌性肝脓肿	了解			
	2. 阿米巴性肝脓肿	了解			
	实训十八　T管引流患者的护理	学会	临床见习 技能实践		3
十七、外科急腹症患者的护理	（1）病因	熟悉	理论讲授 多媒体演示 案例教学	2	
	（2）病理生理	了解			
	（3）护理评估	掌握			
	（4）常见护理诊断／问题	了解			
	（5）护理目标	了解			
	（6）护理措施	掌握			
	（7）护理评价	了解			
	实训十九　腹腔穿刺患者的护理	学会	案例分析 技能实践		2
十八、周围血管疾病患者的护理	（一）原发性下肢静脉曲张患者的护理	掌握	理论讲授 多媒体演示 讨论	2	
	（二）血栓闭塞性脉管炎患者的护理	掌握			
	实训二十　下肢静脉曲张患者的护理	学会	案例分析		2
十九、泌尿及男性生殖系统疾病患者的护理	（一）泌尿系统损伤患者的护理	熟悉	理论讲授 多媒体演示 讨论	6	
	（二）泌尿系结石患者的护理	掌握			
	（三）良性前列腺增生患者的护理	掌握			
	（四）泌尿系肿瘤患者的护理	掌握			
	实训二十一　膀胱冲洗患者的护理	熟练掌握	技能实践 临床见习		2

单元	教学内容	教学要求	教学活动参考	参考学时	
				理论	实训
二十、运动系统疾病患者的护理	（一）骨折患者的护理		理论讲授 多媒体演示 情景教学 讨论 案例分析	6	
	1. 概述	熟悉			
	2. 常见四肢骨折患者的护理	掌握			
	2. 脊柱骨折和脊髓损伤患者的护理	熟悉			
	3. 骨盆骨折患者的护理	熟悉			
	（二）节脱位患者的护理				
	1. 肩关节脱位患者的护理	掌握			
	2. 肘关节脱位患者的护理	掌握			
	3. 髋关节脱位患者的护理	熟悉			
	（三）化脓性骨髓炎患者的护理	掌握			
	（四）颈肩痛与腰腿痛患者的护理				
	1. 颈椎病患者的护理	熟悉			
	2. 腰椎间盘突出症患者的护理	熟悉			
	*（五）骨肿瘤患者的护理	了解			
	*（六）产伤骨折与产瘫患儿的护理	了解			
	实训二十二　骨折患者的固定与搬运 实训二十三　关节损伤患者的护理	学会 学会	技能实践 案例分析		4
二十一、皮肤病与性传播疾病患者的护理	（一）概述	熟悉	理论讲授 多媒体演示 情景教学 案例教学 讨论	4	
	（二）变态反应性皮肤病患者的护理	熟悉			
	（三）感染性皮肤病患者的护理	熟悉			
	（四）其他皮肤病患者的护理	了解			
	（五）常见性传播疾病患者的护理	熟悉			
	实训二十四　皮肤病外用药的使用方法及护理	学会	技能实践 案例分析		2

五、说明

（一）适用对象与参考学时

本教学大纲主要供中等卫生职业教育护理、助产专业教学使用，第3学期及第4学期开设，总学时为108学时，其中理论教学64学时，实践教学44学时，带"*"内容为选学或教师辅导学生自学内容。学分为6学分。

（二）教学要求

1. 本课程对理论部分教学要求分为掌握、熟悉、了解3个层次。掌握：指对基本知识、基本理论有较深刻的认识，并能综合、灵活地运用所学的知识解决实际问题。熟悉：指能够领会概念、原理的基本含义，解释护理现象。了解：指对基本知识、基本理论能有一定的认识，能够记忆所学的知识要点。

2. 本课程重点突出以岗位胜任力为导向的教学理念,在实践技能方面分为熟练掌握和学会两个层次。熟练掌握:能独立、正确、规范地完成护理常用技术操作。学会:即在教师的指导下独立进行较为简单的护理操作。

(三)**教学建议**

1. 本课程依据护士岗位的工作任务、职业能力要求,强化理论实践一体化,突出"做中学、做中教"的职业教育特色,根据培养目标、教学内容和学生的学习特点以及职业资格考核要求,提倡项目教学、案例教学、任务教学、角色扮演、情景教学等方法,利用校内外实训基地,将学生的自主学习、合作学习和教师引导教学等教学组织形式有机结合。

2. 教学过程中,可通过测验、观察记录、技能考核和理论考试等多种形式对学生的职业素养、专业知识和技能进行综合考评。应体现评价主体的多元化,评价过程的多元化,评价方式的多元化。评价内容不仅关注学生对知识的理解和技能的掌握,更要关注知识在临床实践中运用与解决实践问题的能力水平,重视护士执业素质的形成。

(李　勇　俞宝明)

参 考 文 献

[1] 陈孝平, 汪建平, 赵继宗. 外科学 [M]. 9 版. 北京: 人民卫生出版社, 2018.

[2] 郭书芹, 王叙德. 外科护理 [M]. 北京: 人民卫生出版社, 2016.

[3] 李乐之, 路潜. 外科护理学 [M]. 7 版. 北京: 人民卫生出版社, 2021.

[4] 李勇, 俞宝明. 外科护理 [M]. 3 版. 北京: 人民卫生出版社, 2015.

[5] 熊云新, 叶国英. 外科护理学 [M]. 4 版. 北京: 人民卫生出版社, 2018.

[6] 张学军, 郑捷. 皮肤性病学 [M]. 9 版. 北京: 人民卫生出版社, 2018.